普通高等教育"十一五"国家级规划教材
江苏省高等学校精品教材
南京大学"十三五"重点规划教材
高等院校环境科学与工程专业系列教材

U0383845

# 环境毒理学

## （第七版）

主　编　孔志明

副主编　张徐祥　张效伟　吴　兵

参　编　（按姓氏笔画为序）
　　　　尹大强　许　超　曲霭霭
　　　　张　宴　陈森清　钟　寰
　　　　崔益斌　章　敏　蒋丽娟

南京大学出版社

**图书在版编目(CIP)数据**

环境毒理学/孔志明主编. —7 版. —南京:南京大学出版社,2023.12
ISBN 978-7-305-26319-4

Ⅰ.①环… Ⅱ.①孔… Ⅲ.①环境毒理学—教材
Ⅳ.①R994.6

中国版本图书馆 CIP 数据核字(2022)第 226423 号

出版发行　南京大学出版社
社　　址　南京市汉口路 22 号　　　　邮　　编　210093
**书　　名　环境毒理学**
　　　　　　HUANJING DULIXUE
主　　编　孔志明
责任编辑　刘　飞　　　　　　　　　编辑热线　025-83592146
照　　排　南京开卷文化传媒有限公司
印　　刷　江苏苏中印刷有限公司
开　　本　787 mm×1092 mm　1/16　印张 21.5　字数 520 千
版　　次　2023 年 12 月第 7 版　　2023 年 12 月第 1 次印刷
ISBN　978-7-305-26319-4
定　　价　54.00 元

网　　址:http://www.njupco.com
官方微博:http://weibo.com/njupco
官方微信号:njupress
销售咨询热线:(025)83594756

# 序

    随着人类生产活动的发展,多种多样的有害物质和因素不断地进入人类的生产及生活环境中,造成污染,导致对机体的潜在性威胁,甚至危害。环境保护已经成为当前全世界人们关注的重大问题。应时而诞生的环境毒理学这门新兴科学,目的就在于研究环境污染物质和因素对机体的危害效应及其作用机理,为预防措施提供科学依据。环境污染物质和因素在一定的剂量下,可以在机体的分子、细胞、组织、器官、器官系统到整体各个层次上引起不良效应。近年来的环境毒理学研究,已经深入到以生物大分子作为环境污染物作用的"靶位点",从而使人们对于环境污染的认识及其评价更为明确,也为解决环境保护实际问题展现了良好的前景。

    在形势需要和学科发展这种背景下,《环境毒理学》这本新书的问世,是及时的和切合实际需要的。它论述了关于环境污染问题较为全面的内容,介绍了毒理学的新理论和分子生物学水平上的技术方法。在本书的每章前后,分别列出了学习重点和思考提纲,帮助学生们学习时抓住要领,得到启发。

    本书可作为高等院校中环境科学有关专业《环境毒理学》课程教材及实验指导书。这本书对于从事环境科学、环境医学、环境生物学、预防医学的科研人员、实际工作者以及对于环境与健康感兴趣的广大读者也是一本很有价值的参考书。它为我国环境保护事业的发展和保护人群的健康,也必将起到一定的积极促进作用。

冯致英

1995年8月15日
于南京

# 第七版前言

人类创造了前所未有的物质财富,加速推进了文明发展进程,同时又出现了环境污染、生态破坏等重大问题,从而可能威胁全人类未来的生存与发展。在过去的几十年中已发生十多起的公害事件,因此,研究环境污染对健康的影响已成为当今世界一个突出的问题。环境毒理学因此而发展起来,并成为环境科学的重要组成部分。

南京大学是全国最早开展环境科学研究和教学的高校之一。1978 年国家教委批准成立南京大学环境科学研究所,1982 年即为本科生开设了"环境毒理学"课程,1984年正式成立全国第一个环境科学系后,该门课程成了环境生物学专业的必修课程。本书是在南京大学《环境毒理学》讲义的基础上,结合多年教学实践与科研成果,不断更新充实,并参阅国内外有关资料编写而成。本书第一版于 1995 年出版,曾是国内第一本正式出版的《环境毒理学》教材,至今已有 25 年,其间经过了 6 次修订再版。与其他类似的教材相比,本书不仅具有内容新颖、注重与实践相结合、不断更新教学内容、实用性强的特点,还能反映环境毒理学学科发展动向,能为学生未来从事相关教研打下坚实的基础。目前,本书已被全国至少五十余所高校作为教材使用,并得到了师生的一致好评。本书已荣获普通高等教育"十一五"国家级规划教材、江苏省高等学校精品教材、"十三五"南京大学重点规划教材(2017 年)。

时代在前进,科技在发展,教材也不应停留在原有的水平,应当不断地完善和提高。为紧跟 21 世纪环境科学的飞速发展,应对现代环境毒理学对教学和科研的严峻挑战,我们决定对本教材再次进行修订,拟出版《环境毒理学》第 7 版。

在这次再版修订中,我们认真学习和总结前 6 版教材成功的经验,参考近年来国内外环境毒理学和生态毒理学教科书、专著及相关文献,并在吸取国内多所高等院校对第 6 版教材提出的宝贵意见的基础上进行全面改版。

本书第 7 版对原书各章节做了全面的补充和更新,并将第六章第二节、第十四章重新进行了编写。第 7 版将是一本内容全面、特色鲜明、与时俱进的经典教材。

本书每章前后分别列出提要和学习指导以及思考题,便于学生掌握每章重点,启发学生思考问题、分析问题,以加强理解和记忆。书中列出的实验均系环境毒理学常用的实验技术与方法,我们在历经实验实践的基础上,为每个实验提出了"注意事项",给予指导。为了增加学生的知识面和对本课程的兴趣,在不增加本书篇幅的前提下,本书还增添了二维码资源。另外,第四篇实验指导中有部分实验也做成了二维码,读者用微信扫描后可随时进行浏览学习。

环境毒理学是环境科学与毒理学交叉为主的边缘学科,内容多,课时少(一般为36学时),要在这36学时内把课程内容全部讲授较困难,因此教师要根据实际情况对教材内容进行取舍。对于大学本科生重点突出环境毒理学基础理论的教学,着重讲授总论部分(教材的第1~6章),并可根据不同学校的专业特点选择各论的相关章节进行讲授。对于研究生而言,除了可按上述本科生讲学方案进行讲授外,还可参照本教材各论部分的内容进行专题讲座,并进行教学互动,以取得事半功倍的效果。

本书各章编者:第二章、第十五章为张徐祥(南京大学环境学院教授、博导);第四章第四节为许超(南京大学环境学院副教授);第八章为钟寰(南京大学环境学院教授、博导);第十章为张效伟(南京大学环境学院教授,博导);第十一章为吴兵(南京大学环境学院教授、博导);第十三章为张宴(南京大学环境学院博士、副教授);环境毒理学实验四、实验十六为曲甍甍(农业农村部农药检定所副处长、高级农艺师);实验五为崔益斌(生态环境部南京环境科学研究所教授,博导);实验六、实验十、实验十二及实验十三为尹大强(同济大学环境科学与工程学院教授,博导);实验七、实验二十、实验二十一为章敏(南京大学环境学院高工);实验八为蒋丽娟(南京大学环境学院博士,高工);实验十一为陈森清(江苏省肿瘤医院博士,研究员);实验三十为张宴;实验十四、实验三十一、实验三十二为吴兵。本书其余章节及实验指导均由孔志明编写,并负责全部书稿的统一编纂和审定。

南京大学环境学院在全国高校环境学科领域中是最具影响力的高校之一。参加这次编写的作者大都是环境学院对环境毒理学造诣很深、有着丰富的教学与科研经验的教授、博士生导师,还有一些年轻有为的中青年博士、副教授,他们大都与国内外学者有着频繁、密切的学术交流,并以认真、严谨的态度完成了本书的编写。在本书的编写出版过程中,还得到了南京大学出版社的支持和指导。在此,一并向各位致以真诚的感谢!

在编写本书时,尽管我们力求做到科学性、先进性和实用性的有机结合,但由于环境毒理学涉及的内容广泛,又与多种学科交叉,加之编者水平有限,书中难免有错误与不妥之处,敬请广大读者批评指正。

本书第一版初稿完成后,承蒙我国著名的劳动卫生和毒理学家,世界卫生组织职业卫生顾问,南京医科大学冯致英教授对全书逐章进行审阅,并做了详细修正,还亲自为本书撰写了序。今天,在《环境毒理学》再版之际,冯教授已离我们而去,我们谨以此书的不断更新和完善,表达我们对他最深切地怀念。

**孔志明**
**于南京大学 120 周年校庆**

# 目　录

# 第一篇
## 总　论

# 第一章　绪　论

**提要和学习指导**　本章主要阐述了环境毒理学的产生和发展，并简要叙述了环境毒理学的研究对象、主要任务、内容、主要研究方法及其实际应用以及环境毒理学的发展趋势。读者通过本章学习应充分认识到环境毒理学是环境科学的前沿领域，是环境科学和生态毒理学的重要组成部分，它在环境污染物的健康危险度评价和管理中起着越来越重要的作用。

## 第一节　环境毒理学及其发展

**环境毒理学**（environmental toxicology）是利用毒理学方法研究环境，特别是空气、水和土壤中已存在或即将进入的有毒化学物质及其在环境中的转化产物，对人体健康的有害影响及其作用规律的一门科学。它既是环境科学（environmental sciences）和生态毒理学（ecotoxicology）的重要组成部分，也是目前毒理学中的一个发展迅速的分支学科。

环境毒理学是近年来人类在保护和改造环境的过程中，新兴的环境科学与毒理学孕育出来的一门新的科学，它的产生与毒理学密切相关。

毒理学是一门既古老而又年轻的科学，在古代中国的医学书籍中，就有很多对毒物的描述与认识。我国最早的一部药物学专著《神农本草经》，将药物按其功用分为上品、中品和下品三类。上品药 120 种，当时认为是无毒而可久服的药物；中品药 120 种，是防治一般疾病的药物；下品药 120 种，多半是有毒的药物。证明我们的祖先对环境中的有害因素早有认识。又如，610 年隋代巢元方著的《诸病源候论》，752 年唐代王焘的《外台秘要》等古代医书中均注意了有毒物质的毒性，宋代宋慈著《洗冤集录》（1247 年）中记载了服毒、解毒和验毒方法。明代医学家李时珍在他的不朽名著《本草纲目》（1590 年）中对许多毒物均有记载，并曾对生产中接触铅的危害亦作了详细的描述："铅生山穴石间……其气毒人，若连月不出，则皮肤萎黄、腹胀不能食，多致病而死。"除早在《神农本草经》中就有汞的记载外，至 1637 年明代宋应星在《天工开物》中也介绍了职业性汞中毒等的预防方法。

现代毒理学始于西班牙医学家 Orfila（1787—1853），他提出了毒理学这门科学的定义，并把当时认为有毒的物质用数千只狗进行实验，系统地观察化学物质与生物体间的关系。但在以后的一百多年中毒理学的研究都是作为药理学的一部分进行的，而且多数毒理学的研究是描述性的,主要依靠形态学的变化进行判断。

20 世纪 50 年代以来,由于环境污染事件,尤其是八大公害事件的发生,引起人们对一些环境化学物如汞、镉和二氧化硫($SO_2$)等对健康危害的关注。但是大多数科学家仍然没有充分认识到科学技术的发展所带来的负面影响,对环境化学污染物的危害只停留在局部的、个别化学物对人体中毒作用的研究和预防阶段,对环境污染及其危害还没有足够的认识。由此可知,20 世纪 50 年代是环境毒理学产生的萌芽期。《寂静的春天》(Carson,1962)的出版,使人们充分认识到环境污染的广泛性及环境污染物对人群和生态环境危害的严重性,这期间,医学家和生物学家对杀虫剂、重金属等环境污染物危害人体健康和危害野生生物的问题开始进行大量研究。极大地推动了毒理学科的发展,此后,在美国相关研究所和大学相继成立了环境健康科学研究室和环境毒理学系。由此可知,环境毒理学作为一个独立的学科产生于 20 世纪 60 年代,作为新兴的边缘学科,它和很多领域有交叉性。它既是环境科学和预防医学的一个重要组成部分,又是毒理学的一个分支学科。它运用毒理学的基本原理,借助环境科学、生命科学和预防医学的发展而发展。与环境毒理学类似,生态毒理学也是研究环境污染物对生物有机体的影响的科学,但其侧重于研究环境污染物对生态系统及其人类以外的生物组成部分的影响。现代环境毒理学包括经典环境毒理学和生态毒理学两方面的内容,其实验对象包括啮齿类动物、鸟类、鱼类等生态系统的组成成分。事实上,对环境污染物的人体暴露评价也需要了解食物链上其他物种的暴露情况。化学污染物通过食物链的传递在不同营养层次生物产生的效应是环境毒理学研究的焦点之一。因此,现代环境毒理学和生态毒理学研究的区别日益模糊。近年来,随着环境科学、生命科学的飞速发展,人们对环境毒理学的认识也逐渐加深。环境毒理学作为一门学科日渐成熟,在环境污染物的健康危险度评价和管理中起着越来越重要的作用。

## 第二节　环境毒理学的研究对象、主要任务和内容

### 一、环境毒理学的研究对象

环境毒理学的研究对象主要是对各种生物,特别是对人体产生危害的各种环境污染物(environmental pollutant)。环境污染物大致可划分为以下三大类:

(1) 化学类:以人类的生产和生活活动所产生的化学性污染物为主要研究对象。这些化学物不是人体内部固有的,是正常代谢以外的外来生物活性物质,称其为外源性化学物(xenobiotics,简称 XB),又称外来化学物或外来化合物。以区别于代谢过程中形成的产物或中间产物——内源性化学物。外源性化学物并非人体组成成分,也不是人体所需的营养素,更不是维持正常生理功能所必需的物质,但是它们可以由外界环境通过一定的环节和途径与机体接触并进入机体,在体内引起一定的生物学变化,使机体受到损害。外源性化学物的范围比较广泛,如农用化学品、工业化学品、药物、食品添加剂、霉菌毒素以及化学致癌物等都属于外源性化学物。

(2) 物理类:微波辐射、放射性物质(CT、X 射线、电器的电磁辐射场等)和噪声等。

(3) 生物类:病菌和病毒等。

### 二、环境毒理学的主要任务

（1）研究环境污染物及其在环境中的降解和转化产物对机体造成的损害和作用机理。

（2）探索环境污染物对人体健康损害的早期观察指标，即用最灵敏的探测手段，找出环境污染物作用于机体后最初出现的生物学变化，并利用这些指标来早期预报环境污染物对人群的危害，以利于及时采取防治措施。

（3）定量评定有毒环境污染物对机体的影响，确定其剂量-效应或剂量-反应关系，为制定环境卫生标准提供依据。

### 三、环境毒理学的主要内容

（1）环境毒理学的概念、基础理论。

（2）环境污染物及其在环境中的降解和转化产物对机体相互作用的一般规律，包括毒物在体内的吸收、分布和排泄等生物转运和生物转化过程，剂量与作用的关系，毒物化学结构和毒性以及影响毒作用的因素。

（3）环境污染物毒性评定方法，即环境毒理学研究方法，包括动物的一般毒性试验（急性、亚急性和慢性试验）、繁殖试验、代谢试验、蓄积试验、致突变试验、致畸试验、致癌试验等。

（4）重要的环境污染物和有害物理因素对机体的危害及其作用机理，重要环境毒物可包括各种有害金属、各种有害气体、农药、常见的致癌性化学物及环境内分泌干扰物，此外，还包括噪声、射频电磁辐射及电离辐射等物理因素。

## 第三节　环境毒理学的研究方法及实际应用

### 一、环境毒理学的研究方法

环境毒理学常用的研究方法，以动物试验为主，包括体内试验和体外试验（图 1-1）。但动物试验须与流行病调查结果有机结合起来加以考虑。

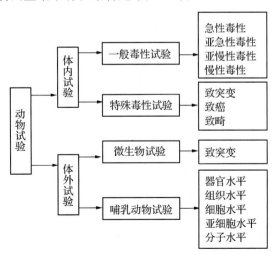

**图 1-1　动物试验方法**

（一）体内试验(in vivo test)

又称整体试验，是利用整体动物进行的试验，多用于检测外源化学物的一般毒性。在毒理学研究中，通常按染毒的持续时间不同而分为急性、亚急性（或亚慢性）和慢性毒性试验。试验动物多为哺乳动物，在特殊情况下亦采用鱼类、鸟类、昆虫等。整体动物试验不仅可以反映环境污染物的综合生物学效应，而且可以反映在动物整体状态下环境污染物的各种生物学效应。

为了探明环境污染物对机体是否有蓄积毒作用、致畸、致突变、致癌等作用，随着毒理学的不断进展，人们又建立了蓄积试验、致突变试验、致畸试验和致癌试验等特殊的试验方法。

（二）体外试验(in vitro test)

体外试验的基本原理是所观察到的毒理效应均是毒物和/或反应活性代谢产物在敏感性细胞上或敏感细胞内某一分子靶部位的作用的结果。体外试验模型取材范围很宽，可取哺乳动物的离体脏器灌流、脏器切片温育、细胞培养、亚细胞器组分以及提纯的某些酶分子或 DNA 分子等。体外试验多用于对机体急性毒性的初步筛选、作用机制和代谢转化过程的深入研究。

体外试验的发展，并不排斥体内试验本身的重要性，两者必须相互补充、相互验证才能为毒理学研究提供坚实的科学基础。

（三）流行病学调查(epidemiological survey)

用动物试验来观察环境污染物对机体的毒作用，条件容易控制，结果明确，便于分析，是评定环境污染物毒作用的基本方法。但动物与人毕竟有差异，动物试验的结果，不能直接应用于人。因此，一种环境污染物经过系统的动物毒性试验后，还必须结合环境流行病学对人群的调查研究结果进行综合分析，才能作出比较全面和正确的估价。

## 二、环境毒理学的实际应用

（一）环境毒理学在环境监测中的应用

1. 现场环境的生物监测

通常采用当地产植物、水生生物、小的陆生哺乳动物等进行监测。如利用水花生根尖细胞微核试验监测水体污染状况，利用海带、大米草的微核试验监测海水的诱变剂；再如现场采集在水体中被污染的敏感品种，如鲫鱼、黄鳝、泥鳅等直接进行遗传毒理学测试，对水环境遗传毒物进行监测。

2. 环境样品的生物测试

收集环境介质（空气、水、土壤）和固体废弃物等环境样品进行生物测试，以了解环境是否受污染。环境样品的收集和制备方法，视不同地区、污染程度、污染物的特征及环境介质等的差异，经浓缩、萃取等不同处理，然后在实验室内采用微生物、高等植物、水生生物、哺乳动物或人体细胞进行体外或整体毒理学试验，以了解环境是否受污染。既可对环境样品的混合物进行测试，也可分离成单个污染物后进行测试。

（二）环境毒理学在环境风险评价各个方面的应用

随着环境化学、环境医学、环境毒理学和生态毒理学等学科的发展,研究有毒有害化学物质对人体健康和生态环境的危害逐渐为人们所重视,环境风险评价的研究内容和方法随着这些基础学科的发展而不断发展。目前已经成为环境风险管理和环境决策的科学基础和重要依据。

1. 在建设项目环境风险评价中的应用

建设项目环境风险评价广义上讲是指对某建设项目的兴建、运转,或是区域开发行为所引发的或面临的灾害(包括自然灾害)对人体健康、社会经济发展、生态系统等所造成的风险,可能带来的损失进行评估,并以此进行管理和决策的过程;狭义上讲是指对有毒有害物质危害人体健康的可能程度进行分析、预测和评估,并提出降低环境风险的方案和决策。

2. 在化学物品的环境风险评价中的应用

化学物品的环境风险评价是确定某种化学物品从生产、运输、消耗到最终进入环境的整个过程中,乃至进入环境后对人体健康、生态系统造成危害的可能性及其后果。对化学物品进行环境风险评价,不仅要从化学物品的生产技术及产量、化学物品的毒理性质等方面进行考虑,而且应考虑人体健康效应、生态效应以及环境效应。

（三）环境毒理学在环境健康风险评价各个阶段的应用

环境健康风险评价包括危害鉴定、剂量反应评定、暴露评价和危险描述四个部分。它以环境毒理学、环境医学和公共卫生学为基础,对环境污染的健康影响进行综合评价,各个阶段都与环境毒理学密切相关。(详见第六章第二节)

## 第四节　环境毒理学的发展趋势

**一、传统以动物为基础的毒理学研究将减少,并逐渐被现代毒理学研究方法替代**

以往环境毒理学研究主要以整体动物试验和人体观察相结合,随着分子生物学的理论和方法应用于毒理学的研究,将使外源性化学物的毒性评价发展到体外细胞、分子水平的毒性测试与人体志愿者试验相结合的新模式,而传统以动物为基础的毒理学研究将减少。

（1）化学物毒性测试替代体系的应用。传统的毒性测试主要依赖于整体动物试验,但由于试验周期长、成本高,存在种属差异和剂量差异,导致其实验结果在预测毒性风险时受到一定的限制。因此,按照动物试验替代、减少、优化的"3R"原则,建立相应的毒性测试替代筛选体系显得格外迫切。今后传统以动物为基础的毒理学研究将减少,某些复杂的整体试验将逐步为体外试验或构效关系数学模式所代替。

（2）基因引入技术在毒理学中广泛应用。如体外采用细胞培养等检测基因毒性,整体动物试验采用转基因动物模型。转基因动物是在其基因组中含有外来遗传物质的动物,它集动物整体、细胞和分子水平于一体,更能体现生命整体的研究效果,这对于阐明外源性化学物的毒性及其机制均有重要意义。目前用于有害因素的毒性试验系统将被基因工程的动物和细胞所代替,因此成为环境毒理学的研究热点之一。

（3）应用酶学、核酸、染色体分析与基因合成技术等研究毒物作用机制。

### 二、大量新技术和新方法的应用将使毒理学研究水平更加深入

随着生命科学及有关学科的发展,如自由基生物学、生物化学、生物物理学和分子生物学、免疫学、发育生态学、遗传学等学科的新方法进一步引入到环境毒理学中,使环境毒理学研究方法和手段大大提高。

（1）系列分析法、DNA 芯片或 DNA 微点阵等可同时测定数千个基因的表达,用于观察基因的上调和下调。

（2）基因诱捕、代表性差异分析等用于研究化学物致畸的分子机制。

（3）应用基因分布图分析区别特异性或非特异性的细胞损伤。

（4）应用络合物形成作用介导的 PCR 研究 DNA 损伤和核苷酸水平上的修复。

（5）生物标记物在毒理学中的应用。如特异的 DNA 和蛋白质加合物用于有效暴露的生物标记,用 NMR 分析尿中的代谢产物,可以确定作为毒性反应生物标记物的代谢变化模式。又如外周血(血小板、白细胞、红细胞)中的生化标记物可用于测定外源性化学物对神经系统损伤的替代标志物。

（6）组学技术(omics technology)在环境毒理学中的应用。"21 世纪毒理学测试新方法"倡导用毒性通路的理念来阐述毒物的毒性作用。基因组学(genomics)、蛋白组学(proteome)和代谢组学(metabolomics)作为系统生物学的重要组成部分,其高通量筛选特征和灵敏的检测能力使其在污染物的毒性通路和作用机制研究上具备很大的优势,已成为环境毒理学研究必不可少的工具。组学的实验结果能从细胞和个体乃至物种的整体水平来解释生命现象的本质和规律,比传统毒理学研究更具有整体性和系统性。

（7）各种不同的转基因动物或基因删除动物的建立,将对阐明化学物的毒性作用机制起到重大的作用。

### 三、多种方法相结合评价化学物毒性

以往应用常规的毒理学方法研究外源性化学物,对于大多数化学物是否获得足够的毒理学信息值得怀疑。为了评价化学物质的暴露对人类健康的影响,毒理学试验需要消耗大量动物,而毒理学研究中尽量减少动物用量是每一个负责任的毒理学家应该考虑的问题。为此,应该建立新的、可供选择的、耗费动物少、试验周期较短、花费较少的毒理学研究方法,同时采用多种方法相结合对众多的外源性化学物进行毒性评价,以获取有用的毒理学信息,这应该是评价化学物毒性的一个重要趋势。

思考题

1. 什么叫环境毒理学？它是怎样产生的？
2. 环境毒理学的研究对象、主要任务及内容是什么？
3. 阐述环境毒理学的主要研究方法。
4. 阐述环境毒理学的实际应用。
5. 叙述环境毒理学的发展趋势。

## 参考文献

[1] Krewski D，Aeosta D Jr，Andersen M，et al. Toxicity testing in the 21st century：a vision and a strategy[J]. J Toxicol Environ Health B Crit Rev,2010,13 (24)：51－138.

[2] Andersen M E，Krewski D. Toxicity testing in the 21st century：bringing the vision to life. Toxicol Sci[J]，2009,107 (2)：324－330.

[3] 孔志明.环境毒理学(第六版)[M].南京：南京大学出版社,2017.

[4] 耿柠波,任晓倩,张海军,等.蛋白质组学在环境毒理学中的研究进展[J].生态毒理学报,2020,15(4)：88－98.

[5] 闫森,孟志远,朱文涛,等.代谢组学在农药环境毒理领域的应用[J].农药学学报,2019,21(5－6)：815－822.

[6] 陈雯.毒理学领域的发展现状和未来挑战[J].科学观察,2015,10(5):34－38.

# 第二章　污染物在环境中的迁移和转化

摘要与学习指导　本章主要内容包括污染物在环境中的迁移、转化,及其基本类型和毒理学意义,并归纳污染物环境行为的基本规律。污染物在环境中迁移和转化及其规律是环境毒理学研究的基础和重要内容之一,在掌握污染物迁移的基本类型和特点,及其与生物效应的联系基础上,再进一步熟悉污染物转化的基本类型,了解污染物的环境行为的基本过程,从而初步认识污染物在各种环境中迁移和转化的一般规律。

## 第一节　概　述

我们生存的环境是一个由多介质单元(水、气、土、植物、动物等)组成的复杂系统。一般来说,当污染物从它的发生源进入环境介质后,不会固定在某一位置,由于自身物理化学性质的决定和各种环境因素的影响,会在空间位置或形态特征等方面发生一系列复杂的变化。污染物在环境中发生的各种变化过程称为污染物的**迁移和转化**(transport and transformation of pollutants)。

污染物在环境中的迁移和转化是一个相互依赖和伴随进行的复杂的连续过程。迁移为转化提供了环境条件,而转化又为迁移提供了新的具有理化特征的物质基础,两者既有区别,又相互联系。污染物在环境中迁移常伴随着形态的转化,同时,生物对污染物的迁移和转化所起的作用,也都与化学反应过程密切相关。例如,含汞废水排入水体,它会随着水流扩散,引起空间位置的变化,而它存在的形态也在发生变化。排放的含汞化合物主要是 $Hg_2^{2+}$、$Hg^{2+}$ 及有机汞化合物,它们进入水体后会沉积于底泥中。各种形态的汞在环境中都可能氧化成 $Hg^{2+}$,在微生物作用下 $Hg^{2+}$ 被甲基化生成甲基汞和二甲基汞,甲基汞易溶于水,可被藻类、鱼类及其他水生生物富集进入食物链中;二甲基汞易挥发扩散进入大气,但其在大气中并不是稳定的,在酸性条件下和紫外线作用下将被分解;如果被转化为元素汞,又可能随降雨落到水体中或陆地上,元素汞可以进行全球性的迁移和循环。这一例子说明任何污染物在环境中包括空间位置的移动和存在形态的转化两个方面。它们可能同时发生,也可能一前一后交替进行,这因污染物的性质及环境因素而不同。

研究污染物在环境中迁移和转化规律是一件非常艰巨、复杂的工作,它涉及化学、物理、生物、数学等多个学科,甚至还涉及社会科学,因此,需要掌握丰富的基础科学与专业科学的理论与技术,而且研究所需进行的工作量很大,需投入很大的人力和物力。但这对于阐明人类或其他生物在环境中接触污染物的真实情况,有效地防治环境污染,保护生态环境,保障人类健康都是很有必要的。

# 第二节　环境污染物的迁移

　　污染物主要通过三条途径进入环境：① 人类活动过程中无意释放，如交通事故和火灾；② 废物的排放，如废水、废气和固体废物排放；③ 人类活动过程中的故意应用，如杀虫剂的应用。进入环境的污染物不是静止不动的，而是随着进入的载体不断运动变化的。**污染物的迁移**(transport of pollutants)就是指污染物在环境中发生的空间位置的相对改变的过程。污染物的迁移是排放源的局部小环境和整体大环境相互联系、相互作用的结果，是不可避免的。污染物的迁移导致局部环境中污染物的浓度和种类发生变化，进而改变在该区域中污染物的综合毒性的强度，从而最终改变污染范围的大小。例如，从秸秆焚烧、烟囱或汽车尾气排放的大气污染物可以在空气中垂直自由扩散至大气平流层，也可以在风等空气对流下在对流层扩散，或是在重力作用下沉降到地面；水体中的污染物可以随水流漂浮、悬浮或是吸附在悬浮的颗粒物上，最终沉降到水底或流入江海；当大气、水体和土壤中的污染物通过某种途径暴露后，进入生物体内，会沿食物链迁移，个别难降解污染物，如重金属等，甚至会在生态系统中循环迁移，从而对人类健康和整个生物圈构成严重的危害。污染物远程迁移的一个广为人知的实例是在南极企鹅的肝脏和脂肪组织中曾检出有机氯农药 DDT 及其代谢产物。后续研究表明这些 DDT 是在扩散作用下，通过风和洋流的远距离输送，以及水生生物的携带，迁移到了无人居住的极地，并最终通过食物链、饮水等进入企鹅体内。

　　各种污染物在环境中的迁移方式主要包括三种类型：机械性迁移、物理化学性迁移和生物性迁移。

## 一、机械性迁移

　　机械性迁移是污染物在环境中发生迁移的常见方式，尤其在人类生产和生活活动中，普遍存在着污染物的机械性迁移现象。例如废气、废水和固体废物的排放、丢弃、搬运，甚至作为特定用途被生产出来的各种化学物质、工业原材料在生产和生活中运输、转移和应用后，进入环境也有可能造成环境危害，引发污染问题。根据污染物在环境中发生机械性迁移的作用力来源不同，可以将其分为气、水和重力的机械性迁移三种作用。

　　（一）气的机械性迁移作用

　　气的机械性迁移作用指污染物在大气中的扩散和被气流搬运，包括污染物在大气中的扩散作用和沉降作用等。

　　1. 扩散迁移

　　大气圈按垂直分布可分为五层：对流层、平流层、中间层、暖层和散逸层。不同层次对污染物的扩散作用不同，主要包括风力扩散、气流扩散和湍流扩散三类。

　　（1）风力扩散

　　风即空气流动的现象，气象学特指空气在水平方向的流动。太阳的辐射造成地球表面受热不均导致了风的产生，因此风对污染物的迁移作用主要是对污染物水平方向上的整体输送作用，使污染物由上风向向下风向扩散。另外，由于气体分子间的空隙很大，风力扩散会对污染物产生冲淡稀释作用,稀释程度主要取决于风速。总之,风速越大,污染物向下风向扩散稀释得越快。

(2) 气流扩散

气流广义上指所有的空气流动,气象学上主要指垂直方向流动的空气,因此气流扩散主要指污染物在垂直方向的扩散迁移。向上运动的空气叫作上升气流,向下运动的空气叫作下降气流。上升气流又分为动力气流、热力气流、山岳波等多种类型。

(3) 湍流扩散

湍流,又称为乱流或扰流,大气湍流指在大气整体水平或垂直运动外,还存在着的不规则的三维次生运动或旋涡运动。湍流的速度和方向随时间随机变化,且同时具有垂直和水平分量。湍流可以使污染物不断混合清洁空气,同时又无规则地分散到各个方向上去,从而不断稀释冲淡污染物。湍流扩散的特点决定其对污染源排放的高浓度污染物具有最高的稀释效率。

(4) 影响大气污染物扩散的因素

① 大气稳定度。大气稳定度表示叠加在大气背景场上的扰动随时间能否增强的量度,即空气中某大气团由于与周围空气存在密度、温度或流速等强度差而产生的浮力使其产生加速度而上升或下降的程度。大气稳定度是确定大气扩散参数的重要依据,因此也决定着污染物的迁移和扩散。稳定度越高,越不利于污染物的迁移和扩散。在对流层内,气温随海拔高度的增加而逐渐降低,因此一般情况下,上层空气冷而下层暖,下层暖空气有受热膨胀上升的趋势,此时大气在垂直方向不稳定,对流显著,有利于污染物的气流扩散,进而引发风力扩散和湍流扩散。但是有时会发生上层空气暖而下层冷的现象,称为逆温,此时大气稳定度高,对流作用大为减弱,污染物无法随空气运动扩散,因而此时污染物大规模排放极易造成大气污染,如秋冬季节中国北方的雾霾现象,经常就是由于大气稳定度过高,造成空气中的颗粒物无法扩散,不断聚集造成的。

② 地理地势。地表地势的起伏是污染物气流扩散和风力扩散中遇到的主要障碍,地形地物对污染物大气扩散的阻滞作用主要通过气流与各种地形地物的摩擦作用改变风向和风速。阻滞的程度往往取决于地形地物的外形高低、体积大小和形状特征等。如高耸的山脉会阻滞空气流动,降低风速,改变风向,甚至将横向气流改变为纵向气流,并造成风的回转等现象,产生迎风面和背风面;在四周群山屏蔽的山谷盆地,风速往往很小,且无法远距离保持,对大气污染物的扩散极为不利。与之类似的是城市中的高层建筑区,如未设计合理的风路通道,气流只能在高层建筑间的小范围内产生涡流,污染物也无法迅速扩散,只能停滞在该地段,引发污染的加剧。与之相反,山间沟谷、河流为气流提供了良好的通道,有利于污染物的加速扩散。

2. 干沉降和湿沉降

沉降是由于分散相和分散介质的密度不同,分散相粒子在力场(重力场或离心力场)作用下发生的定向运动。沉降是大气颗粒物主要消除过程之一,按照沉降过程是否需要降水冲刷,又可分为干沉降和湿沉降。

(1) 干沉降

干沉降是大气中污染气体和微颗粒物在没有降水时的沉降过程,是大气的一种自净作用。大气中难溶于水的悬浮颗粒或气体物质主要通过对流扩散迁移至地表被树木或建筑物阻留或迁至平流层。干沉降是由湍流扩散和重力沉降以及分子扩散等作用引起的,气溶胶粒子和微量气体成分被上述作用过程输送到地球表面,或者使它们落在植被和建筑物表面上,分子作用力使它们在物体表面上黏附,从而从大气中被清除。大气中悬浮的颗粒物的密度和粒度越大,重力沉降速率越大,越易通过干沉降去除。因此,小颗粒物,如PM2.5由于沉降速率太小,往往不易通过干沉降去除。

（2）湿沉降

大气中的雨、雪等降水形式和其他形式的水汽凝结物都能对空气污染物起到清除的作用,该作用称为降水清除或污染物的湿沉降。湿沉降过程从云的形成开始,气溶胶粒子本身可作为凝结核而成为云滴的一部分;在云的发展过程中,大气微量气体成分和其他不能作为凝结核的粒子,可通过扩散、碰撞、并和等过程进入云滴。以上两个过程统称为"云中清除",发生在云层高度。与之相对应的是"云下清除",即在降水过程中,雨滴或雪花等将进一步吸收大气微量成分和气溶胶粒子,随着降水降落的过程。湿沉降的清除效率与云底高度、降水粒子的大小和形状,以及被清除成分的物理化学性质有关。湿沉降的一个最常见的例子就是酸雨的形成。

（二）水的机械性迁移作用

水的机械性迁移作用能够使得污染物在不同环境介质中发生迁移。大气中的许多污染物能够通过降水的形式得到清除,而水流能够把降水淋溶的污染物搬运到江、河、湖泊中,并最终汇入大海。另外,降水经过地下渗流也可以使得污染物在土壤和地下含水层之间发生迁移。

在河流、湖泊与水库等水体中,污染物可以通过对流与扩散作用进行迁移。污染物的对流运动,是指以时均流速为代表的水体质点的迁移运动。对于某点污染物在某一流向的输运通量与该方向的时均流速和该点污染物的时均浓度成正比。扩散作用则包括分子扩散、紊动扩散和弥散作用。分子扩散是指水中污染物由于分子的无规则运动,从高浓度区向低浓度区的运动过程,其过程服从费克第一定律。河道中水体的流动一般都是紊流,即流动中包含的各种物理量如流速、浓度等都随时间的变化而随机脉动,而紊动扩散就是由于紊流中涡旋的不规则运动而引起的物质从高浓度区向低浓度区迁移的过程,在实际河流中,其作用远远强于分子扩散作用。弥散作用则是由于断面非均匀流速作用而引起的污染物离散现象。污染物在水体中的对流与扩散,受到水文条件、气候条件、水中悬浮物、排放浓度和距排放口距离等因素的影响和制约。一般规律是污染物在水体中的浓度与污染源的排放量成正比,与平均流速和距污染源的距离成反比。

（三）重力的机械迁移作用

重力的机械迁移作用指污染物及其搬运载体在重力作用下的迁移运动。重力的机械迁移作用在大气环境与水环境中均普遍存在,例如干沉降过程就是其中一种。在自然水环境中,水中悬浮的有机物微粒和吸附有机物的泥沙,当流速减缓时,可能出现沉淀,使水体净化。此外,在人工构建的各种污水处理池和氧化塘中,大部分重金属或难降解污染物都逐渐沉积在污泥中,并随着污泥的再利用或再处理而迁移。

除了上述三种机械迁移作用之外,在社会生产和物质流通过程中,各种人为的机械搬运污染物的行为已成为污染物迁移的重要方式之一。许多自然产生的本来并无严重危害的污染物,可由于人为的生产和生活活动而造成严重危害。

### 二、物理-化学性迁移

**物理-化学性迁移**是污染物在环境中最基本的迁移过程，是指元素及其化合物在环境中通过物理化学作用所实现的迁移。无机化合物常以简单的离子、络离子或可溶性分子形式通过吸附-解吸、溶解（或絮凝）-沉淀、氧化-还原、水解、络合和螯合等作用实现迁移。有机化合物除以上的作用外，还可通过化学分解、光化学分解、生化分解和聚合作用等实现迁移。迁移过程中元素及其化合物在环境中的存在形态、富集状况及其潜在危害性都发生变化，是生物地球化学循环中化学物质迁移的一种重要形式。

#### （一）风化淋溶作用

环境中的水在重力作用下运动时，可以通过水解作用将岩石、矿物中的化学元素溶入水中，这样的过程称为风化淋溶作用，其结果是可以产生游离态的元素离子。这些游离态离子因为具有较强的生物活性，所以容易进入到生物体内并发挥各种作用。许多地方病病区的调查证实，疾病的发病率和由于环境中风化淋溶作用所导致的某种元素过多或缺乏有着密切联系。例如，对于我国克山病病因的研究发现，地表元素的风化淋溶程度与该病的死亡率之间存在着密切关系。

#### （二）溶解挥发作用

溶解作用是一切可溶性污染物污染环境的一种基本方式。在大气环境中，二氧化硫等酸性气体遇到水蒸气就会发生溶解，形成硫酸及亚硫酸，然后在冷却后形成酸性降水（pH低于 5.6，通常在 2～3，有时更低）。这些酸性降水会使空气、地表、甚至地下的物质结构发生改变，从而造成一系列严重的环境及健康问题。此外，自然界的正常降水以及地表的径流，也可以溶解各种固体废弃物中的水溶性成分，从而严重污染土壤和水体。而不合理的垃圾堆放和污染物的填埋方式所导致的地表水和地下水污染已屡见不鲜。同时，对许多污染物而言，挥发作用也是极为重要的迁移方式之一。挥发作用造成污染物的迁移主要表现为两个方面：一方面是各种强挥发性的污染物（在 $10^{-3}\,mol/m^3$ 左右），通过挥发作用迅速逸散至空气中；另一方面是在污染物的挥发性低于水或其他溶剂的挥发性的情况下，所造成污染物的浓缩，从而使污染物的毒作用浓度显著增高，从而造成危害。挥发作用的大小主要取决于污染物的物理性质（例如 Henry's 定律常数、扩散系数等）和环境条件等因素。

#### （三）酸碱作用

酸碱作用，即环境 pH 的变化可以影响污染物的迁移过程。例如前面提到的酸性降水，不仅会造成建筑物的腐蚀和皮肤黏膜的刺激性损伤，而且还会加速环境中岩石、矿物风化淋溶的速度。另外，酸性降水还可促使土壤中铝的活化。当大量的三价铝进入土壤溶液或河流湖泊等水体，便会对树木与水生生物产生毒作用。酸性环境使大多数污染物形成易溶性化合物，促进了污染物的迁移。在环境 pH 比较高时，许多污染物就可能沉淀下来，在沉积物中相对富集。这些沉淀下来的污染物往往以与 $OH^-$ 结合成为不同络合态的形式存在。不同络合态的污染物会有不同的环境行为，如当 Ni 和 Co 与 $OH^-$ 络合为 $NiOH^+$ 和 $CoOH^+$ 时，可被氧化物或黏土矿物牢固吸附。

#### （四）络合作用

络合作用是一种广泛存在于环境中的作用力。当污染物在环境中迁移时，经常和其他离子、离子团或有机大分子络合。络合分子或络合离子具有特殊的化学性质,因而大大改变了污染物的迁移能力及归宿。环境中的 $OH^-$、$Cl^-$、$HCO_3^-$、$CO_3^{2-}$ 及含有—$NH_2$、—OH、—COOH、—SH 等官能团的有机物都可作为配位体与金属离子络合。例如当含 $Hg^{2+}$ 河水流入海洋时,随着水中氯离子浓度逐渐增高,河口水体中的 $Hg^{2+}$ 就会逐次形成 $Hg(OH)_2 \rightarrow Hg(OH)Cl \rightarrow HgCl_2 \rightarrow HgCl_3^- \rightarrow HgCl_4^{2-}$。其中的 $Hg(OH)Cl$ 与水体中的悬浮态黏土矿物和氧化物吸附力最强,而 $HgCl_2$ 的吸附力最差。因而 $Hg(OH)Cl$ 部分的汞大量转移到悬浮固相或沉积物中,而 $HgCl_2$ 部分的汞仍留在水体中。

（五）吸附作用

吸附是一种对污染物在环境中迁移转化有重要影响的作用力,是指一种发生在固体或液体表面的对其他物质产生吸着的现象。虽然一般情况下污染物在环境中的浓度较低,但是它们往往会与其他物质发生物理或化学吸附作用,然后污染物会随之发生迁移。例如,许多重金属或有机污染物常会与胶体物质吸附在一起从而发生迁移。但是当胶体物质的稳定性因为温度、湿度、气压、pH、Eh 以及电解质浓度等环境条件的变化而改变,就可能连同其所吸附的污染物一同发生沉淀。对湖泊、河流进行水质监测,结果表明几乎有 $80\% \sim 100\%$ 的有毒污染物会同水体中的颗粒一同迁移。同时,污染物在土壤中的吸附能力还常常受到土壤理化性质的影响,例如土壤中有机碳含量、土壤颗粒大小、黏土矿物质成分、pH、阳离子交换能力等。在合适的 pH 条件下,许多重金属都能够牢固地吸附在黏土物质上;而芳香族化合物则能与土壤中的腐殖酸形成很牢固的共价结合。

（六）氧化-还原作用

氧化还原反应是一种广泛存在于自然环境中的化学反应。污染物在氧化还原反应中,会有一部分失去电子被氧化,而另一部分则获得电子被还原,随即污染物的迁移能力发生变化。许多有机污染物会在游离氧占优势的环境中被逐渐氧化,进而彻底分解成二氧化碳和水,在厌氧条件下则是形成一系列还原产物,例如硫化氢、甲烷和氢气等。一些元素,例如 Cr、V、S、Se 等,它们在氧化条件下会形成易溶的化合物;例如铬酸盐、钒酸盐、硫酸盐,以及硒酸盐等,这些化合物具有较强的迁移能力,但是在还原环境中,这些元素则会变成难溶的化合物因而不能发生迁移。

**三、生物性迁移**

所谓**生物性迁移**（biotransport）是指污染物通过生物体的吸附、吸收、代谢或死亡等过程发生的迁移。这是污染物在环境中进行迁移的所有方式中最复杂而又最具有重要意义的一种方式。根据其表现形式,可将其分为生物浓缩、生物积累以及生物放大三类。

（一）生物浓缩（bioconcentration）

**生物浓缩**是指生物体从环境中蓄积某种污染物,从而出现生物体中浓度超出环境中浓度的现象,又被称为**生物富集**（bioenrichment）。生物浓缩的程度可用生物浓缩系数（bioconcentration factor,BCF）来表示:

$$BCF = \frac{生物体内污染物的浓度}{环境中该污染物的浓度}$$

研究生物浓缩可以用来阐明污染物在环境中的生物迁移规律,评价和预测污染物进入环境后可能产生的危害,以及确定污染物的环境容量进而制订环境标准。

(二)生物积累(bioaccumulation)

**生物积累**是指生物个体随着其生长发育的不同阶段,从环境中蓄积某种污染物,从而使浓缩系数不断增大的一种现象。生物积累的程度同样可用生物积累系数(bioaccumulation factor,BAF)来表示:

$$BAF = \frac{某一生物个体生长发育较后阶段体内蓄积污染物的浓度(mg/kg)}{同一生物个体生长发育较前阶段体内蓄积该污染物的浓度(mg/kg)}$$

生物体对于某种污染物积累的浓度水平主要取决于该生物摄取以及消除该污染物的速率之比,即如果摄取量大于消除量,就会发生生物积累。

(三)生物放大(biomagnification)

**生物放大**是指在生态系统的同一食物链上,生物体内某种污染物的浓度随着营养级的提高而逐步增大的一种现象。生物放大的结果是使食物链上处于高营养级的生物体内污染物的浓度显著超过其在环境中的浓度。生物放大的程度则可用生物放大系数(biomagnification factor,BMF)来表示:

$$BMF = \frac{较高营养级生物体内污染物的浓度(mg/kg)}{较低营养级生物体内污染物的浓度(mg/kg)}$$

正是由于生物放大作用,使得环境中即使是某些极微量的污染物,也会使处于高位营养级的生物受到毒害,甚至会严重威胁人类健康。对生物放大作用进行深入研究,特别是对于哪些食物链对哪些污染物具有生物放大的潜力的鉴别,对于污染物在环境中迁移规律的探讨,以及环境中有关污染物安全浓度的确定,都具有极大的理论和现实意义。

# 第三节　环境污染物的转化

**污染物的转化**(transformation of pollutants)是指污染物在环境中,通过物理、化学或生物学的作用来改变形态或者转变成另一种物质的过程。一次污染物(primary pollutant)通常指由污染源直接排入环境的污染物,而在环境中发生各种反应从而转化形成的污染物则被称为二次污染物(secondary pollutant)。一般地,污染物的转化过程主要取决于其本身的理化性质以及所处的环境条件。根据其转化形式,可将其分为物理转化、化学转化和生物转化三种类型。

## 一、物理转化作用

物理转化作用指污染物通过蒸发、渗透、凝聚、吸附,以及放射性元素的蜕变等一种或几种过程实现的转化。例如,某些有机污染物通过蒸发作用由液态或固态转化为气态,逸散入空气中。土壤、泥沙、木炭等物质吸附某些污染物时,污染物的分子微观形态发生了改变,其空间位置也存在变化。因而,通常认为污染物的物理转化与其迁移运动之间存在较为密切的伴随关系。

### 二、化学转化作用

化学转化作用指污染物通过各种化学反应过程发生的转化。污染物的化学转化以水解反应、络合反应、氧化还原反应、光化学反应等作用最为常见。

#### (一) 大气中的化学转化

在大气中,污染物的化学转化主要包括光化学氧化和催化氧化。光化学氧化作用使大气中的各种氮氧化物、碳氢化合物等一次污染物反应生成臭氧、过氧乙酰硝酸酯(PAN)及其他二次污染物,这些有氧化性质的污染物统称为光化学氧化剂。参与光化学氧化过程的一次污染物和二次污染物的混合物(其中有气体污染物,也有气溶胶)所形成的烟雾现象,称为光化学烟雾。这些光化学反应产物对人体最主要的危害是对呼吸道黏膜和眼黏膜产生刺激作用。1946年美国发生的"洛杉矶光化学烟雾事件"就是最早发生的一起由污染物光化学反应所引起的严重大气污染公害事件。气体污染物二氧化硫经光化学氧化和三氧化铁等金属氧化物催化氧化作用后转化为三氧化硫,再溶于大气中的水形成硫酸或硫酸盐,在空气中形成刺激作用比二氧化硫大10倍的硫酸雾。它也是形成酸雨的主要物质之一。

羟基自由基($OH\cdot$)、硝酸盐自由基($NO_3^-\cdot$)和超氧自由基($O_2^-\cdot$)在气态污染物的催化氧化降解中起重要作用。大多数气态污染物在光化学反应过程中能够产生羟基从而发生降解。例如DDT在大气中受日光辐射很容易被直接光解为DDE和DDD。研究发现,DDT在光解反应的初级阶段,其化学键往往会产生明显的松动,随后进一步裂解产生自由基,然后与溶剂介质、其他化合物分子和自由基,以及生物大分子等其他反应物发生连锁反应。

因此,光化学反应可能是异构化作用、取代作用(例如从水中取代—OH或—H)或者氧化作用的总结果。污染物的种类、介质类型以及其他反应物的物理状态等因素共同决定于反应的类型。其转化结果可能导致危害更大的二次污染物的产生,也可能降解气态污染物,从而降低其危害。

#### (二) 水体中的化学转化

在水体中,污染物的化学转化主要以氧化还原反应和络合水解反应为主。天然水体是一个氧化—还原体系,水中存在一些过氧基、单线态氧和羟基自由基等具有短暂活性的氧化物,可使酸、芳香胺、烃和烷基物质发生氧化降解。在水体中一定的氧化还原条件下,许多重金属很容易发生价态的变化。例如三价砷和五价砷、三价铬和六价铬就是比较典型的例子。在海水中,砷以砷酸盐、亚砷酸盐、甲基胂酸和二甲基次胂酸等形式存在,并且砷的价态与氧的浓度密切相关,在氧浓度较高的条件下,三价砷较易转化成五价砷,毒性减弱。一些工厂排放的废水中所含的铬主要为六价铬,但进入海水后,六价铬被有机物等还原物质还原为三价铬,毒性降低。溢入海洋水面的油膜,也会在太阳光的作用下发生光化学氧化,每平方千米海面每天被氧化的石油烃最高值可达2吨之多。水中氧化还原类型、速率和平衡,在很大程度上取决于水中重要溶质物质和污染物的性质。例如一个厌氧性湖泊,其湖下层的元素都将以还原态存在,而表层水中由于可以被大气中的氧饱和,形成相对氧化性介质,如果达到热力学平衡时,则这些元素将以氧化态存在。显然这些变化对于水生生物以及水质的影响都很大。

水解反应是指污染物与水发生反应,污染物分解为两部分,水中氢原子加到其中的一部分,而羟基加到另一部分,因而得到两种或两种以上新的化合物的反应过程。水解反应不仅使有害物质的性质发生变化,而且也促使这些物质进一步降解或转化。水中的污染物可以与水中含有的各种无机和有机配位体或螯合剂发生络合反应,使得它们的存在状态发生改变。

随着水体的盐度、pH、温度等水环境条件的变化,污染物(尤其是重金属、放射性元素)也会发生一系列化学变化,其形态和结构也随之改变,并且进一步迁移的途径也受到影响。水解反应是水体有机污染物降解的主要途径,并且有机污染物的水解过程可以在某些金属离子的催化作用下加速进行。在一定 pH 的水体中,带有烷基卤化物、酰胺、氨基甲酸酯、羧酸酯、环氧化内酯、磷脂和碳酸脂基团的污染物具有较强的水解性。

(三)土壤中的化学转化

土壤由固、液、气三相构成,所以土壤状况比水、气都要复杂得多。污染物在土壤中的转化及其行为则取决于污染物和土壤的理化性质。土壤中固、液、气三相的分布是控制污染物运动和微生物活动的重要因素。土壤的 pH、温度、湿度、通气等都是污染物转化的条件。在土壤中,金属离子经常发生价态上的变化。这些变化主要是受土壤 pH 的影响,例如:在 pH 较低时,金属溶于水而呈离子状态;而在 pH 较高时,金属易与碱性物质化合,产生不溶的盐类沉淀。酸雨导致的土壤和水体酸化均在一定程度上促进了金属和有机物质的离子化。金属的毒性与其形态具有十分密切的联系,金属产生毒性作用的主要形态是游离金属离子和脂溶性金属络合物。金属的价态也与土壤的其他理化性质如含水量有关,砷在含水量大的湿地土壤中主要呈三价的亚砷酸形态,而在旱地土壤中,由于砷与空气接触较多,主要呈五价的砷酸盐形态。在土壤中,土壤颗粒的吸附催化作用能够加速一些农药的水解反应以至有时在土壤系统中发生的水解反应比在水体系统中还要快。有人发现用黏土作为粉剂和可湿性粉剂的稀释系统,可以催化农药的降解。研究证明,化学水解在降解土壤中的某些除草剂和有机磷杀虫剂方面起着重要的作用。研究采用灭菌的和未灭菌的土壤系统、有土和无土系统、不同的土壤性质以及不同的土壤与水的比例对水解农药的影响进行比较,发现灭菌土壤系统比无土系统中农药的水解速度快,农药在灭菌的无土系统中没有发生降解,从而证明土壤的吸附作用可催化污染物的水解反应。研究还发现,土壤中存在有比较多的自由基,这些自由基对土壤污染物的转化和降解起到了重要的作用。

**三、生物转化和生物降解作用**

生物转化和生物降解作用是指外源污染物在机体内经多种酶的催化作用所发生的代谢转化过程。污染物在生物体酶系统的催化作用下,会发生各种生物化学反应从而改变其化学结构和理化性质。污染物生物降解或转化的结果,一方面可使大部分有机污染物的毒性降低,例如有机磷农药中的对硫磷和马拉硫磷,可因水解酶的催化作用,使其酰胺键和酯键断裂而失去毒性,或形成更容易降解的分子结构,例如,芳香烃类化合物的芳香环,可在单氧酶的催化作用下裂解,生成邻苯二酚类物质,然后再被双氧酶裂解成容易进一步降解的酸类或醛类物质;另一方面也可以使一部分污染物的毒性增强,或形成更难降解的分子结构,例如一些微生物可以使芳香环发生二聚化反应,生成更为复杂的多环芳烃类物质,使毒性增强。

（一）微生物对污染物的转化和降解

由于微生物代谢类型多样，所以自然界所有的有机物几乎都能被微生物降解与转化。随着工业发展，许多人工合成的新的化合物，掺入到自然环境中，引起环境污染。微生物以其个体小、繁殖快、适应性强、易变异等特点，可随环境变化，产生新的自发突变株，也可能通过形成诱导酶，生成新的酶系，具备新的代谢功能以适应新的环境，从而降解和转化那些"陌生"的化合物。大量事实证明微生物有着降解、转化污染物的巨大潜力。

1. 微生物对农药的转化和降解

实验证明，环境中农药的清除主要是依靠细菌、放线菌、真菌等一系列微生物的作用，微生物降解农药的方式一般有两种：一种是将农药作为唯一碳源和能源，或者作为唯一的氮源物质，因而此类农药能很快被微生物降解，如一种新型除草剂——氟乐灵，它可以作为曲霉属的唯一碳源，所以很易被微生物所分解；另一种方式则是通过共代谢作用，共代谢是指一些很难降解的有机物，虽然不能作为微生物唯一碳源或能源被降解，但是可以通过微生物利用其他有机物作为碳源或能源同时被降解的现象。微生物对农药的降解主要是通过脱卤作用、脱烃作用，对酰胺及脂的水解、氧化作用、还原作用，以及环裂解、缩合等方式来改变农药分子的一些化学基本结构而达到的。

2. 微生物对重金属的转化和降解

微生物，特别是细菌、真菌在重金属的生物转化中起着非常重要的作用。一方面，微生物可以改变重金属在环境中存在的状态，会使化学物毒性增强，引起严重的环境问题，此外还可以浓缩重金属，并通过食物链进行积累；另一方面微生物也可以直接和间接地去除环境中的重金属，从而有助于改善环境。

微生物降解和转化污染物的能力，会受包括其自身因素在内的许多自然环境因素的制约。包括微生物生活所需的营养物质，尤其是组成菌体细胞所需较多的氮、磷养分，此外还有通气情况、pH、温度、水分、光照以及污染物及代谢产物的毒性等。而对于微生物降解后产生的残留化合物，则有望通过质粒移植、构建基因工程菌和改进微生物环境条件等高新技术手段来解决。

（二）植物对污染物的转化和降解

植物对污染物也有一定的降解转化作用。酚在植物体内可以被转化成酚糖甙，经代谢过程最终可分解成二氧化碳和水，而植物体内的氰化物也可被其转化为丝氨酸等氨基酸类物质。此外，即使是强致癌物苯并[a]芘，也可以被水稻根部吸收继而输往茎叶，并进一步转化成二氧化碳和有机酸。同时，植物根系与其根际微生物可以形成微生态系统，而这个微生态系统对许多污染物的降解转化都起着重要作用。植物可以吸收并利用污水中的氮、磷、钾等无机态营养元素，进而可防止水体发生"富营养化"危害，这也是利用土壤来净化污水的重要机理之一。许多研究结果表明，一些有机氯农药易被植物吸收并经过代谢转化成其他有机氯化物。例如生长在用六六六处理过的土壤中的作物体内，发现了与五氯环己酮相应的气相色谱峰值；艾氏剂、狄氏剂和七氯等一些化合物在植物中容易转化成相对更加稳定的环氧化物；艾氏剂和七氯在植物体内会形成七氯的羟基和六氯化合物。此外，不同的植物品种、生长时间与生长期，对植物体内污染物的代谢与转化都有较大的影响。例如已有研究证明"克粒克"品种大豆比"李"品种大豆所含有机氯环氧化物的量要大3倍多。花生、大豆、燕麦、大麦和玉米种子内所含的有机氯化物及其代谢产物的量与其种子的含油量有着直接关系。此外,目前有研究证明,通过转基因方法,植物对于有机污染物的耐受性可以增强,其对有机污染物的吸收和转化能力也得到提高。

（三）动物对污染物的转化和降解

各种动物对污染物的转化和降解更具有重要的环境毒理学意义。污染物进入动物体内后,在动物的肝脏和肝外组织细胞中各种酶的作用下发生一系列极其复杂的转化和降解过程。详细内容请参见第三章。

### 思考题

1. 研究污染物在环境中的迁移和转化规律对环境毒理学的主要意义有哪些?
2. 何为污染物的迁移,何为污染物的转化? 它们的异同和联系有哪些?
3. 污染物的环境迁移主要类型有哪三种?
4. 污染物在大气中的主要沉降类型有哪几种? 分别具有什么特点?
5. 何谓生物性迁移? 如何定量描述污染物的生物性迁移过程?
6. 污染物在环境中的转化有何基本特点?
7. 什么是生物浓缩、生物积累、生物放大和浓缩系数,生物浓缩的机制如何?
8. 什么是污染物在体内的生物转化? 简述生物转化过程和主要反应。

### 参考文献

[1] Howard P H, Michalenko E M, Jarvis W F, et al. Handbook of environmental fate and exposure data: for organic chemicals[M]. Routledge, 2017.
[2] Hodgson E, Levi P E. A textbook of modern toxicology[M]. New York: Elsevier, 1987.
[3] 高凡,贾建业,杨木壮. 难降解有机污染物在土壤中的迁移转化[J]. 热带地理,2004,24(4):337-340.
[4] 张志红,赵成刚,李涛.污染物在土壤、地下水及黏土层中迁移转化规律研究[J].水土保持学报,2005,19(1):176-180.
[5] 王瑾. PAHs 在天然水体沉降物中的迁移转化及生态效应[J].广州化工,2011,39(10):151-153.
[6] 胡枭,樊耀波,王敏健.影响有机污染物在土壤中的迁移、转化行为的因素[J].环境科学进展,1998,7(5):14-22.
[7] 孔繁翔,尹大强,严国安.环境生物学[M].北京:高等教育出版社,2000.
[8] 孔志明.环境遗传毒理学[M].南京:南京大学出版社,2009.

# 第三章 环境污染物在体内的生物转运和生物转化

提要和学习指导　本章较全面地介绍了环境污染物在体内的生物转运和生物转化的一般规律,同时亦阐述了毒物代谢的量变的经时过程。学习本章时应注意:

1. 一切化学物在体内吸收、分布和排泄过程,都要穿过各种器官、组织细胞的膜屏障,首先应了解生物膜的基本结构和毒物通过生物膜的方式。
2. 结合生物化学中所学的有关生物氧化、还原等知识,深入理解生物转化的概念。
3. 环境污染物在体内的生物转运和生物转化是环境毒理学重要的学习内容,它有助于了解化学毒物在体内的转归、生物学效应和毒作用机制。

存在于空气、土壤、水和食物中的各种环境污染物,可通过各种途径和方式与机体接触,机体对化学毒物的处置(disposition)可简单地分成相互有关的吸收(absorption)、分布(distribution)、代谢(metabolism)和排泄(excretion)四个过程(又称 ADME 过程)。在这四个过程中吸收、分布和排泄具有共性,即都是化学物穿越生物膜的过程,其本身的结构和性质不发生变化,只是在体内发生位移,故统称为**生物转运**(biotransportation)。而代谢过程则不同,是化学毒物在细胞内发生一系列化学结构和理化性质的改变,从而转变成新的衍生物(即代谢产物),故称之为**生物转化**(biotransformation),或**代谢转化**(metabolic transformation)。

化学毒物对机体的毒性作用,一般取决于两个因素,一是化学毒物的固有毒性和接触量,二是化学毒物或其活性代谢物到达作用部位的效率,而后者与化学毒物在体内的吸收、分布、代谢和排泄过程有关。毒物在体内直接发挥毒作用的器官称为靶器官(target organ),在靶器官的化学毒物或其活性代谢物的浓度及持续时间,决定了机体的毒性效应的性质及其强度。ADME 过程影响在靶器官中化学毒物的浓度及持续时间。

ADME 各个过程之间存在密切的关联,彼此相互影响,通常可以同时发生。以定量的概念研究外来化合物在体内的吸收、分布、代谢和排泄过程的动态变化,称为**毒物代谢动力学**(toxickinetics)。通过这一过程的研究,可了解外来化合物在体内被吸收的程度、贮留于何器官组织、停留时间的长短、代谢转化产物的性质以及由体内排泄的速度和途径等,对阐明其在体内可能引起的损害作用具有重要的意义。

生物转化一直是外源化学物发挥生物学效应的重要途径,其过程需要特定的代谢酶参与,并通过代谢产物来实现。因此,认识化学物的生物转化过程及相应的重要代谢产物,是阐明化学物毒效应的重要方式,也是深入阐明其毒作用机制的不可缺少的环节。

## 第一节　污染物的生物转运

环境污染物经不同途径接触机体后的吸收、分布、排泄过程,见图 3 - 1。

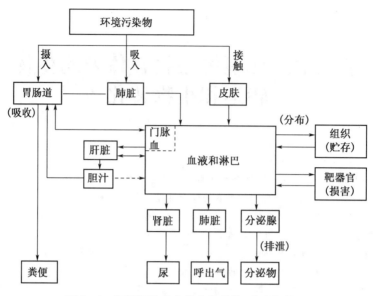

图 3-1  环境污染物在体内的吸收、分布和排泄

**一、生物转运过程的机理**

污染物质在体内生物转运的每一个过程,都是与透过生物膜有关,故可说生物转运就是污染物质反复多次透过生物膜的过程。进入体内的各种化学物质,通过吸收、转化、储存或排泄所表现的毒性作用,与体内各组织的细胞膜对毒物的通透性有关,化学毒物经生物膜的转运是化学毒物生物转运的基础,为此必须先了解一下生物膜的结构与毒物通过生物膜的方式。

**(一)生物膜(biological membrane)**

细胞膜主要是由类脂质双分子层和蛋白质组成,各种蛋白质镶嵌在类脂层内或附着在膜表面上。镶嵌在类脂层中的蛋白质具有许多重要功能,有的是转运膜内外物质的载体,有的是接受化学物质的受体,有的是具有催化作用的酶,有的是能量转换器等。膜上还具有亲水性孔道称为膜孔,膜孔的大小随不同器官组织的结构而异(图 3-2)。

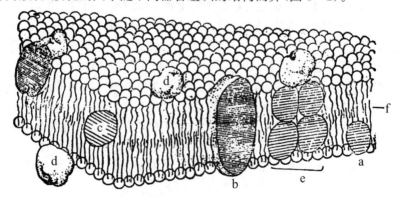

a.内在性蛋白(不对称地分布在膜的一边);b.内在性蛋白(穿过全膜),或称嵌入蛋白;c.内在性蛋白(埋藏在脂质双分子层内);d.外在性蛋白(分布在膜的内、外表面上);e.多酶复合体(由内在性蛋白亚基和外在性蛋白亚基组成,穿过全膜);f.脂质(或脂类)双分子层

**图 3-2  膜蛋白在生物膜中的分布和种类**

（二）毒物通过生物膜的转运方式

1. 被动扩散

又称**简单扩散**（simple difussion），简单扩散可能是大多数化学物透过生物膜的主要转运方式。在简单扩散过程中，膜两侧的毒物从高浓度向低浓度扩散，化学物并不与膜起反应，不消耗能量。毒物通过细胞膜的难易及其速度主要受下列因素的影响：

（1）细胞膜两侧化学毒物浓度相差越大，其通过生物膜的速度越快。机体所需的各种营养物多半通过此种方式进入细胞。其扩散速率 $R$ 与此化学毒物的扩散常数 $K$、膜的面积 $A$ 及化学毒物在膜两侧的浓度梯度（$c_1 - c_2$）成正比，与膜的厚度 $d$ 成反比。其中最主要的是浓度梯度。此关系即为 Fick 定律：

$$R = K \cdot A(c_1 - c_2)/d$$

（2）毒物在脂质中的溶解度，以脂/水分配系数（毒物在脂质中的溶解度与在水中的溶解度之比）表示。脂/水分配系数越大，就越易通过细胞膜。由于毒物在生物体内的扩散除需要通过脂相外，还要通过水相，所以一种毒物如在水中溶解度极低，即使其脂/水分配系数极高，其简单扩散过程也受到影响。例如乙醇为脂溶性，但也具有水溶性，所以容易透过许多生物膜（胃肠道、肝脏、中枢神经系统等）。

（3）化学物的解离度和体液 pH 的高低，对毒物通过细胞膜的难易有很大影响。毒物以解离状态在脂质中溶解度低，不易通过细胞膜；而以非解离的状态脂溶性高，较易通过细胞膜。弱酸、弱碱的解离度与体液 pH 有关，当 pH 下降时，弱酸性物质的解离减少，以不带电的分子存在，故脂溶性强，易于通过细胞膜扩散；反之，此时弱碱性物质解离度增高，故脂溶性低，不易通过细胞膜扩散。

（4）脂溶性物质易同蛋白质结合，但亲和力不相同，故毒物在细胞膜上的扩散速率与膜两侧体液中的蛋白质浓度及与之结合的亲和力大小有关。

2. 滤过

**滤过**是化学物通过细胞膜上的亲水性孔道的过程。细胞膜具有充满水分的小孔道，它是由嵌入类脂质双分子层的蛋白质的亲水性氨基酸构成的。毛细血管和肾小球细胞膜上有较大的膜孔（约 70 nm），允许相对分子质量小于白蛋白（相对分子质量 69 000）的分子通过。由于流体静力或渗透压的作用，水可大量通过这些膜孔，且可作为外源性化学物的载体。但大多数细胞的膜孔很小（<4 nm），仅允许相对分子质量为 100～200 的外源性化学物通过。相对分子质量较大的外源性化学物可以通过毛细血管，在血浆和细胞外液之间达到浓度平衡，但在细胞内液和外液之间却不能通过滤过方式达到平衡。

3. 特殊转运

许多不溶于脂质的水溶性大分子化合物（如糖类、某些氨基酸、嘧啶碱类）、离子和极性物质，因不溶于脂肪而不能进行简单扩散，或因相对分子量过大，又不能从膜孔滤过，因此需要通过特殊转运过程来进行生物转运。特殊转运的特点：被转运的毒物必须与生物膜组成成分发生可逆性结合，并形成复合物。参加复合物形成的生物膜组成成分（载体），将被转运的毒物在生物膜内侧和外侧之间摆动，借此使被转运的化合物由膜的一侧移向另一侧，然后将转运的化学物质释放出来，完成了化学物通过生物膜的过程，载体本身又回到膜的原来一侧，继续与另一分子形成复合物。

（1）主动转运（active transport）

外来化合物通过生物膜由低浓度处转运并需要消耗能量的过程称为**主动转运**。其特点是需要通过蛋白载体作用，载体可逆浓度梯度，使化学物通过细胞膜，因此需要消耗能量。机体所需要的某些重要营养成分，如氨基酸等，即通过此种方式吸收。因此与其结构类似的外来化合物也可通过此种方式吸收。同时，某些金属毒物，如铅、镉、砷和锰等化合物，可通过肝细胞的主动转运，将其送入胆汁内，使胆汁内的毒物浓度高于血浆中浓度，有利于毒物随胆汁排出。

（2）易化扩散（facilitated diffusion）

又称为**载体扩散**，其机制可能是膜上蛋白质载体特异性地与某种化学毒物结合后，其分子内部发生构型变化而形成适合该物质透过的通道而进入细胞。易化扩散只能按顺浓度方向转运，因而不需消耗能量。一些水溶性分子，如葡萄糖在体内的转运，由肠道进入血液、由血浆进入红细胞和由血液进入中枢神经系统都通过这一转运过程。

4. 膜动转运（cytosis）

颗粒物和大分子物质的转运常伴有膜的运动，称为**膜动转运**。

（1）吞噬作用（phagocytosis）

由于生物膜具有可塑性和流动性，因此，对颗粒状物质（如大气中的烟、尘）和液粒，细胞可通过细胞膜的变形移动和收缩，把它们包围起来最后摄入细胞内，这就是吞噬作用或胞饮作用。前者是指细胞吞入颗粒状物质，后者是指细胞吞入液体。尽管它们不是外来化合物的主要转运形式，但在机体的某些特殊部位，如肺泡巨噬细胞，可通过吞噬作用将烟和粉尘等颗粒物质转运进入细胞；又如，血液中的白细胞的吞噬作用，对于进入血液的毒物及异物，以及生物毒素等的消除均具有重要意义。

（2）胞吐（exocytosis）

某些大分子物质也可通过此种方式从细胞内转运到细胞外，又称为出胞作用。

外来毒物以何种方式通过细胞膜，主要取决于毒物本身的化学结构、理化性质及各种组织细胞膜的结构特征。

## 二、吸收

任何一种接触方式都可使毒物进入体内。吸收就是毒物在多种因素影响下，自接触部位透过体内生物膜进入血液循环的过程。毒物主要通过消化道、呼吸道、皮肤三条途径吸收。

（一）呼吸道吸收

生产环境中的化学物质常以气体、蒸气和气溶胶等形式存在于空气中，呼吸道是生产性毒物侵入机体的主要途径。气态毒物之所以容易经肺吸收，在于肺脏具有一定的解剖生理特点，如肺泡数量多（约 3 亿个），表面积大（50～100 m²），相当于皮肤吸收面积的 50 倍。由肺泡上皮细胞和毛细血管内皮细胞组成的"呼吸膜"很薄，且遍布毛细血管，血容量充盈，便于毒物经肺迅速吸收进入血液。

不同形态的毒物吸收的机理不一，例如：

1. 气体和蒸气

以气体和蒸气存在的化合物，到达肺泡后主要经过被动扩散，通过呼吸膜吸收入血。其吸收速度与肺泡气和血液中毒物的浓度(分压)差呈正比。由于肺泡与外环境直接相通,当呼吸膜两侧分压达到动态平衡时,吸收即停止。与此同时,血液中毒物还要不断地分布到全身器官及组织,导致血液中浓度逐渐下降,其结果是呼吸膜两侧原来的动态平衡被破坏,随后将达到一种新的平衡,即血液与组织器官中毒物浓度的平衡。

2. 气溶胶(aerosol)和颗粒状物质

以被动扩散方式通过细胞膜吸收,吸收情况与颗粒大小有密切关系。在生物学上,有意义的颗粒大小是 $0.1 \sim 10 \ \mu m$。较大颗粒一般不进入呼吸道,即使进入也往往停留在鼻腔中,然后通过擦拭、喘气、打喷嚏而被排出。颗粒直径$>5 \ \mu m$的粒子几乎全部在鼻和支气管树中沉积;颗粒直径$<5 \ \mu m$的微粒,粒子愈小到达支气管树的外周分支就愈深,直径$\leqslant 1 \ \mu m$的微粒,常附着在肺泡内;但是对于极小的微粒($0.01 \sim 0.03 \ \mu m$),由于其布朗运动速度极快,主要附着于较大的支气管内。附着在呼吸道内表面的微粒有下列几个去向:① 被吸收入血液;② 随黏液咳出或被咽入胃肠道;③ 附着在肺泡表面的难溶颗粒,有的被滞留,有的可到达淋巴结或随淋巴液到达血液;④ 有些微粒可散留在肺泡内,以至引起病灶。

(二)消化道吸收

消化道也是环境毒物的主要吸收途径。饮水和经由大气、水、土壤进入食物链中的环境毒物均可经消化道吸收。此外,前已述及,经呼吸道毒物仍有一部分咽入胃肠道。消化道吸收的主要部位是胃和小肠。肠道黏膜上有绒毛(可增加小肠表面积约 600 倍)是吸收毒物的一个主要部位。大多数毒物在消化道中以简单扩散方式通过细胞膜而被吸收。

毒物在消化道吸收的多少与其浓度和性质有关,浓度愈高吸收愈多,脂溶性物质较易被吸收,水溶性易离解或难溶于水的物质则不易被吸收。

消化道中从口腔至胃、肠各段的 pH 相差很大。唾液为微酸性,胃液为酸性,肠液为碱性,许多毒物在不同 pH 溶液中的离解度是不同的,故在肠道各部位的吸收有很大差别。如弱酸(苯甲酸)在胃内(pH=2)主要呈不离解状态,脂溶性大,故易被胃所吸收;而弱碱(苯胺),在胃内呈游离状态,不被吸收,在小肠内(pH=8)呈脂溶状态易被吸收。

哺乳动物的肠道中还有特殊的转运系统以吸收营养物质和电解质,如吸收葡萄糖和乳糖以及铁、钙和钠的转运系统,有些毒物能被相同的转运系统所吸收,如 5-氟嘧啶能为嘧啶的转运系统所吸收,铊和铅可相应为正常吸收铁和钙的系统所转运。

固体微粒也能为肠道上皮细胞所吸收,如不同大小的偶氮染料颗粒,平均直径为几百个Å,可为十二指肠所吸收。

胃酸、胃肠道消化液和肠道微生物都可将化学物降解或发生其他变化,影响其吸收过程,从而使毒性作用与原来化合物不同。胃肠道中的食物,当与毒物形成不易吸收的复合物,或者改变胃肠道的酸碱度时,可影响吸收过程。小肠内存在的酶系,可以使已与毒物结合的蛋白质或脂肪分解,使毒物游离释放,可促进吸收。肠道蠕动情况也影响吸收,一般认为减少小肠蠕动可延长毒物与肠道的接触时间,因而增加吸收率;反之,则不利于吸收。外来化合物的物理性状也与吸收有关,如不易溶解的化合物,因与胃肠黏膜的接触面受到限制而不易被吸收;粒径较大的外来化合物,不易通过扩散被吸收而随粪便排出体外。

(三)皮肤吸收

一般说来,环境毒物主要经呼吸道和胃肠道吸收而引起急、慢性中毒。但也有一些毒物可通过皮肤吸收而引起全身作用。如多数有机磷农药,可透过完整皮肤引起中毒或死亡;$CCl_4$ 经皮肤吸收而引起肝损害等。经皮吸收是指毒物透过皮肤进入血液的过程。

1. 毒物经皮吸收的两条途径

(1) 通过表皮脂质屏障是主要的吸收途径,即毒物→角质层→透明层→颗粒层→生发层和基膜(最薄的表皮只有角质层和生发层)→真皮。在这一吸收过程中,毒物需要通过许多细胞层,最后进入血液。

(2) 通过汗腺、皮脂腺和毛囊等皮肤附属器,绕过表皮屏障直接进入真皮。由于附属器的表面积仅占表皮面积的 $0.1\%\sim1\%$,故此途径不占主要地位,但有些电解质和某些金属能经此途径被少量吸收。

2. 毒物经皮吸收的两个不同阶段

(1) 第一阶段——穿透相 毒物透过表皮进入真皮。几乎所有毒物都是通过简单扩散透过表皮角质层。毒物穿透的速度与脂溶性有关,脂溶性越大穿透力越强。非脂溶性物质应以滤过方式进入,但由于角质层细胞所能提供的通道极为有限,而且皮脂腺分泌物具疏水性,它覆盖在皮肤表面,进一步阻止亲水性物质通过,故非脂溶性物质不易通过表皮,特别是相对分子量>300 的更不易通过。

(2) 第二阶段——吸收相 毒物由真皮进入乳头层毛细血管。由于真皮组织疏松,且毛细血管壁细胞具有较大的膜孔,血流的主要成分是水,所以毒物在这阶段的扩散速度,取决于本身的水溶性。

总之,若要经完整皮肤吸收,毒物必须具有脂溶性又具有水溶性。油/水分配系数接近1 的化合物最容易经皮吸收。

3. 影响皮肤吸收的因素

毒物经皮吸收的速度除与皮肤完整与否及不同部位的皮肤有关外,还取决于化合物本身的理化性状,以及化合物与皮肤接触的条件。如化合物本身的扩散能力与角质层的亲和能力、接触皮肤的面积、持续时间、皮肤表面的温度、不同溶剂的影响等等。例如酸碱可损伤皮肤屏障增加渗透性,二甲基亚砜作溶剂可增加角质层的通透性,从而促进皮肤对毒物的吸收。此外,劳动强度大和皮肤充血也可促进皮肤吸收。

三、分布

化学物进入血液后,能迅速分布至全身。研究毒物在体内的分布变化规律,有利于探讨毒物的毒作用机理。

毒物在体内的分布是随时间变化的,有时出现再分布现象。例如,吸收入血的铅,首先在血浆与红细胞之间取得平衡,随即有部分转移到肝、肾组织,随着时间的推移,这些早期"定位"于红细胞、肝和肾中的铅,又重新分布并逐步转移而定位于骨骼。毒物在体内分布受到许多因素影响,包括毒物在血液中存在的形态、透过生物膜的速度、血流速度与组织器官的亲和力等。

化学物进入机体内,可与血浆蛋白结合,也可以与其他组织成分(包括各种蛋白质、多糖、核蛋白和磷脂等)结合,这对化学物在体内的分布具有重大影响。当某些化学物与其他组织成分的亲和力大于血浆蛋白,甚至具有特异性时,这种化学物就可浓集于某一特殊组织,并呈现毒性作用。例如,一氧化碳与血红蛋白有高度亲和力,引起缺氧中毒;除草剂百草枯多浓集于肺部,引起典型肺病变。

毒物由血液向各组织、器官的分布或运动一般均可以毒物通过毛细血管壁和其他生物膜屏障的规律加以解释,但毒物由血液进入脑组织(或脑脊液)以及由母体血进入胎儿血时,需分别通过血脑屏障和胎盘屏障。

（一）屏障

1. 血脑屏障(blood-brain barrier,BBB)

位于毛细血管壁-神经胶质细胞区,细胞膜是血脑屏障形态学结构的基础。因此,穿透性较差,只有脂溶性、未解离、未与蛋白结合的非解离状态的化合物,才有可能穿透血脑屏障进入脑组织。例如甲基汞就是一个突出的实例,它能容易地进入脑,因此主要作用于中枢神经系统。可是,无机汞由于是非脂溶性的,很难进入脑,所以其主要毒性作用部位不是脑,而是肾脏。新生动物的血脑屏障发育不全,故许多化学物对新生动物的毒性比成年动物大,如铅可引起新生大鼠的一些脑病变,而对成年大鼠则否;再有吗啡对婴幼儿毒性比成人高,也是由于血脑屏障发育的差异。

2. 胎盘屏障(placental barrier,PB)

在组织学上,胎盘屏障是由多层细胞组成,并作为母体和胎儿血循环的间隔。胎儿通过胎盘与母体进行物质交换,一旦母体血液中含有一定浓度的毒物时,胎盘屏障确实阻挡了毒物,保护了胎儿。

另外,还发现其他部位有类似的屏障作用,如血-眼屏障、血-睾丸屏障等,这些屏障对防止化学物的侵入具有重要意义。

（二）结合与贮存

长期接触毒物时,如果吸收速度超过解毒及排泄速度,就会出现毒物在体内逐渐增多的现象,而毒物在体内的分布常表现为相对集中的形式。毒物对这些集中的地点可有作用,也可没有作用。例如,CO 对血红蛋白中的 $Fe^{2+}$ 具有高度亲和力,所以 CO 才大量集中于红细胞的血红蛋白中,产生毒作用,而铅蓄积于骨骼,但其作用部位是造血系统、神经系统和胃肠道。当毒物对蓄积地点相对无害时,此时蓄积地点就称为贮存库(storage depot)。一般认为,贮存库对急性中毒有保护作用,因为它减少了达到毒作用点的毒物量。

贮存库中的毒物常与血浆中游离毒物保持动态平衡。当毒物在体内解毒或排出体外(特别是在停止接触)时,血浆中的毒物就减少,贮存库就释出毒物,这种释出过程大多是缓慢的,所以贮存下来的毒物,其生物半减期(biological half time)往往是很长的。毒物从贮存库释出,是为了保持血浆中游离毒物浓度的相对恒定。这样,贮存库就成为一个能在体内不断提供毒物来源的二次接触源,并成为慢性中毒的一个重要条件。体内重要贮存库有四种:

1. 血浆蛋白作为贮存库

一些亲脂性的有机物(特别是具有大的亲脂性基团的有机酸和有机碱)和某些无机的金属离子都能与血浆蛋白结合,例如,铜与 $\alpha_2$ 球蛋白结合成铜蓝蛋白,与血浆蛋白结合的毒物不能通过毛细血管壁,只能分布于血液中。因此,毒物由血液向组织分布的速度,主要取决于离子的浓度。但是因氢键、离子键和范氏键的结合力都比较弱,故毒物与血浆蛋白的结合都是可逆的。解离部分与结合部分的毒物在血浆中呈动态平衡,当解离部分分布到其他组织或被肾小球滤过,而使其在血中的浓度降低时,平衡被打破,与血浆蛋白结合的那部分毒物就可逐渐地解离出来。

2. 毒物在肝、肾中的累积

毒物在肝与肾中的浓度远远高于血浆中的浓度。例如,镉在肝脏中的浓度可高出血浆浓度的 100～700 倍。肝脏这种强力富集毒物的能力可能与肝的主动转运系统以及肝细胞内蛋白结合能力有关。已知肝和肾等细胞内含有一些特殊的结合蛋白,能与某些毒物结合,这对毒物的转运和富集都具有重要意义。例如,锌、镉、汞、铅都能在肝或肾细胞内与含硫基的蛋白结合,所形成的复合物称为金属硫蛋白(metallothionein,MT),锌硫蛋白主要存在于肝脏细胞,镉、汞、铅硫蛋白主要存在于近曲肾小管细胞内。当 MT 有足够贮量时,可通过与镉、汞、铅等结合而保护肾小管细胞不受损害。

3. 脂肪组织作为贮存库

脂溶性物质均易分布到脂肪组织中,脂/水分配系数大的毒物,可大量贮存在脂肪中。在脂肪中贮存的毒物往往不具有活性,对脂肪代谢无影响。例如氯丹、DDT、多氯联苯、多溴联苯等均贮存于脂肪中。

4. 骨骼组织作为贮存库

骨骼是一种代谢活性较低的惰性组织。铅、钡、锶、镭等金属,都能蓄积于骨组织内(如体内铅含量的 90% 贮存于骨组织中)。骨骼作为某些金属毒物的贮存库是具有两重性的,既有降低血中毒物浓度,缓冲毒性作用的一面,又包含重新释放毒物,导致慢性毒作用潜在危害的一面。从预防医学观点看,只要骨骼中毒物浓度超过正常范围,不论其有无毒作用表现,都应认为是一种不良影响。

**四、排泄**

吸收进入机体的化学物经分布和代谢转化后,将由体内消除。化学物在体内的消除是排泄和代谢失活(解毒)作用的结果。

排泄是母体化学物及其代谢产物和/或其结合物向机体外转运的过程,是机体物质代谢全过程的最后一个环节。排泄的主要途径是经肾脏从尿中排出,其次是经肝胆通过消化道随粪便排出,挥发性物质可经呼吸道随呼出气排出。

(一)经肾排出

肾脏是排出毒物的极为有效的器官。肾脏排泄毒物的机理与排泄正常代谢产物一样,包括以下三种方式(图 3-3)。

1. 肾小球滤过

已知肾小球毛细血管内皮细胞膜有较大的膜孔,约 40～80 nm,通透性较大,故不论是脂溶性还是水溶性物

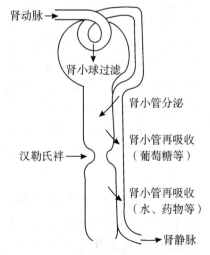

图 3-3　肾小体的模型与其功能

质,只要相对分子量小于69 000(白蛋白相对分子量)的物质都能通过肾小球滤过作用而抵肾小管。而与血浆蛋白结合的毒物或代谢产物,多半不能通过,仍然存在血液中。

2. 肾小管的主动分泌

某些有机阴离子和有机阳离子毒物可通过两种不同机制进行分泌,使毒物由近曲肾小管细胞一侧血中主动分泌到尿中。与蛋白质结合的毒物,如果结合是可逆的也可通过分泌排入尿中。

3. 肾小管的重吸收

肾小球滤过液进入肾小管,有两条去路:① 肾小管中解离的、极性的水溶性毒物不再被重吸收,而随尿液排出;② 未离解、非极性和脂/水分配系数大的,可通过肾小管上皮细胞重吸收回到血液中。

但是,尿液的 pH 可决定毒物的离解度,影响毒物在远曲肾小管的重吸收,从而影响其排泄。

无论以哪一种方式排出毒物,尿中的毒物浓度一般与血液中的毒物呈正相关。因此,对尿中毒物和代谢产物浓度的测定,可用于间接衡量机体对毒物的吸收或体内的负荷情况。

（二）经肝胆排出

毒物由肝实质细胞排入胆汁,然后再随胆汁经肠道排出,也是排泄的重要途径之一。经肠道吸收的外来化合物,在进入全身循环之前首先流经肝脏,此时肝脏一方面可阻止它们在机体的其他部位分布,另一方面可将经其代谢转化的产物,由肝细胞直接排泄入胆汁。

毒物经由肝脏细胞进入胆汁,主要是通过主动转运。肝脏的这种转运系统主要有:输送有机酸系统、输送有机碱系统和输送中性化合物系统,此外还可能有输送金属系统。因此,与血浆蛋白结合的外来化合物,相对分子量在 300 以上者以及具有阳离子或阴离子的外来化合物,都可经肝脏的主动转运系统逆浓度梯度而进入胆汁。化合物经胆汁进入小肠后,有两条去路:

1. 进入肝肠循环(enterohepatic cycle)

脂溶性毒物在小肠被重吸收,并经门静脉重新回肝脏,再次随胆汁分泌,即形成肝肠循环。从毒理学意义讲,延长毒物在体内停留时间,使生物半减期延长,毒作用增加。

2. 直接排出体外

有高度极性的化合物在小肠内不易被吸收,就随同胆汁混入粪便排出。

（三）经呼吸道排出

许多外来化合物经呼吸道进入机体,并经同一途径而排出体外。肺排出毒物主要通过简单扩散方式,排出速度主要取决于肺泡壁两侧有毒气体的分压差,也就是毒物的排出速度与吸收速度成反比。血/气分配系数较小的毒物溶解度较低,排出较快;血/气分配系数大的,排出较慢。

一些不溶解的颗粒毒物吸入肺脏后,可通过肺泡及细支气管、支气管等清除系统,将其从深部肺组织移至咽部,随痰咳出或吞入消化道。

（四）其他排出途径

毒物可经乳腺排入乳汁,如有机碱类和亲脂性毒物,易从血浆扩散入乳腺管内,并在乳汁中浓集,授乳时可进入婴儿体内。经乳腺排出的方式是简单扩散。

　　毒物也可以简单扩散方法经唾液腺、汗腺排出,如 I、Br、F 及其化合物、Hg 等,可经此途径微量排出。

　　头发和指甲不是身体的排泄物,但有些毒物(如 As、Hg、Pb、Mn 等)可富集于头发和指甲中,且重新返回血循环的可能性不大,因此,也可将头发和指甲看作是毒物的排出途径。

　　毒物经上述各种途径排出时,可能对局部组织产生毒作用,如镉、汞可损害近曲肾小管;汞由唾液腺排出可引起口腔炎;β-萘胺代谢转化后经尿路排出而致膀胱癌等。

## 第二节　污染物的生物转化

　　毒物的生物转化是指毒物在体内组织中,经酶催化或非酶作用转化成一些代谢产物的过程。毒物经机体生物转化,其转归可有很大差别,可失活(biodetoxication,毒性降低或消失)或活化(bioaotivation,在体内生成新的毒性更强的化合物)。但不论是失活或活化,都是经过分子结构的改变,即活性基因的增减或改变;整个分子的缩合或降解,或与某些化学物质结合等,可见在整个过程中,机体与毒物的相互作用均是在分子水平上进行的。而一种毒物在体内能否发挥其毒作用及其毒作用的程度,很大程度上取决于机体的代谢能力,代谢能力的大小则取决于毒物与机体相互作用的相对速率。因此,研究毒物生物转化是毒理学基础理论研究的重要组成部分,它对阐明毒作用机理,解释毒物的联合作用,判断或评价环境中外源性物质对机体的危害程度,指导毒理学实验以及选择高效、低毒、安全的农药等实际工作,均有十分重要的意义。

### 一、生物转化的类型

　　Williams(1959)把生物转化分为两种主要类型:Ⅰ相反应,包括氧化、还原和水解;Ⅱ相反应,包括毒物或其代谢物与内源性代谢产物结合而形成结合物。已知许多毒物可在器官和组织中进行生物转化,其主要场所是肝脏,其他还有肺、胃、肠和皮肤等。

　　(一)Ⅰ相反应

　　1. 氧化反应

　　生物转化过程主要是进行生物氧化。氧化反应是在混合功能氧化酶系(NADPH 细胞色素 C 还原酶和细胞色素 P-450)的催化下进行的。因为这些氧化酶位于内质网,内质网的碎片称为微粒体(microsome)。在氧化反应中,$O_2$ 起了"混合"作用,即一个氧原子还原为水,另一个氧原子进入底物中。因此,这些酶称微粒体混合功能氧化酶(mixed function oxidase,MFO)。毒物的氧化表述为:

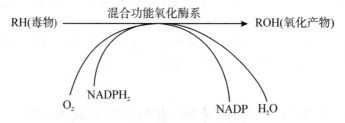

NADPH$_2$:还原型辅酶Ⅱ;NADP:氧化型辅酶Ⅱ

　　此外,有些毒物也可被位于线粒体部分的非微粒体氧化还原酶所催化。毒物氧化反应的主要类型如下:

　　(1) 微粒体氧化

　　所谓微粒体氧化是指内质网碎片上的酶系统所催化的一些氧化反应。

　　① 脂肪族羟化　脂肪族侧链(R)通常在末端第一个碳原子或第二个碳原子被氧化。例如农药八甲磷(OMPA)在体内转化成 N‑羟甲基 OMPA,其毒性增强,使抑制胆碱酯酶的能力增加 10 倍。

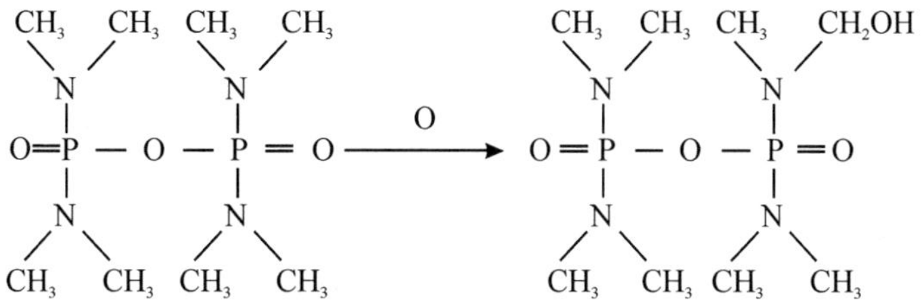

八甲磷　　　　　　　　　　　　　　N‑羟甲基OMPA

　　② 芳香族羟化　芳香族化合物多数羟化为酚类,其芳香环上 H 被氧化。苯、苯胺、3,4‑苯并芘、黄曲霉素等均以此种方式转化。羟化可出现于侧链,如西维因。某些芳香族化合物如苯可形成环氧化物(epoxide),经过重排成酚。

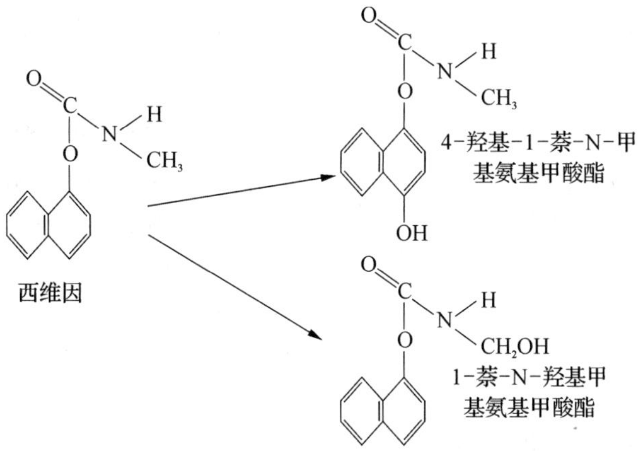

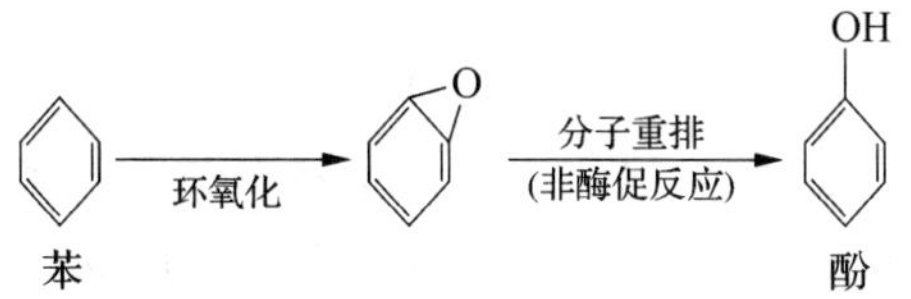

　　③ N‑羟化　芳香胺、伯胺、仲胺类化合物、氨基甲酸乙酯、乙酰氨基芴以及药物磺胺等都经此种方式氧化。其中乙酰氨基芴羟化成羟基乙酰氨基芴,是致癌物的中间体。芳香族经羟化产生羟氨基化合物,其毒性与羟化部位密切相关,如苯胺被 MFO 催化,经芳香环羟化为酚而解毒,经 N‑羟化则产生 N‑羟氨基苯,是高铁血红蛋白形成剂。又如 α‑萘胺通过芳香族羟化生成 α‑羟基‑β‑萘胺,可清除毒性便于排出,而 N‑羟化产物 β‑萘胺‑N‑氧化物则可致癌。

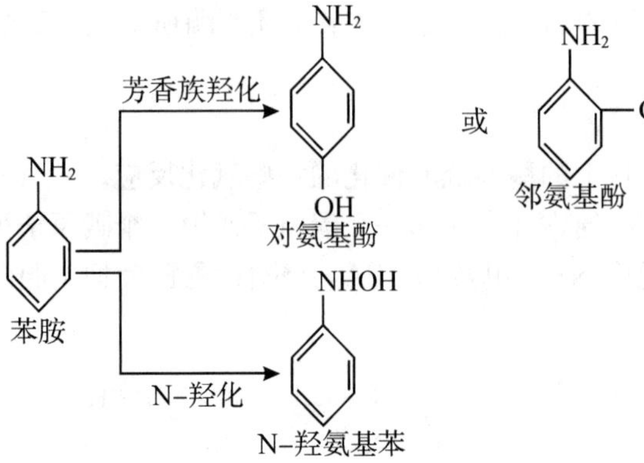

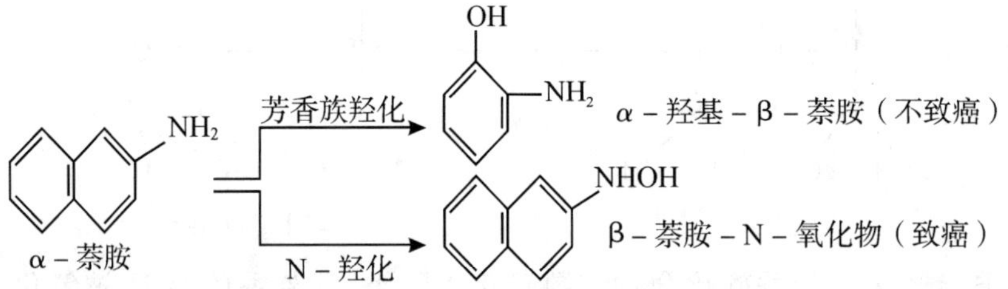

苯胺 —芳香族羟化→ 对氨基酚 或 邻氨基酚

苯胺 —N-羟化→ N-羟氨基苯

α-萘胺 —芳香族羟化→ α-羟基-β-萘胺（不致癌）

α-萘胺 —N-羟化→ β-萘胺-N-氧化物（致癌）

④ 环氧化（epoxidation） 烯烃类在双键位置上加氧,产生极不稳定的环氧化物。例如氯乙烯,当吸入高浓度时可通过 MFO 作用形成环氧氯乙烷,这个中间体在中性溶液中的 $T_{1/2}$ 仅 1.6 min,游离状态的环氧氯乙烷可形成氯乙醛,亦可被环氧化物水解酶水解,或与谷胱甘肽（GSH）结合而便于排出,也可直接作用于 DNA 等生物大分子而引起致癌效应。

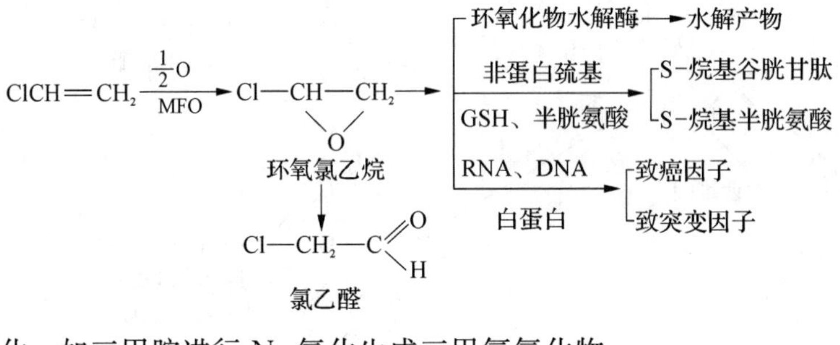

$$ClCH=CH_2 \xrightarrow[MFO]{\frac{1}{2}O} Cl-CH-CH_2 \text{（环氧氯乙烷）}$$

环氧氯乙烷 —环氧化物水解酶→ 水解产物

非蛋白硫基、GSH、半胱氨酸 → S-烷基谷胱甘肽 / S-烷基半胱氨酸

RNA、DNA、白蛋白 → 致癌因子 / 致突变因子

$$Cl-CH_2-C\begin{matrix}O\\\\H\end{matrix}$$ 氯乙醛

⑤ N-氧化 如三甲胺进行 N-氧化生成三甲氨氧化物。

$$(CH_3)_3N \xrightarrow{[O]} (CH_3)_3NO$$

⑥ P-氧化 如二苯基甲基磷进行 P-氧化生成二苯基甲基磷氧化物。

⑦ S-氧化 含硫化合物的氧化有两种,一种是硫醚类在氧化过程中生成亚砜与砜类。

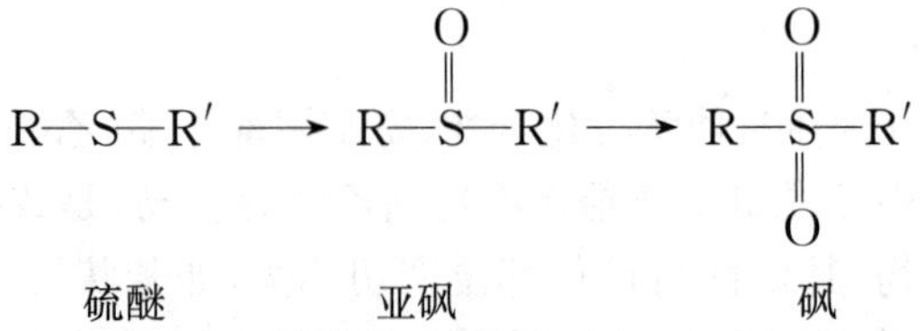

$$R-S-R' \longrightarrow R-\overset{O}{\underset{}{S}}-R' \longrightarrow R-\overset{O}{\underset{O}{S}}-R'$$

硫醚 　　亚砜 　　砜

这类反应在有机醚、氨基甲酸酯、有机磷与氯烃类农药均可见到。例如,农药内吸磷在体内进行此类反应,其产物亚砜型内吸磷和砜型内吸磷毒性比母体高 5～10 倍。

$$C_2H_5O \diagdown \overset{O}{\underset{P}{\parallel}} \diagup O-CH_2CH_2SC_2H_5 \xrightarrow{\text{S-氧化}} C_2H_5O \diagdown \overset{O}{\underset{P}{\parallel}} \diagup O-CH_2CH_2\overset{O}{\underset{}{\parallel}}SC_2H_5 \longrightarrow$$

内吸磷　　　　　　　　　　　　　　　　亚砜型内吸磷

$$C_2H_5O \diagdown \overset{O}{\underset{P}{\parallel}} \diagup O-CH_2CH_2\overset{O}{\underset{O}{\overset{\parallel}{\underset{\parallel}{S}}}}C_2H_5$$

砜型内吸磷

另一种是硫被氧取代,故又称为脱硫作用(desulfuration),这是硫代磷酸酯杀虫剂的重要反应。如农药对硫磷经此反应生成对氧磷,其毒性增加若干倍。

⑧ 氧化性脱烷基　许多在 N-、O-和 S-上带有短链烷基的化学物易被羟化,进而脱去烷基生成相应的醛和脱烷基产物。

(i) N-脱烷基　如二甲基亚硝胺进行 N-脱甲基反应,脱下的甲基生成甲醛,其余部分可进一步转化释放出游离 $CH_3^+$,能使生物大分子发生烷化作用,引起突变和致癌。

$$\overset{H_3C}{\underset{H_3C}{\diagup}}N-N{=}O \xrightarrow{\text{MFO}} \overset{H_3C}{\underset{H}{\diagup}}N-N{=}O \longrightarrow (CH_3N^+{=}N)OH \xrightarrow{H^+} CH_3^+ + N_2 + H_2O$$

二甲基亚硝胺　　　　甲基亚硝胺　　　　重氮甲烷　　　　自由甲基

(ii) O-脱烷基　如农药甲基对硫磷经 O-脱烷基反应生成一甲基对硫磷而解除毒性。

$$\overset{CH_3O}{\underset{CH_3O}{\diagup}}\overset{S}{\underset{P}{\parallel}}\diagup O-\langle\phantom{x}\rangle-NO_2 \xrightarrow{\text{MFO}} \overset{CH_3O}{\underset{HO}{\diagup}}\overset{S}{\underset{P}{\parallel}}\diagup O-\langle\phantom{x}\rangle-NO_2 + HCHO$$

甲基对硫磷　　　　　　　一甲基对硫磷

(iii) S-脱烷基　主要见于一些醚类化合物。如甲硫醇嘌呤脱烷基后生成 6-巯基硫代嘌呤。某些金属烷亦出现脱烷基反应,如四乙基铅脱烷基后生成三乙基铅,其毒性增强。

甲硫醇嘌呤　　　　6-巯基硫代嘌呤

⑨ 氧化性脱氨　胺类化合物在氧化的同时脱去一个氨基,例如苯丙胺代谢为苯丙酮。

苯丙胺　　　　　　　苯丙酮

⑩ 氧化性脱卤 如农药 DDT 氧化脱卤生成 DDE,后者性质稳定,无杀菌能力,为 DDT 的解毒方式之一。

(2) 非微粒体氧化

① 单胺和二胺氧化 单胺类化合物由单胺氧化酶(MAO)催化,氧化生成相应的醛。

$$RCH_2NH_2 + O_2 + H_2O \xrightarrow{MAO} RCHO + NH_3 + H_2O$$

二胺由二胺氧化酶(DAO)催化,反应产物为氨基醛。

$$H_2N(CH_2)_nNH_2 + O_2 + H_2O \xrightarrow{DAO} H_2N(CH_2)_{n-1}CHO + NH_3 + H_2O$$

② 醇、醛氧化 醇脱氢酶、醛脱氢酶、过氧化氢酶能使各种醇类和醛类化合物氧化,如:

$$CH_3CH_2OH + NAD \xrightarrow{醇脱氢酶} CH_3CHO + NADH + H^+$$

$$CH_3CHO + NAD + H_2O \xrightarrow{醛脱氢酶} CH_3COOH + NADH + H^+$$
$$\longrightarrow CO_2 + H_2O$$

**2. 还原作用**

(1) 微粒体还原

毒物可通过微粒体酶作用而被还原。这些反应在肠道的细菌体内比较活跃,而在哺乳动物组织内较弱。

① 硝基还原 如硝基苯 $\longrightarrow$ 亚硝基苯 $\longrightarrow$ 苯羟胺 $\longrightarrow$ 苯胺。

② 偶氮还原 偶氮苯 $\longrightarrow$ 苯胺

偶氮苯　　　　　　　　　　　苯肼　　　　　　　　　苯胺

③ 还原性脱卤 $CHCl_3$、$CCl_4$、甲基萤烷、碳氟化物、六氯代苯等可在微粒体酶的催化下发生还原性脱卤反应。如 $CHCl_3$ 脱卤加氢,生成 $CH_2Cl_2$。

(2) 非微粒体还原

包括醇、醛、酮、有机二硫化物、硫氧化物和氮氧化物等的还原反应,如醛的还原。

**3. 水解作用**

许多毒物(主要为酯、酰胺和硫酸酯化合物)都有可以被水解的酯键。哺乳动物组织中有大量与水解有关的非特异性酯酶和酰胺酶。

(1) 酯酶

酯酶种类繁多,分布广泛,能水解各种酯类。

水解作用是有机磷农药在哺乳类动物体内代谢的主要方式。如磷酸酯酶能使各种有机磷酸酯和硫代磷酸酯水解,生成相应的烷基磷酸及烷基硫代磷酸而失去毒性。

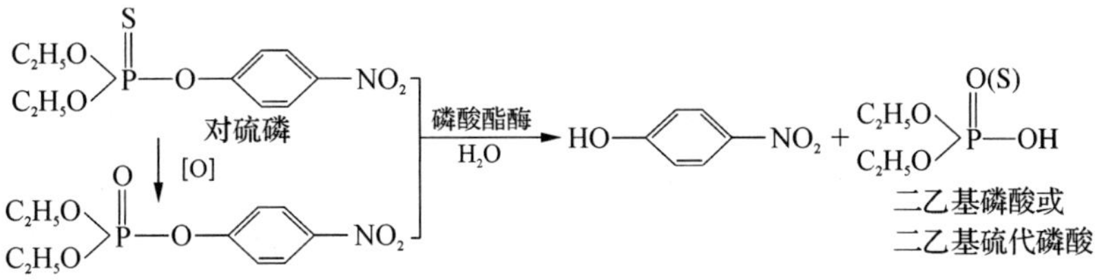

（2）酰胺酶

能特异地作用于酰胺键使其水解。其水解过程比酯酶慢。例如农药乐果的水解反应。

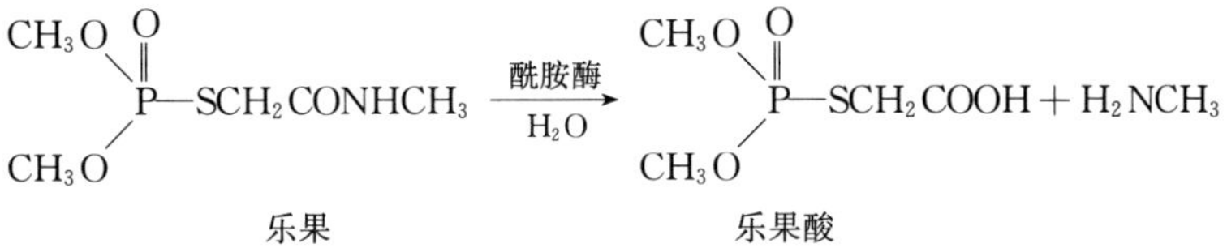

（3）糖苷酶

能特异地使各种糖苷水解。例如硫代葡萄糖毒苷的水解反应。

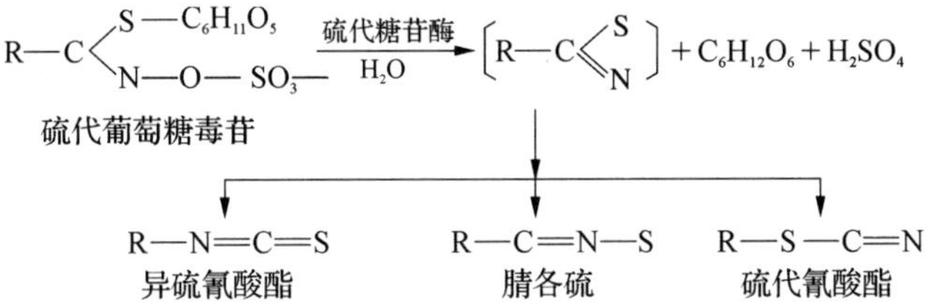

（二）Ⅱ相反应

亦称结合反应（conjugation reaction）。经过Ⅰ相反应,毒物可能带有一些极性基团,如 —OH、—SH、—COOH、—NH$_2$ 等。结合反应是在此基础上再引入一个强酸基团,如葡萄糖醛酸、硫酸等。结合反应一方面可使有毒化学物某些功能基团失活;另一方面大多数化合物通过结合反应,水溶性增加,很快由肾脏排出,因此结合反应是一种解毒反应。

结合反应的过程分为两个阶段,首先是形成一个活化的中间体,此过程一般需要 ATP。继而由多种转移酶将活化的中间体的一个化学基团,作为供体转移给另一个化学物（受体）,形成结合物。毒物及其代谢产物一般为受体,而内源性结合基团为供体。

在人及大多数哺乳动物中常见的结合反应类型如下:

1. 葡萄糖醛酸结合

这是最常见的也是最重要的一种结合反应。葡萄糖醛酸的来源是体内糖类的正常代谢产物,凡含有羟基、氨基、羧基和某些带巯基的外来化学物质,都能在肝脏中与葡萄糖醛酸结合。此外也能在肾脏、胃肠道黏膜和皮肤中进行。

葡萄糖醛酸在糖代谢过程中由 α-葡萄糖-1-磷酸和尿苷三磷酸（UTP）生成的尿苷二磷酸葡萄糖（UDPG）,经肝、肾及胃肠道等组织细胞质中存在的 UDPG 脱氢酶催化,生成尿苷二磷酸葡萄糖醛酸（UDPGA）。此时,与外来化学物质在内质网膜上的 UDPGA 转葡萄糖醛酸酶的催化下,结合形成代谢物——葡萄糖醛酸结合物。

（1）形成 O-葡萄糖醛酸化物

醚型

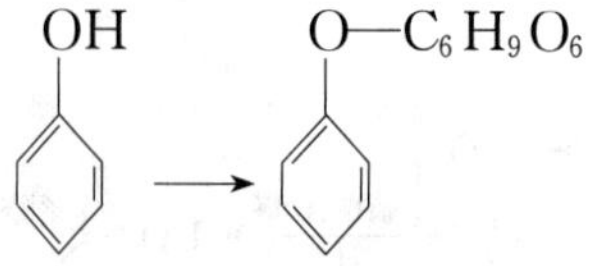

酚      酚葡糖苷酸

酯型

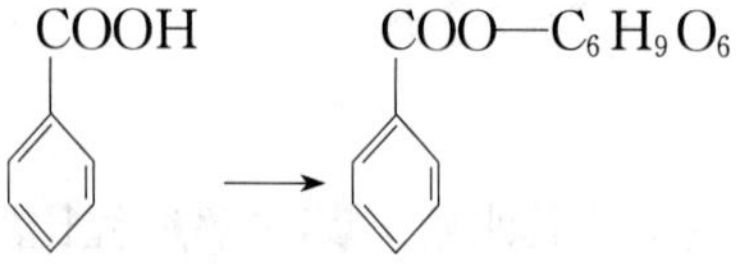

苯甲酸      苯甲酸葡糖苷酸

（2）形成 N-葡萄糖醛酸化物

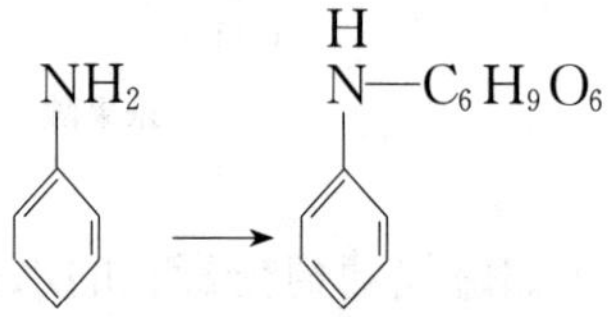

苯胺      苯胺葡糖苷酸

（3）形成 S-葡萄糖醛酸化物

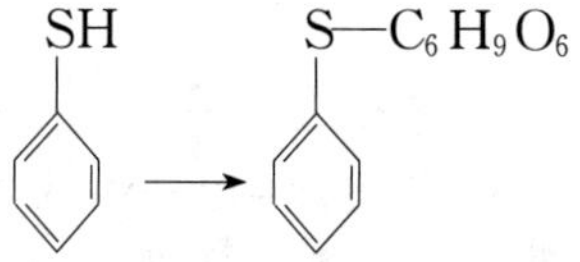

硫代酚      硫代酚葡糖苷酸

2. 硫酸结合

毒物的醇类、酚类和胺类的代谢物都可以与硫酸结合形成硫酸酯。硫酸来源于含硫氨基酸的代谢产物。这一反应过程多数是在肝、肾、胃和肠中进行。其过程是从硫酸根离子和 ATP 开始反应生成 5-磷酰硫酸腺苷（APS），然后再与 ATP 反应生成 3-磷酸腺苷-5′-磷酰硫酸（PAPS），在相应的转移酶催化下与毒物结合。

$$SO_4^{2-} + ATP \xrightarrow{\text{ATP硫酸化酶}} AMP{-}O{-}SO_3H + PPi$$
$$（APS）\qquad\qquad \text{焦磷酸}$$

$$APS + ATP \xrightarrow{\text{ATP激酶}} PAPS + PAP$$
$$\text{3-磷酸腺苷酸}$$

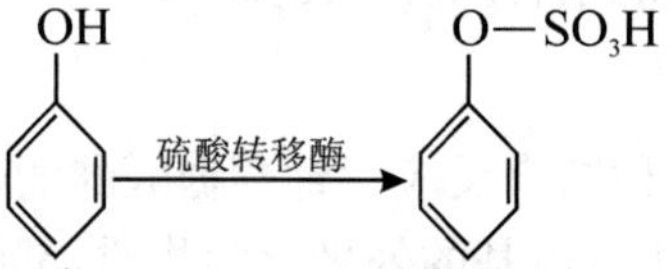

酚      硫酸苯酯

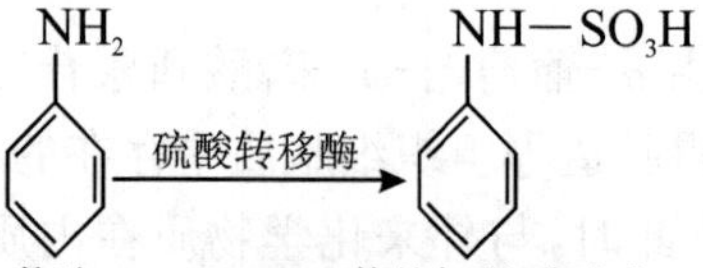

苯胺      N-苯基氨基磺酸酯

一般情况下,通过硫酸结合反应,可以使毒物的毒性降低。例如,苯进入机体后生成酚,酚与硫酸结合成苯基硫酸酯,后者亲水性很强,容易被排出。但近年来发现芳香胺类化合物,如 2-乙酰氨基芴,经 N-羟化后,其羟基可与硫酸结合形成硫酸酯,此种硫酸酯的致癌性比 2-乙酰氨基芴本身的致癌性还强。

3. 乙酰化(acetylation)

乙酰化是各种芳香胺类、酰肼类(如异烟肼、2-氨基芴、4-氨基联苯)等外源性化学物的重要生物转化途径。这些外源性化学物与乙酰辅酶 A 作用,生成乙酰衍生物,经 N-乙酰转移酶催化而完成乙酰化。乙酰辅酶 A 由糖、脂肪或蛋白质分解产生。

$$CH_3COOH \xrightarrow[CoASH]{ATP} CH_3CO-SCoA$$

乙酸　　　　　　　　　　乙酰辅酶 A

$$CH_3CO-SCoA + \underset{\text{苯胺}}{\overset{NH_2}{\bigcirc}} \xrightarrow[\text{N-乙酰基转移酶}]{} \underset{\text{苯乙酰胺}}{\overset{NHCOCH_3}{\bigcirc}} + CoASH$$

乙酰辅酶 A

乙酰化常掩盖胺类毒物中具有重要生物活性的氨基的作用,因而降低了毒性。但在一些情况下,毒物经乙酰化后其水溶性降低,故往往引起较复杂的情况,如磺胺甲基嘧啶具有引起"结晶尿"的副作用。

4. 氨基酸结合

许多具有羟基的毒物(如苯乙酸、取代苯甲酸和杂环羧酸等),可以与乙酰辅酶 A 在酰基辅酶 A 合成酶的作用下,形成酰基辅酶 A 作为供体,然后在 N-乙酰转移酶的作用下,与甘氨酸等 α-氨基酸受体结合。如苯甲酸在体内转化为苯甲酰辅酶 A 后,可以与甘氨酸结合生成马尿酸排出而解毒。

$$\underset{}{\overset{COOH}{\bigcirc}} \xrightarrow{ATP} \underset{}{\overset{COAMP}{\bigcirc}} \xrightarrow{CoA-SH} \underset{\text{苯甲酰辅酶A}}{\overset{CO-SCoA}{\bigcirc}} \xrightarrow[\text{甘氨酸N-酰化酶}]{H_2NCH_2COOH} \underset{\text{马尿酸}}{\overset{CONHCH_2COOH}{\bigcirc}} + CoASH$$

5. 谷胱甘肽结合

还原型谷胱甘肽(GSH)也是体内的重要解毒物质。谷胱甘肽分子中的巯基,在肝、肾等组织中在谷胱甘肽-S-转移酶系作用下,可与卤代芳香烃、卤代硝基苯、环氧化物及少数的芳香烃结合,产生的谷胱甘肽结合产物经 γ-谷氨酰转肽酶和甘氨酰氨基转移酶的作用,依次脱去谷胱甘肽上的谷酰胺和甘氨酸,然后在乙酰转移酶的作用下,经 N-乙酰化而生成硫醚氨酸衍生物而很快排出体外。

在毒物进行生物转化的过程中,形成了一些具有高度反应性的亲电子化合物。其中一些可与细胞成分起反应,并引起细胞死亡或诱发肿瘤。谷胱甘肽的作用是与亲水性化合物起反应,从而防止了对细胞的有害作用。然而,接触大量的这种具有高度活性的化合物会使谷胱甘肽耗竭,从而出现严重的毒性反应。

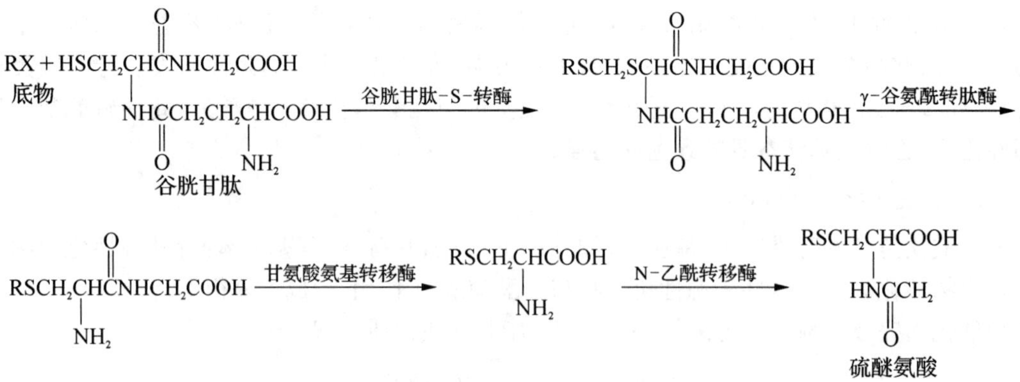

RX + HSCH₂CHCNHCH₂COOH

底物

谷胱甘肽

——谷胱甘肽-S-转酶——→ RSCH₂SCHCNHCH₂COOH

——γ-谷氨酰转肽酶——→

RSCH₂CHCNHCH₂COOH

——甘氨酸氨基转移酶——→ RSCH₂CHCOOH

——N-乙酰转移酶——→ RSCH₂CHCOOH

硫醚氨酸

### 6. 甲基化

此反应由甲基转移酶所催化,其辅酶为 S-腺甙蛋氨酸(SAM)。甲基化不是毒物进行生物氧化的主要途径,一般甲基化产物的水溶性也不增加,各种酚类(特别是多羟基酚)、硫醇类、胺类及氮杂环化合物都可以进行甲基化反应,某些金属和类金属如 Pb、Hg、As 和 Se,在某些情况下也可被甲基化。

按照甲基嵌入的位置可分为:

(1) O-甲基化

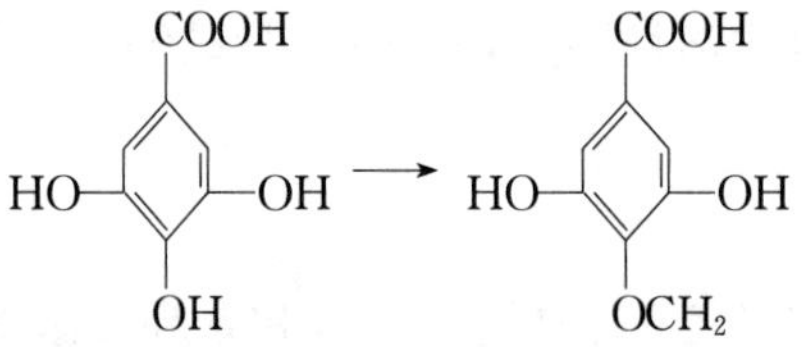

没食子酸     4-甲氧基没食子酸

(2) S-甲基化

C₂H₅SH ——→ C₂H₅S—CH₃

乙硫醇     甲乙硫醇

(3) N-甲基化

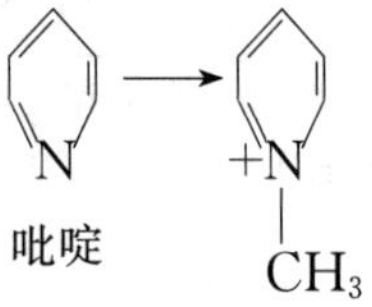

吡啶

N-甲基吡啶阳离子

相应地,需要 O-、S-和 N-甲基转移酶催化。

## 二、生物转化的复杂性

生物转化的复杂性主要表现在以下几个方面:

### (一)生物转化的多样性

毒物通常都经过多种形式的生物转化,形成各种不同的代谢产物和结合物,例如西维因的代谢(图 3-4)。杀螟松、毒虫畏和氧化乐果等有机磷农药能通过脱烷基、氧化、去硫和水解等反应,生成 10 种或更多的代谢产物。

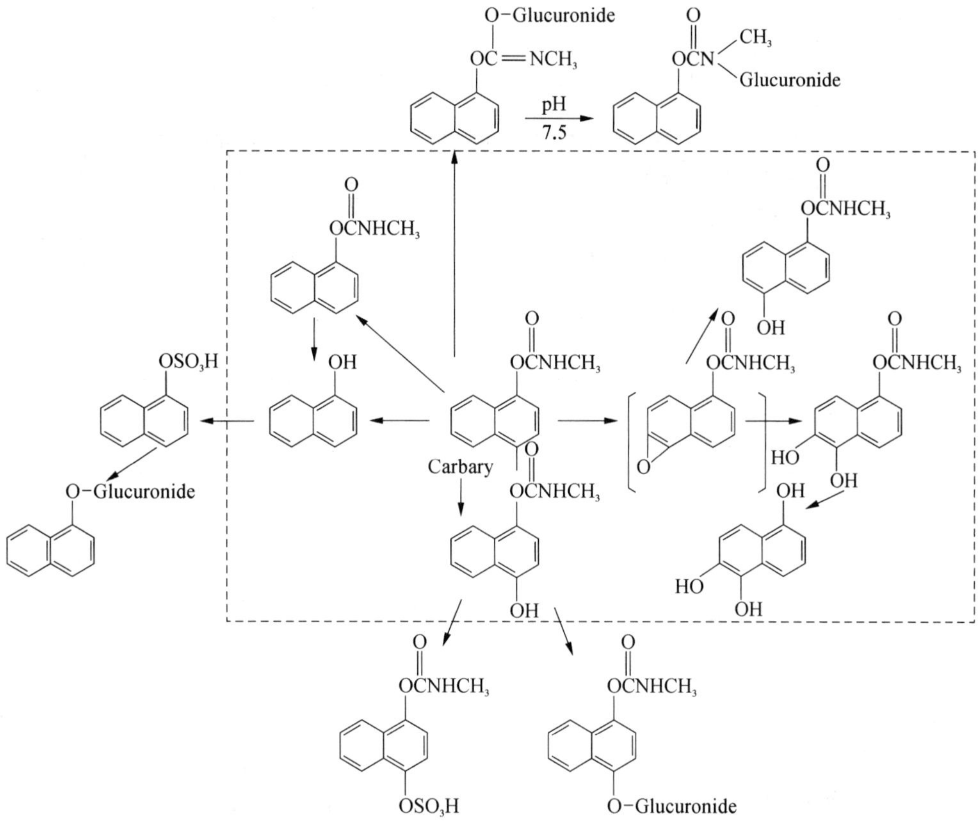

**图 3-4 西维因的代谢**

同一种毒物由于代谢途径不同,其毒性作用也可能不一样。例如,对硫磷经静脉(不经肝)吸收时,几乎不产生对胆碱酯酶的抑制作用,但经门静脉吸收时,由于在肝脏中被代谢活化成对氧磷而产生中等强度的毒作用效应。又如,对氧磷经静脉吸收时,几乎可以彻底地阻断胆碱酯酶的活性,经门静脉吸收时,则由于在肝脏被解毒,其毒性作用可以被忽略。

毒物生物转化的重要性取决于不同的生物体、环境、毒物的化学性质以及其剂量。由于不同的转化方式所产生的代谢产物及其毒性作用往往极不相同,因而化学物质的毒性在很大程度上受到这些因素的影响。这将在第四章中进行讨论。

（二）生物转化的连续性

绝大多数毒物在体内的代谢转化往往不是单一的反应,常常是多个反应连续进行,表现出代谢转化的连续性。当一些具有连续反应特点的毒物的正常代谢途径受干扰时,可以明显影响其毒效应。例如,乙醇在正常情况下先产生中间代谢产物乙醛。正常人体内所形成的醛可迅速地经进一步代谢而变为乙酸盐,然后再变为二氧化碳和水。然而,在醛脱氢酶受抑制的情况下(如给以双硫醒后)体内醛的含量增高,从而引起严重的症状,如恶心、呕吐、头痛和心悸。

甲醇也有类似的情况,先代谢为甲醛,然后生成甲酸盐,进而转变为 $CO_2$ 和水。然而,由于人的眼睛缺少将甲醛氧化为甲酸盐的特异酶,因而人接触甲醇后会引起甲醛在眼中的蓄积。因为甲醛具有局部损伤作用,所以长期接触会导致失明。

Reeves(1981)提供了一些“典型”化学物质的生物转化途径的实例以及外来化学物在人体内代谢的典型途径的简要概括。现将后者复制如图 3-5 所示。

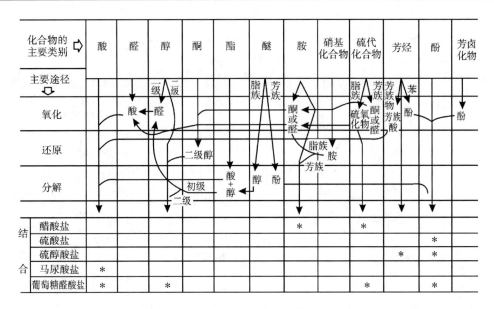

**图 3-5　外来化合物在人体内代谢的典型途径**

（三）代谢转化的两重性

代谢转化的解毒与致毒作用是生物转化复杂性的又一方面。许多化学物经代谢转化后其毒性降低，但代谢转化致毒作用的例子也很多。例如，硫代磷酸酯在氧化性脱硫后所产生的磷酸酯毒性更强；四乙基铅由于在体内脱烃转化为三乙铅而发挥毒性作用；此外，醇类的氧化产物醛、硝基苯的还原产物和苯胺的氧化产物苯基羟胺，其毒性都比母体大得多。

酶诱导（enzyme induction）对于毒性作用的影响具有两重性。若毒物经生物转化产生无毒或毒性小的代谢产物，则诱导可加强解毒作用；相反若经生物转化产生毒性更强的代谢产物，或由无毒转化成有毒的代谢产物，则诱导可增强该毒物的毒性。已知经诱导后苯乙烯、四氯化碳、溴苯、氯苯、甲醇、四乙基铅、对硫磷、八甲磷、乐果、氯乙烯等化学物毒性增强，而有机氯所产生诱导作用可降低1605、甲胺磷、内吸磷的毒性。又如用苯巴比妥预处理大鼠可增强三氯乙烯的毒性反应，而用3-甲胆蒽和SKF-525A预处理大鼠可降低三氯乙烯的毒性。

从毒物经代谢转化后是否有利排出的角度来看，一般情况下，代谢转化的结果往往是使化学物的极性增强，成为水溶性更强的衍生物，以致影响分布，并更易随尿液和胆汁排出体外。但也有例外，如磺胺类化合物在体内与酰基结合后，其水溶性反而降低。

（四）代谢饱和状态

毒物的浓度或剂量能影响毒物的代谢情况，开始接触毒物时，随毒物在体内浓度的增加，单位时间内药物代谢酶对毒物催化代谢产生的产物量也随之增加；但当毒物量达到一定浓度时，其代谢过程所需的基质可能被耗尽或者参与代谢酶的催化能力不能满足其需要，单位时间内的代谢产物量不再随之增加，正常代谢途径亦可能发生改变，这种代谢途径被饱和的现象称为代谢饱和（metabolic saturation）。如氯乙烯，在接触低剂量时（<100 mg/L），主要经醇脱氢酶作用，先水解为氯乙醇，再形成氯乙醛和氯乙酸；浓度增高时，超越上述代谢途径的负荷，可通过另一条代谢途径代谢，即可能在MFO作用下形成环氧氯乙烷，再重组成氯乙醛。这两种代谢产物均有诱变性及致癌性。

又如溴苯,在体内经Ⅰ相反应生成环氧化物,后者有 70% 与 GSH 结合生成硫醚氨酸排出;但当进入机体的量大于耐受剂量,从而达到中毒剂量时,环氧溴苯与 GSH 结合,使 GSH 耗尽,未结合的环氧溴苯就可能与肝细胞内的大分子物质作用而产生肝毒作用。

## 第三节　污染物的代谢动力学

### 一、基本概念

上述各节定性地叙述了毒物在生物体内吸收、分布、代谢及排泄的一般规律。毒物代谢动力学(toxicokinetics)是用数学方法研究毒物的吸收、分布、生物转化和排泄等随时间而发生的量变的动态规律,即研究毒物代谢的量变的经时过程,目的在于了解毒物在体内消长的规律,从而对毒物安全性评价提供科学依据。

（一）室(compartment)的概念

用数学方法来研究毒物在体内随时间变化过程是将毒物被吸入血液后的复杂过程,简化为一定的模式,便于分析。即将机体视作一个系统,按动力学特点分成若干部分,每个部分称为室。室的划分取决于毒物转运速率是否近似。当毒物在体内转运速率高,体内分布迅速达到平衡时,可将机体视为一室模型。如毒物在体内不同部位或器官的转运速率不同,则血流丰富的并能迅速与血液中毒物达到平衡的部位或器官,与血液一起被认为是中央室;而血流量少,穿透速度慢,不能立即与血液中毒物达到平衡的器官,被认为是周边室。周边室可有一个或多个,故可将机体视为二室或多室模型。大多数毒物在机体内的转运符合二室模型,但经过一段时间(分布相),体内毒物分布达到平衡,消除速率恒定时,可认为二室已合并成一室。

（二）毒物在体内消长的指数曲线

毒物在体内的消除(或增长,为方便起见下面重点谈消除)随时间而变化的曲线,在大多数情况下呈指数曲线的形式,其消除速度 $\frac{dD}{dt}$(或 $\frac{dc}{dt}$)与毒物量 $D$(或浓度 $c$)的一次方成正比,即

$$\frac{dD}{dt}=-KD \quad (或 \frac{dc}{dt}=-Kc)$$

式中:$K$ 为常数;负号表示消除过程中毒物减少,在增长过程中则改用正号。

这样的一种速度过程为一级动力学过程。凡符合一级动力学过程的消除曲线在半对数坐标上(剂量或浓度变换为对数值)均为随时间的伸延而下降的直线。因为如果将上式的微分方程求解,则

$$D = D_0 e^{-kt} \quad (或 c = c_0 e^{-kt})$$

式中:$D_0$ 为 $t_0$(零时间)的 $D$;e 为自然对数的底。

上式两侧取对数,则得对数线性回归方程:

$$\lg D = \lg D_0 - \frac{kt}{2.303} \quad (或 \lg c = \lg c_0 - \frac{kt}{2.303})$$

将剂量 $D$(或浓度 $c$)变换为对数作纵坐标,$t$ 为横坐标,即可拟合一直线。

（三）几个主要参数

1. 表观分布容积

表观分布容积($V_d$,apparent volume of distribution)是体内毒物量 $D$ 与血浆中毒物浓

度 $c$ 之比,即

$$V_d = \frac{D}{c}$$

单位为 L、mL(或 L/kg、mL/kg)。

毒物进入机体后是以不同浓度分布于各组织的。表观分布容积不代表真正的容积,仅仅代表一个比例因子。

如果血浆与各组织、器官对毒物的亲和力一致,则在体内各处的分布浓度相等,此时这个 $V_d$ 就是身体的容积。由于各组织与血浆对毒物的相对亲和力(即相对结合率)并不受毒物浓度的影响,于是各组织和血浆中毒物的浓度比率是一个常数。由于物理的或化学的亲和力或是由于主动转运使毒物进入组织增多,都会使 $V_d$ 增高。脂溶性有机碱能广泛地分布于体液和组织中,故有较大的分布容积。

经计算出的 $V_d$ 值越大,表明毒物分布越广泛,越容易被组织吸收,或是毒物与生物高分子有大量结合,血浆中浓度低;$V_d$ 越小,表明毒物分布少,不易被组织吸收,此时血浆中浓度高。

当 $V_d$ 已知,即可根据任一时间血浆中毒物的浓度 $c_t$ 来算出当时体内的毒物量 $D_t$,即

$$D_t = c_t V_d$$

2. 半减期($T_{1/2}$)

指一种毒物在体内含量(浓度)减少一半所需时间。可表示毒物由机体消除的速度或机体对该毒物的消除能力。它与消除速度常数 $K$ 成反比,即

$$T_{1/2} = \frac{0.693}{K}$$

半减期一般指血浆半减期,即血浆毒物浓度下降一半所需时间。大多数毒物按一级动力学规律消除,以血浆毒物浓度对数和时间作图,得一条直线,据此直线,可确定半减期。

一般来说,高亲水性毒物,能迅速被代谢为水溶性化合物,生物半减期短;生化转化缓慢或不易被代谢的亲脂性毒物,生物半减期长。

3. 消除速度常数

消除速度常数($K$,elimination rate constant)表示单位时间内毒物由体内消除的数量与体内数量的比例常数。

$$K = \frac{dD/dt}{D}$$

单位为时间的倒数 $/h^{-1}$,如 $K = 0.1h^{-1}$ 即表示体内毒物每小时约有 $10\%$ 由体内消除。$K$ 越大,反映消除愈快。

4. 消除率

消除率($Cl$, clearance rate)是单位时间毒物消除量与血浆中毒物浓度之比,即

$$Cl = \frac{消除速度}{血浆浓度} = \frac{dD/dt}{c} = \frac{KD}{c} = KV_d$$

$Cl$ 的单位为 L/h、L/min 或 mL/h、mL/min。$Cl$ 对一种受检物来说也是一个不会随时间而改变的常数,它反映了血浆消除毒物的能力。

**二、一室模型(one-compartment model)**

一室模型是把机体看作由一个室组成,毒物进入机体后立即均匀地分布到所有组织,达

到平衡。在一室模型中,物质从体内的消除速度与进入机体的毒物浓度成正比,即是一级速率(first-order rate)过程。其消除速度可表示如下:

$$\frac{\mathrm{d}c}{\mathrm{d}t} = -Kc$$

式中:$c$ 为 $t$ 时的血浆毒物浓度;$K$ 为消除速率常数;负号表示毒物从体内消失。

浓度时间曲线符合对数线性回归方程

$$\lg c = \lg c_0 - \frac{Kt}{2.303}$$

将各时点采样测出的血浆毒物浓度 $\lg c$ 与 $t$ 进行拟合,即可得方程

$$\lg c = \lg a - bt$$

此时 $\lg a$ 为直线与纵轴的截点,$a$ 为 $t_0$ 时的血浆毒物浓度 $c_0$,$b$ 为该直线的斜率,根据 $\frac{K}{2.303} = b$,即可求得消除速度常数 $K$,并可求出表观分布容积,即

$$V_d = \frac{D_0}{c_0}$$

式中:$D_0$ 为静注剂量。

进一步算出消除率 $Cl$ 和半减期 $T_{1/2}$:

$$Cl = KV_d \qquad T_{1/2} = \frac{0.693}{K}$$

甲基汞、氯乙烯、2、4、5-T、6-氯吡啶酸、五氯苯酚等,在体内动力学的过程,符合一室模型。

【例1】　磺溴酞(BSP)静脉推注 0.01 mg/g 后,各时点测定结果见表 3-1,所作半数散点图如图 3-6。

表 3-1　磺溴酞静脉推注后测定结果

| t/min | 2 | 3 | 5 | 10 | 15 | 20 |
|---|---|---|---|---|---|---|
| $c$/mg% | 10.5 | 10.9 | 5.7 | 4.1 | 2.2 | 1.1 |
| $\lg c$ | 1.02 | 1.04 | 0.76 | 0.61 | 0.33 | 0.06 |

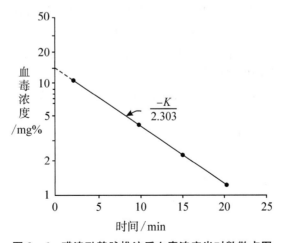

图 3-6　磺溴酞静脉推注后血毒浓度半对数散点图

解：先以 $\lg c$ 对 $t$ 拟合，求得直线回归方程：$\lg c=1.12-0.05t$，$r=-0.999$，由此回归方程便可计算出下列参数：

$$c_0=\lg^{-1}1.12=13.18\%=0.131\,8(mg/mL)$$

$$K=2.303b=2.303\times0.05=0.115(min^{-1})$$

$$T_{1/2}=\frac{0.693}{K}=\frac{0.693}{0.115}=6.03(min)$$

$$V_d=\frac{D_0}{C_0}=\frac{0.01}{0.131\,8}=0.076\ (mL/g)$$

$$Cl=KV_d=0.115\times0.076=0.008\,7((mL/g)/min)$$

### 三、二室模型（two-compartment model）

一室模型并不适用于在体内不能迅速分布而达到平衡的毒物，此时就应考虑更复杂的二室、三室或多室模型。体内过程符合二室模型的毒物较多，如苯、对溴磷、2、3、7、8-四氯氧笋等；百草枯符合三室模型。

二室模型（图3-7）是将机体分为二个室，即中心室和周边室。毒物进入体内，迅速在中心室分布，然后经较长时间才在周边室达到平衡。二室之间的可逆转运速率，与流量、膜通透性、毒物对组织亲和力及血浆/组织分配系数有关。时量曲线呈二项指数衰减曲线，初期下降速率较快，反映毒物从中央室向周边室分布，称为分布相。之后，血浆毒物浓度缓慢下降，反映毒物从体内的消除排泄过程，称为消除相。

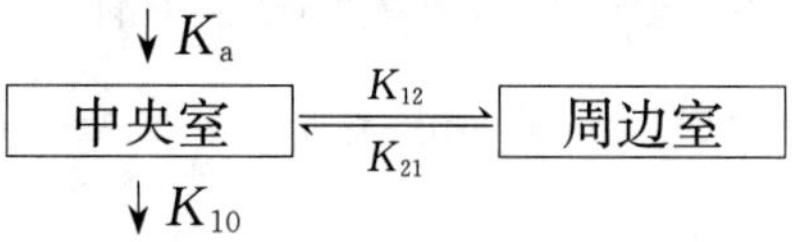

图3-7 二室模型示意图

若全部的转运速度均按一级动力学过程进行，则中央室中浓度变化速率方程为：

$$\frac{dc_1}{dt_1}=-(K_{12}+K_{10})c_1+K_{21}c_2$$

式中：$c_1$、$c_2$ 分别是中央室和周边室毒物浓度；$K_{12}$ 和 $K_{21}$ 为两室间转运速率常数，数字表示从何室至何室；$K_{10}$ 是中心室的清除速率常数。上式经运算后，可简化为下式：

$$c=Ae^{-\alpha t}+Be^{-\beta t}$$

式中：$\alpha$ 和 $\beta$ 分别为分布相与清除相的速率常数，实际上是由 $K_{12}$、$K_{21}$ 和 $K_{10}$ 组成的复合常数，与毒物的分布、消除和室间运转有关。

$B$ 是消除相线段外延到 $t=0$ 时，在血浆浓度轴上的截距，$A$ 是残数曲线（即分布相理论曲线）在血浆浓度轴上的截距。

剩余法计算二室模型参数的步骤如下：

对于方程 $c=Ae^{-\alpha t}+Be^{-\beta t}$，因为 $\alpha>\beta$，故当 $t$ 足够大时（即 $\alpha$ 相或分布相之后），$e^{-\alpha t}\approx0$，故有 $c=Be^{-\beta t}$，为区别起见，写成

$$c^*=Be^{-\beta t}$$

取对数得

$$\lg c^*=\lg B-\frac{\beta t}{2.303}\quad(或\ \lg c^*=\lg B-0.434\,3\beta t)$$

由此回归方程可得 $B$ 和 $\beta$ 的估计值。如果 $c^* = \dfrac{B}{2}$，则 $t = T_{1/2}$，即

$$T_{1/2} = \frac{0.693}{\beta}$$

对于未被拟合（即 $\alpha$ 相）数据，可以计算实测值与相应的 $\beta$ 相（或称消除相）直线外推值的差值即剩余浓度 $c_r$：

$$c_r = c - c^* = Ae^{-\alpha t}$$

故又有 $\lg c_r = \lg A - \dfrac{\alpha t}{2.303}$（或 $\lg c_r = \lg A - 0.4343\alpha t$）

据此可得 $\alpha$ 和 $A$ 的估计值。

综上所述，根据 $\alpha$、$A$、$\beta$ 和 $B$ 的估计值，应用下列参数计算公式，即可求得 $V_1$（中央室表观分布容积）、$K_{21}$、$K_{10}$、$K_{12}$。

$$V_1 = \frac{D}{A+B} \qquad K_{21} = \frac{A\beta + B\alpha}{A+B} \qquad K_{10} = \frac{A+B}{\dfrac{A}{\alpha} + \dfrac{B}{\beta}}$$

$$K_{12} = \alpha + \beta - K_{21} - K_{10}$$

最后得出二室模型配合的毒物在中央室的浓度随时间变化的估计方程：

$$\hat{c} = Ae^{-\alpha t} + Be^{-\beta \alpha}$$

【例 2】　某大鼠体重 300 g，静注某外来化合物 6.0 mg，即 20 mg/kg 体重。按表 3-2 中(1)栏所示时间取血，测定血液中该化合物浓度如表 3-2 中(2)栏，试选择适当的室模型拟合之，并计算血液中该外来化合物浓度的经验方程及常用的模型参数。

表 3-2　不同时间血液中外来化合物浓度的变化

| $t$(h) | $c$(mg/L) | $c^*$ (mg/L) | $c_r$(mg/L) | $\hat{c}$(mg/L) |
|---|---|---|---|---|
| (1) | (2) | (3) | (4) | (5) |
| 0 | 12.23 | 3.09 | 9.14 | 12.38 |
| 0.25 | 3.65 | 2.94 | 0.71 | 3.63 |
| 0.5 | 2.85 | 2.80 | 0.05 | 2.85 |
| 1 | 2.56 | | | 2.54 |
| 2 | 2.10 | | | 2.09 |
| 4 | 1.40 | | | 1.42 |
| 8 | 0.66 | | | 0.66 |

解：应先将 $c$-$t$ 数据描在半对数坐标纸上（见图 3-8），可见后 4 点明显呈直线趋势分布，故首先作一回归方程，拟合此 4 点：

$$\lg c^* = 0.4893 - 0.08407t$$

故得 $B = \lg^{-1}0.4893 = 3.0852$(mg/L)

$$\beta = \frac{0.08407}{0.4343} = 0.1936(\text{h}^{-1})$$

根据此回归方程，外推前 3 点的值如表中(3)栏，并从实测浓度值中减去此外推值，剩余浓度 $c_r$ 见表中(4)栏，将 $\lg c_r$ 与时间作直线回归，得回归方程：

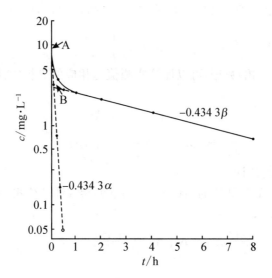

图 3 - 8　浓度与时间曲线

$$\lg c_r = 0.968\,0 - 4.524\,0\,t$$

$$A = \lg^{-1}0.968\,0 = 9.290\,7\,(\text{mg/L})$$

$$\alpha = \frac{4.524\,0}{0.434\,3} = 10.416\,7\,(\text{h}^{-1})$$

故描述此外来化合物在大鼠血液中浓度的方程为：

$$\hat{c} = 9.290\,7\,\mathrm{e}^{-10.416\,7t} + 3.085\,2\,\mathrm{e}^{-0.193\,6t}$$

由此方程计算出的理论估计值 $\hat{c}$ 列于表中(5)栏,与实测值比较,可见配合极好。

将 $\alpha$、$\beta$、$A$ 和 $B$ 的估计值代入参数计算公式得：$V_1 = 1.62$(L/kg 体重)，$K_{21} =$ 2.74($\text{h}^{-1}$)，$K_{10} = 0.735$($\text{h}^{-1}$)，$K_{12} = 7.14$($\text{h}^{-1}$)。

由于外来化合物进入机体后,多为不均匀分布,而且在血浆(包括体液)与组织之间逐渐缓慢分布,才可达到平衡,所以多属于二室模型,一室模型实际较少。

上述二室模型公式是研究毒物经静脉注入机体的动力学公式。静脉注射给予在瞬间血中就有该物质出现,并在注射完毕时,即刻达到高峰浓度。而在非静脉注射给予时,则必然会有一个吸收过程,而且高峰浓度出现时间较晚。为此上述二室模型公式就应作相应的修改,应对吸收相因素加以考虑。公式可修改为：

$$c = A\mathrm{e}^{-\alpha t} + B\mathrm{e}^{-\beta t} - G\mathrm{e}^{-k_a t}$$

式中：$K_a$ 为吸收速率常数；$G$ 为吸收相(即 $k_a$ 在 $Y$ 轴上的截距)。

计算方法、步骤与静注二室模型相同,仍按相差(剩余)法计算。

### 四、非线性动力学模型

以上介绍的毒物动力学模型是指毒物被机体吸收的初速度与剂量成比例,物质从血浆和体液向组织转移速率也与其浓度成比例,即为一级速率过程。而且由于组织吸收物质是无限的,因此也称其为线性动力学模型。但是,实际上很多物质的吸收过程并不是直线关系,也不是无止境的,而是随剂量加大可出现饱和现象。其所以如此,原因较为复杂,可能是由于物质降解酶的反应速度低于物质的吸收速度,从而降解酶被饱和,或主动转运物质的载体已被饱和,此时毒物的吸收过程就可以出现两种速率过程,在吸收、转运的初期由于物质的量较少,为一级速率过程,而在物质增多情况下出现零级速率过程(即吸收、转运速率恒定,与剂量或浓度无关)。这种有饱和现象的速率过程就称为非线性动力学或受酶活力限制的速率过程。

虽然非线性动力学模型日益受到重视,但其计算公式尚不够完善,在此暂不详述。

思考题

1. 叙述毒物通过生物膜的主要方式及其机理。
2. 环境污染物吸收有哪几条途径? 并阐述影响吸收的因素。
3. 肾脏排泄毒物的机理包括哪几种方式?
4. 酶催化的代谢转化过程主要有哪些反应类型?
5. 研究毒物代谢动力学有何实际意义?

参考文献

[1]　Cockerham L G,Shane B S. Basic environmental toxicology[M]. Routledge, 2019.
[2]　孔志明.环境毒理学(第六版)[M].南京:南京大学出版社,2017.
[3]　鲁超.实验毒理学基础[M].北京:人民卫生出版社,1987.
[4]　宋振玉.药物代谢研究——意义、方法、应用[M].北京:人民卫生出版社,1990.
[5]　江泉观.基础毒理学[M].北京:化学工业出版社,1991.
[6]　李寿祺.毒理学原理和方法[M].成都:四川科学技术出版社,2003.

# 第四章  环境污染物的毒作用
# 及其影响因素

提要与学习指导　本章首先对毒理学中的一些基本概念及常用毒性参数做了解释；继而对毒作用类型进行介绍，并侧重阐述了毒作用的机制；最后讨论了毒作用的影响因素。学习本章时应注意：

1. 首先弄懂毒理学中的一些基本概念、毒性的常用参数及毒作用类型。

2. 毒作用机制是环境毒理学基础研究的核心部分，要从器官水平、细胞水平、亚细胞水平及分子水平等不同层次深入对污染物毒作用机理的认识。

3. 污染物的毒作用受诸多因素的影响，评价污染物对机体的影响，必须充分考虑这些因素。同样进行动物毒性试验时，只有控制好相同的试验条件，才能取得可靠的结果。

## 第一节　环境污染物的毒作用

### 一、毒理学的基本概念

（一）毒物、毒性及中毒

1. 毒物（toxicant）

指在一定条件下，较小剂量就能引起机体功能性或品质性损伤的化学物质。毒物与非毒物之间并不存在绝对的界限，而只能以引起中毒的剂量大小相对地加以区别。在人体内，大多数含有一定量的 Pb、Hg 和 DDT，但并不能说这些物质已使我们发生了中毒。通常，一个物质只有达到中毒剂量时，才是毒物。

毒物的种类按其用途及分布范围可分为：工业毒物、环境污染物、食品中有害成分、农用化合物、嗜好品、化妆品、其他日用品中的有害成分、生物毒素、医用药物、军事毒物及放射性同位素等。

2. 毒性（toxicity）

指化学物引起生物体有害作用的固有能力。毒性是物质一种内在的、不变的生物学性质，取决于物质的化学结构。毒物毒性的大小可通过对生物体所产生的损害性质和程度表现出来，一般用生物试验的方法检测。

3. 中毒（poisoning）

指生物体受到毒物作用引起功能或器质性改变后出现的疾病状态。它是毒作用的综合外在表现。例如达到中毒剂量的有机磷农药进入机体后，使机体出现震颤、出汗、流涎、瞳孔缩小等一系列的中毒症状。因此中毒可以说是各种毒性作用的综合表现（包括局部的和全身的）。根据病变发生发展的快慢，可区分为急性中毒、亚慢性中毒和慢性中毒。

（二）毒作用及其分类

**毒作用**（toxic effect）又称毒效应，是指化学物质对机体所致的不良或有害的生物学变化，故又称不良效应、损伤作用或损害作用。毒性与毒作用是有区别的，毒性是化学物固有的生物学性质，我们不能改变化学物的毒性；而毒作用是化学物毒性在某些条件下引起机体健康有害作用的表现，改变条件就可能影响毒作用。

按不同的方式进行分类，可将毒作用分为下列几种类型：

1. 按毒作用发生的部位分类

（1）局部性毒作用（local effect）

指某些外源化学物在机体接触部位直接造成的损害作用。例如腐蚀性物质作用于皮肤和胃肠道，刺激性气体作用于呼吸道都可直接引起局部的正常细胞广泛损害。

（2）全身毒性作用（systemic effect）

指外源化学物毒物被机体吸收，通过血液循环分布至靶器官（target organ）或全身后所产生的损害作用。例如 CO 引起的全身性缺氧。

2. 按毒作用损伤恢复情况分类

（1）可逆作用（reversible effect）

指在停止接触毒物后，毒性作用逐渐消退的毒性作用。

（2）不可逆作用（irreversible effect）

指在停止接触毒物后，毒性作用继续存在，甚至对机体造成的损害可进一步发展的毒作用。有些作用显然是不可逆的，如致突变、致癌作用一般为不可逆损伤。

3. 按毒作用引发时间的快慢分类

（1）速发性作用（immediate toxic effect）

指某些外源化学物经一次接触后短期内引起的毒作用。这方面明显的例子是 CO 和氰化物急性中毒。

（2）迟发作用（delayed toxic effect）

经长期接触后或间隔一段时间后，才呈现的毒作用。如致癌物在人初次接触后，几年至几十年才出现致癌作用；又如许多有机磷农药，具有迟发性神经毒作用等。

4. 过敏性反应（hypersensitivity）

也称变态反应（allergic reaction），该反应与一般的毒性反应不同。首先，某些作为半抗原的化学物质（致敏原）与机体接触后，与内源性蛋白结合为抗原并激发抗体产生，称为致敏；当再度与该化学物质或结构类似物质接触时，引发抗原抗体反应，产生典型的过敏反应症状。化学物质所致的过敏性反应在低剂量下即可发生，难以观察到剂量-反应关系。损害表现多种多样，轻者仅有皮肤症状，重者可致休克，甚至死亡。

5. 特异体质反应（idiosyncratic reaction）

通常是指机体对外源化学物的一种遗传特异反应性。例如有些病人给予标准治疗剂量的琥珀酰胆碱后，呈现持续的肌肉僵直和窒息，因为这些人缺乏血清胆碱酯酶。再如，先天缺乏 NADH -细胞色素 b5 还原酶活力的患者，对亚硝酸盐类等可致高铁血红蛋白血症的化学物质异常敏感。原因是该酶基因中的 127 密码子发生了突变,致使原来的丝氨酸为脯氨酸所取代,故丧失了活性。

（三）损害作用和非损害作用

化学物质对机体产生的生物学作用既有损害作用又有非损害作用,但其毒性的具体表现是损害作用。研究损害作用并阐明作用机制是毒理学的主要任务之一。但在许多情况下,区别损害作用和非损害作用比较困难,尤其在临床表现出现之前更是如此。一般认为,损害作用与非损害作用之间有以下区别。

1. 损害作用（adverse effect）

所致的机体生物学改变是持久的或不可逆的,造成机体功能容量,如进食量、体力劳动负荷能力等涉及解剖、生理、生化等方面的指标的改变,维持体内的稳态能力下降,对额外应激状态的代偿能力降低以及对其他环境有害因素的易感性增高,使机体正常形态、生长发育过程受到影响,寿命缩短。

2. 非损害作用（non-adverse effect）

特点是不引起生物机体形态、生长发育和寿命的改变;不引起生物机体功能容量的降低和对额外应激状态代偿能力的损害;所引起的生物学变化一般是可逆的,当停止接触化学物质时,不能检出生物机体维持体内稳态能力的降低;不能使生物机体对其他环境因素不利影响的易感性增强。

损害作用与非损害作用都属于生物学作用,后者经过量变达到某一水平后发生质变而转变为前者。由于现有水平的限制,人们对于损害作用的认识尚不完全,现在认为是非损害作用的生物学改变将来可能会被判定为损害作用。随着科学研究的不断深入,检测技术和手段的进步,有关化学物质的毒作用机制在更深层次的阐明,损害作用的指标和概念必将不断得以更新。

（四）效应和反应

1. 效应（effect）

效应表示一定剂量外来化合物与机体接触后可引起的生物学变化。这种改变往往能用计量资料以表达其强度,属量效应（graded effect）。此时对量效应在群体中的强度,多数用个体测定值的均值来表达。如某种有机磷化合物可使血液中胆碱酯酶活性降低、苯可使血液中白细胞计数减少等。

2. 反应（response）

指接触某一化学物质的群体中出现某种效应的个体数在群体中所占的比率。属于计数资料,没有强度的差别,不能以具体的数值表示,属质效应（granted effect）。只能以“有或无”“阴性或阳性”“死亡或存活”来表示。

（五）剂量-效应关系和剂量-反应关系

1. 剂量-效应关系（dose-effect relationship）

表示外源性化学物的剂量水平与所引起的个体或群体的量效应之间的相互关系。

2. 剂量-反应关系（dose-response relationship）

表示外源性化学物的剂量水平与所引起的效应发生率之间的相互关系。

剂量-效应关系和剂量-反应关系是进行毒物毒性评价的基础,通过毒理学试验获得,它们均可用曲线表示,即以表示效应强度的计量单位或表示反应的百分率或比值为纵坐标、以剂量为横坐标绘制散点图所得曲线。常见的剂量-反应(效应)曲线有以下几种形式:

(1) 直线型

化学物剂量的变化与反应(效应)的强度或反应率的改变成正比。此种曲线在某些体外试验中,在一定剂量范围内可能见到(图4-1)。

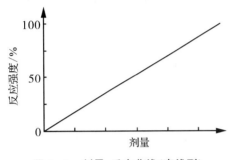

图 4-1　剂量-反应曲线(直线型)

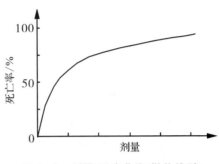

图 4-2　剂量-反应曲线(抛物线型)

(2) 抛物线型

常见于剂量-效应关系,在曲线前段,随着剂量的增加,效应或反应率的变化先迅速,以后相对缓慢,成抛物线形(图4-2)。将剂量换算为对数,抛物线即可转变为一条直线。

(3) S 形曲线

剂量-反应关系曲线的基本类型是 S 形曲线,反映了实验动物或人体对外源化学物毒作用易感性的分布。其特点为在低剂量范围内,反应率增加较慢;当剂量继续增加时,反应率开始迅速增加;当剂量达到某一较高水平时,反应率的增加又趋缓慢。S 形曲线又可分为对称 S 形曲线和非对称 S 形曲线两种形式。非对称 S 形曲线的两端不对称,往往左侧曲线较短,右侧曲线较长。如将非对称 S 形曲线横坐标(剂量)以对数表示,则成为对称 S 形曲线(图4-3);如再将反应率换成概率单位(probit),则成直线(图4-4)。

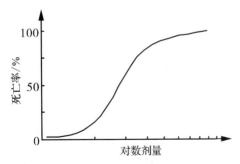

图 4-3　剂量-反应曲线(S 状线型)

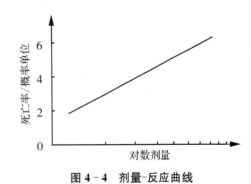

图 4-4　剂量-反应曲线

(六)表示毒性的常用参数

1. 致死剂量或浓度(LD or LC)

指一次染毒后引起受试动物死亡的剂量或浓度。

（1）绝对致死剂量或浓度（absolute lethal dose，$LD_{100}$ or absolute lethalconcentration，$LC_{100}$） 指化学物质引起受试动物全部死亡所需要的最低剂量或浓度。

（2）半数致死剂量（median lethal dose，$LD_{50}$ or median lethal concentration，$LC_{50}$）指化学物质引起一半受试对象出现死亡所需要的剂量或浓度，又称致死中量。

（3） 最 小 致 死 剂 量 或 浓 度（minimal lethal dose，MLD，$LD_{01}$ or minimal lethalconcentration，MLC，$LC_{01}$） 指能使一群受试动物仅有个别死亡的最高剂量或浓度。

（4）最大耐受剂量（maximal tolerance dose，MTD，$LD_0$ or maximal tolerance concentration，MTC，$LC_0$） 指能使一群受试动物虽然发生严重中毒，但全部存活无一死亡的最高剂量或浓度。

2. 最小有作用剂量（minimal effect level，MEL）

又称阈剂量（threshold dose），指能使机体发生某种异常变化所需最小剂量，即能使机体开始出现毒性反应的最低剂量。

3. 最大无作用剂量（maximal no-effect dose，$ED_0$）

指化学物质在一定时间内，按一定方式与机体接触，用现代的检测方法和最灵敏的观察指标不能发现任何损害作用的最高剂量。

（七）毒作用带（toxic effect zone）

表示化学物质毒性和毒性作用特点的重要参数之一。

1. 急性毒作用带（acute toxic effect zone，$Z_{ac}$）

指半数致死剂量与急性阈剂量的比值，表示为：

$$Z_{ac} = \frac{LD_{50}}{Lim_{ac}}$$

$Z_{ac}$ 值小，说明化学物质从产生轻微损害到导致急性死亡的剂量范围窄，引起死亡的危险性大；反之，则说明引起死亡的危险性小。

2. 慢性毒作用带（chronic toxic effect zone，$Z_{ch}$）

指急性阀剂量与慢性阈剂量的比值，表示为：

$$Z_{ch} = \frac{Lim_{ac}}{Lim_{ch}}$$

$Z_{ch}$ 值大，说明 $Lim_{ac}$ 与 $Lim_{ch}$ 之间的剂量范围大，由极轻微的毒性效应到较为明显的中毒之间发生发展的过程较为隐匿，易被忽视，故发生慢性中毒的危险性大；反之，则说明发生慢性中毒的危险性小。

**二、毒性单位与分级**

毒性大小与半数致死量呈反比，不同化学物质之间毒性的差别相当大，可达到百万甚至几千万倍。

1. 毒性单位

一般吸入毒性以在空气中的浓度 $mg/m^3$、$mg/L$ 等表示，其他途径的以 $mg/kg$ 或 $mL/kg$ 体重表示。偶尔也用每单位体表面积给药量即 $mg/m^2$ 表示。

2. 毒性分级

毒性分级在预防中毒等方面有着重要的意义,化学物质的生产、包装、运输、贮存和使用,均必须按所属毒性等级,采取相应的防护措施。此外,为了便于制定和比较环境质量标准等,也必须将它们按毒性进行分级。

外来化合物的急性毒性分级标准用于对急性毒性进行评价。但各种分级标准还没有完全统一。我国目前除参考使用国际上几种分级标准外,又提出了相应的暂行标准。我国或国际上的急性毒性分级标准均还存在不少缺点,因为它们主要是根据经验确定,客观性还不足。现将目前较为通用的毒性分级系统列于表4-1至表4-2。

表 4-1　工业毒物急性毒性分级标准

| 毒性分级 | 小鼠一次经口 $LD_{50}$ (mg/kg) | 小鼠吸入 2 h $LC_{50}$ (ppm) | 兔 经 皮 $LD_{50}$ (mg/kg) |
|---|---|---|---|
| 剧　　　毒 | <10 | <50 | <10 |
| 高　　　毒 | 11~1 000 | 51~500 | 11~50 |
| 中 等 毒 | 101~1 000 | 501~5 000 | 51~500 |
| 低　　　毒 | 1 001~10 000 | 5 001~50 000 | 501~5 000 |
| 微　　　毒 | >10 000 | >50 000 | >5 000 |

表 4-2　化学物质急性毒性分级

| 毒性分级 | 小鼠一次经口 $LD_{50}$ (mg/kg) | 大约相当体重 70 kg 人的致死剂量 |
|---|---|---|
| 6 级,极毒 | <1 | 稍尝,<7 滴 |
| 5 级,剧毒 | 1~50 | 7 滴~1 茶匙 |
| 4 级,中等毒 | 51~500 | 1 茶匙~35 g |
| 3 级,低毒 | 501~5 000 | 35~350 g |
| 2 级,实际无毒 | 5 001~15 000 | 350~1 050 g |
| 1 级,无毒 | >15 000 | >1 050 g |

联合国世界卫生组织推荐了一个五级标准(表4-3)。

表 4-3　外源性化学物急性毒性分级(WHO,2003)

| 毒性分级 | 大鼠一次经口 $LD_{50}$ (mg/kg) | 6 只大鼠吸入 4 h, 死亡 2~4 只的浓度(ppm) | $LD_{50}$ (mg/kg) | 兔经皮对人可能致死的估计量 g/kg | 兔经皮对人可能致死的估计量 总量(g/60 kg) |
|---|---|---|---|---|---|
| 剧　　　毒 | <1 | <10 | <5 | <0.05 | 0.1 |
| 高　　　毒 | 1~ | 10~ | 5~ | 0.05~ | 3 |
| 中 等 毒 | 50~ | 100~ | 44~ | 0.5~ | 30 |
| 低　　　毒 | 500~ | 1 000~ | 350~ | 5~ | 250 |
| 微　　　毒 | 5 000~ | 10 000~ | 2 180~ | >15 | >1 000 |

总之,从表4-1~表4-3可见各种分级标准有相同之处,也有相异之点,但都有不完善的地方。

## 第二节　毒作用机制

污染物的毒作用机制是环境毒理学基础研究的核心部分,深入研究污染物的毒作用机理,搞清环境污染物的危害,不仅能为污染物的安全评价提供理论基础,而且在毒性的预测、危害性较小的农药及工业品的开发上具有良好的应用价值。

本节结合目前国内外毒理学机制的研究现状,将从器官水平、细胞水平、亚细胞水平及分子水平等不同层次阐述外源性化学物的毒作用机制。

### 一、脏器水平

毒物对器官有特异性或亲和性,许多外源性化学物质能特异性地损伤某一脏器。如 3 - 甲基呋喃、百草枯和丁基羟基甲苯特异性地损伤肺组织,三氟氯乙烯、P - 氨基苯酚特异性地损伤肾脏,而尿嘌呤能损伤胰腺,四氯化碳、醋氨酚则损伤肝脏。

脏器特异性的机理尚不十分明了,与下列因素有关:

(1) 与外源性化学物质在体内的分布和蓄积有关。如甲基汞能通过血脑屏障,对神经系统有毒性;百草枯在肺脏大量蓄积,能造成肺脏损伤。

(2) 与器官的敏感性有关。神经元和心肌不能进行无氧代谢,对缺氧状态特别敏感。

(3) 与生物转化有关。多种有机氟在体内代谢后游离出氟离子对肾脏有毒。

(4) 与某些酶,特别是与解毒有关的酶的脏器分布有关,人类眼中缺少将甲醛变为甲酸的酶,眼睛对甲醛的毒性敏感。

(5) 其他因素。毒物的器官特异性可能是因为缺少必需的修复机制。如 N - 甲基 - N - 硝基脲对大鼠引起的肿瘤主要在脑部,偶见于肾,但从不在肝脏。

### 二、细胞水平

#### (一) 细胞内酶系或某些化学组成的差异

同一脏器的同一类型细胞对同一种外源性化学物质的反应也有很大的差异。如氟烷四氯化碳和溴苯等可引起肝小叶中央坏死,但对周边区的肝细胞影响不太明显;有的却相反,如内毒素则主要引起肝小叶周边区肝细胞坏死。这是因为肝小叶不同区的肝实质细胞酶系活性与化学成分有较大的差异,如以细胞色素 P - 450 为代表的混合功能氧化酶系,在中央静脉附近的肝细胞内含量最高,而周边区则较少,所以凡通过混合功能氧化酶系活化的肝脏毒物都可诱发肝小叶中心性坏死。

#### (二) 细胞间隙交流抑制

细胞间隙是细胞间进行交流的一种方式,由蛋白质构成。许多致癌物质如 TPA(巴豆油提炼物)、DDT 等都能抑制细胞间交流,从而影响细胞生长与发育的调控作用,使肿瘤启动细胞能转化为肿瘤表达型。

### 三、亚细胞水平

采用电镜技术观察细胞器损伤是研究中毒机理的重要手段。如 $CCl_4$ 中毒后半小时就可出现微粒体受损,十几小时后才观察到肝细胞线粒体的损伤,表现为线粒体肿胀。

### 四、分子水平

（一）化学毒物对生物膜的损害作用

如前所述,化学毒物在机体内的生物转运和生物转化过程均与生物膜有关,而生物膜的正常结构对维持细胞正常生理功能和信息传递又至关重要。受体学说(receptor theory)认为,在细胞膜上存在受体(receptor),它是一种大分子蛋白质能对特定生物活性物质具有识别能力并可选择性地与其结合。生物活性物质是指能引起生物效应的各种物质,可分为内源性活性物质和外源性活性物质两大类。对受体具有选择性结合能力的生物活性物质叫作配体(ligand)。配体与受体结合形成的配体-受体结构称为反应体(effector),配体与受体相互作用可引起一系列识别、换能和放大过程,最后导致生物效应。

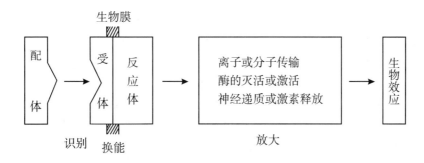

**图 4 - 5　受体与配体相互结合模式**

1. 化学毒物对生物膜的成分的影响

维持细胞膜的稳定性对机体内的生物转运、信息传递及内环境稳定是非常重要的。某些环境化学物可引起膜成分的改变,如四氯化碳可引起大鼠肝细胞膜磷脂和胆固醇含量下降;二氧化硅可与人红细胞膜的蛋白结合,使红细胞膜蛋白 $\alpha$ -螺旋(二级结构)破坏。

2. 化学毒物对生物膜上酶活性的影响

环境化学物还可影响膜上某些酶的活力,如有机磷化合物可与突触小体及红细胞膜上乙酰胆碱酯酶共价结合;对硫磷可抑制突触小体膜和红细胞膜 $Ca^{2+}$ - ATPase 和 $Ca^{2+}$ , $Mg^{2+}$ - ATPase;苯并[a]芘可抑制小鼠红细胞膜 $Ca^{2+}$ - ATPase 和 $Na^+$ , $K^+$ - ATPase 活性; $Pb^{2+}$ 、 $Cd^{2+}$ 可与 $Ca^{2+}$ - ATPase 上的巯基结合,使其活性抑制。

3. 化学毒物对膜生物物理性质的影响

生物膜的生物物理性质主要表现在生物膜的通透性、流动性、膜电荷和膜电位等几个方面。

（1）对膜通透性的影响

生物膜的通透性指生物膜与周围环境极性物质的交换能力。膜通透性的改变主要也是膜蛋白的改变,如 Pb、Hg、Cd 等重金属可与膜蛋白的巯基、羧基、磷酸基、咪唑和氨基等作用,改变其结构和稳定性,从而改变膜的通透性;Zn、Hg、Cd、Al、Sn 等可与线粒体膜蛋白反应,改变其结构与功能;缬氨霉素(valinomycin)可使膜对 $K^+$ 的通透性增大,以致线粒体发生解偶联,从而造成细胞损伤;DDT 等高脂溶物也可与膜脂相溶改变膜的通透性。

（2）对膜流动性的影响

流动性是生物膜的基本特征之一。膜流动性具有重要的生理意义,物质运输、细胞融合、细胞识别、细胞表面受体功能调节等均与膜流动性有关。现已发现不少化学毒物可以影响膜脂流动性,影响膜的通透性和膜镶嵌蛋白质（即膜酶、膜抗原与膜受体）的活性。如 DDT、对硫磷可引起红细胞膜脂流动性降低,乙醇可引起肝细胞线粒体膜脂流动性增高。

（3）对膜表面电荷的影响

膜表面糖脂、糖蛋白形成膜表面极性基团,组成表面电荷。细胞膜表面电荷的性质和密度可以反映细胞表面的结构和功能。化学毒物可通过改变细胞膜的表面电荷影响其结构和功能。

（二）化学毒物对细胞钙稳态的影响

细胞内的钙有结合钙（结构钙、储备钙）和游离钙（离子钙、功能钙）两种形式。正常情况下细胞内的钙浓度较低（$10^{-8} \sim 10^{-7}$ mol/L）,细胞外浓度较高（$10^{-3}$ mol/L）,内外浓度相差 $10^3 \sim 10^4$ 倍。钙离子是机体的第二信使之一,在细胞功能的调节中起重要作用,如神经传导、肌肉收缩、细胞增殖和分化、细胞形态发生、细胞衰老等。

细胞钙稳态失调（distribution of calcium homeostasis）学说认为,细胞钙稳态失调是某些化学毒物的中毒机制之一。已发现不少化学毒物如硝基酚、醌、过氧化物、醛类、二噁英、卤化链烷、链烯和 $Cd^{2+}$、$Pb^{2+}$、$Hg^{2+}$ 等重金属离子均能干扰细胞内钙稳态,引起细胞功能和结构的损伤。

（三）自由基对生物大分子的氧化损伤

自由基是具有奇数电子的分子,主要由于化合物的共价键发生匀裂而产生。机体在利用氧元素进行氧化反应的同时,氧元素自身也发生了还原反应,生成活性氧代谢产物,即具有未配对电子的分子、离子或基团,主要包括超氧阴离子自由基（$O_2^- \cdot$）、过氧化氢（$H_2O_2$）、羟自由基（$OH \cdot$）等,被统称为氧自由基（OFR）或活性氧簇（reactive oxygen species, ROS）。自由基学说（free radical theory）认为,ROS 化学性质活泼,可破坏机体正常的氧化/还原的动态平衡,造成生物大分子（核酸、蛋白质和脂质）的氧化损伤,干扰正常的生命活动,形成严重的氧化应激状态,机体氧化损伤的后果之一就是诱导细胞凋亡。

1. 脂质过氧化对生物膜的损害

因生物膜具有脂质双分子层结构,自由基很容易攻击生物膜上的不饱和脂肪酸而发生脂质过氧化,其后果使生物膜的流动性降低、脆性增强及膜上的受体或酶类功能异常,进而膜的结构被破坏,细胞内物质外漏,细胞死亡。

2. 对蛋白质的氧化损害

蛋白质是自由基损害的靶分子,尤其是蛋白质中的氨基酸对自由基损害特别敏感,主要引起氨基酸的羰基改变,也可造成至关重要的巯基丢失,以芳香氨基酸和含硫氨基酸最为常见。自由基攻击氨基酸后,可使氨基酸残基氧化并形成许多中间产物,如色氨酸氧化产物为5-羟色氨酸,半胱氨酸氧化产物为磺基丙氨酸。它们可使蛋白质的结构和功能发生改变,甚至造成蛋白质降解。若蛋白质是酶蛋白,可导致酶活性受抑制或诱导;若蛋白质是膜蛋白,则破坏了细胞膜通透性和完整性。

3. 对 DNA 氧化损伤

由于自由基的氧化损伤,可导致 DNA 分子的碱基修饰和链断裂等多种后果,与多种疾病的发生密切相关。自由基攻击靶点为腺嘌呤与鸟嘌呤的 $C^8$、嘧啶的 $C^5$ 与 $C^6$ 双键。碱基受到自由基打击后可出现基因突变,最终表现为 DNA 链断裂等。链断裂可引起碱基缺失、癌基因活化(如:ras 癌基因 GC 与 TA 的易位)和抑癌基因灭活(如:抑癌基因 p53 的 GC 与 TA 的易位),最终可导致肿瘤的发生。

4. 化学毒物对自由基防卫系统的损害

正常状态下机体可产生少量 ROS 参与正常代谢,同时体内存在清除自由基、抑制自由基反应的体系,主要包括超氧化物歧化酶(SOD)、过氧化氢酶(CAT)、谷胱甘肽过氧化物酶(GSH-Px)、还原型谷胱甘肽(GSH)等,使得过多的自由基被清除或使自由基减少。如果这一机制遭到破坏,过多的自由基可直接作用于机体,致机体损伤。生物体内氧化应激的产生就是由于自由基产生增多和(或)抗氧化防御功能损害。

(1)有机化学毒物对自由基防卫系统的损害作用

许多有机毒物均可在体内代谢过程中产生自由基,引起细胞内 GSH 等自由基清除系统的大量消耗,甚至耗竭,从而引起细胞的氧化损伤。

乙醇在肝脏代谢过程中可伴随 OH· 的产生,并进一步转化成乙醛。OH· 攻击乙醇可促使乙醇生成乙醇自由基。后者可与肝细胞内的 GSH 反应,使之氧化成 GSSG,进而引起细胞氧化性损伤。已经研究证实的这类化合物有多氯联苯、氯仿、丙烯腈、苯乙烯、溴苯、硝基苯、$CCl_4$、氯乙酰胺、三甲基胆蒽、三硝基甲苯、1,2-二溴乙烷和醋氨酚等。

(2)重金属对自由基防卫系统的损害作用

重金属 $Pb^{2+}$ 对红细胞中的 CuZn-SOD 活性有明显的抑制作用。$Cd^{2+}$ 可致心肌细胞 CuZn-SOD、GSH-Px 活性抑制,并且发现这种抑制与心肌细胞脂质过氧化的发生有密切关系。$Ni^{2+}$ 可引起多种细胞的脂质过氧化,其机理也与其对机体中自由基清除系统如 SOD、CAT、GSH-Px 等的抑制作用有关。

金属可与 GSH 形成稳定的复合体,例如 $Pb^{2+}$、$Cd^{2+}$、$Hg^{2+}$、$Ni^{2+}$、$Ag^+$、$Cu^{2+}$、$Co^{2+}$ 等金属离子与 GSH 相互作用后,在 GSH 的巯基、氨基酸残基、羟基、$\gamma$-谷氨酸中心或甘氨酸羟基等处形成金属-谷胱甘肽复合物。从而干扰 GSH 和 GSSG 之间的正常转化,以致影响细胞维持较高水平的 GSH。

(3)有害气体和粉尘对自由基防卫系统的损害作用

有害气体如 $O_3$、$NO_x$、$SO_2$、光气、香烟烟雾、汽车尾气等,产生的肺毒作用也是由于形成高活性的自由基,这些自由基可以与 SOD 等细胞内自由基防卫系统作用,影响其活性,达到一定程度后便可以导致肺泡细胞膜脂质过氧化和细胞的死亡。

(四)毒物与大分子共价结合

共价结合学说(covalent binding theory)认为,外源性化学物质和(或)其他活性代谢产物与机体的重要生物大分子如蛋白质、核酸、酶和膜脂质等进行共价(或称共轭)结合,改变生物大分子的化学结构与生物学功能,从而引起一系列病理、生理变化,是细胞损害的重要机制之一。毒物与生物大分子相互作用主要方式有两种,一种是可逆的,一种是不可逆的。

如底物与酶的作用是可逆的,共价结合形成的加成物是不可逆的。

**1. 毒物与蛋白质共价结合**

蛋白质分子中有许多功能基因可与毒物或其活性代谢物共价结合,除了各种氨基酸分子中共同存在的氨基和羟基外,还包括丝氨酸和苏氨酸所特有的羟基、半胱氨酸的巯基等。这些活性基团常常是酶的催化部位或对维持蛋白质构型起重要作用,因而与这些功能基团共价结合最终会抑制这些蛋白质的功能,出现组织细胞毒性与坏死,诱发各种免疫反应和肿瘤的形成,还可出现血红蛋白的自杀毁灭和酶的抑制。另外,有些毒物与组织蛋白中的氨基、巯基、羟基等功能基团结合发生酰化反应,从而影响该蛋白的结构与功能,如光气中毒。

**2. 毒物与核酸分子共价结合**

化学毒物与核酸的共价结合有两种形式:一类是原形化合物直接与核酸共价结合,如烷化剂,这种共价结合反应较少见;另一类是化学毒物的活性代谢产物与核酸共价结合,绝大多数化学毒物都以此种方式结合,如多环芳烃。这种共价结合可使碱基受损、基因突变、畸变和癌变等。

把活性化学物与细胞大分子通过共价键结合形式形成稳定的复合物称为加合物。外源化学物的活性代谢产物分亲电子活性代谢产物和亲核活性代谢产物两种。前者是打击核酸中最常见的一类,因其反应中心有正电荷,容易与核酸分子中的带有负电荷的 O、N、C 等原子共价结合,形成加合物,如黄曲霉毒素 $B_1$ 的活化代谢产物攻击 DNA 的鸟嘌呤- $N^7$ 位置,形成加合物引起肝癌。后者比较少见。核酸分子中的碱基、核糖或脱氧核糖和磷酸都会受到原形化合物或活性代谢产物的攻击,其中以碱基损伤的毒理学意义最大。由于形成 DNA 加合物的类型不同,引起的损害亦不同,包括细胞毒性致突变作用和活化癌基因甚至引发细胞癌变。

**3. 毒物与脂质共价结合**

已发现能与脂质发生共价结合的污染物局限于部分有机卤化物,如三氯溴甲烷、1,2-三氯乙烷、$CCl_4$ 等。脂质最易产生共价结合的部分是磷脂酰丝氨酸、胆碱与乙醇胺。例如,氟烷与乙烯叉二氯的活性代谢物可与细胞膜乙醇胺共价结合,从而影响膜功能。

## 第三节　影响毒作用的因素

影响外源化学物毒作用的因素很多且很复杂,概括起来主要包括毒物因素、机体因素、环境因素和化学物的联合作用。

**一、毒物因素**

**(一)毒物的化学结构与毒性作用**

毒物的化学结构是决定毒性的重要物质基础,因而研究化学结构与毒效应之间的关系,找出其一般性规律,将有利于对毒物毒作用的估计和预测,同时还可按照人类的要求去生产高效低毒的化学物。

1. 化学结构与毒作用性质

毒物的化学结构,决定着它在体内可能参与和干扰的生化过程,从而决定其毒作用性质。例如,苯具有麻醉作用和抑制造血机能的作用,当苯环中的氢被甲基取代成甲苯或二甲苯时,抑制造血机能的作用就不明显;若苯环中的氢被氨基或硝基取代时,则具有明显的形成高铁血红蛋白的作用,而且对肝脏具有不同程度的毒性。又如,多环芳烃类的致癌性与其化学结构有很大关系,三环以下的芳烃,如苯、萘、蒽等无致癌作用;五环化合物中则有明显的致癌作用,如 3,4 -苯并芘、1,2,5,6 -二苯并蒽、1,2,5,6 -二苯并菲等;七环以上的多环芳烃母体不致癌。

2. 化学结构与毒性大小

(1) 同系物中的碳原子数

烷、醇、酮等碳氢化合物与其同系物相比,碳原子数愈多,则毒性愈大(甲醇与甲醛除外)。但当碳原子数超过一定限度时(7～9 个),毒性反而迅速下降。例如,戊烷毒性<己烷<庚烷,但辛烷毒性迅速降低。$\omega$ 氟羧酸 $F(OH_2)_n COOH$ 系列的比较毒性研究发现,分子为偶数碳原子的毒性大,奇数碳原子的毒性小。同系物当碳原子数相同时,直链的毒性比支链的大,如庚烷>异庚烷,成环的大于不成环的,如环戊烷>戊烷。

(2) 卤素取代

烷烃类对肝脏的毒性可因取代的卤素原子数的增加而使分子极化程度增加,易与酶系统结合而使毒性增强。例如氯化甲烷的肝毒性大小依次是

$$CCl_4 > CHCl_3 > CH_2Cl_2 > CH_3Cl$$

(3) 构型

机体内的酶对化学物质的构型有高度特异性。当化学物质为不对称分子时,酶只能作用于一种构型。

① 同分异构体　基团的位置不同也影响毒性,如带两个基团的苯环化合物,其毒性是:对位>邻位>间位。分子对称者毒性较不对称者大,如 1,2 -二氯甲醚($CH_2ClOCH_2Cl$)的毒性大于 1,1 -二氯甲醚($CHCl_2OCH_3$);1,2 -二氯乙烷($CH_2ClCH_2Cl$)的毒性大于 1,1 -二氯乙烷($CH_3CHCl_2$)

② 旋光异构体　由于受体或酶一般只能与一种旋光异构体结合,产生生物效应,故化学物旋光异构体之间的毒性不同。一般 $L$ -异构体易与酶、受体结合,具生物活性,而 $D$ -异构体反之。例如 $L$ -吗啡对机体有作用,而 $D$ -吗啡对机体无作用。但也有例外,如 $D$ -尼古丁的毒性比 $L$ -尼古丁的毒性大 2.5 倍。

(4) 分子饱和度(molecular saturation degree)

分子中不饱和键增加时,其毒性也增加。如二碳烃类的麻醉作用:乙炔>乙烯>乙烷。

(二) 毒物的物理性状与毒性作用

1. 溶解度(solubility)

(1) 水溶性(water soluble)

毒物在水中溶解度愈大,毒性愈大,如 $As_2O_3$(砒霜)在水中溶解度比 $As_4S_4$(雄黄)大 3 万倍,因而其毒性远大于后者。再如铅化合物的毒性次序与其在液体中的溶解度次序相一致,一氧化铅>金属铅>硫酸铅>碳酸铅。毒物的水溶性不但影响毒性大小,而且还会影响

毒作用部位,如水溶性刺激气体氟化氢、氨等主要作用于上呼吸道,而不易溶的 $NO_2$ 则可能到达肺泡,引起肺水肿。

(2) 脂溶性(fat-soluble)

脂溶性物质易在脂肪中蓄积,易侵犯神经系统,如 DDT 易在脂肪中蓄积。有机金属化合物的脂溶性一般比无机金属化合物强,容易通过血-脑屏障和胎盘,所以甲基汞和四乙基铅呈现出强的中枢神经系统障碍和胎儿毒性。

2. 分散度(degree of dispersion)

粉尘、烟和雾状化学物质污染空气,其毒性与分散度有关。粒子越小分散度越大,比表面积也越大,生物活性也越强。例如,一些金属烟,由于表面活性大,可与呼吸道上皮细胞或细菌的蛋白作用,产生异性蛋白,引起发烧,而大粒子的金属粉尘则无此种作用。污染物的分散度还与其粒子在呼吸道的阻留有关,10 $\mu$m 左右的大粒子易在上呼吸道被阻留;5 $\mu$m 以下的粒子可到达呼吸道深部;粒径大于 0.5 $\mu$m 的粒子易于经呼吸道排出;小于 0.1 $\mu$m 的微粒因弥散作用在肺泡壁上沉积概率也增加。

3. 挥发度和蒸气压

化学物凡是容易挥发或蒸气压大者,都容易污染空气,并易于经呼吸道吸入进入机体。如苯与苯乙烯其绝对毒性相同,但由于苯很容易挥发,而苯乙烯的挥发度仅是苯的 1/11,所以苯乙烯不易在空气中形成高浓度,故比苯的实际危害性要低。

(三) 毒物侵入机体的途径与毒性作用

毒物侵入机体的途径不同,在体内的分布和吸收速度也不同,吸收量大的毒性大,产生的毒性反应强。例如经口摄入金属汞时,由于消化道吸入的量甚微,故毒性很小;但金属汞以蒸气形式经呼吸道吸入体内时,就表现出强烈的毒性,这是由于肺能吸收相当多的汞蒸气所致。另一方面,毒物进入体内的途径不同,首先到达的器官和组织也不同,即使剂量相等但表现出的毒性反应在程度上差异很大。如经口投予 $NaNO_3$,在肠道细菌作用下,还原为亚硝酸盐,可引起高铁血红蛋白症,而静脉注射则没有这种毒效应。

## 二、机体因素

毒性效应的出现是外来化学物与机体相互作用的结果,因此机体内环境的许多因素都可影响化学物的毒性。

(一) 种属、品系与个体感受性差异

毒物的毒性在不同动物种属间包括动物与人之间常有较大差异。如人对阿托品的敏感性要比兔大 15 倍,而士的宁对兔的毒性却比人大得多;再如苯可引起兔白细胞减少,而对狗则引起白细胞升高;$\beta$-萘胺能引起人和狗的膀胱癌,但对大鼠、兔和豚鼠则不能;"反应停"能对人和兔有致畸作用,对其他哺乳动物则不能。同一种属的不同品系之间对毒物的感受性往往在质和量上存在很大差异,例如小鼠吸入同一浓度的氯仿,结果 $DBA_2$ 系死亡率为75%,DBA 系为 51%,$C_3H$ 系为 32%,BALC 系为 10%,其他 6 种品系为 0%。

同种属同品系的个体之间仍然存在感受性的差异,在量的差异上有时可相差达 100 倍。

动物的种属、品系与个体感受性差异,主要是由于代谢的差异,即活化能力或解毒能力的酶系不同所引起的。

（二）年龄

幼年的动物，由于组织和生理功能方面未发育成熟，故中枢神经系统、肾功能、血脑屏障作用、血浆蛋白的结合能力以及某些酶系统的活性等都较成年动物差，因而对毒物的敏感性就高。人及动物在老年对毒作用的感受性也提高，通常是用排泄能力及生物转化能力降低来解释，也许还与体脂增加及体内水分减少有关。

（三）性别

性别不同对某些毒物的感受性可不同，可能是由于激素对某些酶的活性有影响，从而影响了毒物的生物转化所致，如一定剂量的氯仿对雌鼠可以耐受，而对雄鼠可引起死亡。若将雄鼠去势，或给予雌激素，或给雌鼠以雄激素则可消除此种差异。

（四）饮食营养状况

饮食营养状况不佳，可影响动物对毒物的耐受性，因为必需的脂肪酸或蛋白质缺乏可使MFO活性降低，从而影响各种外来化学物在体内的代谢转化，对毒作用产生影响。

维生素 A、C 或 E 缺乏也可抑制 MFO 活性，但维生素 $B_1$ 缺乏有相反的作用。维生素 A 缺乏会增加呼吸道对致癌剂的感受性。

（五）健康状况

毒物主要在肝脏代谢，一般来说，肝脏疾病会影响肝脏的解毒功能，从而使一些在肝脏中进行生物转化的毒物的毒性增强。这是因为毒物转化成毒性较弱的代谢物的过程变慢的缘故。动物的其他疾病亦会影响动物对毒物的毒性反应，如有呼吸系统损害的动物，对刺激性气体及飘尘的反应增强。缺血性心肌病患者，对 CO 的毒性感受性增高。肝脏是毒物在体内转化的主要器官，而肾脏是多种毒物的排泄途径，故肝、肾功能不良者接触毒物时，这两个脏器易于受损，或因造成毒物在体内蓄积而易发生中毒。

（六）遗传因素

关于遗传因素影响人体对毒物的反应，已有很多研究。主要表现在先天性代谢性疾病以及原因不明的特殊体质，可对某种化学物质产生异常反应。如患遗传性红细胞葡萄糖-6-磷酸脱氢酶缺乏症，对某些化合物（如苯、苯肼、乙酰苯胺等）比较敏感，接触后容易发生溶血。

（七）精神心理因素

现代科学研究表明，良好的精神心理环境能启动人体一切自我调节的控制系统（例如神经系统、内分泌系统和免疫系统等）以增强抗病能力；而精神忧愁、悲伤的情绪，则会削弱抗病能力，导致疾病的发生。

**三、环境因素**

（一）气象条件

1. 气温

环境温度可改变通气、循环、体液（汗液、尿液生成量）、中间代谢等生理功能并影响外源化学物吸收、代谢，从而引起毒性变化。

2. 气湿

在高湿环境下,某些化学物如 HCl、HF、NO 和 $H_2S$ 的刺激作用增大;而某些化学物如 $SO_2$ 一部分可转化成 $SO_3$ 和 $H_2SO_4$,从而使毒性增加;另外,气湿,伴高气温可使经皮肤吸收速度加快,皮肤角质层的水合作用、黏附作用加强。

3. 气压

气压变化不大,对毒性影响相对不大,但在特殊情况下,气压增高往往影响大气中污染物的浓度;气压降低可致 CO 的毒性增大;气压变化对化学物毒性影响,不完全是气压的直接作用,如在高原由于氧分压低而改变了机体的感受性。

4. 噪声、振动和紫外线

噪声、振动和紫外线等物理因素与化学物共同作用于机体时,可影响该化学物对机体的作用。如有研究表明,噪声与二甲替甲酰胺(DMF)同时存在时有协同作用;全身辐照可增加中枢神经系统兴奋剂的毒性,降低中枢神经系统抑制剂的毒性;紫外线与某些致敏化学物的联合作用,可引起严重的光感性皮炎。

(二)季节和昼夜节律

生物体功能活动有周期性变动,可能是生物体对光周期循环反应,适应环境变化的一种能力。给大鼠注射一定量的苯巴比妥钠,睡眠时间表现出季节差别:春季最长,而秋季最短。机体的敏感性还随着昼夜节律发生变化。

**四、化学物的联合作用**

在人类环境中,污染物往往不是单一的,多种外来化学物同时或先后作用于机体所引起的毒作用,称为化学物的联合作用(joint action of chemicals)。

(一)联合作用类型

外来化学物同时进入机体所产生的生物学作用,与各化学物单独进入机体所产生的生物学作用并不是完全相同的。多种化学物间对机体产生的联合作用主要分为下列几种类型:

1. 相加作用(additive effect)

指多种化学物的联合作用等于每一种化学物单独作用的总和。化学结构比较接近、或同系物、或毒作用靶器官相同、作用机理类似的化学物同时存在时,易发生相加作用。如按一定比例,用一种化学物替代另一种化学物,混合物的毒性无改变。如丙烯腈与乙腈,若以死亡为指标,两种毒物毒作用的死亡率分别为 $M_1$ 和 $M_2$,则联合作用的死亡率为

$$M = M_1 + M_2$$

2. 协同作用与增强作用

协同作用(synergistic effect)指几种化学物的联合作用大于各种化学物的单独作用之和。例如四氯化碳与乙醇对肝脏皆具有毒性,如同时进入机体,所引起的肝脏损害作用远比它们单独进入机体时严重。

如果以死亡率为毒性指标,二种毒物毒作用的死亡率分别为 $M_1$ 和 $M_2$,则联合作用的死亡率为

$$M > M_1 + M_2$$

如果一种物质本身无毒性,但与另一有毒物质同时存在时可使该危害物的毒性增加,这种作用称为增强作用(potentiation)。例如异丙醇对肝脏无毒性作用,但可明显增强四氯化碳的肝脏毒性作用。

化学物发生协同作用和增强作用的机理很复杂。有的是各化学物在机体内交互作用产生新的物质,使毒性增强。例如亚硝酸盐和某些胺类化合物在胃内发生反应生成亚硝胺,毒性增大,且可能为致癌剂。有的化学物的交互作用是引起化学物的代谢酶系发生变化,例如马拉硫磷与苯硫磷联合作用,有报道对大鼠增毒达 10 倍、狗为 50 倍。其机理可能为苯硫磷可抑制肝脏分解马拉硫磷的酯酶所致。诱导酶的改变,尤其是 MFO 系的诱导与抑制更需注意。例如动物在经苯巴比妥给药后肝 MFO 系被诱导,再给以溴苯,溴苯氧化增强毒性增大。此外致癌化学物与促癌剂之间的关系也可认为是一种协同作用。

3. 拮抗作用(antagonistic effect)

指几种化学物的联合作用小于每种化学物单独作用的总和。凡是能使另一种化学物的生物学作用减弱的物质称为拮抗物(antagonist)。在毒理学或药理学中,常以一种物质抑制另一种物质的毒性或生物学效应,这种作用也称为抑制作用(inhibition)。例如,阿托品对胆碱酯酶抑制剂的拮抗作用,二氯甲烷与乙醇的拮抗作用。

如果以死亡率为毒性指标,两种毒物毒作用的死亡率分别为 $M_1$ 和 $M_2$,则联合作用的死亡率为

$$M < M_1 + M_2$$

拮抗作用的机理也很复杂,可能是各化学物均作用于相同的系统或受体或酶,但其之间发生竞争,例如阿托品与有机磷化合物之间的拮抗效应是生理性拮抗;而肟类化合物与有机磷化合物之间的竞争性与 AChE 结合,则是生化性质的拮抗。也可能是在两种化学物之中一个可以激活另一化学物的代谢酶,而使毒性减低,如在小鼠先给予苯巴比妥后,再经口给久效磷,使后者 $LD_{50}$ 值增加一倍以上,即久效磷毒性降低。

4. 独立作用(independent effect)

指多种化学物各自对机体产生不同的效应,其作用的方式、途径和部位也不相同,彼此之间互无影响。

两种或以上化学物由于对机体作用的部位不同、靶器官不同、受体不同、酶不同等,而且化学物的靶位点之间的生理学关系较为不密切,此时各化学物所致的生物学效应表现为各个化学物本身的毒性效应,称之为独立作用。例如乙醇与氯乙烯联合给予大鼠,能引起肝细胞脂质过氧化效应,且呈相加作用。但深入研究得知,乙醇是引起肝细胞的线粒脂质过氧化,而氯乙烯则是引起微粒体脂质过氧化,实为独立效应。

如果观察的毒性指标是死亡,则两种化学物的联合毒性,相当于经过第一种化学物的毒作用后存活的动物再受到第二种化学物的毒作用。两种毒物作用的死亡率分别为 $M_1$ 和

$M_2$，则联合作用的死亡率为

$$M = M_1 + M_2(1 - M_1) \text{ 或 } M = 1 - (1 - M_1)(1 - M_2)$$

外来化学物的联合作用是一个复杂而又非常重要的问题，在实际工作中，应注意外来化学物对机体的联合作用，联合作用的评定方法和作用机理还有待进一步研究。

（二）联合作用类型的评定方法

化学物联合作用类型的评定，一般采用急性毒性试验，测定单个化学物和混合物的 $LD_{50}$，再按下述两种方法进行判断。

1. 联合作用系数法

本法首先按 $LD_{50}$ 常规测定方法，分别测得各化学物各自的 $LD_{50}$ 值，并从各化学物的联合作用是相加作用的假设出发，计算出混合物的预期 $LD_{50}$ 值，然后再通过实验求出实测混合物的 $LD_{50}$ 值。最后计算出 $K$ 值。

联合作用系数（$K$）＝混合物的预期 $LD_{50}$／混合物实测 $LD_{50}$

混合物的预期 $LD_{50}$ 值的计算公式如下：

$$\frac{1}{\text{混合物的预期 } LD_{50}} = \frac{a}{A \text{ 的 } LD_{50}} + \frac{b}{B \text{ 的 } LD_{50}} + \cdots + \frac{n}{N \text{ 的 } LD_{50}}$$

式中：A、B、…、N 代表混合物中的各化学物；$a$、$b$、…、$n$ 分别为各化学物在混合物中所占的重量比例，所以 $a + b + \cdots + n = 1$。

如果混合物中的各化学物的联合毒性作用是相加作用，其 $K$ 值应等于1。但通常测定 $LD_{50}$ 值有一定波动范围，所以 $K$ 值也会有一定波动。为此，提出了两种评定联合作用类型的 $K$ 值范围（表4-5）。一般认为 $K$ 值在 0.4～2.5 之间为相加作用，$K < 0.4$ 为拮抗作用，$K > 2.5$ 为协同作用。

表 4-5　$K$ 值与联合作用类型

|  | 拮抗作用 | 相加作用 | 协同作用 |
|---|---|---|---|
| Smyth | $< 0.40$ | 0.4～2.7 | $> 2.70$ |
| Keplinger | $< 0.57$ | 0.57～1.75 | $> 1.75$ |

对于联合作用系数法的科学可靠性，学者们持不同观点，有人认为此法不确切，主要认为系数 $K$ 法求预期混合 $LD_{50}$ 值的含义是将各受试化学物（A、B、…、N）各自的 $LD_{50}$ 值的若干分之一相加，但 A、B、…、N 各自 $LD_{50}$ 值的若干分之一是不同质的，不能相加，而且任何一个化学物的 $LD_{50}$ 的若干分之一只能表示为 $LD_{50}$ 剂量数的几分之一，即是剂量单位，而绝不是 $LD_{50}$ 的几分之一，即死亡率单位。从动物死亡率与化学物剂量-反应曲线的斜率可见，动物死亡 25%（$LD_{25}$）所需的化学物剂量不一定就是 0.5 $LD_{50}$ 剂量。

2. 等效应线图法

此法只能评定两个化学物的联合作用。其原理是在试验条件和接触途径相同的情况下，分别求出受试的甲、乙两个化学物的 $LD_{50}$ 值及 95% 可信限。用坐标纸绘图，即以纵坐标表示甲化学物的剂量范围，以横坐标表示乙化学物的剂量范围。分别将甲与乙化学物的 $LD_{50}$ 剂量及 95% 可信限的上、下限剂量点在各自的坐标上。再将甲、乙两化学物的 $LD_{50}$ 与

95％可信限的上、下限剂量点相应地相连,形成三条直线(LD$_{50}$线、95％可信限上限线及下限线)。此三直线的上、下限直线为界定的等效应线区。然后相同条件下取甲、乙二个化学物等毒性剂量(如各取 0.50 LD$_{50}$剂量)给动物染毒,求出新的混合 LD$_{50}$。以混合 LD$_{50}$值中甲化学物与乙化学物所含各自的实际剂量分别在相应的坐标图上标出,此两个剂量点均作垂直线,二垂直线延长相交。以此相交点的位置评价联合作用的类型,如果此交点正好处于等效应线区之内,即表示为相加作用;如交点落于 95％可信限的下限以下,表示毒性增大,即协同作用;如交点落于 95％可信限的上限以上,表示毒性减弱,即拮抗作用(图 4 - 6)。

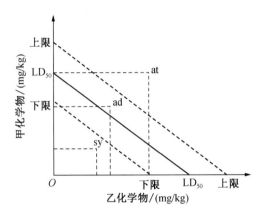

ad—相加作用;at—拮抗作用;sy—协同作用。

**图 4 - 6　联合作用的等效应曲线**

注:横、纵坐标分别表示乙、甲化学物的 LD$_{50}$及其 95％可信上下限(mg/kg)。

等效应线图法在求混合物 LD$_{50}$时,是甲、乙两个化学物取等毒性剂量给动物染毒。此处的"等毒性剂量"往往以各自化学物的 LD$_{50}$表示,这就与系数 K 法犯有相同不妥之处。如果均取各化学物的 LD$_{25}$剂量染毒,则与该法含义不一致。

影响联合毒作用的因素很多,例如动物种属、毒物剂量、毒物配比、摄入次序、摄入方式、间隔时间、观察指标,以及混合物的 pH 等,均可影响其生物学效应。因此,实验结果不可轻易外延。

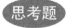

1. 名词解释

(1) 毒物;(2) 最大耐受剂量;(3) 最大无作用剂量;(4) 最小有作用剂量;(5) 无损害作用;(6) 效应;(7) 反应;(8) 全身毒性作用;(9) 最高容许浓度;(10) 毒作用带;(11) 受体;(12) 最大耐受剂量

2. 毒物的化学结构与毒作用有何关系? 研究它们之间的关系有何实际意义?

3. 外来化合物对生物膜主要有哪些方面的影响?

4. 什么是细胞钙稳态? 外来化学毒物如何影响细胞钙稳态?

5. 机体内自由基的来源主要有哪些方面? 自由基如何损害生物大分子?

6. 什么是共价结合? 共价结合主要引起大分子哪些损害?

7. 什么叫化学物的联合作用? 主要有哪几种类型?

8. 影响污染物毒作用的因素有哪些?

# 参考文献

[1] Dix T A, Aikens J. Mechanisms and biological relevance of lipid peroxidation initiation[J]. Chemical research in toxicology, 1993, 6(1): 2 - 18.

[2] Kasprzak K S. Oxidative DNA damage in metal-induced carcinogenesis[J]. Toxicology of metals, 1996, 18: 299.

[3] 孔志明. 环境毒理学(第六版)[M]. 南京:南京大学出版社,2017.

[4] 孙志伟. 毒理学基础(第七版)[M]. 北京:人民卫生出版社,2017.

[5] 梁运霞. 外源化学物的毒作用机制[J]. 肉品卫生,2005(3):4.

# 第五章　环境毒理学常用实验方法

**提要和学习指导**　本章主要介绍了一些毒理学常用实验方法。毒理学常用实验方法是对化学物质进行毒理学评价的基本手段,毒理学试验资料可为制订环境标准提供科学的实验依据。学习本章时应注意:

1.首先应了解各种毒理学实验方法的基本原理,懂得如何进行实验设计并掌握基本的实验操作步骤。

2.对取得的实验结果如何进行正确评定。

研究环境污染物对人体的作用,除了直接通过流行病及临床观察外,主要是借助动物实验,以阐明毒物的毒性、毒理作用、剂量-反应关系,确定阈剂量及无作用剂量,为制定卫生标准提供初步依据。

由于许多实验研究不能直接在人身上进行观察,因此动物实验就特别重要。由于动物对毒物的敏感性存在种属差异,动物实验的结果不能直接应用于人,但是根据人接触毒物的实际情况,用多种动物进行实验,可以预测毒物对人毒作用的一般规律。毒理学常用实验方法是对化学物质进行毒理学评价的基本手段。

## 第一节　急性毒性实验

**急性毒性实验**(acute toxicty test)是给动物一次或 24 h 内多次染毒的实验。急性实验主要是测定半数致死量(浓度)、急性阈剂量(浓度)[acute threshold dose(concentration)],观察急性中毒表现,经皮吸收能力以及对皮肤、黏膜和眼有无局部刺激作用等,以提供受试毒物的急性毒性资料,确定毒作用方式、中毒反应,并为亚慢性和慢性毒性试验的观察指标及剂量分组提供参考。

### 一、哺乳动物毒性实验

毒物的染毒途径应根据毒物的不同性质及不同试验目的,采用不同的染毒方式。常用的染毒方式有经消化道染毒、经呼吸道染毒、注射染毒和经皮(黏膜)染毒。实验时应根据实验的不同目的要求,选择适合的实验动物。

(一) 半数致死量($LD_{50}$)的测定

1. 动物准备

一般选用小鼠和大鼠,经皮 $LD_{50}$ 可用兔和豚鼠。购进的健康成年动物,在实验室饲养 7 天后分组,每组雌雄各半,各组的平均体重基本相同。

2. 常规方法

先查阅文献中与受试物的类似物 $LD_{50}$（$LC_{50}$）。以 3 倍之差的三个剂量组进行预试验，每组 3 只动物（大鼠或小鼠），求出动物全活、全死剂量；在预试验的全活全死剂量之间设 5～6 个剂量组，各组间距按 1.2～1.5 等比级数设计；选用适宜的染毒方式染毒，观察两周内的死亡情况；剖检死亡和濒死动物及部分存活动物，做大体病理解剖检查；计算 $LD_{50}$ 或 $LC_{50}$。

（二）急性阈剂量（浓度）的测定

急性阈剂量是一次染毒引起最低程度损害的最小剂量。它是评价毒物非致死性损害的参数。此值取决于观察指标是否适当及其灵敏性。选择什么指标最适宜，应根据毒物对机体的作用性质、实验目的和具体条件来定。

1. 选择观察指标的原则

（1）对于新化学物质，首先选用整体状态及非特异性作用指标，如活动能力、应激状态、条件反射等。

（2）对于毒作用特点比较清楚的毒物，可选择该毒物作用引起最敏感反应指标，如有机磷农药可选胆碱酯酶活性变化。

（3）对于刺激性气体或蒸汽，可测定其刺激阈浓度或嗅觉阈浓度。

2. 试验方法

（1）游泳试验

本试验是观察影响动物体力活动能力的一项指标，可以揭示不同剂量的毒物对体力影响的程度，常作为研究阈剂量（或浓度）的指标。

一般用小鼠或大鼠。采用口径约 60～80 cm 的方形或圆形水槽，如能装置光电记录设备则更理想。水深不应少于动物体长（尾除外）的 5 倍。水温 20℃ 左右，各组动物试验用水温及其他条件应完全一致，同时进行试验，以确保可比性。试验时将动物放入水中，动物则被迫在水中游泳，记录每只动物自放入水中至口鼻沉没到水下 5 s 的时间，即游泳时间。在游泳过程中还需记录游泳速度、运动姿势等。两腿直伸，游泳运动减少，被认为是神经肌肉受到损害的表现。健康成年鼠游泳时间可持续很长，为节约时间，可采用给动物增加一定负荷的办法，如在尾根敷系小铅块或铅条（重量可为体重的 10%）或适当降低水温的办法控制其游泳时间。根据同一组内每只动物的游泳时间计算出每组动物游泳时间的平均值，比较染毒组与对照组游泳时间和速度以及游泳姿势上的差异进行评价。

（2）刺激阈试验

本实验基于刺激性气体及蒸汽对上呼吸道、眼睛和口腔等处的黏膜产生局部刺激作用，观察毒物在不同浓度下引起的刺激症状，找出开始引起刺激症状的最低浓度，即阈浓度。

实验动物多用猫。选用健康动物数只，置于含毒物的中毒柜内，染毒 30 min。染毒期间应采样分析，观察刺激症状（流泪、流涕、喷嚏、呛咳等），流涎出现的时间及严重程度（"－"示无唾液分泌；"＋"示有少量唾液流到口唇周围；"＋＋"示唾液成滴流出；"＋＋＋"示唾液呈水柱状流出）。如出现唾液呈水柱状流出时，应立即从染毒柜取出动物，降低毒物浓度后重做实验；反之，如未见动物有任何刺激症状，则应加大浓度后再做实验。将 50% 以上动物出现"＋"以上程度的刺激症状的最小浓度作为阈浓度。

（三）局部作用试验

许多化学物，除进入体内损伤机体外，还引起接触的皮肤和黏膜的炎症和烧伤。因此研究局部作用，也是毒理学的一个必要组成部分。

1. 急性皮肤刺激/腐蚀试验（acute dermal irritation/corrosion test）

本实验目的是确定化学物质对哺乳动物的皮肤是否具有刺激或腐蚀作用。

选用白色豚鼠或家兔，试验前 24 h，将试验动物背脊柱两侧的毛脱掉（剪或剃），其范围约为 3 cm×3 cm 左右。取毒物溶液 0.5 mL（0.5 mg），滴在 2.5 cm×2.5 cm 大小的 4 层纱布上，敷贴在一侧皮肤上，或将毒物直接涂于皮肤上，覆盖油纱布；另一侧涂溶剂或赋形剂做对照，然后用无刺激性胶布和绷带包裹固定。4～24 h 后，用温水洗去残留毒物。在除去毒物 24 h、48 h 及 72 h 后，观察涂抹部位的皮肤反应。在规定的间隔时间内观察刺激作用的程度并积分和做进一步描述，对刺激作用给予全面完整的评价。

2. 急性眼睛刺激/腐蚀试验（acute eye irritation/corrosion test）

首选动物为家兔，将受试物 0.1 mL 滴入一侧眼结膜囊内，用手将眼睑压住，使闭眼几秒钟，另一侧眼滴入生理盐水做对照。记录滴药后 1 h、12 h、24 h、48 h、72 h 和 96 h 的局部反应。观察时应用荧光素钠检查角膜损害，用裂隙灯检查角膜透明度和虹膜纹理改变。然后以规定的间隔时间观察刺激或腐蚀作用的程度并积分，同时作进一步描述以便对刺激作用给予全面、完整的评价。

**二、水生动物毒性实验**

水生动植物毒性实验是水毒理学的一个重要组分，用此方法直接测定废水的毒性是研究水体污染的一种重要手段，同时也为确定废水的安全排放量和制定废水排放标准提供科学根据。这其中包括传统的鱼类和大型蚤和藻类急、慢性实验，也包括近年来发展起来的斑马鱼胚胎发育技术毒性检测方法。

（一）鱼类毒性实验（fish toxicity test）

1. 实验用鱼的选择

实验用鱼必须是具有一定区域代表性，便于在实验条件下饲养，对化学物较为敏感的鱼。短期试验多采用我国的青鱼、草鱼、鲢鱼及鳙鱼四大养殖淡水鱼，一般体长在 7 cm 以下为宜。较长期的试验多采用金鱼，一般在 3 cm 以下，最长体长不应超过最小体长的 1.5 倍。选择行动活泼、体色光泽、鱼鳍完整舒展、逆水性强和食欲好的健康鱼，在实验室内观察一周后使用。

2. 实验条件

实验容器采用玻璃缸或白搪瓷桶，其盛水量以每条鱼 2～3 L 水为宜，水的 pH 为 6.7～8.5，冷水温度为 12℃～18℃，温水温度为 20℃～28℃，水温变化为±2℃。水中溶解氧不能低于 4 mg/L，可用清洁的河水、湖水或放置 3 天以上的自来水。

3. 半数耐受浓度（TLM）的测定

半数耐受浓度（半数存活浓度）测定的试验设计与哺乳动物的 $LD_{50}$ 测定基本相同。先做预试验，确定 100% 致死浓度和不引起死亡的最大浓度，然后以此浓度范围，按 1:(0.65～

0.9)的等比级数确定 5～7 个浓度组,另加一空白对照组,每组 10～20 尾鱼,染毒 48～96 h。染毒开始头 8 h 经常观察,以后可作 24 h、48 h、72 h、96 h 的定期观察,记录中毒反应及死亡时间。死亡鱼立即取出剖检。试验期间保持溶解氧、pH、水温等的稳定。根据 24 h、48 h、96 h 各组鱼的死亡数,按 $LD_{50}$ 计算方法,求出相应时间的 TLM。

斑马鱼(*Danio rerio*)是常见的暖水性观赏鱼,是中国环保部推荐的水质急性毒性试验受试鱼类(GB/T 13266～13267—1991)。它已经被广泛地研究,存在有关这一种类常规发育的信息,也是了解最透彻的脊椎发育模型之一。斑马鱼常年产卵,鱼卵易收集,而且小规模饲养技术简单,而对于斑马鱼胚胎发育过程,也已经有深入的研究。斑马鱼胚胎发育技术具有材料方便易得、操作简单、可重复性好及可靠性较高等优点,与传统的鱼类急性实验相比,成本低,影响因素少,灵敏度更高,因此近年来得到广泛的应用。

斑马鱼胚胎试验已被国际经济与发展组织(OECD)1996 年列入测定单一化学品毒性的标准方法,并制定了详细的操作指南。在此之后,此技术更是得到广泛的发展,从目前发展趋势看,大有取代传统鱼类急性毒性试验的可能。

斑马鱼胚胎技术是利用鱼类胚胎发育初期较高的灵敏度,通过观察鱼受精卵经化学物染毒后的胚胎发育过程,分析评价此化学物的毒性作用方式、特效作用时间、胚胎毒性和致畸性。具有成本低、易操作,特别是可以同时分析多项指标的优点。

(二)甲壳动物实验

1. 水蚤幼虫的准备

蚤类是天然水体中水生食物链的一环,是鱼的重要饵料,它对许多种毒物比鱼类更敏感,国内外已较为广泛作为毒性实验测试生物,并建立了标准实验方法。

水蚤(*Dophnia sp.*)是常用的淡水水质监测的甲壳动物。选用同龄、同性、同一母体的幼体做试验蚤。试验前 3 天,先从池塘捞取水蚤,人工养殖在预先备好的培养液中(马粪培养液、白菜汁、干酵母和马铃薯汁液),并用吸管吸取个体大、性成熟的孤雌性生殖母体,移到内放塑料网的玻璃缸中塑料网(1.5 mm)的上面,加培养液继续培养。初生的幼蚤体小,可通过塑料网落到下层,母体留在塑料网上,以此将幼体与母体分离。24 h 后取出幼体单独培养,再经 48 h 后即可用于试验。

2. 半数耐受浓度的测定

将喂养 48 h 的幼蚤吸至培养皿中,计数,挑选健康的个体供用。与测鱼的 TLM 相似方法做预试验,再设不同剂量组与对照组,每组 10 个水蚤。记录 24 h、48 h 或 96 h 的死亡水蚤数,然后按 $LD_{50}$ 的计算方法求出相应时间的 TLM 值。

(三)藻类急性毒性实验

藻类是一种原植体植物(thallophytes),是水体中的初级生产力。如果某种有害的化学物质进入水体,藻类的生命活动将会受到影响,生物量也会发生改变。通过测定藻类的生物量,可评价有害物质对藻类生长的作用,反映对水体中初级生产营养级的影响以及对整个水生生态系统的可能的综合环境效应。确定藻类生长的指标较多,因而在设计藻类毒性实验时,必须考虑所有相关的环境因素,根据实验目的和实验条件选择测试指标。常用的测试指标有:光密度、细胞数、叶绿素含量及细胞干重,其中细胞数及光密度因应用简便,重复性好,不需昂贵仪器,应用最为普遍,是藻类毒性实验中的最主要的测试指标。

### 三、发光细菌生物毒性试验

从毒性测试的受试生物出发,根据不同生物对水中毒性的不同反应症状,近年来,研究者们提出了多种生物毒性测试方法来监测水中毒性物质对水生生物的毒性,这些方法可归纳为利用细菌和利用水生动植物来监测废水毒性两大类。

细菌用来做毒性评价有以下优点:生物机体小、种群数量大、生长繁殖快、保存简单方便、试验费用低、对环境变化的反应快、生长条件便利,并且同高等动物有着类似的物理化学特性和酶作用过程等,因此特别适合于生物毒性试验。用细菌来评价废水毒性是基于毒性效应对细菌的某些可见特性的作用,如细胞生长、运动性、呼吸速率和生物发光、酶活性变化等等。

自 20 世纪 80 年代以来,国际上一直用海洋发光细菌作为检测用的菌种,我国也一样。其基本原理是:发光细菌在干净水体中发光恒定,当受到污染物影响时,发光受抑制,受抑制的程度与水体中毒物的总体浓度及毒性大小有关,故用发光光度计测定其发光强度,即可评估该水样的毒性。但海洋发光细菌需高盐度的海水环境,所以检测时淡水样品必须添加 NaCl 达到相当于海水的盐度,即浓度为 3%。如此高浓度的 NaCl(约 2 mol/L)加入样品后,会对某些样品的原本性质产生影响,改变其原本的生物效应,使结果发生偏差,这是海洋发光细菌的缺点。华东师范大学研制的淡水发光菌法,采用我国独有的淡水发光菌——青海弧菌,它是目前世界上已知的唯一的一种非致病的淡水发光菌(国外有两种淡水发光菌,但均为致病菌,不宜应用)。使用时,不需要加 NaCl 就可用于检测,这就从根本上避免了海洋发光菌的缺点。

近年生物发光细菌在毒性监测方面已有一定的应用,因为生物发光细菌评价毒性反应快(通常 1 min 左右),易于测试,是一种快速、简便、灵敏、廉价的方法,并与其他水生生物测定的毒性数据有一定的相关性,因此,该方法对有毒废水的评价有重要意义,但某些工业废水对之表现为明显的刺激发光作用,需要与其他毒性测试方法相互补充。

### 四、梨形四膜虫毒性试验

各种生物毒理学试验中,梨形四膜虫(*Tetrahymena pyriformis*)是环境毒理学家最常用的生物模型之一,美国环境保护署甚至建议将其作为水和废水标准参考实验系统。这一生物体之所以如此受重视,是由其自身的一些特性决定的。

(1) 在全世界广泛分布,是一种普遍易得的生物材料,并且其还是在限制性培养基中进行纯培养的第一种原生动物;

(2) 在食物链中处于重要的位置,是能量流和物质流的重要环节;

(3) 当水体有机物负载过重或处于不利条件时,它的个体数目减少;反之,则增加。因而被认为是理想的水体系统遭受破坏的早期警报指示器;

(4) 个体小、繁殖周期短、操作方便、花费少;

(5) 作为代表单细胞生物进化最高形式——纤毛虫的一种,不仅具有绝大多数真核细胞中可见的典型的亚细胞结构,而且同时具备完整生命体所有的诸如纤毛、口器、黏液泡等细胞器,这一点使得以四膜虫为模型的生物实验可以在短时间内同时在细胞层次和生命独立个体层次展开研究。

大量研究已经证明四膜虫是进行药物、有机物、无机物及水污染物毒理学评价的一个方便模型。

### 五、蚯蚓急性毒性实验(*Earthworm*,acute toxicity test)

蚯蚓是土壤中生物量最大的动物类群,它们在土壤生态系统中扮演着极其重要的角色。蚯蚓一生以土壤中草根、树叶等腐败物质为食物,能够通过影响土壤的 pH,对有机物进行物理分解,促进腐殖质形成,通过混合和疏松土壤,改善土壤结构,提高土壤透气、排水和保水能力等,参与土壤的形成过程。同时由于蚯蚓处于陆生生态食物链的底部,对大部分进入土壤的有机污染物都具有富集作用,这些污染物可以通过食物链影响更高级的生物,乃至人类。另外蚯蚓缺少含角质层的外表皮,许多污染物能够直接进入体内,故而蚯蚓比其他土壤动物更为敏感。OECD 早在 1984 年就已将蚯蚓列为用于土壤环境毒理学试验的标准动物。

赤子爱胜蚓(*Eisenia foetida*)是我国分布很广的一种蚯蚓,属于正蚓科,爱胜属,个体较小,一般长 60～130 mm,宽 3～5 mm(成蚓),赤子爱胜蚓是国外进行农药毒性试验常用的品种,与其他蚯蚓相比,它的抗寒性和耐热性较好,具有中等敏感性,因此是人工养殖的常见种,并在国内已普遍养殖。

蚯蚓急性毒性实验一般可分为滤纸接触法毒性实验和人工土壤实验两种。

滤纸接触毒性实验简单易行,一般用于对受试物毒性进行初筛。将蚯蚓与湿润的滤纸上的受试物进行接触,通过测定 24 h 及 48 h 蚯蚓的死亡率,测定土壤中受试物对蚯蚓的潜在影响,并为进一步的毒性实验提供数据基础。

人工土壤实验系统可将蚯蚓置于含不同浓度受试物的人工土壤中,饲养 7 d 和 14 d,观察蚯蚓的死亡率,可以较客观地评价受试物对蚯蚓的急性毒性作用。

### 六、两栖类动物毒性试验

两栖类动物在食物链中具有水陆两栖的独特地位,其生活周期比较复杂,幼体生长速度快,卵、鳃和皮肤具有渗透性,污染物能在其体内富集和放大,这些特性使其成为监测环境污染的前哨物种。水生毒理学研究过去主要集中在鱼类和无脊椎动物,然而一些研究者比较了两栖类动物和其他水生动物后发现,两栖类动物对水体污染物的敏感性比其他动物更高。一般可从以下几个方面判断蝌蚪中毒后的异常表现:进食情况;生长发育状况;死亡率;畸形,如尾弯曲、尾不对称、水肿等;游泳异常,表现为蝌蚪在缸底、上下游泳、侧泳、呈圆周状游泳等。

非洲爪蟾(*Xenopus laevis*)的饲养管理相对简单,一年四季均可人工诱导排卵,产卵量大,一次产卵量在 10 000 个以上,而且其蝌蚪以及成体均生活在水中,可以很容易地吸收水体中外源性激素或其他化学物。作为发育生物学模式生物,非洲爪蟾生长发育、形态发生、生殖生理等多方面的基础知识已有大量的积累。近年来,在毒理学,尤其是生态毒理学中得到越来越多的应用,在环境毒理学(急性毒性试验、蛙胚胎致畸试验、变态试验、微核试验)及环境内分泌干扰物检测等研究中得到越来越多的应用。美国内分泌干扰物筛选与检测顾问委员会(EDSTAC)也建议,在第二阶段的检测试验中将非洲爪蟾作为一种模型动物用于评价内分泌干扰物的繁殖和发育毒性。

### 七、禽、鸟类急性毒性试验

禽鸟是整个生态系统中的一类重要的生物群,污染物进入环境后,不但能直接毒害禽与鸟类,而且可通过食物链在禽鸟体内蓄积。由于家禽是人类的重要食品,这种蓄积构成了对人类健康的潜在危害。因此,在对化学品进行安全性评价时,研究其对禽、鸟类非靶陆生生物的毒性影响及其评价方法十分重要。

供试禽鸟品种有鹌鹑、野鸭、鸽等。鹌鹑是常用的试验生物,是鸡形目中最小的一种。野生鹌鹑原是一种候鸟,分布地区较为广泛。现代饲养的家鹑是由野生的鹌鹑改良选育而成。

试验时首先挑选个大均匀的鹑蛋统一孵化,精心饲养,待生长 30 d 后,挑选平均体重100 g 的健康、无病、活泼的雄鹑和雌鹑作为供试鹌鹑。试验室温度21 ℃±2 ℃,室内通风透光。

实验方法可分为不同浓度受试物的食物喂养法及经口染毒的灌胃法。评价农药对生态环境的影响多采用经口染毒的灌胃法,正式试验前通过预试摸索出剂量与反应关系的最佳浓度范围,按 1.0~1.5 的梯度设计试验的不同剂量组,以平行对照法将溶剂或乳化剂作为相应的对照组。每组受试鹌鹑均为 5 只。试验时将受试物按设计的剂量配成不同浓度,按每 1 mL/100 g 体重给予受试物。对照组也按相同方法处理。染毒后观察鹌鹑中毒症状和死亡情况,试验观察期为 7 d。试验结果按概率单位法求出 $LD_{50}$ 及其 95％可信限。

# 第二节　蓄积毒性实验

## 一、基本概念

低于中毒阈剂量的外来化合物,反复多次地与机体持续接触,经一定时间后使机体出现明显的中毒表现,即称为**蓄积毒性作用**(cumulative toxicity action)。这种蓄积毒性作用,是由于外来化合物进入机体的速度大于自机体消除的速度,而使外来化合物在体内的量不断累积,达到了使机体引起毒性作用的阈剂量所致。

环境污染物在体内的蓄积作用的过程,表现为两个方面:① 环境污染物不断进入机体内,其吸收量大于排出量,使其在体内的量逐渐积累增多,此种量的蓄积称为物质蓄积;② 不断进入机体内的环境污染物,反复作用机体,引起机体一定结构或功能的变化,并逐渐累积加重,最后导致出现损害作用,此种蓄积称为功能蓄积。上述物质蓄积和功能蓄积的划分,实际上仅为相对的概念,因为在物质蓄积的情况下,肯定存在机体一定结构和功能的改变,而功能改变的累积也必须以物质累积为基础,两者同时存在,互为基础,无法严格加以区别。

环境污染物在体内的蓄积作用,是引起亚慢性和慢性毒性作用的基础。因而蓄积毒性作用常常是评估环境污染物毒性作用的指标之一,也是制订其在环境中的卫生标准的重要参考依据。因此,在环境毒理实验中,阐明外来化合物有无蓄积作用及其程度是很有重要意义的。

## 二、试验方法

### (一) 蓄积系数法(cumulative coefficient method)

蓄积系数法是一种常用来评价环境污染物蓄积作用的方法。所谓蓄积系数(cumulative coefficient)是分次给受试物后引起 50％受试动物出现某种毒效应的总剂量(以 $\sum LD_{50(n)}$ 表示)与一次给受试物后引起 50％受试动物出现同一毒效应的剂量(以 $LD_{50(1)}$ 表示)的比值,即

$$\text{蓄积系数}(K) = \frac{\sum \text{LD}_{50(n)}}{\text{LD}_{50(1)}}$$

比值愈小，表示蓄积作用愈强。根据蓄积系数大小，可将环境污染物的蓄积作用强度分为以下几级，见表 5-1。

表 5-1　蓄积作用强度分级

| 蓄积系数($K$) | 蓄积作用强度 |
|---|---|
| $<1$ | 高度蓄积 |
| $1 \sim 3$ | 明显蓄积 |
| $3 \sim 5$ | 中度蓄积 |
| $>5$ | 轻度蓄积 |

测定蓄积系数有下列三种实验方法：

1. 固定剂量每天连续染毒法

一般常选用大、小鼠灌胃或腹腔注射方法进行染毒。先求出 $\text{LD}_{50}$，然后选取相同条件的 40 只（或更多）实验动物，分为两组，一为染毒组，一为对照组，每组至少 20 只，雌雄各半。试验组在 $1/20 \sim 1/5 \text{LD}_{50}$ 的范围内选定一个剂量，每日以固定剂量、定时和相同途径进行染毒，试验期间观察记录每组动物死亡数。当试验组累积发生一半动物死亡即可终止试验。此时，计算累积总接触剂量 $[\text{LD}_{50}(n)]$，根据公式计算 $K$ 值，然后依表 5-1 进行评价。但若接触剂量已累积达到 5 个 $\text{LD}_{50}$ 剂量，也可终止试验，此时计算得出 $K>5$。固定剂量方案试验期为 25～100 天。

2. 剂量定期递增染毒法

试验方案同上，仅是实验开始时染毒组按 $0.1 \text{LD}_{50}$ 剂量给予化学毒物染毒，以 4 天为一期，按一定比例增加染毒剂量。一般来说，在试验的头 4 天，每日给予 $0.1 \text{LD}_{50}$ 剂量染毒，从第五天开始每 4 天一期递增 1.5 倍，即 $0.1 \text{LD}_{50} \times 4$ 天、$0.15 \text{LD}_{50} \times 4$ 天、$0.22 \text{LD}_{50} \times 4$ 天，依此类推。这一方案试验期最长为 28 天。在试验期间，当化学毒物引起动物累积死亡一半时即可终止试验，计算 $K$ 值进行评价。一般来说，在试验第 21 天也可结束试验，因为这之前如果动物没有死亡或死亡数不足一半，说明其累积剂量已达 $5.26 \text{LD}_{50}$，即 $K>5$。使用本方法时要注意染毒期间定期（每 4 天一次）给动物称重，按实测体重，调整化学毒物的染毒绝对量。本方法剂量设计方案见表 5-2。

表 5-2　剂量定期递增染毒法的染毒剂量

| | 剂量($\text{LD}_{50}$) | 每天染毒剂量($\text{LD}_{50}$) | 4 d 染毒剂量($\text{LD}_{50}$) | 累计染毒剂量($\text{LD}_{50}$) |
|---|---|---|---|---|
| 染毒时间序列 | 1～4 d | 0.1 | 0.4 | 0.4 |
| | 5～8 d | 0.15 | 0.60 | 1.00 |
| | 9～12 d | 0.22 | 0.88 | 1.88 |
| | 13～16 d | 0.34 | 1.36 | 3.24 |
| | 17～20 d | 0.50 | 2.00 | 5.24 |
| | 21～24 d | 0.75 | 3.00 | 8.24 |
| | 25～28 d | 1.12 | 4.48 | 12.72 |

### 3. 剂量固定的 20 天蓄积法

该法为我国《农药登记毒理学试验方法》(GB 15670—1995)中关于蓄积毒性试验的方法之一,也是基于蓄积系数的原理而设计的。它通常采用经口灌胃染毒方式,将动物随机分为 5 个组,包括阴性对照组和 $1/20LD_{50}$、$1/10LD_{50}$、$1/5LD_{50}$ 和 $1/2LD_{50}$ 四个剂量组,每组动物数 10 只,雌雄各半。每日染毒一次,连续染毒 20 天。观察每组雌雄合计的死亡动物数量。试验结束时根据下列标准进行评定:① 各剂量组均无死亡,即为蓄积性不明显;② 如仅 $1/2LD_{50}$ 剂量组有死亡,其他组均无死亡,则为弱蓄积性;③ 如 $1/20LD_{50}$ 剂量组无死亡,其他各组间死亡数有剂量反应关系时,则为中等蓄积性;④ 如 $1/20LD_{50}$ 剂量组有死亡,且有剂量反应关系,则为强蓄积性。

### (二)生物半减期法

生物半减期(biological half-life, $T_{1/2}$)法是用毒物动力学原理描述化学毒物在机体内的蓄积作用。$T_{1/2}$ 是指一种外来化合物在体内消除到原有浓度(或量)的一半所需要的时间。因此,生物半减期越长的物质,表示越不易由体内消除,其蓄积作用的可能性就越大。

因测定外来化合物在体内的生物半减期过程较为复杂,所以在实际观测中常常仅以间接测定其在血液、尿液或器官组织中的浓度(或量)降低一半所需的时间,以代表该物质的生物半减期。其方法是机体接触受试物后,在一定间隔时间内分别测定血液或尿液、器官组织中该物质的浓度(或量),依据所得结果按下式求出它的生物半减期。

$$生物半减期(T_{1/2}) = \frac{(t_2 - t_1)\lg 2}{\lg y_1 - \lg y_2}$$

式中:$y_1$ 和 $y_2$ 分别为给受试物后于 $t_1$ 和 $t_2$ 时间测得该物质的浓度或量。

根据测得的生物半减期的长短,可以判定受试物的蓄积作用。生物半减期越长蓄积作用越大,反之则越小。

## 第三节　亚慢性和慢性毒性试验

人类接触环境污染物时,通常接触水平低于急性中毒剂量。为了得到更接近实际情况的毒作用资料,需进行亚慢性和慢性毒性试验。

### 一、亚慢性毒性试验(subchronic toxicity test)

亚慢性毒性试验是在相当于动物生命的 $1/30 \sim 1/20$ 时间内使动物每日或反复多次接触受试物的毒性试验。其目的是为进一步确定受试物的主要毒作用、靶器官和最大无作用量或中毒阈剂量作出初步估计。通过亚慢性试验可为慢性试验观察指标以及实验设计提供参考。

### (一)试验动物及分组

亚慢性试验中试验动物的种属和品系,应当是急性毒性试验证明的对受试物敏感的动物种属和品系,同时还应考虑与慢性毒作用试验中预计使用的动物种属和品系相同。一般要求选择两种试验动物,啮齿类和非啮齿类各一种,以便于更全面地了解受试物的毒效应。

实验时选用健康、年幼的动物,小鼠体重为 14～17 g,大鼠体重 50～80 g,家兔和猫体重 1～2 kg,狗体重 5～8 kg。各试验组动物体重均值应相近,各动物体重不应超过组平均体重的±20％。大鼠各组不少于 20 只;家兔、猫、狗等较大动物,每组不应少于 4～6 只,雌雄各半。至少设 3 个剂量组和 1 个对照组。

（二）染毒剂量及实验期限

适宜的剂量为高剂量组能引起明显中毒反应,但不引起很多动物死亡;低剂量组不引起任何中毒反应;介于两者之间的为中间剂量组。另设一组对照组。一般用 $LD_{50}$（$LC_{50}$）的 $1/80$～$1/50$ 作为亚慢性试验剂量。实验期限随实验目的和要求或动物不同而异,大鼠可 90 d,较大的动物可 4～6 月。

（三）染毒途径

亚慢性毒性试验中接触外来化合物的途径,主要应尽量模拟人类在环境中实际接触的方式或途径,此外还应与预期进行慢性毒作用试验的接触途径相一致。亚慢性试验中动物接触外来化合物的途径,主要是经胃肠道（经口）、呼吸道及皮肤接触。

（四）观察指标

1. 一般综合指标

观察动物的一般活动、症状和死亡情况,每周称重一次,记录饲料或饮水量,计算生长率（各组每周摄入食量与体重增加量之比）,并计算脏器湿重与单位体重的比值（脏器系数）。

2. 血液及生化检验

主要指血液学检查和肝、肾功能的检验。常规项目包括血红蛋白、红细胞数、白细胞数、血小板数、谷丙转氨酶、谷草转氨酶、血清尿素氮等。

3. 病理组织学检查

在外来化合物的亚慢性毒作用试验中应重视病理组织学检查,必要时还可进行组织化学和电镜检查。实验过程中解剖死亡或濒死动物。实验结束时,处死所有动物进行尸检。如未见明显病变,可将高剂量组和对照组的主要脏器进行病理学检查,发现病变后再对较低剂量相应器官组织进行检查。特别要注意肝、肾、睾丸等器官。

（五）实验评价

由实验结果可确定受试物的主要作用、靶器官和最大无作用水平及中毒阈剂量作出初步估计,并为进一步开展慢性毒性试验提供依据。

## 二、慢性毒性试验（chronic toxicity test）

**慢性毒性试验**是指以低剂量外来化合物,长期与试验动物接触,观察其对试验动物所产生的生物学效应的实验。通过慢性毒性试验,可确定最大无作用剂量,为制订人体每日允许摄入量（allowable daily intake,ADI）提供毒理学依据。

（一）试验动物及分组

试验动物的年龄应低于亚慢性试验,选用初断乳的动物,如小鼠出生后三周之内,体重

10~12 g;大鼠出生后 3~4 周,体重 50~70 g 为宜。试验动物的性别一般要求雌雄各半。设 3~4 个剂量组和 1 个对照组,其他要求同亚慢性实验。

（二）染毒剂量和实验期限

高剂量组应引起明显的毒性反应,低剂量组应不引起毒性作用,在此两组中间再设1~2个剂量组,可根据亚慢性毒性实验资料,取其最低中毒剂量的 1/10、1/20 及 1/50(或 $LD_{50}$ 的 1/1 000~1/20 中取 3~4 个剂量)作为慢性实验剂量。实验期限 6~12 个月,如包括致癌实验应 18~24 个月。

（三）染毒途径

同亚慢性毒性实验。

（四）观察指标

基本同亚慢性实验。

此外,另作如下要求:

(1) 在实验的头 3 个月,每周称体重一次;4~6 个月期间,每两周称体重一次;以后每 4 周称重一次。

(2) 每 2 个月进行一次血液学及其他生化指标的测定。一般可从各组每种性别中任取 6~10 只进行测定。

(3) 对病理检查作半定量的评定,即将剖检及组织学检查除加以详细描述外,还需根据病变程度加以分级评分(见表 5-3)。

表 5-3　病理形态改变分数评分表

| 分级评分 | 符号 | 病理形态变化 | | 正常结构及成分的改变 | |
|---|---|---|---|---|---|
| | | 分级 | 数量描述 | 增加的变化 | 减少的变化 |
| 0 | 0 | 无异常发现* | 无异常发现 | 正常* | 正常* |
| ± | ? | 可疑 | 可疑 | 可疑 | 可疑 |
| + | 1 | 轻度 | 少量 | 轻度 | 轻度 |
| ++ | 2 | 中度 | 较多 | 中度 | 中度 |
| +++ | 3 | 重度 | 极多 | 重度 | 重度 |

注:*"无异常发现"及"正常"是指与对照组动物"正常"情况所见相同。

（五）实验评价

通过慢性毒性试验所获得的结果,对受试物在低剂量长时间接触机体时所引起的毒性作用有更深入了解,可依据敏感观察指标出现异常的最小阈剂量,找出该受试物慢性毒作用的最大无作用剂量,为受试物能否应用或为制订在环境中卫生标准,提供最重要的参考依据。由于试验是在受试动物生命期的绝大部分时间进行,其间通过对动物的一般观察及其对各脏器的病理学检查,对受试物的致癌性评定亦可提供一个有参考价值的依据。

# 第四节　致突变试验

## 一、基本概念

### (一)致突变作用

#### 1. 基因突变

基因突变是 DNA 在分子水平上发生碱基对组成或排列顺序的改变,此种突变只限于染色体内特定的位点,故又称点突变(point mutation)。基因突变主要有两种类型,即碱基置换(base-pair substitution)和移码突变(frameshift mutation)。如图 5-1 所示。

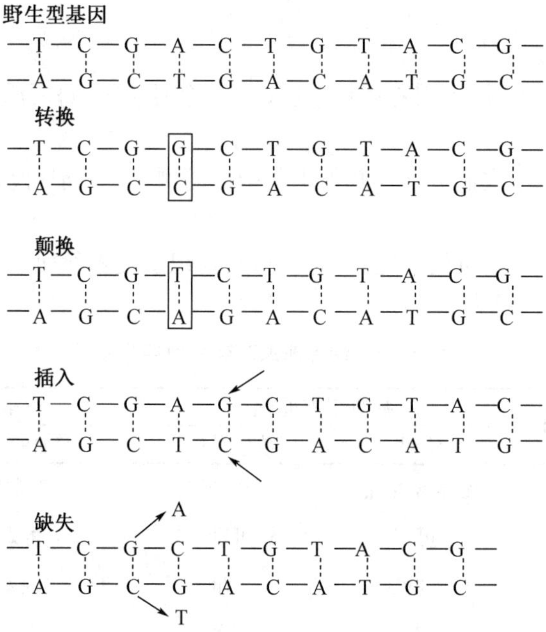

野生型基因

```
—T—C—G—A—C—T—G—T—A—C—G—
 |   |   |   |   |   |   |   |   |   |   |
—A—G—C—T—G—A—C—A—T—G—C—
```

转换

```
—T—C—G—[G]—C—T—G—T—A—C—G—
 |   |   |   |   |   |   |   |   |   |   |
—A—G—C—[C]—G—A—C—A—T—G—C—
```

颠换

```
—T—C—G—[T]—C—T—G—T—A—C—G—
 |   |   |   |   |   |   |   |   |   |   |
—A—G—C—[A]—G—A—C—A—T—G—C—
```

插入

```
—T—C—G—A—G—C—T—G—T—A—C—
 |   |   |   |   |   |   |   |   |   |   |
—A—G—C—T—C—G—A—C—A—T—G—
```

缺失

```
                 A
—T—C—G—C—T—G—T—A—C—G—
 |   |   |   |   |   |   |   |   |   |
—A—G—C—G—A—C—A—T—G—C—
                 T
```

A—腺嘌呤;G—鸟嘌呤;T—胸腺嘧啶;C—胞嘧啶。

**图 5-1　基因突变的类型**

#### (1) 碱基置换

碱基置换是 DNA 多核苷酸链上某个碱基对(如 G：C)为另一个碱基对(如 A：T)所取代,引起错误配对(mispairing)。碱基置换又有转换(transition)和颠换(transversion)两种不同形式:

① 转换　指 DNA 的多核苷酸链上同类碱基之间的取代,即一个嘧啶为另一个嘧啶所取代,或一个嘌呤为另一个嘌呤所取代,例如:

$$A：T \leftrightarrow G：C$$

② 颠换　指不同类碱基之间的取代,即一个嘌呤为另一个嘧啶所取代,或一个嘧啶为另一个嘌呤所取代,例如:

$$A：T \leftrightarrow C \vdots G$$
$$\updownarrow \qquad \updownarrow$$
$$T：A \leftrightarrow G \vdots C$$

（2）移码突变

由于某些化学致突变物的作用使 DNA 碱基序列中,插入或缺失一对或几对(除了三对)碱基而引起密码编组的变动,按照三联密码连续阅读的原则,就出现损伤部位以后的整个遗传密码顺序完全改变,细胞即可出现突变。

2. 染色体畸变

当细胞中的染色体受到化学致突变物作用后,发生了较严重的损伤或破坏,以致出现了可用显微镜直接观察到的结构和数目的改变,称为染色体畸变。

（1）染色体结构异常

染色体在致突变物作用下,DNA 结构的完整性遭到破坏,发生染色体断裂,断段可发生重接或互换,也可呈游离状态,形成多种类型的结构畸变。凡能诱发染色体断裂的物质称为断裂剂(clastogen)。在断裂剂的作用下可能发生染色体断裂或染色单体断裂,故染色体结构异常又可分为染色体型畸变(chromosome typeaberration)和染色单体型畸变(chromatid typeaberration)。

① 染色体型畸变　即在染色体两条单体的同一位点上受到损伤后发生的结构异常。

裂隙(gap)　染色体的两条单体上同一位点受损伤后所形成的无着色区,是一种非染色质损伤,其分开了的节段仍保持着线性关系,染色体并未出现断裂,现已认为此类改变不应作为染色体畸变类型。

断裂(break)　染色体的两条单体在同一位点上发生断裂而又未发生重接时,可产生一个无着丝点断片(acentric fragment)和一个异常的带着丝点染色体,断片离开原位,和异常染色体无线性关系。

缺失(deletion)　染色体断裂后,由于断片的丢失而失去了部分染色质及其携带的遗传信息所引起的结构变化。

倒位(inversion)　当一染色体同时发生两处断裂,如果其中间断片发生 180°倒转后,又重新接到染色体原来的两个断端上,造成染色体内部遗传物质的重新排列,称倒位。倒位可发生在臂内,称臂内倒位(paracentric inversion)。若倒位节段包括两臂,且其中含有着丝点,称臂间倒位(pericentric inversion)。

易位(transloeation)　两条非同源染色体同时发生断裂,然后互相交换断片,又重新与断裂节段相接而引起的结构变化,称易位。

重排(rearrangement)　多个染色体发生断裂后的相互交换重接所形成的异常易位,称染色体复合易位或重排。

重复(duplication)　同一条染色体上增加了一个重复片段,即多了一个或几个重复基因组所引起的结构变化,是一染色体断片接到另一同源染色体的结果。

插入(insertion)　当一个染色体发生三处断裂的重接时,一个染色体臂内发生两处断裂所形成的断片,插入另一臂断裂处,称插入。

② 染色单体型畸变　染色单体型畸变的基本表现形式同染色体型畸变,其发生的原因也是断裂和重接,只是仅累及一个染色体中一个单体的改变。例如染色单体的裂隙、断裂和

缺失,是指一条染色体中一个单体发生相应的结构改变。又如姊妹染色单体交换(sister chromatid exchange,SCE)是指一条染色体中两个单体间易位的结果。

(2) 染色体数目异常

各种生物的染色体都有一定的数目,例如在正常情况下,哺乳动物的体细胞都具有两套完整的染色体组,其染色体数目为 2n,称为二倍体(diploid),而生殖细胞只有一套完整的染色体组,其染色体数目为 n,称为单倍体(haploid),不同种属的动物,其染色体数目不同。

染色体数目的异常变化可能是整组的变化,也可能是非整组的单个或多个的增减。通常是以二倍体细胞为标准进行命名的。常染色体组整倍改变时,称为整倍体(euploid)。例如染色体数目为 3n 或 4n 时,就相应称为三倍体(triploid)或四倍体(tetraploid)。三倍体以上又称为多倍体(polyploid)。当染色体数量发生非整倍的增减,即形成非整倍体(aneuploid)。如染色体数目为 2n+1、2n+2 或 2n-1、2n-2 时,就相应称为三体(trisome)、四体(tetrasome)或单体(monosome)、缺体(nullisome)。

(二) 致突变作用后果

化学致突变物对人类健康的影响,与其所作用的靶细胞有关。当体细胞发生突变时,只影响接触致突变物的个体,可引起各种病变,如肿瘤、畸胎、高血压,还可能与动脉硬化、细胞老化有关,但不影响下一代。当生殖细胞发生突变时,则可影响后代,引起显性致死、生育能力障碍或遗传性疾病(包括先天性畸形),还可影响人类基因库(gene pool),增加遗传负荷(genetic load)。图 5-2 表示体细胞和生殖细胞发生突变的可能后果。

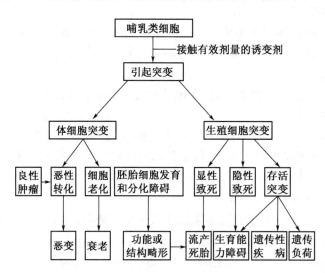

图 5-2 哺乳动物致突变的后果示意图

1. 体细胞突变

体细胞突变(somatic mutation)令人最关心的是致癌问题。现已认识到致突变与致癌之间存在着显著的相关关系。癌症的体细胞突变学说已为很多实验研究所支持。许多癌症与 DNA 修复缺陷和染色体畸变有密切关系。肿瘤是由各个转化细胞的克隆引起的,最近对癌基因(oncogene)的研究为突变与癌症的关系提供了更直接的支持。细胞基因组内某些基因的突变与细胞的恶性转化有关,这些基因称为原癌基因,原癌基因突变形成癌基因可导致细胞的恶性转化。除癌基因外,显性或隐性突变基因也能引起癌症,如视网膜细胞瘤和肾胚胎瘤。非整倍体和有丝分裂重组能引起这些隐性基因表达而致癌。

现有研究表明致突变和致畸之间也有较好的相关性,Wilson曾提出化学物致畸的九种机理中,诸如基因突变、染色体畸变、有丝分裂受阻、核酸结构和功能改变以及酶抑制等,都可由致突变化学物引发。化学物质作用于胚胎细胞引起突变,可导致胎儿发育异常、功能障碍和结构畸形。

2. 生殖细胞突变

化学物质引起生殖细胞突变(germinal mutation)的类型和性质与体细胞突变大致相同,但其后果不同,可传至后代。按突变不同的表达类型,可导致不同的后果。

(1) 显性致死突变

它在生殖细胞合子阶段或胚胎发育的早期即行表达,其结果是突变的细胞不能与异性细胞结合,或即使结合,合子也在发育成为成熟胎儿前死亡。因其发生在子代为显性,故称为显性致死突变。它对基因库的影响很小,并可自行消失。

(2) 隐性致死突变

它是指子代从亲代那里各得一个隐性突变基因,成为可表达的纯合子而引起生殖障碍或死亡的事件,一般说来由环境化学物诱导这类突变的频率较低。

(3) 存活突变

显性或隐性(纯合子)存活突变如不引起胚胎死亡,则可能在后代表达,并可存活到成年,可导致前述各种可遗传危害。隐性存活突变,常以突变基因的杂合子传给后代,由于不表达,难以识别,但从对基因库的遗传负荷影响来说,值得特别关注。

**二、致突变试验环境样品的采集和前处理**

环境样品的处理方法有多种,不同处理获取的化学成分必然不完全相同,遗传毒性检测的结果也不尽相同。因此,合理的样品前处理方法是有效遗传毒性检测的必要前提。故国家环保部依据国内外文献,特别是美国1986年颁布的《用于诱变检测的环境样品及废弃物样品制备准则》,于1992年首先制定出《有机污染物遗传毒性检测的环境样品前处理规范》,并以国家标准的形式颁布,日后还将建立其他污染物的相应规范。目的是制定污染物有机组分遗传毒性检测时环境样品前处理的技术要求,保证将检测结果的偏差减到最小,使实验室的检查结果具可比性,从而为具诱变性、致癌性、致畸性有机污染物的管理与控制提供科学的依据。

(一) 大气可吸入颗粒物样品前处理

人类的生产及生活活动产生并向大气释放了大量化学物质。这些化学物质包括大量已被证明对人类有遗传毒性的物质,如大气中常可检出的醛、脂肪胺、芳香胺、烯烃、石棉、氮杂环、苯衍生物、环氧化物、卤代烷、卤代烯、长链脂肪酸、乙醇、烃类、醚类、金属及其化合物、亚硝胺、硝基芳烃、氮氧化物、臭氧、硫氧化物、多环芳烃等。许多监测结果表明,不少污染严重的城市大气中某些遗传毒性物质的含量已达到或超过可对人造成健康损害的水平。从而引起各国政府及公众对控制大气的遗传毒性物质污染的极度关注。显然,大气中遗传毒性物质的检测是有效控制其健康危害的必要前提。

大气中的有机物有 300 多种，在遗传毒性检测中占有很重要的地位。这些有机物以气态、半气态或附着在颗粒物上的形式存在于大气中。进行遗传毒性检测时，它们的前处理方法是不同的。目前关于样品前处理方法的报道很多，颗粒物上附着的有机物的前处理方法相对较成熟。

大气可吸入颗粒物样品前处理的主要程序是以大气可吸入颗粒物采样法采集一定量的样品，以适当的有机溶剂将附着在可吸入颗粒物上的污染物有机组分通过超声提取法或索氏提取法提取出来，再将提取液通过适当的蒸发方法浓缩、蒸干，并使提取物溶于遗传毒性检测所用的溶剂中。

（二）地面水及废水样品前处理

许多水样，特别是地面水的有机物含量极低，通常都低于遗传毒性物质的检测限，因而无法以水样直接进行检测。水样需经过一定程序的样品前处理，主要是有机物的浓缩及分离，才有可能进行生物检测。因而地面水及废水样品前处理方法的建立是有机污染物遗传毒性检测结果可靠性与科学性的保障。

从化学分析角度说，水中有机污染物基本上可分为两大类：一类是水溶性低、挥发性强的有机物；另一类是水溶性相对高而挥发性低的物质，即非挥发性有机物。这两类物质的前处理方法是不同的。前者采用低温截留器采集，撞击式采集器的溶剂吸收或固体基质吸附；而后者目前主要是用有机溶剂提取。

（三）土壤及沉积物样品前处理

土壤的化学污染主要是生活污水及工业污水的排放和灌溉、工业废渣的堆积、农药的施用及大气污染物的沉降造成的，因而污水及大气中存在的所有遗传毒性物质都可以迁移到土壤及沉积物中。土壤中的污染物可通过淋溶至地下水和地面水或挥发、随尘土飘浮至大气而直接被人体摄入，也可通过进入植物、动物体，即进入食物链的间接方式被人体摄入。因此，控制与防止土壤及沉积物的化学污染，特别是遗传毒性物质污染是十分重要的，显然，土壤中污染物的遗传毒性检测是不可缺少的。

土壤及沉积物中污染物种类繁多，从中提取有机组分进行遗传毒性检测是个复杂的技术问题，也是生物检测的必备程序。这方面的研究开始得比较晚，而且有关的早期研究仅涉及腐殖酸的提取，后来才又有了提取烃类及芳烃类的报道。用于土壤和沉积物诱变性检测的样品有机物提取方法是 1980 年以后才开始研究的。

土壤及沉积物样品的储存样品应尽量避免日光、潮湿、高温和酸碱气体等的影响。土壤及沉积物样品中提取有机物的基本程序是将一定量的土壤或沉积物样品压碎、选样，用有机溶剂将有机物提取出来，经浓缩、蒸干后将所得有机物再溶于遗传毒性检测所需的溶剂中。

（四）动植物样品前处理

随着现代工农业的飞速发展，"三废"大量排放，农药和化肥使用量迅速增加，使大气、水体、土壤受到污染，而动植物从这些环境要素中摄取营养物质和水分的同时，也摄入了污染物质，并在体内蓄积，使之受到不同程度的污染，因此将动植物体内的遗传物质提取物进行遗传毒理学检测可评价环境遗传危险度。在进行遗传毒理学检测前必须对样品进行前处理。

1. 植物样品的前处理

先将洗净的植物鲜样尽快放在干燥通风处风干,将风干或烘干的样品去除灰尘、杂物、用剪刀剪碎,再用磨碎机磨碎。将粉碎好的样品过筛(一般要求通过 1 mm 筛孔即可)。将制备好的样品用滤纸包紧,置于索氏提取器内,用苯-甲醇(4∶1)等适宜的溶剂进行提取,再将提取液用 K-D 浓缩器进行浓缩,并于 40℃水浴条件下用平稳氮气流将浓缩过的提取液吹干。加入适量(1 mL 左右)DMSO 或遗传毒性检测所需的其他溶剂使萃取物溶解,并稀释至适当浓度以备进行遗传毒理学检测。提取液应于－20℃避光保存,并应在提取之日起的 3 周内进行检测。

2. 动物样品的前处理

将采来的样品洗净,鱼贝类剥去贝壳或鳞,将肉、某些脏器或部位的组织混匀捣碎,称取一定量样品并加等量的分析纯无水硫酸钠,研磨混匀放置 1 h 以上,用预先以提取剂(乙醚)处理好的滤纸将其包裹,放入索氏提取器内,用乙醚连续抽提 8 h,用 K-D 浓缩器浓缩法对提取物进行浓缩,于 40℃水浴条件下用平稳氮气流将浓缩过的提取液吹干,定容于二甲基亚砜中供使用。

### 三、常用的致突变试验方法

致突变试验是为了确定某种外来化合物(或环境污染物)对生物体是否具有致突变作用所进行的试验。致突变试验方法根据终点反应不同,可区分为基因点突变试验、染色体畸变试验和 DNA 损伤试验等。这些试验有的在体外进行,有的在体内进行,所使用的生物系统包括微生物(细菌、真菌等)、哺乳动物的细胞、昆虫乃至哺乳动物或植物等。

（一）体外基因突变试验(in vitro gene mutation test)

1. 鼠伤寒沙门氏菌/哺乳动物微粒体酶试验法(Ames 实验)

它是一种利用微生物进行基因突变的体外致突变试验法。其基本原理是利用一种突变型微生物菌株与被检化学物质接触,如该化学物具有致突变性,则可使突变性微生物发生回复突变(reverse mutation),重新成为野生型微生物。

$$野生型微生物 \underset{\text{回复突变}}{\overset{\text{正向突变}}{\rightleftharpoons}} 突变型微生物 \atop (营养缺陷型微生物)$$

因野生型具有合成组氨酸的能力,可在低营养的培养基(即不含或少含组氨酸的培养基)上生长,而突变型不具合成组氨酸的能力,故不能在低营养的培养基上生长,据此来检定受试物是否具有致突变作用。

为使受试物在体外测试管受到同活体类似的代谢活化作用,在试验中采用了将哺乳动物的肝细胞微粒体及受氢系统一并加入培养基中,进一步提高了试验方法的灵敏度。

研究报道,利用本法检测已知致癌物的结果,与对动物致癌性相符率较高(约 90%),假阳性和假阴性较低(约 10%),一般于 48 h 可得出结果,费用亦低,因而是检测受试物致突变作用较为简便的筛检方法。但本试验亦有不足的方面,如微生物的遗传信息(genetic information)仅为哺乳动物的 1/6;微生物的 DNA 修复系统没有哺乳动物复杂而精巧;微生物无免疫功能,而哺乳动物则具有复杂的免疫监视机能。此外,少数不在肝脏中进行代谢转化的外来化合物,本法不能检出其突变性,如苏铁素。诚然,尽管 Ames 试验存在上述的不足之处,但由于它具有简便、灵敏、快速、费用低等优点,目前在致突变试验中仍占有重要地位。

2. 哺乳动物体细胞株突变试验

基因点突变试验除采用微生物外,还可利用哺乳动物突变细胞株发生回复突变,借助其生化方面的特殊改变,从而确定受试物是否具有致突变性。

常用的细胞株有中国地鼠肺细胞 $V_{79}$、中国地鼠卵巢细胞株(CHO 细胞株)以及小鼠淋巴瘤 $L_{5178}Y$ 细胞株。

$V_{79}$ 细胞株和 CHO 细胞株都类似成纤维细胞,其特点是缺乏利用嘌呤碱的一种酶,即次黄嘌呤鸟嘌呤磷酸核糖基转移酶(HGPRT)。如果在培养基中加入某些嘌呤碱类似物,如6-巯基嘌呤(MP)、6-硫代鸟嘌呤(TG)及8-氮杂鸟嘌呤(AG),这些化合物对正常细胞具有一定毒性。由于正常细胞具有能利用嘌呤碱的酶,所以能利用这些细胞毒性物质,致使正常细胞(即未经突变细胞)在此种中毒情况下不能生长。这是因为 TG 和 AG 只是在化学结构上类似嘌呤,实际上并不具有嘌呤碱的生理功能。当细胞合成 DNA 时利用了它们,由于细胞得不到所需的真正嘌呤碱,以致不能生长。但是,突变型细胞由于缺乏利用嘌呤碱的酶,所以加入这些具有毒性的嘌呤碱类似物后不受影响,在培养基上生长良好。

如果突变型细胞接触了致突变物,即可又发生一次突变(回复突变)成为正常细胞,此时又具有了利用嘌呤碱的酶,因此能像正常细胞一样利用具有毒性的嘌呤碱类似物以致中毒不能在培养基上生长。借此可以确定突变细胞株是否发生了回复突变,因而可确定受试物是否具有致突变性。

由于 $V_{79}$ 细胞株和 CHO 细胞株均为突变细胞株,对鸟嘌呤的 $O_6$ 烷基化后修复能力较差,所以对化学致突变物更为敏感。但成纤维细胞株除能对多环芳烃类进行代谢活化外,对其他化学致癌物缺乏代谢活化能力,因此,往往需要加入外源性活化系统,例如微粒体酶或 $S_9$ 等。

小鼠淋巴瘤 $L_{5178}Y$ 突变细胞株特点是缺乏胸苷激酶(TK),如在培养基中加入具有细胞毒性的 5-溴脱氧尿苷,仍能生长。但此种突变细胞株与致突变物接触并发生回复突变后,即转变成为正常细胞,又可恢复利用 5-溴脱氧尿苷的能力,致使细胞中毒,在培养基上不能生长。所以小鼠淋巴瘤 $L_{5178}Y$ 突变细胞株也可用来检测受试物是否具有致突变作用。

(二) 细胞遗传学试验(cytogenetics test)

1. 染色体畸变试验(chromosome aberration assay)

染色体畸变试验是利用光学显微镜直接观察生物体细胞在受致突变物作用后,染色体发生数目和结构改变的情况。染色体畸变分析可在体细胞进行,亦可在生殖细胞进行。这类试验可在体外亦可在体内进行。

体外染色体畸变试验多以中国地鼠卵巢细胞作为检测细胞。该细胞分裂速度快、数目适中、形态清晰,是国际上较通用的细胞株。其次,短期体外培养人类外周血,检测人类淋巴细胞也是一种简便可行的方法。

体内染色体畸变试验即是在给予受试物后,观察骨髓细胞及其他组织(胸腺、脾、精原细胞)内染色体畸变率的变化。一些经代谢激活后,对细菌有致突变性的化合物,多数亦能在大鼠、小鼠、地鼠及人骨髓细胞中诱发染色体畸变。

（1）试验方法

① 体外培养哺乳动物细胞或人类淋巴细胞的染色体畸变分析

哺乳动物细胞主要是中国地鼠卵巢细胞或人类外周血淋巴细胞，在配好的细胞培养液（如 DMEM、RPM、1640 或 199 等任一种培养液）中，37℃培养箱内培养，CHO 细胞一般培养 24 h，人类淋巴细胞为 72 h，受试物在细胞培养的同时加入。在收获前 2 h，向培养液加入秋水仙碱作为中期分裂阻断剂，使大量分裂细胞同步于分裂中期相。然后将细胞培养液离心得到细胞沉淀，经低渗处理、固定、制片和染色，最后镜检有无染色体畸变。观察计数各种类型畸变，如断裂、缺失、易位、环状及多处断裂等百分率。

② 大鼠或小鼠骨髓细胞体内染色体畸变分析

本法为体内试验法。试验动物为出生 8～15 周左右的健康大鼠或小鼠。一般采取灌胃或腹腔注射方式给予受试物。急性试验时间隔 24 h 染毒二次；亚急性试验则为每日一次，共 5～7 次；亚慢性试验则为每日一次，共三个月。染毒剂量为 1/2 $LD_{50}$、1/5 $LD_{50}$、1/10 $LD_{50}$ 和 1/20 $LD_{50}$，另设阳性对照和阴性对照。每组 5 只动物。最后一次给予受试物后 6 h 处死动物，在处死前 3 h 腹腔注射 2～4 mg/kg 体重的秋水仙素。动物处死后取股骨或胸骨抽取骨髓细胞，然后按常规制片、染色并进行染色体分析。

（2）结果评定

评定试验结果最基本的要点，是要确定受试物及其代谢物是否能诱导产生染色体大损伤或染色体数目改变，要确定有这些改变的细胞是否能存活一个细胞分裂周期以上。本试验所测出的畸变均由于染色体断裂后不能修复或修复不当所致。可以预见，许多有过断裂或断裂后再结合的染色体的细胞，经过第一次分裂后会死亡（即不能再分裂）而消失。所以凡经过第一次分裂而存活的细胞，基本上都有所谓"平衡性损伤"，但测定这类损伤需借助其他方法。对一些具有小缺失或相互易位的畸变，因其可能长期存在而比大缺失有更大的危险性，应予重视。裂隙除特别严重外，一般不计算在损伤之内，但应另行记录。开放性断裂或断裂修复后表现为易位、多射体、环、多着丝粒者均应作为遗传性损伤，因为它们代表多处断裂并可能造成稳定的形态学改变，对每一细胞的畸变数进行分析很有意义。应注意有些化学物只作用于细胞分裂某一周期，故试验时要注意收获的时间。

2. 微核试验（micronucleus test）

微核是由染色单体或染色体的无着丝点断片或因纺锤体受伤而失去的整个染色体，在分裂后期，仍留在细胞质中，或因核膜受损后核物质向外突出延伸形成，成为一个或几个规则的圆形或椭圆形小体，其嗜染性与细胞核相似，比主核小，故称微核。一切进行分裂的细胞，在染色体断裂剂作用下，均能产生微核，因此可用微核率的变化来检测诱变物。由于测定方法比较简便、快速、可靠，近年来，该法已作为化学致突变试验中的一种常用筛检方法。

（1）动物体内细胞微核率检测试验

① 骨髓嗜多染红细胞微核试验（micronucleus test of polychromatic erythocyte in the bone marrow）

试验分组及染毒方式见染色畸变分析。动物以颈椎脱臼处死后，取股骨，用小牛血清将骨髓细胞冲洗入离心管，离心，弃去上清液，留少量血清悬浮细胞后进行涂片、甲醇固定、Giemsa 染色后进行观察。每只动物观察计数 1 000 个嗜多染红细胞，求出有微核的嗜多染红细胞出现的频率(MNPCE‰)。

② 外周血淋巴细胞微核试验(micronucleus test of peripheral blood lymphocytes)

在盛有 1.5 mL Tris-NH₄Cl 缓冲液的离心管中,滴入外周血(人或动物)2～3 滴,混匀后置于 37℃保温 5 min,使红细胞溶解。取出加固定液 5 滴,混匀后离心,弃上清液,于沉淀物中再加 5 mL 固定液,放置 10 min 后离心。弃上清液,取沉淀物涂片,染色后观察。

(2) 细胞培养微核试验(micronucleus test of cell culture)

用细胞培养方法进行微核试验,是将受试物直接作用于靶细胞,同其他体外试验一样,能较准确地控制作用浓度和时间,简单、快速。常用细胞是人淋巴细胞、中国地鼠卵巢或肺成纤维细胞。试验程序与染色体检测相似,但不加秋水仙碱,其他步骤与体内微核试验相同。

(三) 体内基因突变试验(in vivo gene mutation test)

1. 显性致死突变试验(dominant lethal mutation test)

本试验是检测外来化合物对动物生殖细胞染色体的致突变作用。与骨髓细胞染色体畸变分析不同之处在于前者观察体细胞染色体本身的结构和数目的变化,而本试验系观察胎鼠的成活情况。因为哺乳动物生殖细胞染色体发生突变时(染色体断裂或重组),往往不能与异性生殖细胞结合,或使受精卵在着床前死亡和胚胎早期死亡。

显性致死突变试验多使雄性大鼠或小鼠先接触受试物。根据染毒期限不同,可分为急性、亚急性和慢性。给予受试物的途径尽量与人接触的途径相一致。最后一次染毒当天的雄鼠与未交配过的非染毒雌鼠按 1 雄 2 雌每周同笼 5 天,小鼠 5～6 周,大鼠 8～12 周,每周更换一批雌鼠,查出阴栓之日为妊娠第 0 d,将雌鼠在受孕后第 12～14 d 剖腹取出子宫,检查活胎数、早期死亡胚胎数、晚期死亡胚胎数,并计算下列各项指标:

$$平均受孕率 = \frac{受孕母鼠总数}{同笼母鼠总数} \times 100\%$$

$$平均着床数 = \frac{总着床数(早死、迟死、吸收、活胎数)}{受孕母鼠总数}$$

$$平均活胎率 = \frac{活胎总数}{受孕母鼠总数} \times 100\%$$

$$着床前死率 = \frac{黄体数 - 着床数}{黄体数} \times 100\%$$

$$死胎率 = \frac{死胎数(早死、迟死)}{着床数} \times 100\%$$

$$平均早死数 = \frac{早死胎总数}{受孕母鼠总数}$$

阳性:平均活胎数显著减少,平均死胎数显著增加,有一个或多个死胎的孕鼠率增加。

$$有一个以上死胎的孕鼠率 = \frac{有一个以上的死胎(早、迟死)孕鼠数}{受孕母鼠总数}$$

阴性:最高剂量组的剂量为最大耐受量,染毒组数(2～3 组)及交配的方法符合要求,每组每周供分析的孕鼠数不少于 20 只,阳性对照结果一定是阳性。

本法只能反映雄性动物生殖细胞染色体畸变。如整个试验过程中受孕率低于 30％～40％,结果不正确,需重做。本方法由于干扰因素多,灵敏性不够高,不能作为一种危险度评价的方法,只能用来确证体外试验或其他试验系统获得的阳性结果,阐明化学物能否到达性腺组织产生遗传效应。

2. 果蝇伴性隐性致死试验（sex-linked recessive lethal test in Drosophila mela-nogaster，SLRL）

果蝇的性染色体和人类一样，雌蝇有一对 X 染色体，雄蝇则为 XY。伴性隐性致死突变试验的遗传学原理，在于致突变物可变在雄性果蝇配子 X 染色体上诱导隐性致死突变。将经处理的雄蝇与未经处理的雌蝇(X 染色体上常有易鉴别的表型标记，以区别父本或母本的 X 染色体)交配，此时产生的子₁代(F₁)雄蝇带有来自父本的具致死突变的 X 染色体。但由于此种致死突变为隐性，所以 F₁ 雌蝇仍然能正常生长、发育、生殖。若将此类雌蝇 F₁ 与子₁代雄蝇交配，则将有半数雄合子是含有经受试物处理的雄蝇(P₁)的 X 染色体。此时 X 染色体上隐性致死基因得以表现，引起此雄蝇死亡(图 5-3)。

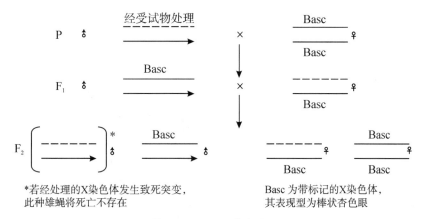

**图 5-3　SLRL 试验原理**

（1）实验方法

试验用野生型雄蝇(圆形、红色眼)和"Basc"雌蝇(棒形、杏色眼)。采用 3～4 天龄雄蝇和处女雌蝇，每组 60～100 只。雄雌可经饲喂或吸入染毒。以雄蝇的半数致死浓度及生育力试验结果设计各剂量染毒组。按设计交配程序，染毒后的雄蝇与雌蝇以 1:3 交配，再以所产 F₁ 代按雌雄 1:1 进行 $F_1-P_2$ 交配，然后观察 F₂ 代。

（2）结果判断

① 每瓶在多于 20 个 F₂ 代(雌和雄)中没有红色圆眼的野生型雄蝇者为致死突变阳性。如有 2 只以上的红圆眼的野生型雄蝇者为阴性。仅有 1 只野生型或 F₂ 代总数不足 20 只者为可疑，需进行 F₃ 代观察。

② 仅存雌、雄亲本而无仔蝇者为不育。根据受试染色体数(即 F₁ 交配的雌雄蝇数减去不育数)与致死阳性瓶数，按下式求出致死率。

$$致死率 = \frac{致死阳性瓶数}{受试染色体数} \times 100\%$$

染毒组的突变率大于自发突变的两倍，并有剂量-反应关系者为阳性效应。

（四）DNA 损伤试验

1. 姐妹染色单体交换试验(sister chromatide exchange test，SCE)

每条染色体是由两个染色单体组成，一条染色体的两个染色单体之间 DNA 的相互交换,即同源点复制产物间的 DNA 互换,称姐妹染色单体互换,它可能与 DNA 断裂和重联相关但其形成的分子基础仍然不明。5-溴脱氧尿嘧啶核苷(Brdu)是胸腺嘧啶核苷(T)的类似物,在 DNA 复制过程中,Brdu 能替代胸腺嘧啶核苷的位置,掺入新复制的核苷酸链中。所以当细胞在含有 Brdu 的培养液中经过两个细胞周期之后,两条姐妹染色单体的 DNA 双链的化学组成就有差别。即一条染色单体的 DNA 双链之一含有 Brdu,而另一条染色单体的 DNA 双链都含有 Brdu。当用荧光染料染色时,可以看到两股链都含 Brdu 的姐妹染色单体染色浅,只有一股链有 Brdu 的单体染色深,用这种方法,可以清楚地看到姐妹染色单体互换情况。如果姐妹染色单体发生了互换,结果使深染的染色单体上出现浅色片段,浅染的染色单体上出现深色片段(图 5-4)。很多化学致突变物或致癌物可以大幅度地增加 SCE 频率,因此,目前广泛运用这个测试技术对化学物质的致突变进行检测。

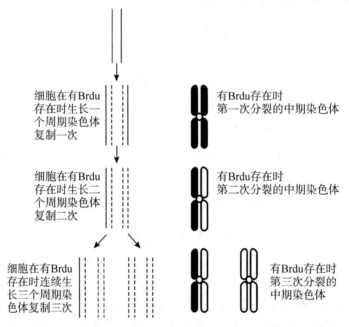

**图 5-4　有 Brdu 存在时连续生长三个周期的细胞及其染色体**

(1) 实验方法

① 体外试验

可用外周血淋巴细胞或哺乳动物细胞,如中国地鼠卵巢细胞。

(i) 外周血淋巴细胞　在无菌条件下,吸取培养液(其中 RPMI 1640 80%,小牛血清 20%)4.7 mL 于培养瓶内,加植物血凝素(PHA)0.1 mL 及青、链霉素(100 IU/mL 1∶1),每瓶加入 0.3 mL 全血于 37 ℃培养 24 h 后,再加入 0.1 mL 的 Brdu(最终浓度为 10 μg/mL)及待测物溶液。轻轻摇匀,用黑纸或锡箔遮光,继续于 37 ℃温箱内培养 48 h,并于终止培养前 4 h,加入秋水仙碱(终浓度为0.1 μg/mL),按常规收集细胞并制片。活化培养时需加 S₉。

(ii) 中国地鼠卵巢细胞　一般在细胞培养 2 h 后,加 Brdu 于培养液中,最终浓度为 10 μmol/L,用锡箔或黑纸包上,不使见光,在暗处培养 24~30 h,使细胞分裂到两个分裂周期。然后加秋水仙碱,以后的细胞收获等操作过程同体外细胞培养分析染色体的技术。

② 体内试验

常用哺乳动物，一般采用小鼠。将受试物和 Brdu 通过不同途径注入体内。哺乳动物体内试验的困难在于肝脏对 Brdu 的迅速脱卤作用。为保证 Brdu 掺入 DNA，必须设法维持 Brdu 在体内的浓度，可采用连续多次注射，连续尾静脉滴注以及皮下包埋等多种方法。目前较通用的简单方法为 Brdu 琼脂片剂皮下包埋法。一般多用动物骨髓细胞，处死前腹腔注入秋水仙碱，2 h 后处死动物取出股骨，以后的操作过程同骨髓细胞染色体畸变分析。

体内、外 SCE 制成的染色体片，需经区别染色后方能进行观察，一般采用紫外线照射加姬姆萨染液染色法或荧光染料加姬姆萨色法。有条件亦可采用吖啶橙荧光染色法。

（2）结果的判定

评判结果时要注意 SCE 频率的增加和接触毒物的剂量呈现相关关系。SCE 频率增加要有统计学意义，即接触毒物后，SCE 频率的增加比"自发"性增加或"本底"性增加有明显的统计学显著意义的差别。

2. 程序外 DNA 合成（unscheduled DNA synthesis，UDS）试验

细胞对其 DNA 损伤具有修复能力。细胞与化学物接触后，若能诱导 DNA 修复合成，即可据此推断该化学物具有损伤 DNA 的潜力。化学物质可由各种途径进入机体后，与细胞 DNA 结合，引起 DNA 损伤；也可以将化学物加入体外培养的细胞体系中，损伤 DNA，诱导修复合成。测定 DNA 修复合成，可用羟基脲抑制细胞周期中 S 期的 DNA 半保留复制标记的脱氧胸腺嘧啶核苷（³H－TdR）掺入法测定非 S 期 DNA 合成的³H－TdR 量。

（1）实验材料的准备

① 细胞

选用接触抑制敏感（如二倍体成纤维细胞）、不增殖或增殖速度极慢的细胞。首选为淋巴细胞，可用人或大鼠外周血和脾脏新鲜游离细胞，经淋巴细胞分离液分离制备。也可用全血、游离肝细胞、株化的细胞等。

② 试剂和培养基

³H－TdR、羟基脲、乙醇、二氯醋酸、淋巴细胞分离液、闪烁液、磷酸缓冲液、1640 培养液。

（2）实验步骤

实验瓶中加入 1640 培养液 2 mL、细胞悬液 0.2 mL（2×10⁷ 细胞/mL），受试液或对照溶剂 5 mL、一定量羟基脲（终浓度为 5～10 mmol），于 37 ℃培养 1 h，离心后细胞重新悬浮于 5 mL 培养液中，加与前同量的羟基脲和一定量³H－TdR（终浓度 5 μci/mL），37 ℃培养 4 h后置冰水中停止反应。用负压抽滤将细胞收集在 49 型醋酸纤维滤膜上，依次用冷生理盐水、蒸馏水、10% 的二氯醋酸、乙醇洗涤，固定、脱水、烘干后放入闪烁液，以液体闪烁仪测量dpm 值。

（3）结果判定

不同浓度受试物需测定 4～5 次，计算出各浓度组³H－TdR 掺入量与对照之比。若有统计学差异，并有浓度效应关系者可判为阳性；若并未见浓度效应关系，但在某一浓度可重现地诱发羟基脲抗性³H－TdR 掺入的增加，也可慎重地判为阳性。

## 第五节　致畸试验

### 一、基本概念

#### (一)致畸作用(teratogenesis)

胚胎在发育过程中,由于受到某种因素的影响,使胚胎的细胞分化和器官的形成不能正常进行,而造成器官组织上的缺陷,并出现肉眼可见的形态结构异常者称为**畸形**(malformation)。有畸形的胚胎或胎仔称为**畸胎**(terate)。广义的畸胎还应包括生化、生理功能及行为的发育缺陷。凡能引起胚胎发育障碍而导致胎儿发生畸形的物质称为致畸物或致畸原(teratogen)。目前已知有1 000多种环境因子可引起动物及人的畸胎。致畸物通过母体作用于胚胎而引起胎儿畸形的现象称为**致畸作用**(teratogenesis)。

自从20世纪60年代初期,由于孕妇服用镇静剂"反应停"(thalidomide),造成近万名畸形儿的悲剧事件发生后,在对外来化合物毒性评价的研究中,致畸试验就成为人们广泛重视的一项内容,许多国家对一些药物、农药、食品添加剂以及工业化学品,规定应经过致畸试验,方能正式使用。我国自70年代起也开始对农药、食品添加剂、防腐剂和各种环境污染物的致畸研究,并把致畸试验列为农药和食品添加剂毒性试验的内容之一。

#### (二)致畸作用的毒理学特点

致畸作用虽然亦为毒作用的一种表现,但具有一定的毒理学特点:

(1)胚胎与致畸物发生接触时,可因胚胎所处的发育阶段不同而呈现不同的敏感性。一般在器官形成期,胚胎对致畸物最敏感,故此期称为敏感期或危险期(critical period)。

一种致畸物在敏感期中与胚胎接触时,可因胚胎处于不同发育阶段(受孕后日数)而引起不同的畸形。

(2)种属差异在致畸作用中较为明显,不同种系的动物显出不同的敏感性。这可能是由于不同种属动物对致畸物的代谢过程不同,胎盘构造亦有差异,其本质在于遗传因素,即基因型的差异。

典型的致畸作用剂量-反应曲线的斜率是很陡的,亦即致畸带较为狭小,有时最大无作用剂量与引起胚胎死亡的最低剂量仅相差2~3倍。

#### (三)化学致畸作用机理

有很多因素引起致畸作用,例如辐射能和某些病毒感染也有致畸作用,但主要是各种化学因素,即外来化合物的致畸作用。外来化合物致畸作用的机理目前尚未阐明,根据目前研究结果,初步认为主要有下列几种可能:

(1)突变引起胚胎发育异常。化学物质作用于胚胎体细胞而引起的胚胎畸度是非遗传性的。体细胞突变引起的发育异常除了形态上的缺陷外,有时还会产生代谢功能的缺陷,如酶分子的氨基酸组成的改变等。不少有致畸胎作用的化学物质能引起染色体畸变,如甲醛、克菌丹等。但在胚胎发育期,各种染色体异常与畸胎之间的关系尚不清楚。

(2)对细胞的生长分化较为重要的酶类受到抑制,在胚胎发育过程中需要有很多专一性的酶,例如核糖核苷酸还原酶、DNA聚合酶、二叶酸还原酶、碳酸酐酶等,如这些酶受到抑制或破坏,将会影响胚胎的正常发育,而导致胚胎畸形。

（3）母体正常代谢过程被破坏,使子代细胞在生物合成过程中缺乏必需的物质,影响胚胎正常发育,以致出现生长迟缓及畸形。

（4）细胞分裂过程的障碍。致畸物可干扰细胞的分裂过程,引起生殖细胞减数分裂中的不分离(non-disjunction)或细胞有丝分裂过程的障碍等均可使某些细胞死亡,由这些细胞构成的器官的正常发育过程将受到影响,并出现畸形。

### 二、试验方法

致畸试验(teratogenesis test)是检测某些环境污染物(即受试物)能否通过妊娠母体引起胚胎畸形的一种动物试验方法。

#### （一）动物选择

在理论上致畸试验中所用的动物对受试物的代谢过程应主要与人类相似,并具有人类胚胎构造相似的胎盘,包括胎盘的层数和厚度。再有其妊娠孕期应较短有利观察,且每窝产仔数较多,以使获得足够的标本。此外,还应符合试验动物的一般要求,如体型小、驯服、易繁殖、价廉等。将以上原则综合考虑,并根据要求与可能,致畸试验中一般多采用大鼠、小鼠和家兔,其中大鼠为首选动物,因而最常用。

#### （二）剂量分组

根据试验目的和要求不同,确定剂量分组。若对受试物只做有无致畸作用的定性检测时,剂量组数可较少;若不仅观察致畸作用的剂量关系,而且还探讨与作用的靶器官之间的关系,此时剂量分组应相对增多。受试物剂量的大小,应根据试验时给予受试物的次数及连续时间的长短而定。若试验期间只给一次受试物,此时剂量应较大,反之则应较小。高剂量组的设计,宜以不使受试物对母体产生明显中毒而导致流产为限度。如事先未做预备试验确定实际所需的试验剂量范围,一般以 $LD_{50}$ 的 $1/3 \sim 1/2$ 为最高剂量组,$LD_{50}$ 的 $1/30 \sim 1/100$ 为低剂量组。试验所需动物数,均以经交配确定已受精的雌性动物为计数对象。如采用鼠类为实验动物,每组不少于 $15 \sim 20$ 只,家兔 $7 \sim 8$ 只。试验中除各实验组外,应同时设立阴性对照组和阳性对照组。

#### （三）受试动物的处理

选择一批性成熟,未交配过的雌鼠和雄鼠,按一雄一雌或二雌一雄比例,同笼过夜,次日清晨检查雌鼠是否受孕。发现阴栓或精虫,则表示动物受孕,查到日为孕期"0"天,次日为第一天,以此推算孕龄。

给予受试物一般多采用灌胃方法。由于致畸物主要是在受精卵着床后,胚胎细胞开始分化和器官形成的发育阶段呈现致畸作用,故准确掌握给予受试物的时机十分重要。过早给予可影响受精卵着床;过迟则对发育成熟的胚胎往往不能显示致畸作用;在胚胎"敏感期"给予受试物,可显示最强致畸作用,胚胎形成异常发育,造成最大数量的畸形。表5-4列出常用受试动物的着床期、胚胎器官形成期和妊娠期,可供试验时掌握给予受试物的具体时间和对动物的剖杀检查时间。

表 5‑4　几种试验动物的着床、器官形成和妊娠期（受精日算起）

| 动物 | 开始着床/d | 器官形成/d | | 娠时间/d |
| --- | --- | --- | --- | --- |
| | | 开始 | 大部完成日 | |
| 小鼠 | 4.5~5 | 7.5 | 16 | 20~21 |
| 大鼠 | 5.5~6 | 9 | 17 | 21~22 |
| 兔 | 7 | 7 | 20 | 30~32 |
| 豚鼠 | 6 | 11 | 25 | 65~68 |
| 狗 | 13~14 | 14 | 30 | 60~65 |
| 猴 | 9 | 20 | 45 | 164~170 |

**（四）试验动物的剖检**

试验动物的剖检时间，一般是在试验动物的预计自然分娩期前 1~2 d 为宜，以防止由于自然分娩后胎仔被咬伤或吃掉，影响试验结果的观察。为了观察新生胎仔生长发育及生理功能情况，可留部分动物（约 1/4）待其自然分娩，并且将胎仔喂养至断奶，进行仔细的观察和检查。

1. 胎仔外部检查

将处死的受试动物剖腹暴露子宫，进行下列检查和记录：

（1）确定怀孕情况。从左侧子宫角上方开始至子宫右角，顺序编号依次鉴别检查活胎数、早期死胎数、晚期死胎数和吸收胎数。

（2）剪开子宫，按编号顺序对活胎仔逐一检查记录性别、体重、身长、尾长和全窝胎盘总重量。

（3）对活胎仔由头部—躯干—四肢—尾部进行外观检查，确认有无畸形。常见的各部位畸形，如表 5‑5 所示。

表 5‑5　常见的外观畸形

| 部　位 | 畸　形　的　表　现 |
| --- | --- |
| 头颅 | 脑突出（皮肤完整，但部分脑与脑膜通过颅骨缺损而突出，形成皮下不规则肿块）<br>露脑（头顶骨及皮肤均缺损，部分大脑向外生长）<br>脑积水（颅顶呈隆起状，脑室明显扩大）<br>小脑畸形<br>颅脊柱裂畸形（部分脑和脊髓暴露在外面）<br>单纯性脑膜膨出（皮肤完整、半透明、被充满液体的脑膜囊通过颅中线缺损而膨起） |
| 鼻眼耳腭颌肢趾脊 | 鼻孔扩大或单鼻孔<br>眼小、无眼或开眼；眼异位或不匀称<br>无耳、小耳、耳异位<br>腭裂（上腭当中部分裂开，甚至腭与鼻道相通）<br>颌小、无颌、无口、唇裂<br>肢短、畸形足<br>多趾、少趾、短趾、并趾<br>脊柱裂（为脊柱处呈带血的凹陷裂口）<br>脊髓膜膨出（脊柱呈水泡状鼓起）<br>脊柱骨缺失（发生于尾椎以上，则躯干可较正常短而肥）<br>脊柱侧凸 |

| 部    位 | 畸    形    的    表    现 |
|---|---|
| 腹 | 脐疝、腹裂(部分或全部腹腔内脏从有缺陷的腹壁露出体外) |
| 尾 | 短尾、卷尾、角形尾、无尾、螺旋状尾 |
| 肛门 | 肛门闭锁 |

2. 胎仔的骨骼检查

一般是将每窝活胎仔数目的 2/3 或 1/2 留作此项目检查,具体方法如下:

(1) 将留作骨髓检查的胎仔放入 75%～90%乙醇溶液中进行固定 3～5 d。

(2) 固定好的胎仔置于 1%氢氧化钾溶液中 3～10 d(当中可以更换 1%氢氧化钾溶液数次,换液的同时洗去脱落的皮肤),直至肌肉透明可见骨骼为止。

(3) 经 1%氢氧化钾溶液处理后的胎仔,用茜素红溶液进行染色,直至骨骼染成桃红色或紫红色为止,一般需 2～5 d,必要时中间需更换新的染色液数次。

(4) 经染色后的胎仔骨骼,再依次置于透明Ⅰ、透明Ⅱ、透明Ⅲ中透明脱水各 1 d,若透明不满意,还可以适当延长在各透明液中的时间。

经染色后的胎仔骨骼标本,可在肉眼下或放大镜下、解剖显微镜下观察。注意检查各种骨骼的形态、大小、数量有无异常及骨化程度。常见的骨骼畸形如表 5-6 所示。

表 5-6  常见的骨骼畸形

| 骨骼名称 | 畸    形    的    表    现 |
|---|---|
| 颅顶骨 | 缺损、骨化迟缓 |
| 枕  骨 | 缺损(指缺失、分为二点、二线、虚线状) |
| 颈椎骨 | 缺损、椎弓不连续、骨化迟缓 |
| 胸  骨 | 缺损、融合、骨化迟缓(成一小点,不及正常的 1/2) |
| 肋  骨 | 多肋或少肋(正常大鼠、小鼠为 12～13 对肋骨)<br>短肋(短于前肋的 1/2 者)<br>分叉肋、波状肋、融合肋<br>骨化迟缓(为一侧或双侧变一点状) |
| 腰  椎 | 缺失、分裂变形 |
| 四肢骨 | 多骨、缺失 |
| 盆  骨 | 缺失 |
| 尾椎骨 | 缺失、椎弓缺损、融合 |

3. 胎仔内脏检查

经外观检查后的活胎仔,按随机法将胎仔数 1/2 或 1/3 置于鲍音(Bouin)氏液中固定 1～2 周后,即可用徒手切片方法进行检查,观察内脏以及软组织的畸形,例如腭裂、肾缺失、马蹄肾等。详细方法参见实验指导部分(实验三,哺乳动物的致畸试验)。各脏器常见的畸形如表 5-7 所列。

表 5-7  各脏器的常见畸形

| 脏器名称 | 常 见 的 畸 形 表 现 |
|---|---|
| 脑 | 脑积水引起的脑室扩大 |
| 腭 | 腭裂(上腭部分裂开,甚至腭与鼻道相通) |
| 舌 | 短舌、分叉舌 |
| 眼 | 少眼、小眼(不对等大小)、无眼 |
| 心 | 右位、心室中隔缺损、右位主动脉弓、主动脉导管、单房室心、大动脉横位等 |
| 肺 | 气管-食管瘘、肺倒位、少叶 |
| 肝 | 异位、少叶、多叶 |
| 膈 | 横膈缺损造成腹内脏疝(腹内脏倒位) |
| 肠 | 肠疝 |
| 肾 | 马蹄肾、肾积水、缺失、不对称异位及输尿管积水等 |
| 生殖器 | 子宫缺失、隐睾或缺失、一侧或双侧发育不全、各种程度的两性畸形等 |
| 膀胱 | 缺失 |

### 三、致畸作用的评价

目前对受试物所致的胚胎毒性(包括胚胎生长迟缓、功能不全、畸形和死亡),还不能从一般毒性资料及受试物的理化特性及化学结构得到预测,因而往往必须借助于动物试验、临床观察和流行病学调查才能作出确切的评定。在受试物对动物致畸试验中,一般只观察胚胎生长迟缓、畸形和死亡,而胚胎功能不全则须进行特别的观测才能发现。因此,对动物致畸试验的结果,应注意从下列方面进行分析后,才能对受试物有无致畸作用给予评定。

(1)试验结果中出现的畸形率高低,须从出现畸胎的孕仔率、胎仔发生畸形率、单项畸形率、总畸形率等多方面进行统计综合分析,比较试验组与对照组有无显著性差异、有无剂量反应关系,而后才能评定受试物有无致畸作用,绝不能用个别的畸胎现象来对受试物的致畸性作出肯定的结论。

(2)同种动物重复试验和多种动物试验结果的一致性,对受试物的致畸作用有助于作出比较可靠的结论。

(3)生物正常情况下亦有自然的变异。它与畸形之间有时较难明确区分。因此在试验中要注意变异(或畸形),如椎骨、肋骨、前趾和后趾、尾椎骨等的增多或减少;颅骨骨缝过宽;器官的异位等现象的出现率。若出现率高,又有特异性(如同部位发生率高)且有剂量-效应与剂量-反应关系,应作致畸论。

(4)受试物的致畸作用,也同其他效应一样,动物的种属甚至品系间也存在差异,因此不能根据一种动物具有致畸性而简单地推论对人类一定具有致畸性,此时再用其他动物做试验和临床观察、流行病学调查等也得到同样一致的结果,据此对受试物的致畸作用评价才能更为明确。

此外,在估计受试物对人类的致畸性威胁时,既要考虑到与动物的种间差异,而且还要考虑试验的阈剂量与人实际可能摄入量之间的差别,后者尤为重要。因此有许多外来化合物如维生素 A 在较高剂量时可对鼠类有致畸作用,但对人类一般情况下不可能摄入如此大量的药物。然而,人们对某种受试物只要证实它对一种动物具有致畸性,就应当警惕它对人类可能具有潜在危险性。

# 第六节　致癌试验

## 一、基本概念

肿瘤(tumor)是严重威胁人类健康的主要疾病之一。据估计,人类肿瘤有 $80\%\sim90\%$ 与环境因素(包括物理因素、化学因素和生物因素等)有关,而在人类肿瘤病因分析中,与化学因素有关者可占 $80\%\sim85\%$。因此,在环境毒理学中,化学致癌作用的研究占有极其重要的地位。

### (一)化学致癌作用和化学致癌物

化学致癌作用(chemical carcinogenesis)指化学物质(包括有机、无机、天然和合成的化学物)引起肿瘤的过程。

化学致癌物(chemical carcinogen)指能诱发肿瘤的化学物质。近几十年来,在生产环境中发现的有致癌性的化学物质越来越多,IARC 从 20 世纪 70 年代开始做了大量的工作,列举了一些有引起癌症可能的工业化学物和化学生产过程,包括一些有足够证据的对人类致癌物和一些在人类证据不足和仅有足够动物资料的可疑人类致癌物(表 5-8)。

多数化学致癌物具有遗传毒性,它们有一共同的特点,即皆为亲电子剂(electrophilic reagent),即分子结构中有正碳原子等亲电子基团的一类化合物。而细胞中的大分子化合物都具有亲核基团(nucleophilic group),即富含电子的部位,易与细胞大分子的亲核中心共价结合。DNA、RNA 和蛋白质等大分子化合物的亲核基团就是致癌物的结合位置。

就毒性而言,化学致癌物的致癌作用在许多方面和一般毒性作用有一定的相同之处。如动物致癌试验中一般可见剂量-反应关系。化学致癌物在体内也进行生物转化;化学致癌试验也受试验动物种属、品系和性别的影响;化学致癌试验也受环境因素的影响,并使其作用增强或减弱。但具有遗传毒作用的化学致癌物具有以下特点:

(1)生物学效应具持久性和迟发性;

(2)动物试验中,当剂量相等时,多次给予受试物比一次效应较大;

(3)从机理看,一般都和宿主细胞的遗传物质或其他细胞大分子的相互作用有关。

除外源化学物外,其他致癌的因素也有许多,有物理因素,如辐射、创伤等;生物因素如病毒等。目前已证实有许多环境有害因素与肿瘤有关。

### 表 5-8  工作场所接触的化学致癌物

| | 化学物 | 生产过程 | 人体受影响的部位 |
|---|---|---|---|
| 已确认 | 对氨二酚 | 化工生产 | 膀胱 |
| | 石棉 | 建筑、石棉厂矿 | 胸膜、腹膜、支气管 |
| | 砷 | 铜矿和冶炼厂 | 皮肤、支气管、肝 |
| | 烷化物 | 化工生产 | 支气管 |
| | 苯 | 化工厂橡胶生产、石油冶炼 | 骨髓 |
| | 联苯胺,萘胺 | 染料和纺织生产 | 膀胱 |
| | 铬 | 制革、色素制造 | 鼻窦、支气管 |
| | 异丙乙醇 | 化工生产 | 鼻旁窦 |
| | 镍 | 冶炼 | 鼻窦、支气管 |
| | 多环芳香烃 | 烟囱清扫 | 皮肤、阴囊、支气管 |
| | 氯乙烯 | 化工生产 | 肝 |
| | 木屑粉尘 | 家具生产 | 鼻窦 |
| 可疑 | 丙烯腈 | 化工、塑料 | 肺、结肠、前列腺 |
| | 铍 | 铍生产、飞机制造、电子工业 | 支气管 |
| | 镉 | 冶炼、电池制造、电焊 | 支气管 |
| | 氧化乙烯 | 医院、医院用品的生产 | 骨髓 |
| | 乙醛 | 塑料、纺织和化工生产、卫生保健 | 鼻窦、支气管 |
| | 合成矿物纤维 | 制造和保存 | 支气管 |
| | 酚氧乙酸 | 农田和除草剂 | 软组织肉瘤 |
| | 聚氯代二酚 | 电气设备的生产和制造 | 肝 |
| | 有机磷农药 | 农药生产和应用 | 骨髓 |
| | 二氧化硅 | 铸造、采矿 | 支气管 |

（二）细胞癌变学说

癌变形成的原因,目前尚未完全阐明,主要有以下几种学说：

1. 体细胞突变学说（somatic mutation theory）

该学说认为,致癌因素包括化学、物理、生物因素,作用于体细胞的遗传物质 DNA,使其发生突变,结果使细胞的功能发生异常改变而致癌,亦即癌变形成的基础是体细胞发生突变。

2. 分化障碍学说（differentiation obstacle theory）

该学说认为,细胞癌变不一定需要体细胞遗传物质发生突变,而只是细胞分化过程中有关的基因调控过程受到致癌因素的干扰,使细胞分化和增殖发生紊乱而出现癌变。

3. 癌基因学说

近年来有的学者认为所有细胞的 DNA 分子中都存在有癌基因（oncogene）的遗传信息,在正常情况下这种癌基因处于阻遏状态,只有细胞内有关的调节机制遭到破坏的情况下,癌基因才能表达,从而导致细胞发生癌变,形成癌肿。

（三）癌变过程及其机理

癌的形成一般有以下三个阶段：

### 1. 引发阶段(initiating stage)

即通过致癌物的作用,使正常细胞转化为癌细胞的过程。致癌物与DNA结合发生反应,使细胞内遗传物质染色体或基因发生突变,也可能与蛋白质发生反应,使细胞中的基因调控过程发生改变,并出现代谢障碍。在此种突变或基因调控障碍基础上即可形成癌变。上述过程中还必须避免机体的正常DNA修复过程和体细胞免疫监视机能,使致癌物引起的变化成为永久性变化,使正常细胞转化为癌细胞。此种引发过程需时较短,一般为不可逆过程。

### 2. 促长阶段(promoting stage)

促长是经过引发的癌细胞不断增殖直至形成一个临床上可被检出之肿块的过程,是癌的增殖阶段。促长过程需要较长的时间,一般为可逆过程。

### 3. 浸润和转移阶段

已形成的癌肿不断发展,逐渐侵害周围的正常组织,并扩散到较远的部位。

## 二、试验方法

致癌试验(carcinogenic test)是检验受试物及其代谢产物是否具有致癌作用或诱发肿瘤作用的慢性毒性试验方法,有时可与慢性毒性试验同时进行。

利用完整动物进行长期试验,目前仍为致癌试验的重要方法。但是为了满足对大量的外来化合物进行致癌试验的客观要求,亦发展了一些短期的快速筛检试验方法。

### (一)短期筛检方法

实验证明,已知的许多致癌物(约85%以上)经检测都具有致突变作用,这与人们目前对肿瘤形成的机理所提出的学说之一——"体细胞突变学说"相一致。因此,利用已建立的各种致突变试验方法(详见本章第四节)快速筛检外来化合物是否具有致癌作用,从理论上和实践上均可认为有一定的实用价值。此外,利用哺乳动物细胞体外转化法,亦是短期筛检受试物有无致癌性的一种重要方法。根据癌变原理的阶段来说,培养细胞与各种化学或物理致癌剂接触后发生一系列表型改变,如失去密度依存性生长接触抑制特性、细胞生长杂乱、细胞形态改变、核型改变、能在等基因宿主或裸鼠中形成肿瘤等。通过增殖,这些表型变异的细胞形成与正常细胞不同的集落,即转化集落。通过转化集落的存在和转化集落形成率以及转化细胞接种裸鼠中发生肿瘤来评价化学物的致癌活性。细胞转化试验与动物致癌试验相比较,有其特有的优点:实验周期短、经济、方便,一个细胞克隆或细胞巢就相当于一只受试动物;受试物直接与靶细胞作用,便于控制剂量,不受吸收、代谢、分布的影响,并且可不受体内免疫系统等干扰;便于观察。目前开展得最多、最广泛的是原代(或早期传代)的叙利亚仓鼠胚胎细胞和小鼠 $C_3H/10T_{1/2}$ 和 $BALB/C-3T_3$ 细胞系的转化试验。

### (二)长期动物诱癌试验

当一种化学物经短期试验证明其潜在致癌性,或其化学结构与某种已知致癌物十分近似,又在人类社会中有实际应用价值,应进行长期动物诱癌试验。

### 1. 试验动物及饲料要求

应选用抗病力强、容易饲养、肿瘤自发率低、对受试物敏感的动物。首选动物为刚断乳或 6～8 周龄小鼠和大鼠。饲料及饮水中污染物不应超过容许浓度,并保证必需的营养成分。

2. 剂量分组及染毒途径和期限

设对照、最大耐受剂量(无明显的非致癌性损害)和两个中间剂量 4 个组,或设对照、最大耐受剂量和半数最大耐受剂量 3 个组,每组雌雄各 74 只动物,每组动物体重变化不应超过平均体重的±20%。染毒途径最好模拟人的接触途径,可以经消化道、呼吸道和皮肤。通过喂食或饮水染毒时,每周给 7 d,通过吸入、灌胃或皮肤染毒时,每周给 5 d,实验期限为 24 个月。

3. 观察指标

(1) 一般情况

实验头 3 个月每周称一次动物体重,以后每两周称一次。消化道染毒时应计算食物或饮水消耗量。每天观察两次动物,发现死亡、垂死的和临床异常的动物,应详细记载。实验第 15 个月时每组雌雄动物各处死 10 只,其余在第 24 个月处死,详细尸检和病理检查,同时进行血液生化检查。

(2) 肿瘤发生情况

记录肿瘤出现时间、部位、大小、数目、外形、硬度和发展情况。

(3) 病理学检查

作完整的尸体解剖,检查所有器官组织。凡肉眼能辨认的肿瘤或可疑的肿瘤组织均应记录其所在脏器的部位、大小、形状、颜色、硬度、与正常组织界限及肿瘤组织本身有无出血、坏死,也要注意非肿瘤性病变。对肿瘤组织、可疑肿瘤组织及肉眼不能判断性质的其他病变均作病理组织学检查。

(4) 肿瘤发生率

按下式计算肿瘤发生率,应包括良性、恶性及二者的总发生率。此外,还应将不同器官的肿瘤发生率分别统计。

$$肿瘤发生率＝\frac{试验终了时患肿瘤动物总数}{有效动物总数(最早出现肿瘤时的存活动物总数)}\times100\%$$

(5) 潜伏期

以各实验组第一例肿瘤发现的时间作潜伏期。

(6) 平均肿瘤数

一个器官出现多个肿瘤或多个器官出现肿瘤,都可使平均肿瘤数增加,此数表示肿瘤的多发性。

4. 结果判断

(1) 肿瘤只发生在受试组动物,对照组无肿瘤,或受试组出现对照组没有的肿瘤类型。

(2) 受试组与对照组动物均发生肿瘤,但受试组发生率高。

(3) 受试组的平均肿瘤数高于对照组。

(4) 受试组与对照组的肿瘤发生率虽无显著差异,但受试组肿瘤发生的潜伏期短。

上述四条中,受试组与对照组之间的数据经统计学处理后,任何一条有显著性差异,并存在剂量反应关系时即可认为受试物的致癌试验为阳性。

## 思考题

1. 解释：

(1) 半数耐受浓度(TLM)；(2) 蓄积系数；(3) 生物半减期($T_{1/2}$)；(4) 半数致死剂量($LD_{50}$)；(5) 致突变作用；(6) 致畸原；(7) 化学致癌物

2. 急性毒性试验结果能否对受试物作出全面评价？为什么？

3. 环境污染物的蓄积毒性怎样进行评定？一般可用哪些试验方法？

4. 亚急性和慢性毒性试验结果对受试物毒性评定提供了什么依据？

5. 致畸物的致畸作用具有什么毒理学特点？这些特点在致畸试验中有什么意义？

6. 致突变试验根据其终点反应不同可分为哪几种类型？各有什么优缺点？

7. 长期致癌试验设计时，应如何选择试验动物和确定剂量分组？

## 参考文献

[1] Z M Kong, et al. Mutagenicity of organic pollutants and their active components in the Xi River water at Shenyang, Bull[J]. Environ. contam. Toxicol, 1996, 56:803 – 808.

[2] Z M Kong, et al. Monitoring the Genotoxicity of Lake Taihu, Using two Kinds of Micronnucleus Tests[J]. Environmental Pollution, 1998, 99:279 – 283.

[3] Z M Kong, et al. Genotoxicity of two novel pesticides for the earthworm *Eisenia foetida* [J]. Environmental Pollution, 2000, 108:271 – 278.

[4] Z M Kong, et al. Toxicological study of two novel pesticides on earthworm *Eisenia foetida* [J]. Chemosphere. 1999, 39(13):2347 – 2356.

[5] Z M Kong, et al. Quantitative strructure-toxicity relationship of some new oximido compounds[J]. Toxic. ological and Environmental Chemistry. 1999, 69:225 – 228.

[6] Z M Kong, et al. Genotoxicity of two novel pesticides for the earthworm *Eisenia foetida* [J]. Environmental Pollution. 2000, 108:271 – 278.

[7] Z M Kong, et al. Evaluating the genotoxicity of surface water of Yangzhong city, using the micronucleus test of Vicia faba and the comet assay[J]. Bull Environ Contamination Toxicol, 2001, 67(2):217 – 224.

[8] Z M Kong, et al. Toxic effects of aminophenols on aquatic life using the zebrafish embryo test and the comet assay[J]. Bull. Environ. Contam. Toxicol. 2004, 73(4):628 – 634.

[9] Shaolong Feng, Zhiming Kong, et al. Acute toxicity and genotoxicity of two novel pesticides on amphibian, Rana N. Hallowell[J]. Chemosphere. 2004, 56(5):457 – 469.

[10] Z M Kong, et al. Genotoxicity evaluation and a primary assessment of risks of organic pollutants in the drinking water sources of Nanjing city[J]. Journal of Environmental Sciences, 2006, 18(5):983 – 988.

[11] Mei Li, Kong Zhi-ming, et al. Copper and zinc induction of lipid peroxidation and effects on antioxidant enzyme activities in the microalga pavlova viridis (prymnesiophyceae)[J]. Chemosphere, 2006, 62:565 – 572.

[12] Yuangao Chen, Zhiming Kong, et al. Toxicity evalution of Meiliang Bay, Lake Taiku, china-a drinking water source[J]. Hydrobiologia, 2007, 581(1):297 – 303.

[13] Z M Kong, et al. Genotoxicity Evaluation of Drinking Water Sources in Human Peripheral Blood Lymphocytes Using the Comet Assay[J]. Journal of Environmental Sciences, 2008, 20:487 – 491.

［14］　Mei Li, Zhiming Kong, et al. Comparative effects of Cd and Pb on biochemical response and DNA damage in the earthworm Eisenia fetida (Annelida, Oligochaeta)［J］. Chemosphere, 2009, 74: 621－625.

［15］　孔志明.环境毒理学(第六版)［M］.南京:南京大学出版社,2017.

［16］　阎雷生.国家环境保护局化学品测试准则［M］.北京:化学工业出版社,1990.

［17］　纪元晶.实用毒理学手册［M］.北京:中国环境科学出版社,1991.

［18］　邱郁春.水污染鱼类毒性实验方法［M］.北京:中国环境科学出版社,1992.

［19］　蔡道基.农药环境毒理学研究［M］.北京:中国环境科学出版社,1999.

［20］　孔志明.环境遗传毒理学［M］.南京:南京大学出版社,2009.

［21］　孔志明.兽药添加剂喹乙醇对水生生物的毒理学研究［J］.南京大学学报,2004,40(6):728－733.

［22］　孔志明.三种兽药添加剂对土壤生物赤子爱胜蚓的毒理学研究［J］.应用生态学报,2005,16(6):1108－1111.

［23］　陈海刚,李兆利,徐韵,等.五氯酚钠对鲤鱼肾细胞DNA损伤的体内和体外研究［J］.环境与健康杂志,2006,23(6):515－517.

［24］　徐韵,陈海刚,李兆利,等.蚯蚓体腔细胞彗星试验检测阿散酸在泥浆体系中降解前后的遗传毒性变化［J］.应用与环境生态学报,2007,13(1):46－49.

［25］　孔志明,孔琛.阿散酸及其降解产物对鲤鱼和蚯蚓的遗传毒性效应.环境科学与技术,2007,30(4):11－13.

# 第六章 环境化学物的安全性和健康风险评价

**提要和学习指导** 本章侧重介绍了化学物的毒理学安全性评价程序及健康风险评价。阐述了化学物毒理学安全性评价程序的内容,安全性评价中需要注意的问题,并重点叙述了农药、食品的安全性评价程序。概述了环境健康风险评价的发展历史、概念及意义,重点介绍了健康风险评价的主要步骤以及我国环境健康风险评价的发展趋势。学习本章时应注意:

1. 充分认识化学物质进行毒理学安全性评价的重要性。

2. 毒理学安全性评价的原则,并学会运用前面学到的各种毒理学实验方法,对化学物质进行毒理学安全性评价。

3. 环境健康风险评价是一种评价由环境污染引起的人体健康危害程度的方法,了解环境健康风险评价的重要意义,环境健康风险评价中不确定性来源,如何正确进行健康风险评价。

## 第一节 化学物的安全性评价

### 一、基本概念

**安全**(safe)指某种化学物在规定的使用方式和用量条件下,对机体不产生任何损害,包括急性中毒、慢性中毒以及致癌、致畸等远期或潜在危害。

**安全性**(safety)指在规定的使用方式和用量条件下,接触某种水平的化学毒物不引起机体出现任何有害效应的概率。这是一种相对的概念,也指在一定的暴露下无危险或危险度很低,其危险度可被社会所接受。

**安全性评价**(safety evaluation)指通过动物试验和人群的观察,阐明某种物质的毒理及潜在的危害,对该物质能否投入市场做出取舍的决定,或提出人类安全的接触条件,即对人类使用这种物质的安全性做出评价的研究过程。安全性评价的目的是确保该化学物在生产和使用中产生最大效益,同时将其对生态环境和人体健康的危害降至最低。

我国对化学物的毒性鉴定及毒理学试验开始于 20 世纪 50 年代。随着改革开放、国民经济和社会发展,制定化学物质安全性评价体系和立法管理取得了突破性的进展。如1983 年,卫生部公布《食品安全性毒理学评价程序(试行)》;1994 年卫生部发布国家标准《食品安全性毒理学评价程序》;1987 年,卫生部发布了国家标准《化妆品安全性评价程序和方法》;1991 年,卫生部和农业部颁布了《农药安全性毒理学评价程序》等。

**二、化学物安全性评价的内容**

（一）准备工作

1. 收集受试物有关的基本资料

（1）化学结构

各种化学物质的毒性与其结构有一定关系。同一类化合物，由于结构不同，其毒性也有很大差异，因此，往往可根据某化学物质的结构对其毒性作初步估计。

（2）理化性质和纯度

化学物质的物理化学性质与纯度，与其毒性也有一定关系。故对其外观、比重、沸点、熔点、水溶性或脂溶性、常见溶剂中的溶解度、乳化性或混悬性、贮存稳定性等需进行了解。

2. 受试物的应用情况及其用量

目的是了解人类接触受试物的可能途径及摄入的总量，其产生的社会效益、经济效益、人群健康效益等方面的资料，以便为进行毒性试验及经过毒性试验后，对受试物综合分析取舍及生产使用的安全措施提供参考。

3. 受试样品的要求

用于毒理学安全性评价的受试样品其成分规格必须稳定，进行毒性试验的样品，必须是生产过程（包括原料、配方）已经固定不变有代表性的样品，应为实际生产使用和人类实际接触的产品。

4. 选择试验动物的要求

毒物的毒性在不同的动物种属间常有较大差异，为使动物实验结果更能反映人体情况，要求所选的动物种类对受试物的代谢方式尽可能与人类相似，以使在实验中所观察到的毒性反应与人接近，在毒理学评价中最先考虑的是哺乳类的杂食动物。一般试验多采用大鼠，这是因为大鼠不仅是一种杂食动物，而且食性和代谢过程与人类接近，对许多化学物质比较敏感、价格低廉、容易饲养。此外，小鼠、地鼠、豚鼠、家兔、狗或猴也可供使用。为了减少同种动物不同品系造成的差异，试验动物最好采用具有稳定的遗传性，如动物的生理常数、营养需要和应激反应比较稳定的纯系动物或内部杂交动物和第一代杂种动物。

（二）化学物的毒理学安全性评价程序

安全性评价首先是对化学物进行毒性鉴定，通过一系列的毒理学试验测试化学物对实验动物的毒作用，从而评价和预测该化学物对人体可能造成的危害。我国化学物的毒理学安全性评价通常可划分为以下四个阶段。

1. 第一阶段（急性毒性试验）

主要根据人体可能的暴露途径，选择经口、经皮、经呼吸道的染毒途径进行急性毒性试验，获得 $LD_{50}$ 或 $LC_{50}$。农药等有可能与皮肤或眼接触的化学物需进行皮肤刺激试验、眼刺激试验和皮肤变态反应试验。对呼吸道有刺激作用的化学物还应进行吸入刺激阈浓度试验。通过急性毒性试验，可对化学物的毒性作出初步的估计并确定其急性毒作用的特征，为急性毒性定级、进一步试验的剂量设计和毒性判断指标的选择提供依据。

2. 第二阶段(致突变试验)

此阶段一般包括:

(1) 原核细胞基因突变试验,如 Ames 试验或大肠杆菌试验或枯草杆菌试验。

(2) 真核细胞染色体畸变试验,如微核试验或骨髓细胞染色体畸变分析。如实验结果为阳性,可用 DNA 修复合成试验、显性致死试验、果蝇伴性隐性致死试验和体外细胞转化等试验中再选两项进行最后的综合评价。

通过致突变试验,可对受试物的潜在遗传危险性作出评价并预测其致癌性。

3. 第三阶段(亚慢性毒性试验、致畸试验、生殖试验和代谢试验)

亚慢性毒性试验一般进行 90 天,用于了解较长期反复染毒受试化学物后对动物的毒作用性质和靶器官,评估对人体健康可能引起的潜在危害,估计最大无作用剂量,并为慢性毒性试验和致癌性试验设计提出参考依据。

致畸试验用于确定受试物的胚胎毒作用以及对胎仔的致畸作用。生殖试验一般要求进行两代,以判断受试物对生殖过程的影响。代谢试验是了解化学物在体内的吸收、分布和排泄的特点,有无蓄积性以及毒作用的可能靶器官和组织。

4. 第四阶段(慢性毒性试验和致癌试验)

这两项试验常结合进行。慢性毒性试验的目的在于确定化学物的最大无作用剂量,并综合上述试验的结果对受试物的安全性作出评价,进而提出人体安全的摄入量水平。致癌试验用于确定受试物对实验动物的致癌性。

(三)安全性评价试验的选用原则

在毒理学安全性评价时,需根据受试物质的种类来选择相应的程序,不同的化学物所选择的程序不同,一般根据化学物的种类和用途来选择国家、部委和各级政府发布的法规、规定和行业规范中相应的程序。如农药、食品、化妆品和药物的毒理学安全性评价程序,一般分为四五个阶段。

(1) 根据受试物的种类选择相应的程序。在毒理学安全性评价时,根据受试物的种类来选择进行相应的毒理学试验,不同的化学物所选择的试验不同。我国对不同类型化学物规定有相应的安全性评价程序,对需要进行的试验种类作出了规定。

表 6-1 所列实验项目可见,各个试验程序内容基本上是一致的,但由于不同种类的化合物与人类接触的方式和程度各异,对安全性的要求亦不尽相同,如有些程序要求进行人体或人群试验,在各个试验的具体内容上也会有些差异。在具体执行时,需严格参照各类物质的有关法规。

**表 6-1 几类化学物质毒理学评价阶段与试验项目**

|  | 农 药 | 食 品 | 化 妆 品 | 消毒产品 |
|---|---|---|---|---|
| 法规名称 | 《农药安全性毒理学评价程序》《农药登记毒理学试验方法》GB15670—1995 | 《食品安全性毒理学评价程序和方法》GB15193.1—1994 | 《化妆品安全性评价程序和方法》GB7919—1987 | 《消毒技术规范》第8章:消毒剂毒理试验的程序和方法 |

续表

| | 农　药 | 食　品 | 化　妆　品 | 消毒产品 |
|---|---|---|---|---|
| 第一阶段 | 急性毒性试验,皮肤与眼黏膜试验(皮肤刺激、致敏试验,眼刺激试验) | 急性毒性试验 | 急性毒性试验、皮肤、黏膜试验(皮肤刺激、致敏、光毒、眼刺激) | 急性毒性试验、皮肤、黏膜试验 |
| 第二阶段 | 蓄积毒性试验,致突变试验 | 遗传毒性试验,致畸试验,30天喂养试验 | 亚慢性毒性试验,致畸试验 | 遗传毒性试验,蓄积毒性试验 |
| 第三阶段 | 亚慢性毒性试验,代谢试验 | 亚慢性毒性试验,繁殖试验,代谢试验 | 致突变、致癌短期生物筛选试验 | 亚慢性毒性试验,致畸试验 |
| 第四阶段 | 慢性代谢试验,致癌试验 | 慢性代谢试验,致癌试验 | 慢性代谢试验,致癌试验 | 慢性代谢试验,致癌试验 |
| 第五阶段 | | | 人体试验(激发斑贴、试用试验) | |

注:食品包括添加剂、新资源食品、保健食品、食品包装材料、消毒剂。

(2) 遵循分阶段试验的原则。在实际工作中,对一种化学物质进行毒理学评价时,需要采取分阶段进行的原则,即将各种毒理试验按一定顺序进行,明确先进行哪项试验,再进行哪项试验,目的是以最短的时间、用最经济的办法,取得最可靠的结果。实际工作中常常是先安排试验周期短、费用低、预测价值高的试验。每类化学物的安全性评价大致分为两个时期:一是正式投产前的毒理学评价;二是投产后要在使用人群中继续观察化学物的毒副作用。

(3) 凡属我国首创的化学物质一般要求选择第三阶段甚至第四阶段的某些有关项目进行测试,特别是对其中产量较大、使用面积广、接触机会较多或化学结构提示有慢性毒性、遗传毒性或致癌性可能者,必须进行全部四个阶段的试验。

(4) 对于有一定毒性资料的仿制品,若生产单位能证明其产品的理化性质、纯度、杂质及含量均与国外产品相似,并经一项急性毒性试验和致突变试验进行核对,如实验结果与国外产品或资料文献一致,一般不再继续进行试验,可参考国外有关资料或规定进行评价。如产品质量或毒理学试验结果与国外资料或产品不同,必须完成第一、第二阶段的实验。

(四)安全性评价中需要注意的问题

影响毒性鉴定和安全性评价的因素很多,进行安全性评价时需要考虑和消除多方面因素的干扰,尽可能做到科学、公正地作出评价结论。

1. 实验设计的科学性

化学物质安全性评价将毒理学知识应用于卫生科学,是科学性很强的工作,也是一项创造性的劳动,因此不能以模式化对待,必须根据受试化学物的具体情况,充分利用国内外现有的相关资料,讲求实效,进行科学的实验设计。

2. 试验方法的标准化

毒理学试验方法和操作技术的标准化是实现国际规范和实验室间数据比较的基础。化学物质安全性评价结果是否可靠,取决于毒理学实验的科学性,它决定了对实验数据的科学分析和判断。如何进行毒理学科学的测试与研究,要求有严格的规范和评价标准。这些规范和基准必须既符合毒理科学的原理,又是良好的毒理与卫生科学研究实践的总结。因此毒理学评价中各项试验方法力求标准化、规范化,并应有质量控制。现行有代表性的实验设计与操作规程是良好实验室规范(GLP)和标准操作程序(SOP)。

3. 熟悉毒理学试验方法的特点

对毒理学实验不仅要了解每项试验所能说明的问题,还应该了解试验的局限性或难以说明的问题,以便为安全性评价作出一个比较恰当的结论。

4. 评价结论的高度综合性

在考虑安全性评价结论时,对受试化学物的取舍或是否同意使用,不仅要根据毒理学试验的数据和结果,还应同时进行社会效益和经济效益的分析,并考虑其对环境质量和自然资源的影响,充分权衡利弊,作出合理的评价,提出禁用、限用或安全接触和使用的条件以及预防对策的建议,为政府管理部门的最后决策提供科学依据。

**三、常用的化学物安全性毒理学评价程序简介**

1982 年以来,我国已相继制定了一些种类的化学物质的毒性鉴定程序和方法,国家陆续颁布了有关的法律。以下介绍在实际工作中具有指导意义的常用毒理学评价程序和方法,以农药、食品的安全性评价程序为例。

(一)农药安全性毒理学评价程序

1. 主要内容与适用范围

本程序规定了农药安全性毒理学评价的原则、项目及要求。本程序适用于在我国申请登记及需要进行安全性评价的各类农药。

2. 评价总则

(1)在评价农药的安全性时,毒理学方面应考虑以下诸因素:

① 化学名称,化学结构。

② 产品组成(有效成分含量及其他成分含量)。

③ 理化性质,包括外观、比重、蒸气压、溶解度、乳化性、悬浮性、相混性、熔点、沸点等。

④ 一般毒性试验和特殊毒性试验项目,依此划分为四个阶段,可根据申请登记的农药类别及有关规定进行相应试验。

⑤ 每人每日容许摄入量的规定。根据动物试验中最大无作用计量,按下列公式计算:每人每日容许摄入量(ADI)mg/kg 体重 ＝最大无作用剂量(mg/kg)/安全系数。根据农药

的性质及其他因素确定安全系数，一般为 100。每人每日容许从食品中摄入的农药量 ＝
ADI(mg/kg)×60(人体标准体重,kg)。最大残留限量(MRL) ＝ ADI×60/1.2(每人每日
食品摄入总量)×某种食品所占比例。如每月食品结构为：谷物 12.5 kg，薯类 3 kg，干豆
1.25 kg，食油 0.75 kg，糖类 0.5 kg，肉禽类 2 kg，鱼 0.75 kg，蛋 1.0 kg，奶 0.75 kg，蔬菜
10.0 kg，水果 1.5 kg，共 34 kg，每人每日总摄入量则为 1.13 kg。各种食品所占比例为：谷
物 0.37(36.76％)，薯类0.09(8.82％)，干豆 0.04(3.68％)，食油 0.02(2.21％)，糖类 0.01
(1.47％)，肉禽类 0.06(5.88％)，鱼 0.02(2.21％)，蛋 0.03(2.94％)，奶 0.02(2.21％)，蔬
菜0.29(29.41％)，水果 0.04(4.41％)。

⑥ 人群接触毒性和意外事故的毒性资料。开发新品种农药时，对在实验、试产和
大田试验阶段的密切接触人员，必须保留完整的健康记录，并定期随访。申请登记时，
递交上述资料。在新品种农药正式投产和使用的最初阶段(根据具体情况确定年限)，
设置健康监测点，对包括最密切接触和高危人群在内的观察对象实施健康监测。对已
使用的农药，如发现有可疑致癌、致畸及其他严重远期危害时，要有计划地进行流行病
学调查和毒理学重新评价。在发生意外事故的情况时，应深入现场，作事故后调研、搜
集有关资料。

⑦ 代谢产物和主要杂质的毒性。

(2) 农药试验样品的选择，一般为原药，如系新品种农药，则应同时采用原药及制剂。

(3) 按照申请农药登记的不同情况及生产和销售的需要，对提交评审的资料，分别要求
如下：

① 凡属申请正式登记的农药品种，一般需具备四个阶段的全套资料，尤其是新投产、产
量大、使用面广的、或估计有可疑潜在性危害的农药。进口农药必须提交四个阶段的完善毒
理学试验资料，进行必要的毒理学验证实验。

② 凡属申请临时登记或用于药效实验的农药，可先提交相当于第一、二阶段的毒理学
试验资料。补充登记(改变剂型或改变含量)的农药，需提交第一阶段毒理学试验资料。根
据评审结果再确定是否需要补充其他实验项目。

③ 凡要求将已登记的原药混配成各种剂型的制剂时，一般应先提供急性经口联合毒性
的试验资料，以表明有无协同作用，如有明显增强作用，则需进行其他试验。

④ 根据农药的用途、品种的理化特性，对某些特殊用途的农药(如卫生杀虫药、生物农
药、杀鼠药、森林用药等)可按本程序规定的项目作适当增减(如变更动物的品种、给药途
径等)。

3. 毒理学评价项目(分四个阶段)

(1) 第一阶段——动物急性毒理试验和皮肤及眼睛黏膜试验

① 急性毒性试验　急性经口毒性试验($LD_{50}$)、急性经皮毒性试验($LD_{50}$)、急性吸入毒
性试验($LC_{50}$)，用于挥发液体和可升华的固体农药。

② 皮肤与眼黏膜试验、眼刺激试验、皮肤刺激试验、皮肤致敏试验。以上各项中，急性
经口和经皮毒性试验，眼刺激试验为必做项目，其他项目根据需要确定。

(2) 第二阶段——蓄积毒性和致突变试验

① 蓄积毒性试验　当经口 $LD_{50} > 5$ g/kg，或已做过代谢试验，有半减期($T_{1/2}$)数据的，

可免去此项试验。

② 致突变试验 a. 原核细胞基因突变试验：Ames(鼠伤寒沙门氏菌/微粒体试验)及大肠杆菌回变试验。b. 哺乳动物细胞染色体畸变分析：体细胞为骨髓细胞微核试验或骨髓细胞染色体畸变分析中两项任选一项；生殖细胞为睾丸细胞染色体畸变分析(即 MI 期精母细胞的染色体畸变测试)或显性致死试验两项中任选一项。其他根据需要确定,如精子畸形检测试验体外培养细胞染色体畸变试验,程序外 DNA 修复合成试验、果蝇隐性致死试验等。

(3) 第三阶段——亚慢性毒性和代谢试验

① 亚慢性毒性试验、90 日经口试验、21 日经皮试验；根据需要确定 21 日或 28 日吸入试验、根据需要确定迟发性神经毒性试验、根据需要确定两代繁殖试验、致畸试验。

② 代谢试验。

(4) 第四阶段——慢性毒性(包括致癌)试验

大鼠两年喂养试验或小鼠一年半喂养试验。

4. 评价项目基本要求及结果评定

(1) 急性毒性试验

① 目的 评价农药的急性毒性,并为以后几个阶段毒理学试验设计提供依据。

② 受试动物 急性经口 $LD_{50}$ 大鼠和小鼠,急性经皮 $LD_{50}$ 大鼠,急性吸入 $LD_{50}$ 大鼠。

③ 方法 可采用概率单位法(Miller's 法)或寇氏法(Kaorber's 法)或霍恩氏法(Horn's)计算 $LD_{50}$($LC_{50}$)。

④ 结果评定 农药的急性毒性分级见表 6-2。

表 6-2 农药的急性毒性分级

| 级 别 | 经口 $LD_{50}$ /(mg/kg) | 经皮 $LD_{50}$ /(mg/kg) 4 h | 吸入 $LC_{50}$ /(mg/m³)2 h |
| --- | --- | --- | --- |
| 剧 毒 | <5 | < 20 | <20 |
| 高 毒 | 5～50 | 20～200 | 20～200 |
| 中等毒 | 50～500 | 200～2 000 | 200～2 000 |
| 低 毒 | >500 | >2 000 | >2 000 |

a. 受试动物 兔。

b. 方法 将液态(根据具体情况,可以使用 0.1 mL 或 100 mg)受试农药滴入(涂入)兔眼结膜囊内,滴药后于 1 h、24 h、48 h 和 72 h 进行观察,第 4 天、第 7 天观察恢复情况。

c. 结果评定 眼损伤的分级标准见表 6-3。眼刺激性评价标准见表 6-4。

表 6-3  眼损伤的分级标准

| 部  位 | 眼损伤程度 | 积  分 | 总  积  分 |
|---|---|---|---|
| | A 充血状态,系指睑结膜、球结膜部位的血管 | 0 | (A+B+C)×2 |
| | 血管正常充血 | 0 | |
| | 血管充血呈鲜红色 | 1 | |
| 结 | 血管充血呈深红色、血管不易分辨 | 2 | |
| | 弥漫性充血呈紫红色 | 3 | |
| | B 水肿 | | |
| | 无 | 0 | |
| | 轻微水肿 | 1 | |
| | 明显水肿,伴有部分眼睑外翻 | 2 | |
| | 水肿至眼睑近半闭合 | 3 | |
| | 水肿至眼睑超过半闭合 | 4 | |
| | C 分泌物 | | |
| 膜 | 无 | 0 | |
| | 少量 | 1 | |
| | 分泌物使眼睑和睫毛潮湿或黏着 | 2 | 最高积分 |
| | 分泌物使整个眼区潮湿或黏着 | 3 | 20 |
| | 正常 | 0 | A×5 |
| 虹 | 皱褶明显加深,充血、肿胀,角膜周围有轻度充血,瞳孔对光仍有反应 | 1 | |
| 膜 | 充血,肉眼可见破坏,对光无反应(或出现其中之一反应) | 2 | 最高积分 10 |
| | A 混浊(以最致密部分为准) | | A×B×5 |
| | 无混浊 | 0 | |
| 角 | 散在或弥漫性混浊,虹膜清晰可见 | 1 | |
| | 半透明区易分辨,虹膜模糊不清 | 2 | |
| | 出现灰白色半透明区,虹膜细节不清,瞳孔大小勉强看清 | 3 | |
| | 角膜不透明,由于混浊,虹膜无法辨认 | 4 | |
| 膜 | B 角膜受损范围 | | |
| | <1/4 | 1 | |
| | 1/4~1/2 | 2 | |
| | 1/2~3/4 | 3 | 最高积分 |
| | 3/4~1 | 4 | 80 |

角膜、虹膜、结膜反应累加最高积分为 110

表 6-4　眼刺激性评价标准

| 急性眼刺激积分指数<br>(I. A. O. I)(最高数) | 眼刺激的平均指数<br>(M. I. O. I) | 眼刺激的个体指数<br>(I. I. O. I) | 刺激强度 |
|---|---|---|---|
| 0~5 | 48 h 后为 0 | | 无刺激性 |
| 5~15 | 48 h 后<5 | | 轻刺激性 |
| 15~30 | 4 日后<5 | | 轻度-中度刺激性 |
| 30~60 | 7 日后<20 | 7 日后(6/6 动物<30)<br>(4/6 动物<10) | |
| 60~80 | 7 日后<40 | 7 日后(6/6 动物<60)<br>(4/6 动物<30) | |
| 80~110 | | | 重度刺激性 |

(2) 皮肤刺激试验

① 受试动物　兔或豚鼠。

② 方法　液态农药采用原药或制剂,固体农药用水或合适赋形剂(如花生油、凡士林、羊毛脂等)按 1∶1 浓度调剂。脱毛后 24 h,将 0.5 mL 或 0.5 g 受试药涂于脱毛表皮,背部脊柱两侧皮肤去毛范围各为 3 cm×6 cm。

③ 结果评定　皮肤刺激反应评分见表 6-5。皮肤刺激强度评分见表 6-6。

表 6-5　皮肤刺激反应评分

| 红斑形成 | 水肿形成 | 积　分 |
|---|---|---|
| 无红斑 | 无水肿 | 0 |
| 勉强可见 | 勉强可见 | 1 |
| 明显红斑 | 水肿隆起轮廓清楚 | 2 |
| 中等至严重红斑 | 水肿隆起约 1 mm | 3 |
| 紫红色斑并有焦痂形成 | 水肿隆起超过 1 mm,范围扩大 | 4 |
| | 总分 | 8 |

(3) 皮肤致敏试验

① 受试动物　豚鼠。

② 方法　皮肤致敏试验是指通过重复接触农药后产生免疫传递的皮肤反应,包括致敏(诱导)和激发两个阶段,一次接触后至少 1 周,再次给予激发接触,通过激发接触确定有无致敏作用。

③ 结果评定　致敏率强度分级见表 6-7。

表 6-6　皮肤刺激强度评分*

| 强　度 | 分　值 |
|---|---|
| 无刺激性 | 0～0.4 |
| 轻度刺激性 | 0.5～1.9 |
| 中等刺激性 | 2.0～5.9 |
| 强刺激性 | 6.0～8.0 |

* pH<2 或 pH>11.5 的农药可不进行本项试验。

表 6-7　致敏率强度分级

| 致敏率(%) | 分级 | 强度分类 |
|---|---|---|
| 0～8 | I | 弱致敏物 |
| 9～28 | II | 轻度致敏物 |
| 29～64 | III | 中度致敏物 |
| 65～80 | IV | 强度致敏物 |
| 81～100 | V | 极强度致敏物 |

（4）蓄积毒性试验

① 目的　了解农药在体内蓄积情况。

② 受试动物　大鼠或小鼠。

③ 方法　蓄积系数法或 20 天蓄积法。

④ 结果评定　蓄积系数<1 为高度蓄积；1～3 明显蓄积；3～5 中等蓄积；>5 轻度蓄积。如 $1/20LD_{50}$ 组动物有死亡，且有剂量-反应关系则为强蓄积性；仅 $1/20LD_{50}$ 组动物有死亡则为弱蓄积性。

（5）致突变试验

① 目的　通过短期筛选试验以确定农药有无致突变作用，致突变试验的阳性结果提示该农药是一种潜在的致突变物，具有潜在的遗传危害和致癌性。

② 受试动物（材料）　原细胞基因突变试验：Ames 试验和大肠杆菌回变试验。哺乳动物细胞染色体畸变分析：体细胞为骨髓细胞微核试验（大鼠或小鼠）和骨髓细胞染色体畸变分析（大鼠和小鼠）；生殖细胞为睾丸细胞（MI 期精母细胞）染色体畸变分析（小鼠）和显性致死试验（小鼠）。其他一些致突变试验：a. 精子畸形检测（小鼠）；b. 体外培养细胞染色体畸变试验（如人外周淋巴细胞、中国地鼠卵巢细胞（CHO）和肺组织细胞（V97）等）；c. 程序外 DNA 修复合成试验；d. 果蝇隐性致死试验。

③ 结果评定　如三项必做项目中一项试验结果出现阳性，则须再选择两项其他致突变试验，以观察是否有多项阳性效应。如必做项目中试验结果出现两项或两项以上的阳性结果，而又有强蓄积性，则一般应予放弃，但如该品种在目前产生和使用中为不可缺少的品种，则应进行第三、四阶段的动物试验，并根据该农药的残留量和可能摄入量等综合衡量。

（6）亚慢性毒性试验

① 目的　观察农药以不同剂量水平较长期喂养对动物的毒作用性质和靶器官，并初步确定最大无作用剂量和最小有作用剂量，以及剂量-反应关系；了解农药对动物生殖和子代的影响（包括致畸作用等）；为慢性毒性和致癌试验的剂量选择、实验设计提供依据；为农药安全使用和安全食用提供依据。

② 受试动物　90 日经口试验、大鼠 21 日经皮试验、大鼠或兔 21 日或 28 日吸入试验、大鼠每日吸入 4 h 迟发性神经毒性试验、母鸡两代繁殖试验、大鼠致畸试验、大鼠或小鼠，特定情况下需要用兔。

③ 结果评定　90 日经口试验无作用剂量小于或等于人可能摄入量的 100 倍者，表示毒

性较强,一般应予放弃,特殊情况须经专家评议。21 日吸入试验和 21 日经皮试验,按工业毒物对人接触性危害进行评价。迟发性神经毒性试验,根据其神经毒性反应和病毒学检查进行评定,提出迟发性神经毒性的无作用剂量水平。两代繁殖试验根据对动物接触农药后出现的异常现象、发生率及严重程度,评价农药对生殖过程产生的积累性影响。致畸试验鉴定农药是否有母体毒性、胚胎毒性及致畸性。如有致畸效应,可得出最小致畸量,以最小致畸量求得致畸指数,表示致畸强度。致畸指数＝雌性动物 $LD_{50}$/最小致畸剂量。暂以致畸指数小于 10 为基本无致畸危害;致畸指数 10～100 有致畸危害;致畸指数大于 100 为强致畸危害。致畸危害指数＝最大不致畸剂量/最大可能摄入量。暂以致畸危害指数＞300 为危害性小;致畸危害性指数 100～300 有中等危害性;致畸危害指数＜100 为严重危害性。

（7）代谢试验

了解农药在体内的吸收、分布和排泄速度,有无蓄积性,并测定其在主要器官组织中的分布。有条件时可进一步进行代谢产物的分离鉴定和毒性评定。

（8）慢性毒性(包括致癌)试验

① 目的　确定动物长期接触农药后产生的危害,尤其是进行不可逆的毒作用和致癌作用。确定最大无作用剂量,为制定每人每日容许摄入量(ADI)和农药最大残留限量(MRL)或施药现场空气最高容许浓度(MAC)提供依据。

② 试验项目基本要求　大鼠染毒期为 24 个月;小鼠染毒期为 18 个月。

③ 结果评定　致癌试验结果的评定采取联合国世界卫生组织提出的 4 条判断致癌试验阳性结果的标准:a. 肿瘤只发生在试验组中,对照组无肿瘤;b. 试验组与对照组动物均发生肿瘤,但试验组发生率高;c. 试验组动物中多发性肿瘤明显,对照组中无多发性肿瘤或只是少数有多发性肿瘤;d. 试验组与对照组肿瘤发生率虽无明显差异,但试验组中发生时间较早。凡符合上述 4 条中任何一条标准,并在试验组与对照组之间的数据经统计学处理有显著性差异时,即可认为致癌试验为阳性结果。

慢性经口毒性试验的结果评定求得的最大无作用剂量(mg/kg 体重)与人的可能摄入量进行比较后评定。a. 小于或等于人的可能摄入量的 50 倍者,表示毒性较强,一般应予放弃;b. 大于 50 倍而小于 100 倍者,由专家共同评议;c. 大于 100 倍者则可考虑允许使用。凡试验结果由于给药途径(经口、经皮、经呼吸道)和动物种系的差异产生不同的结果时,应根据农药的产量、使用量、使用面积,估测对人和环境可能造成的危害,进行综合评价。

（二）食品安全性毒理学评价程序

1. 主题内容与适用范围

该标准规定了食品安全性毒理学评价的程序。它适用于评价食品生产、加工、保藏、运输和销售过程中使用的化学和生物物质以及在这些过程中产生污染的有害物质,食物新资源及其成分和新资源食品,也适用于食品中其他有害物质。

2. 受试物的要求

① 提供受试物(必要时包括杂质)的物理、化学性质(包括化学结构、纯度、稳定性等)。

② 受试物必须是符合既定的生产工艺和配方的规格化产品,其纯度应与实际应用相同,在需要检测高纯度受试物及其可能存在的杂质毒性或进行特殊试验时可选用纯品,或以纯品及杂质分别进行毒性检验。

3. 食品安全性毒理学评价试验的四个阶段和内容及选用原则

（1）毒理试验的四个阶段和内容

① 第一阶段——急性毒性试验

经口急性毒性：$LD_{50}$，联合急性毒性。

② 第二阶段——遗传毒性试验、传统致畸试验、短期喂养试验

遗传毒性试验的组合必须考虑原核细胞和真核细胞、生殖细胞与体细胞、体内和体外试验相结合的原则。

a. 细菌致突变试验  鼠伤寒沙门氏菌/哺乳动物微粒体酶试验（Ames 试验）为首选项目，必要时可另选和加选其他试验。

b. 小鼠骨髓微核率测定或骨髓细胞染色体畸变分析。

c. 小鼠精子畸形分析和睾丸染色体畸变分析。

d. 其他备选遗传毒性试验  V79/HGPRT 基因突变试验、显性致死试验、果蝇伴性隐性致死试验、程序外 DNA 修复合成（UDS）试验。

e. 传统致畸试验

f. 短期喂养试验  30 d 喂养试验。如受试物需进行第三、四阶段毒性试验者，可不进行本试验。

③ 第三阶段——亚慢性毒性试验（90 d 喂养试验、繁殖试验、代谢试验）

④ 第四阶段——慢性毒性试验（包括致癌试验）。

（2）对不同受试物选择毒性试验的原则

① 凡属我国创新的物质一般要求进行四个阶段的试验。特别是对其中化学结构提示有慢性毒性、遗传毒性或致癌性可能或产量大、使用范围广、摄入机会多，必须进行全部四个阶段的毒性试验。

② 凡属与已知物质（指经过安全性评价并允许使用者）的化学结构基本相同的衍生物或类似物，则根据第一、二、三阶段毒性试验结果判断是否需进行第四阶段的毒性试验。

③ 凡属已知的化学物质，世界卫生组织已公布每人每日容许摄入量（ADI，以下简称日许量），同时申请单位又有资料证明我国产品的质量规格与国外产品一致，则可先进行第一、二阶段毒性试验，若试验结果与国外产品的结果一致，一般不要求进行进一步的毒性试验，否则应进行第三阶段毒性试验。

④ 农药、食品添加剂、食品新资源和新资源食品、辐照食品、食品工具及设备用清洗消毒剂的安全性毒理学评价试验的选择。

a. 农药  按卫生部和农业部颁布的《农药安全性毒理学评价程序》进行。对于由一种原药配制的各种商品，其中未加入其他未允许使用的成分时，一般不要求分别对各种商品进行毒性试验。凡将两种或两种以上经国家批准使用的原药混合配制的农药或农药商品的制剂中添加了未经批准的其他具有较大毒性的化学物质作为重要成分，则应先进行急性联合毒性试验，如结果表明无协同作用，则按已颁布的个别农药的标准进行管理，并对所用的未经批准的化学物质进行安全性评价。如有协同作用，则需完成混合制品的第一、二、三阶段毒性试验。

b. 食物添加剂  凡属世界卫生组织已建议批准使用或已制定日允许量者，以及香料生

产者协会(FEMA)、欧洲理事会(COE)和国际香料工业组织(IOFI)四个国际组织中的两个或两个以上允许使用的,在进行急性毒性试验后,参照国外资料或规定进行评价。

凡属资料不全或只有一个国际组织批准的,先进行急性毒性试验和本程序所规定的致突变试验中的一项,经初步评价后,再决定是否需进行进一步试验。

凡属尚无资料可查、国际组织未允许使用的,先进行第一、二阶段毒性试验,经初步评价后,决定是否需进行进一步试验。

从食用动植物可食部分提取的单一高纯度天然香料,如其化学结构及有关资料并未提示具有不安全性的,一般不要求进行毒性试验。

其他食品添加剂:详见 GB15193.1—1994。

c. 食品新资源和新资源食品　食品新资源及其食品原则上应进行第一、二、三个阶段毒性试验,以及必要的人群流行病学调查。必要时应进行第四阶段试验。若根据有关文献资料及成分分析,未发现有或虽有但量甚少,不至构成对健康有害的物质,以及较大数量人群有长期食用历史而未发现有害作用的天然动植物(包括作为调料的天然动植物的粗提制品)可以先进行第一、二阶段毒性试验,经初步评价后,决定是否需要进行进一步的毒性试验。

d. 辐照食品　按《辐照食品卫生管理办法》要求提供毒理学试验资料。

e. 食品工具设备用清洗消毒剂　按卫生部颁发的《消毒管理办法》进行。

4. 食品安全性毒理学评价试验的目的和结果判定

(1) 毒理学试验的目的

① 急性毒性试验

测定 $LD_{50}$,了解受试物的毒性强度、性质和可能的靶器官,为进一步进行毒性试验的剂量和毒性判定指标的选择提供依据。

② 遗传毒性试验

对受试物的遗传毒性以及是否具有潜在致癌作用进行筛选。

③ 致畸试验

了解受试物对胎仔是否具有致畸作用。

④ 短期喂养试验

对只需进行第一、二阶段毒性试验的受试物,在急性毒性试验的基础上,通过 30 d 喂养试验,进一步了解其毒性作用,并可初步估计最大无作用剂量。

⑤ 亚慢性毒性试验——90 d 喂养试验、繁殖试验

观察受试物以不同剂量水平经较长期喂养后对动物的毒性作用性质和靶器官,并初步确定最大作用剂量;了解受试物对动物繁殖及对子代的致畸作用,为慢性毒性和致癌试验的剂量选择提供依据。

⑥ 代谢试验

了解受试物在体内的吸收、分布和排泄速度以及蓄积性,寻找可能的靶器官;为选择慢性毒性试验的合适动物种系提供依据;了解有无毒性代谢产物的形成。

⑦ 慢性毒性试验(包括致癌试验)

了解经长期接触受试物后出现的毒性作用,尤其是进行性或不可逆的毒性作用以及致癌作用;最后确定最大无作用剂量,为受试物能否应用于食品的最终评价提供依据。

（2）各项毒理学试验结果的判定

① 急性毒性试验

如 $LD_{50}$ 剂量小于人的可能摄入量的 10 倍，则放弃该受试物用于食品，不再继续其他毒理学试验。如大于 10 倍者，可进入下一阶段毒理学试验。凡 $LD_{50}$ 在人的可能摄入量的 10 倍左右时，应进行重复试验，或用另一种方法进行验证。

② 遗传毒性试验

根据受试物的化学结构、理化性质以及对遗传物质作用终点的不同，并兼顾体外和体内试验以及体细胞和生殖细胞的原则，在毒性试验第二阶段遗传毒性试验①、②和③中所列遗传毒性试验中选择四项试验，根据以下原则对结果进行判断。

a. 如其中三项试验为阳性，则表示该受试物很可能具有遗传毒性作用和致癌作用，一般应放弃该受试物应用于食品；无需进行其他项目的毒理学试验。

b. 如其中两项试验为阳性，而且短期喂养试验显示该受试物具有显著的毒性作用，一般应放弃该受试物用于食品；如短期喂养试验显示有可疑的毒性作用，则经初步评价后，根据受试物的重要性和可能摄入量等，综合权衡利弊再作出决定。

c. 如其中一项试验为阳性，则再选择其他两项遗传毒性试验；如再选的两项试验均为阳性，则无论短期喂养试验和传统致畸试验是否显示有毒性与致畸作用，均应放弃该受试物用于食品；如有一项为阳性，而在短期喂养试验和传统致畸试验中未见有明显毒性与致畸作用，则可进入第三阶段毒性试验。

d. 如四项试验均为阴性，则可进入第三阶段毒性试验。

③ 短期喂养试验

在只要求进行两阶段毒性试验时，若短期喂养试验未发现有明显毒性作用，综合其他各项试验即可作出初步评价；若试验中发现有明显毒性作用，尤其是有剂量-反应关系时，则考虑进一步的毒性试验。

④ 90 d 喂养试验、繁殖试验、传统致畸试验

根据这三项试验中所采用的最敏感指标所得的最大无作用剂量进行评价，原则是：

a. 最大无作用剂量小于或等于人的可能摄入量的 100 倍者表示毒性较强，应放弃该受试物用于食品。

b. 最大无作用剂量大于 100 倍而小于 300 倍者，应进行毒性试验。

c. 大于或等于 300 倍者则不必进行慢性毒性试验，可进行安全性评价。

⑤ 慢性毒性（包括致癌）试验

根据慢性毒性试验所得的最大无作用剂量进行评价，原则是：

a. 最大无作用剂量小于或等于人的可能摄入量的 50 倍者，表示毒性较强，应放弃该受试物用于食品。

b. 最大无作用剂量大于 50 倍而小于 100 倍者，经安全性评价后，决定该受试物可否用于食品。

c. 最大无作用剂量大于或等于 100 倍者，则可考虑允许使用于食品。

⑥ 新资源食品、复合配方的饮料等试验

若试样的最大加入量（一般不超过饲料的 5%）或液体试样最大可能的浓缩物加入量仍不能达到最大无作用剂量为人的可能摄入量的规定倍数时，则可以综合其他的毒性试验结

果和实际食用或饮用量进行安全性评价。

5. 进行食品安全性评价时需要考虑的因素

（1）人的可能摄入量

除一般人群的摄入量外，还应考虑特殊和敏感人群（如儿童、孕妇及高摄入量人群）。

（2）人体资料

由于存在着动物与人之间的种属差异，在将动物试验结果推论到人时，应尽可能收集人群接触受试物后反应的资料，如职业性接触和意外事故接触等。志愿受试者体内的代谢资料对于将动物试验结果推论到人具有重要意义。在确保安全的条件下，可以考虑按照有关规定进行必要的人体试食试验。

（3）动物毒性试验和体外试验资料

本程序所列的各项动物毒性试验和体外试验系统虽然仍有待完善，却是目前水平下所得到的最重要的资料，也是进行评价的主要依据。在试验得到阳性结果，而且结果的判定涉及受试物能否应用于食品时，需要考虑结果的重要性和剂量-反应关系。

（4）动物毒性试验安全系数

由动物毒性试验结果推论到人时，鉴于动物、人的种属和个体之间的生物特性差异，一般采用安全系数的方法，以确保对人的安全性。安全系数通常为100倍，但可根据受试物的理化性质、毒性大小、代谢特点、接触的人群范围、食品中的使用量及使用范围等因素，综合考虑增大或减小安全系数。

（5）代谢试验的资料

代谢研究是对化学物质进行毒理学评价的一个重要方面，因为不同化学物质、剂量大小，在代谢方面的差别往往对毒性作用影响很大。在毒性试验中，原则上应尽量使用与人具有相同代谢途径和模式的动物种系来进行试验。研究受试物在试验动物和人体内吸收、分布、排泄和生物转化方面的差别，对于将动物试验结果比较正确地推论到人具有重要意义。

（6）综合评价

在进行最后评价时，必须在受试物可能对人体健康造成的危害以及其可能的有益作用之间进行权衡。评价的依据不仅是科学试验资料，而且与当时的科学水平、技术条件以及社会因素有关。因此，随着时间的推移，很可能结论也不同。随着情况的不断改变，科学技术的进步和研究工作的不断进展，对已通过评价的化学物质需进行重新评价，作出新的结论。

对于已在食品中应用了相当长时间的物质，对接触人群进行流行病学调查具有重大意义，但往往难以获得剂量-反应关系方面的可靠资料，对于新的受试物质，则只能依靠动物试验和其他试验研究资料。然而，即使有了完整和详尽的动物试验资料和一部分人类接触者的流行病学研究资料，由于人类的种族和个体差异，也很难作出能保证每个人都安全的评价。所谓绝对的安全实际上是不存在的。根据上述材料，进行最终评价时，应全面权衡和考虑实际可能，从而确保发挥该受试物的最大效益，以及对人体健康和环境造成最小危害的前提下所起的作用。

## 第二节  健康风险评价

### 一、概述

#### (一)发展历史

随着全球化进程的不断推进和人民生活质量需求的持续提升,环境污染与人体健康问题引起了世界各国的高度关注。环境健康风险问题是 20 世纪 80 年代新近发展而来的问题,因为 70 年代以后,环境保护的研究重点转移到污染物进入环境之前的风险管理,环境风险评价(Environmental Risk Assessment,ERA)就在这一领域应运而生。1980 年,人类发生了几起震惊世界的特大恶性环境污染事件,这些事件大大刺激和推动了环境风险评价的研究与开展。环境风险评价的概念有广义和狭义之分:广义的环境风险评价指人类的各种开发行为所引发的或面临的危害(包括自然灾害)对人体健康、社会经济发展、生态系统等所造成的风险可能带来的损失进行评估,并据此进行管理和决策的过程;环境健康风险评价是以风险度作为评价指标,把环境污染与人体健康联系起来,定量描述污染对人体产生健康危害的风险,属于狭义环境风险评价范畴。在大多数情况下,关于环境和健康的研究是分开进行的,其实它们存在着很大的联系。环境评价和健康评价具有相同的目的和类似的程序。环境健康风险评价以美国国家科学院(National Academy of Sciences,NAS)和美国环保署(Environmental Protection Agency,EPA)的成果最为丰富,其中具有里程碑意义的文件是 1983 年美国国家科学院出版的红皮书《Risk Assessment in the Federal Government:Managing the Process》,提出了风险评价"四步法",即风险识别、剂量-效应关系评价、暴露评价和风险表征。这成为环境风险评价的指导性文件,目前已被荷兰、法国、日本、中国等许多国家和国际组织所采用。随后,美国国家环保局根据红皮书制定并颁布了一系列技术性文件、准则和指南,包括 1986 年发布的《致癌风险评价指南》《致畸风险评价指南》《化学混合物的健康风险评价指南》《发育毒物的健康风险评价指南》《暴露风险评价指南》和《超级基金场地健康评价手册》,1988 年颁布的《内吸毒物的健康评价指南》《男女生殖性能风险评价指南》等。1989 年,美国 EPA 还对 1986 年指南进行了修改。因此,从 1989 年起,风险评价的科学体系基本形成,并处于不断发展和完善的阶段。

#### (二)基本概念

1. 风险(risk)

**风险**又叫危险度,指接触一种有害因素后出现不良作用的预期频率,是个体或特定群体因接触某种剂量或浓度的化学物质导致有害效应出现的概率。**风险评价**又称危险度评价,是对有害因子产生不良影响概率进行的评价,即对人类产生不良影响或自然灾害等不期望事件发生概率的可能性进行定量分析评价的一种评价方法。

2. 无可见有害作用剂量(No Observed Adverse Effect Level,NOAEL)

在规定的试验条件下,用现有的技术手段或检测指标未观察到任何与受试样品有关的毒性作用的最大染毒剂量或浓度。

3. 最低可见有害作用剂量(Lowest Observed Adverse Effect Level,LOAEL)

在规定的暴露条件下,通过实验和观察,一种物质引起机体(人或实验动物)某种有害作用的最低剂量或浓度。

4. 无阈值化合物(No threshold compound)

在大于零的剂量暴露下,均可能发生有害效应的化合物,又称为零阈值化合物。其剂量-反应曲线的延长线通过坐标原点,为直线型,即认为这类化合物无安全剂量。主要为遗传毒性致癌物。

5. 有阈值化合物(Threshold compound)

指大于零的所有剂量都可以诱导出致癌反应的化合物。扩指非致癌和非致突变物。

6. 环境健康风险评价(Environmental health risk assessment)

**环境健康风险评价**是以风险度作为评价指标,把环境污染与人体健康联系起来,定量描述污染对人体产生健康危害的风险。它是收集、整理和解释各种健康相关资料的过程,其目的在于估计特定暴露剂量的有害因子对人体不良影响的概率,以评价人体健康所受到损害的可能性及其程度大小。

**二、健康风险评价程序**

(一)健康风险评价基本程序

国际上的环境健康风险评价程序大多以美国国家科学院提出的"四步法",根据风险物质不同,分为有阈化学物质健康风险评价和无阈化学物质健康风险评价两类。其评价过程如图 6-1 所示:

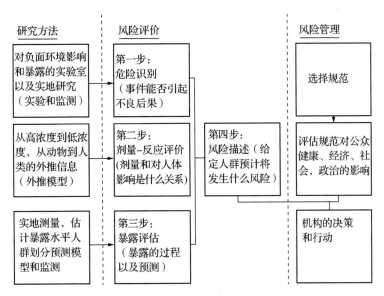

**图 6-1　美国国家科学院风险评价/管理框架**

## 1. 危害鉴定（Hazard identification）

危害鉴定即识别和确定某种化合物暴露是否能够对人群产生有害效应，以及其效应的强度是否具有公共卫生学意义，目的是判断化合物是否具有致癌、致畸性。通过收集化合物的理化性质、毒理学和药物代谢动力学性质、动物实验、人体对该物质的暴露途径和方式，及其在人体内新陈代谢作用等，对这种化合物危害人体健康的能力做出判断，属于定性评价的过程。有阈化学物质危害鉴定是重点确定某种环境因素（化合物）暴露是否能够产生人群的有害效应以及其效应的强度是否具有公共卫生学意义。无阈化学物质危害鉴定是对致癌物的危害进行定性评价，回答某环境因素对个体或群体是否有致癌的不良后果。

## 2. 剂量-反应评价（Dose-response assessment）

剂量-反应评价是对化合物的暴露剂量与人群出现不良效应之间关系进行定量估算的过程。建立剂量-反应关系的最佳选择是人体实验资料，但人体实验资料很难实现，目前主要是通过收集、分析各种毒理学资料、流行病学资料及统计数据与长期试验等实验数据，通过一定的数学模型外推得到接近人体的剂量-反应关系。外推模式分为高剂量向低剂量外推和动物剂量向人体剂量外推。从高剂量暴露向低剂量暴露外推时，可选用 Probit 模型、Logit 模型、Ohehit 模型、Multistage 模型等，其中 Multistage 模型是常用模型；动物剂量向人体剂量外推，主要通过体重、体表面积等人体特征计算得出或利用安全系数法外推法。通过合适的数学模型外推致人体是健康风险评价的定量依据，也是环境健康风险评价的关键步骤。

（1）有阈化合物的剂量-反应评估

有阈化学物质暴露与人群健康效应之间的定量关系以该物质的参考剂量（referencedose，RfD 或 referenceconcentration，RfC）表示。采取 NOAEL 或者 LOAEL 来计算和推导 RfD，并考虑从动物向人体的外推过程中涉及种间差异而用不确定系数（Uncertainty Factors，UFs）加以修正。RfD 通常表示化合物的非致癌风险，其计算公式为：

$$RfD = NOAEL（或 LOAEL）/UFs$$

其中，NOAEL、UFs 可以查阅 USEPA 的 IRIS 数据库或 WHO 的环境卫生基准系列。

（2）无阈化合物的剂量-反应评估

对于无阈化学致癌物的剂量与致癌反应率之间的定量关系以斜率系数（或称危险系数）来表示。美国环保署致癌物评价组推荐采用致癌强度系数（Carcinogenic Potency Factor，CPF）。并已经为 540 余种化学致癌物的各种暴露途径估算出了其 CPF，且将其储存于 IRIS 数据库供查阅。

## 3. 暴露评价（Exposure assessment）

**暴露评价**是对人群暴露于有害物质的强度、频率等进行测量、估算和预测的过程，是健康风险评价过程的定量依据。暴露评估需要对暴露人群的数量、性别、年龄、职业、活动地方、暴露剂量、暴露时间、暴露频率以及其他相关不确定因素进行描述。通过特定途径 $i$ 的日均暴露剂量 $ADD_i$（Average Daily Dose，ADD，$mg/(kg \cdot d)$）的计算模型如下：

（1）吸入暴露：$ADD_{呼吸} = CA \times IR \times EF \times ED/(BW \times AT)$；

（2）食入毒性：$ADD_{进口} = CF \times IR \times EF \times ED/(BW \times AT)$；

（3）皮肤接触暴露：$ADD_{皮肤} = CS \times SA \times AF \times ABSd \times EF \times ED/(BW \times AT)$；

其中：CA、CF、CS 分别为污染物在大气、食物、土壤/尘等不同环境介质中的浓度，单位为 $mg/m^3$ 或 $mg/kg$ 或 $mg/L$；IR 为呼吸速率或摄入率，单位为 $m^3/d$ 或 $kg/d$ 或 $L/d$；EF 为年暴露频率，单位为 d/a；ED 为暴露持续时间，单位为 a；BW 为体重，单位为 kg；AT 为平均接触时间，单位为 d；SA 为接触污染物的皮肤表面积，单位为 $cm^2/d$；AF 为皮肤的吸附系数，单位为 $mg/cm^2$；ABSd 为皮肤吸收因子，无量纲。

4. 风险表征（Risk characterization）

**风险表征**是风险评价的最后步骤，是对上述三个阶段的综合分析，判断人群在不同暴露条件下有害效应发生的概率、危害强度及对其可信程度和不确定性进行评价。风险表征是在综合前三个环节的基础上，给出人群产生有害效应的概率，用致癌风险表示。

（1）确定表征方法：根据评价对象的性质、目的等选择定性的方法或定量的方法进行风险表征。

① 有阈化合物的非致癌风险

对于有阈化合物的非致癌风险，定义为长期日均暴露剂量与其对应的参考剂量的比值，即 $HI = ADD/RfD$，其中：ADD 为日均暴露量，单位为 $mg/(kg \cdot d)$，RfD 为致癌强度系数，单位为 $[mg/(kg \cdot d)]^{-1}$。

② 无阈化合物的致癌风险

对于无阈化合物的致癌风险，定义为长期日均暴露剂量与致癌强度系数的乘积，采用下列风险模型进行估算：低剂量暴露：$R = ADD \times CPF$；当 $R > 0.01$ 时，改用高剂量暴露风险模型：$R = 1 - exp(-ADD \times CPF)$。其中：ADD 同上，CPF 为致癌强度系数，单位为 $[mg/(kg \cdot d)]^{-1}$。

（2）风险程度判定

对于非致癌风险，当风险指数 HI 超过 1 时，认为会对人体健康产生危害；当 HI 远远小于 1 时，说明污染物不会对人体产生明显的健康危害。对于致癌风险，当 $R < 10^{-6}$ 时，表示引发致癌风险不明显；当 $10^{-6} < R < 10^{-4}$ 时，表示存在潜在风险；当 $R > 10^{-4}$ 时，表示存在高致癌风险。

（3）评价结果表述：用图表或文字对评价结果进行描述，并进行相应的解释和说明。

（二）环境健康风险评价中不确定性分析

1. 不确定性分析

**不确定性分析**是对风险评价结果可靠性评价的补充，直接关系着评价结果的可靠性，故进行不确定性分析十分必要。由于不确定因素的来源、类型和性质比较复杂，其存在于评价过程中的各个阶段。

（1）危害鉴定阶段：在收集与分析样品、暴露人群和研究区背景等相关数据过程中，可能因为资料收集范围、样品采集手段、实验仪器设备或实验操作失误等客观或主观因素对污染物的危害鉴定过程产生不确定性。

（2）暴露评估阶段：暴露评估阶段涉及暴露途径、暴露参数的确定，评价模型的选取，研究区背景资料的分析，由于暴露机理的复杂性、评价模型本身存在的局限性、暴露参数确定及背景资料分析的相对主观性，导致暴露评估过程不确定性的产生。

（3）剂量-反应评估阶段：剂量-反应关系、暴露剂量、反应强度、污染物的致病机理随研究区自然人文背景资料的分析,随着剂量-反应关系模型的选择,暴露途径的不同、流行病数据资料和动物实验资料的准确性及污染物对人体健康风险的阈值限制等变化而变化,导致剂量-反应评估阶段存在不确定性。

（4）风险表征阶段:该阶段主要是对前面三个阶段的综合评价和表述。评价结果局限于样本检测结果,没有考虑相同元素的污染物质经其他介质进入人体,计算出的风险与现实风险存在一定差距。结果表述过程中主观性比较强,风险表征阶段不可避免地存在不确定性。

2. 不确定性处理方法处理环境风险评价系统中存在的不确定性必须以大量的相关资料做基础

（1）必须开展相关数据、资料的收集和整理工作,建立相应的风险评价数据库。

（2）综合利用毒理学、生态学、数学和计算机等相关学科理论及技术手段,对自然险机制进行更深层次的研究。

（3）发展各种外推理论,建立能真实反映客观实际的外推模型。

（4）研究更科学更切合实际的模型,减少模型本身对评价工作的不确定性。

（5）加强风险评价工作者的专业培训,提高其水平和专业技能,促进与国外环评工作者交流与合作,推进中国环境风险评价工作的发展,减少环境风险评价的主观不确定性。目前,不确定性的处理方法较少且发展不够完善,以下为常用的两种方法:

① 蒙特卡罗方法,利用遵循某种分布形态的随机数模拟现实系统中可能出现的各种随机现象,具体是通过概率方法表述参数的不确定性使表征风险和暴露评价更客观,缺点是评价过程比较复杂。目前,蒙特卡罗方法是处理评价系统中不确定性应用最普遍的方法。

② 泰勒简化方法,运用泰勒扩展序列对输入的风险模型进行简化、模拟。用偏差表达输入值和输出值之间的关系。

### 三、我国环境健康风险评价历程及展望

我国健康风险评价自20世纪90年代起步以来,相关部门陆续制定了有关规范或导则予以技术支撑。如2001年卫生部发布的《环境污染健康影响评价规范(征求意见稿)》,随后于2004年国家环保局发布了《中华人民共和国环境保护行业标准新化学物质危害评估导则》(HJ/T 154—2004)等。截至2019年9月,由国家卫健委、生态环境部发布的环境健康风险评估相关的指南包括评估指南、参数手册、统计分析及现场调查等内容,涉及空气、土壤、水和职业暴露等方面。但同发达国家相比,我国环境健康风险评估相关标准的编制工作起步较晚,各国在环境与健康领域都取得了不少的研究成果,国外研究机构都制定了适合本国特点的健康风险管理框架和管理文件,我国仍有一定的差距。我国环境健康风险评估技术规范体系以应用性技术指南为主,总纲性和基础性技术指南较少,建议补充基础性技术指南,如EPA多种毒性风险评估指南,完善危害识别和评估等技术规范体系关键环节。在基础和应用科学研究方面,如何精细化、本土化环境健康风险评估方法,构建"环境污染调查-人群暴露特征-暴露健康损害分析-综合健康风险评估"风险评估体系,实现精准化环境健康风险评估,是我国目前环境健康风险评估研究的重点。在环境健康风险评估的基础上,制定一系列符合我国国情的环境健康风险管理政策,使环境健康风险评价为环境保护决策提供有效的支撑。

## 思考题

1. 解释

(1) 安全性;(2) 安全性评价;(3) 危险度;(4) 环境健康风险评价

2. 对一种化学物质进行毒理学评价时,为什么要采取分阶段进行的原则?

3. 化学物质在进行安全性评价时需要注意哪些问题?

4. 在考虑化学物安全性评价结论时,如何充分权衡利弊,对受试化学物的取舍或是否同意使用,做出合理的评价?

5. 叙述健康风险评价程序有哪几个步骤,如何正确分析对待环境健康风险评价中不确定性,使风险评价结果增加可靠性使之能正确运用?

6. 叙述我国环境健康风险评价的发展趋势。

## 参考文献

[1] Cui Y, Bai L, Li C, et al. Assessment of heavy metal contamination levels and health risks in environmental media in the northeast region[J]. Sustainable Cities and Society, 2022: 103796.

[2] Steinemann A. Rethinking human health impact assessment[J]. Environmental Impact Assessment Review, 2000, 20(6): 627 - 645.

[3] 孔志明. 环境毒理学(第六版)[M]. 南京:南京大学出版社,2017.

[4] 中华人民共和国卫生部. 食品安全性毒理学评价程序 GB 15193.1—1994[S]. 北京:中国疾病预防控制中心营养与食品安全所,1996.

[5] 郑和辉,王情,程义斌. 环境健康风险评估标准化研究[J]. 中国公共卫生管理,2021,37(2):229 - 232.

[6] 张荣芝,史密伟,朱桂艳. 健康风险评价方法及其在大气环境污染中的应用示范[J]. 广东化工,2021, 48(19):121 - 123.

[7] 杨彦,陈浩佳,刘程成. 我国环境健康风险评估发展进程[J]. 环境与健康杂志,2020,37(7):653 - 658.

# 第七章　常见化学致癌物的环境毒理学

> **提要与学习指导**　本章主要介绍了环境中较为常见的化学致癌物,对它们的代谢转化以及致癌机理作了较详尽的阐述,并对它们的污染来源进行了叙述。学习本章时应注意结合前面生物转化及毒作用机理等有关章节,深入理解各种致癌物的致癌机理。

根据世界卫生组织(WHO)发布的资料,人类癌症发病率中 90% 与环境因素有关,其中最主要的又与化学因素有关。人类环境中大量化学物质的存在和不断增加以及化学物质与人类癌症的密切关系,不能不引起世界各国的普遍关心和重视。在人类环境中,接触化学致癌物或可疑致癌物的种类和机会是很多的,其主要来源除工业"三废"污染环境外,还有滥用农药、化肥和某些药物以及食物中使用的各种化学添加剂等。下面就常见化学致癌物的环境毒理学进行讨论。

## 第一节　多环芳烃类

多环芳烃类(polycyclic aromatic hydrocarbons,PAH)是最早被认识的一类化学致癌物。PAH 是指二个以上的六碳苯环稠合在一起的一系列芳烃及其衍生物。目前已经发现的致癌性多环芳烃及其致癌性衍生物的数目已超过 400 种,这些多环芳烃,按其化学结构特点可以分为三类:苯环类;䓛、荧蒽及胆蒽类;杂环类。

### 一、多环芳烃的来源

环境中的多环芳烃主要来源于植物和微生物的内源性合成以及火山活动和一些矿物的成分,它们构成了多环芳烃的天然本底。人类大规模的生产活动,特别是矿物燃料的燃烧产生的多环芳烃散布到环境中构成环境污染。多环芳烃的人为污染主要有以下来源:

(1) 家庭及生活炉灶、工业锅炉等产生的烟灰,约占 51%。

(2) 各种产生和使用焦油的工业过程,如炼焦、石油热裂、煤焦油提炼、柏油铺路等,占 20%。

(3) 各种人为原因的露天焚烧和失火、抽烟等,约占 27%。

(4) 各种机车车辆及内燃机排出的废气,约占 0.9%。

　　前三种是造成人类环境中多环芳烃严重污染的主要原因；第四种，虽然只占总污染量的1%左右，但在某些局部地区，如交通拥挤的干线，可能是最主要的污染来源。

## 二、多环芳烃的致癌作用

　　如前所述，多环芳烃类物质在环境中广泛存在，并由于致癌力强，所以在20世纪50年代以前就受到人们的广泛注意和研究，至今仍是环境科学中的热门。现将多环芳烃类结构与致癌活性理论以及致癌机理简述如下：

### （一）结构与致癌活性

#### 1. K区理论

　　主要认为多环芳烃类物质可能有两个反应中心，一个相当于菲的9，10碳原子之间，苯并[a]蒽的5，6碳原子之间，称为K区；另一个相当于蒽的9，10碳原子之间，苯并[a]蒽的7，12碳原子之间，称为L区（图7-1）。化学致癌物在机体内的反应多发生在K区和L区。

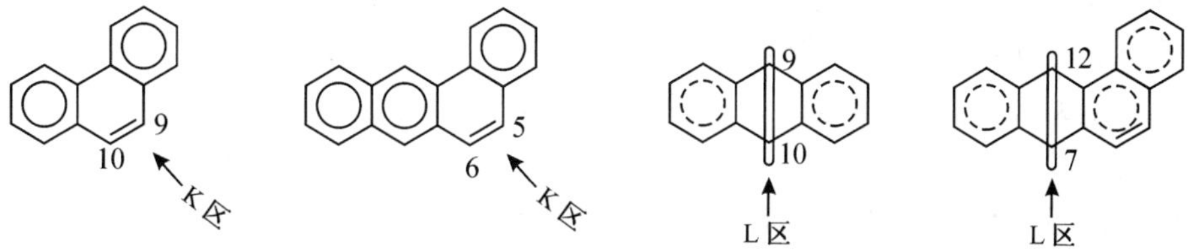

**图7-1　多环芳烃类的K区和L区**

　　K区是发生致癌反应的关键区域，而L区是对致癌反应起拮抗作用的区域。凡是有致癌作用的多环芳烃化合物一般必须有比较活泼的K区。但是否具有L区，则有两种可能：有些具有L区，有些缺乏。如果一种多环芳烃化合物具有致癌作用，而且除具有活泼的K区外，同时又具有一个L区，则这一L区必须不太活泼，如此在接触机体后，不甚活泼的L区对K区具有保护意义，使多环芳烃不致在尚未接触靶组织之前其K区已经发生反应，或被代谢失去活性，而有足够的机会与靶组织或细胞发生反应，并有可能诱发肿瘤。如果L区过于活泼，则情况相反，在多环芳烃接触靶组织之前已发生反应，则不再具有致癌性。另外有些明显的致癌作用的多环芳烃化合物，其K区活泼程度虽不太高，但不具有L区，所以致癌，也足以说明上述情况。以苯并[a]蒽为例，其K区有一定的活性程度，但其L区亦较活泼，所以苯并[a]蒽并不致癌；如苯并[a]蒽7和12位被甲基代入，则L区活泼程度降低，因此K区有可能接触靶细胞，并呈现明显致癌作用。

#### 2. 湾区理论

　　根据对多环芳烃类，特别是对苯并[a]芘代谢过程的深入研究，发现苯并[a]芘代谢过程中形成一种环氧化物，即二氢二醇环氧苯并[a]芘。在这一化合物中，以其饱和的苯环为一侧，并以与饱和苯环相对的另一苯环为一侧，就构成一个形如海湾的湾区。由于此种环氧化物代谢物是唯一确证的苯并[a]芘代谢物，而且是具有致癌作用的终致癌物；同时此种环氧化物形成的部位多在湾区，因此认为湾区内形成的多环芳烃环氧化物是与生物大分子共价结合的重要中间体。因而提出了湾区理论，其主要论点是：

（1）湾区的角环在代谢活化过程中，对致癌反应起着关键性作用，其最终致癌形式为湾区环氧化合物。

（2）湾区正碳离子稳定性愈高，致癌性愈强。

3. 双区理论

近年来，我国学者戴乾圆在总结分析致癌机理的"K区理论"和"湾区理论"后，用计算机证明，多环芳烃分子显示致癌活性的必要和充分条件是分子中存在两个亲电活性区域，提出了"多环芳烃致癌性能的定量分子轨道模型——双区理论"，总结出一个多环芳烃致癌活性的定量公式：

$$\lg K = 4.751\,\Delta E_1 \Delta E_2^3 - 0.0512\,n\Delta E_2^{-3}$$

$$\text{（活化项）}\qquad\qquad\text{（脱毒项）}$$

式中：$\Delta E_1$、$\Delta E_2$ 分别为两个活性区相应亲电碳阳离子的离域能（$\beta$ 单位）；$n$ 为脱毒数的总数。

他应用这个关系式对将近 50 个多环芳烃的母体进行的计算表明：除个别有一级偏差外，绝大部分的计算结果都与生物实验结果相一致。戴氏通过分析表明，多环芳烃的两个亲电碳原子（亲电活性中心）的最优致癌距离接近 2.80Å，这与脱氧核糖核酸（DNA）双螺旋间负性中心的距离接近。因此，他认为多环芳烃在体内致癌的关键步骤应是 DNA 互补碱基对间的横向交联。

结构与致癌活性理论的研究与探讨，对于阐明致癌机制、预见致癌物和指导药物合成均有重要意义。

（二）多环芳烃类物质的致癌机理

多环芳烃类物质并非直接致癌物，必须经细胞微粒体中的混合功能氧化酶活化后才具有致癌性。现以研究最多的苯并[a]芘（B[a]p）为例说明之（图 7 - 2）。

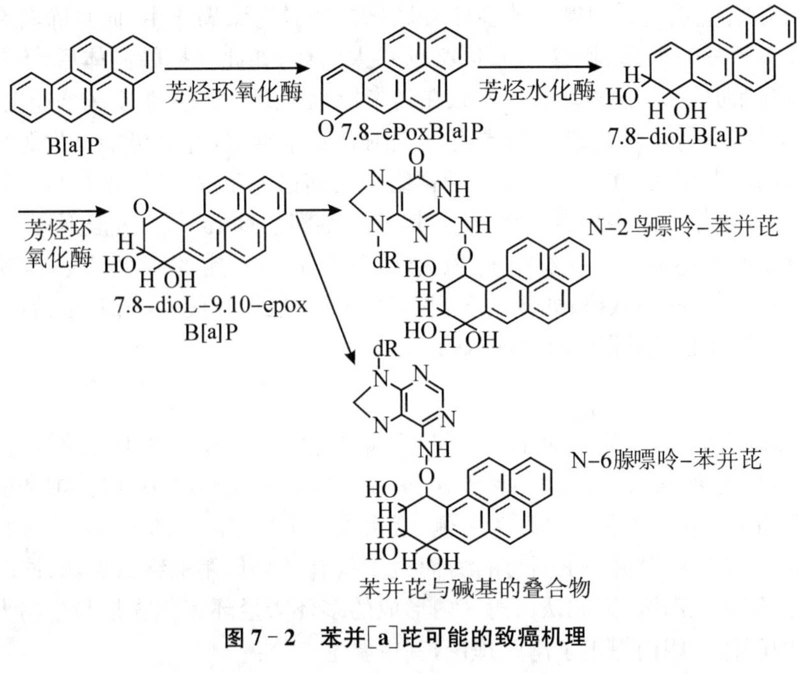

图 7 - 2　苯并[a]芘可能的致癌机理

苯并[a]芘(前致癌物)是一种强化学致癌物,可经空气、水、食物及皮肤等途径进入人体。进入体内后,除少部分以原形态随粪尿排出外,一部分经肝、肺细胞微粒体中混合功能氧化酶激活而转化为数十种代谢产物,其中转化为羟基化合物或醌类者,则是一种解毒反应;转化为环氧化物者,特别是转化成 7,8-环氧化物,则是一种活化反应。7,8-环氧化物再经环氧化物水化酶的作用而生成 7,8-二羟基化合物,接着发生第二次环氧化而形成 7,8-二氢二醇-9,10-环氧化物,这就是近致癌物。以上的反应过程属于代谢活化。9,10 位的氧环接着被打开,在苯并[a]芘分子的 10 位碳原子上形成亲电的阳离子,这就是苯并[a]芘的终致癌物。它可以与 DNA 等生物大分子发生共价结合,造成 DNA 损伤,如果 DNA 不能修复或修而不复,细胞就可能发生癌变。

### 三、多环芳烃在环境中的迁移转化行为及降解作用

#### (一)多环芳烃在环境中的迁移转化

环境中的多环芳烃处于不断的运动中,生成、降解或迁移、转化,并通过各种途径进入人体,它们在环境中的循环可以图 7-3 表示。

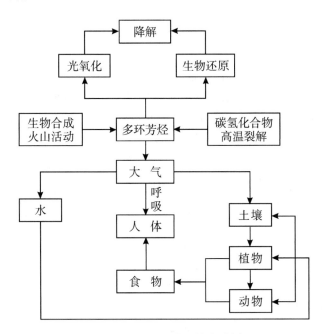

**图 7-3　多环芳烃在环境中的循环**

碳氢化合物在不同温度下燃烧时,会产生多种多环芳烃,这些物质发散到大气中后,很快就会被冷凝,并易于被具有高度吸附性能的细小尘粒吸附。例如,大气飘尘中苯并[a]芘的含量一般可达$(3.0\sim400)\mu g/100\ m^3$。飘尘粒子不仅影响多环芳烃在大气中的分布状况、驻留时间、迁移规律等,而且粒子的种类、粒径和密度等会对人群吸入后导致的健康损害产生重要影响。

从大气中沉降到河流、湖泊、海洋里的多环芳烃是水体中多环芳烃重要来源之一。另一些则来源于工业排放的废水,如焦化和炼油废水等。水体的多环芳烃可能呈三种状态:吸附于悬浮性固体上;溶解于水或呈乳化状态;吸附于悬浮性固体上的多环芳烃还可随悬浮性固

体下沉至水底,因而河流底质中也有一定量的多环芳烃。

大气中的多环芳烃沉降到土地上也造成土壤的污染,某些污水灌溉也会增加土壤中多环芳烃的含量。

绿色植物在生长过程中,能不断地从大气、水和土壤中吸收并富集苯并[a]芘,如在一些谷物、油料植物和蔬菜中均含有一定量的苯并[a]芘。某些食物加工过程中,亦可产生苯并[a]芘。

(二)多环芳烃在环境中的降解

环境中多环芳烃可通过降解而净化,一般有两种方式:光氧化作用和生物还原作用。

大气中的多环芳烃主要由光氧化作用降解,如苯并[a]芘受日光紫外线照射和空气中臭氧及其他氧化作用,形成1,6-醌苯并芘、3,6-醌苯并芘和6,12-醌苯并芘。

此外,水生生物也进行某些生物降解作用。苯并[a]芘在天然水体中的降解受水的深度、阳光辐射的强度及光的波长、温度和溶解氧等条件的影响。

土壤中的苯并[a]芘能被微生物分解,翻耕土地为微生物的活动提供更有利条件。经一年以后,土壤中的苯并[a]芘可被微生物降解80%~90%。

# 第二节　芳香胺类化合物

芳香胺类化合物(aromatic amine compound)最早发现于19世纪中叶的德国。那里的化学工业开始得较早,早年就在一些人工合成染料的工厂中,发现有的工人患膀胱癌。后来逐渐明确它与芳香胺有关系。已知有致癌作用的主要芳香胺类有2-萘胺、联苯胺、2-酰胺基芴、4-氨基联苯等,它们的化学结构式如图7-4。

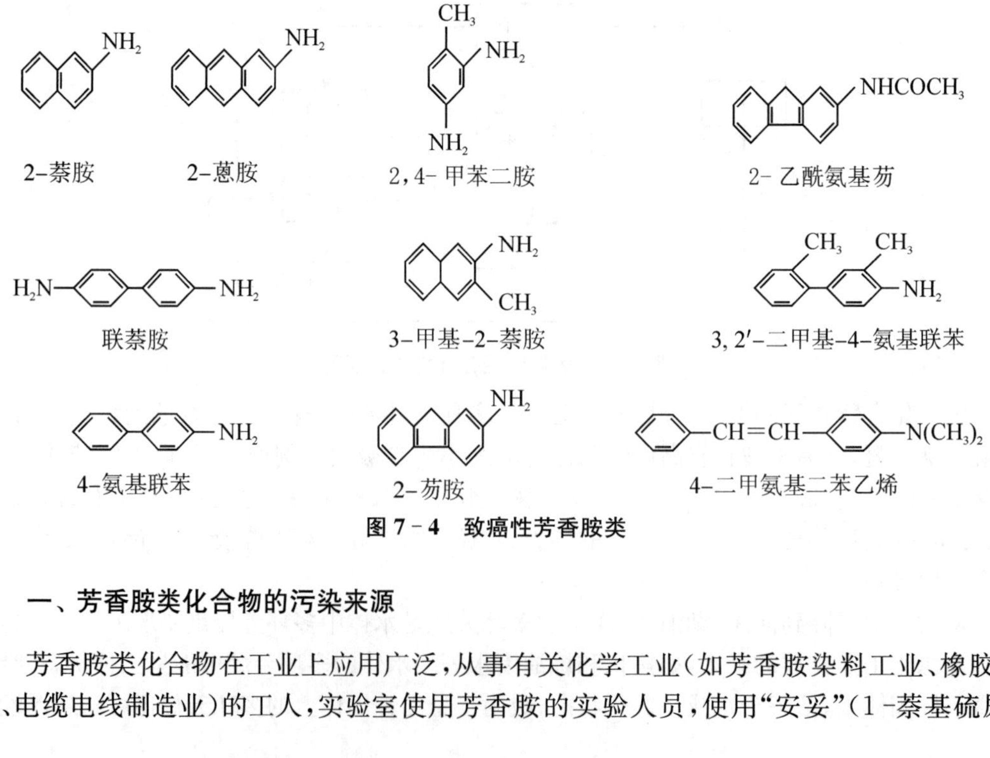

图7-4　致癌性芳香胺类

## 一、芳香胺类化合物的污染来源

芳香胺类化合物在工业上应用广泛,从事有关化学工业(如芳香胺染料工业、橡胶工业、电缆电线制造业)的工人,实验室使用芳香胺的实验人员,使用"安妥"(1-萘基硫脲)

的专业灭鼠人员等,如防护不当,均有可能接触芳香胺;此外,含有氨基酸的化学物质在700℃以上温度燃烧时,也有可能产生芳香胺,因此,在焦化、煤气、沥青等作业中均有接触芳香胺的机会;许多食用色素、香精、糖精等都是以芳香胺为原料的产物,其致癌性也应引起注意。

## 二、芳香胺的致癌作用

（一）芳香胺的化学结构与致癌活性

（1）氨基位于多环芳烃中相当于萘的 2 位和联苯的对位上的化合物,均有较强致癌性。

（2）氨基位于萘的 1 位或联苯的间位上的化合物,有弱活性。

（3）芳香环上氨基的对位或邻位上的氢被甲基、甲氧基、氟或氯取代的化合物,致癌性增强。

（二）芳香胺的致癌机理

芳香胺是间接致癌物,先需经过代谢活化,其活化过程如下:

（1）氨基中的氮发生羟化,然后经重排形成邻位羟基化衍生物。

（2）羟化后的活化产物发生酯化,主要是硫酯化。酯化后的产物是水溶性的,此时排到尿液中,储存于膀胱内,因而膀胱就成了靶器官。

（3）酯化后的活化产物与核酸中的碱基作用,使细胞的 DNA 发生结构与功能的改变。这样导致产生最初的癌细胞。以 2-乙酰氨基芴（2-acetylaminofluorene,2-AAF）为例,芳香胺的活化过程可用图 7-5 表示。

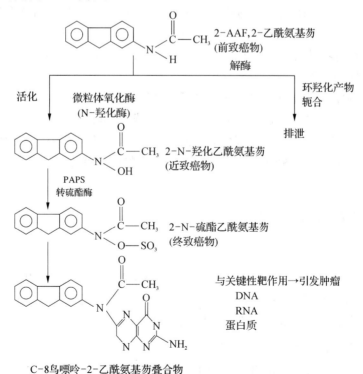

**图 7-5　芳香胺致癌过程**

如果上述 2-AAF 的羟化过程不是发生在 N 原子上,即不是通过 N-羟基化而形成 N-AAF,而是发生在其他碳原子上而形成 1-羟基-AAF、3-羟基-AAF、5-羟基-AAF、6-羟基-AAF、7-羟基-AAF 和 8-羟基-AAF,从致癌观点来看,属于失活的代谢,失去致癌活性而被排出体外。

DNA 与 2-AAF 的终致癌物结合后,可能丧失其转录信使核糖核酸(mRNA)的能力,以致体内缺乏正常的 mRNA,使正常情况下对细胞增殖和分化具有调节和控制作用的某些蛋白质合成发生障碍,失去对细胞应有的调控作用,形成细胞癌变的基础。同时此种突变的 DNA 仍能由亲代细胞传到子代细胞中去,即从癌变的细胞传到子代细胞中去,使癌变细胞有不断增殖并形成肿瘤的可能。但如 2-AAF 终致癌物未能与 DNA 或蛋白质结合,而与细胞中其他亲核基团结合,则不能致癌。

## 第三节　N-亚硝基化合物

N-亚硝基化合物(N-nitroso-compound)是一类很强的化学致癌物。其化学通式为:

$$\begin{array}{c} R_1 \\ \diagdown \\ N-N=O \\ \diagup \\ R_2 \end{array}$$

有两类不同特征的化合物,即 N-亚硝胺和 N-亚硝酰胺。N-亚硝胺的 $R_1$ 及 $R_2$ 为烷基或芳基;N-亚硝酰胺的 $R_1$ 为烷基或芳基,$R_2$ 为酰胺基,此外,两类中都有杂环结构化合物。

目前,已知的 N-亚硝基化合物有 300 余种,其中经动物试验证明具有致癌作用的约占 90%。

N-亚硝基化合物是引起人类恶性肿瘤的一类重要的致癌物质,它之所以比其他致癌物质更引人注意,原因在于:

(1) 这种物质在人类生活环境中的量虽不大,但却广泛存在。

(2) 易在环境中形成,不仅可在环境中外源性合成,还可在生物体内进行内源性合成。

(3) 对从水生动物到人类的大多数动物都有致癌性,亦具有明显的致突变性和致畸性。

(4) 能诱发多种器官的肿瘤,有些 N-亚硝基化合物能通过胎盘影响子代或二代发生肿瘤,并能产生遗传致畸的作用。

**一、N-亚硝基化合物的来源**

**(一)工业生产及应用**

现代工业上生产及应用 N-亚硝基化合物较少,主要用于染料、橡胶、皮革、制药和电气工业,有的用作实验试剂。N-二甲基亚硝胺还可用于合成火箭的动力燃料。在此等生产及应用过程中,N-亚硝基化合物可经"三废"污染大气、土壤及水。

**(二)环境中及体内合成**

N-亚硝基化合物由亚硝酸及胺或酰胺化合形成,化合作用可在环境及人体内进行。N-亚硝胺的合成反应为

$$R_2 \diagdown N H + HNO_2 \rightleftharpoons R_2 \diagdown N—NO + H_2O$$

（在 $R_1$ 上方）

N-亚硝酰胺的合成反应为

$$R_2CO \diagdown N H + HNO_2 \rightleftharpoons R_2CO \diagdown N—NO + H_2O$$

（在 $R_1$ 上方）

两类反应的速度与亚硝酸、胺或酰胺的浓度、pH 及接触时间等有关。

亚硝酸、胺或酰胺及其直接前体物质，如硝酸盐、氮氧化物、动植物和微生物体内蛋白质代谢的中间产物等广泛存在于环境中。在大气、土壤、水体、食物、某些工业产品、药物、动植物体内均可含有，其中硝酸盐、氮氧化合物经化学或微生物作用，可形成大量亚硝酸盐。根据调查研究，已确证多种二级胺及烷基酰胺在外环境中可与亚硝酸合成高浓度的 N-亚硝基化合物，而一级胺、三级胺也能在微生物的作用及某些条件下形成二级胺，再发挥作用。在人和动物的胃中或人的唾液中也发现有 N-亚硝基化合物的形成。

（三）环境中的 N-亚硝基化合物含量

N-亚硝基化合物广泛分布于自然界中，并以微量的水平存在于空气、水、土壤、食物、烟草以及其他环境介质中。

**二、N-亚硝基化合物的致癌作用**

动物试验证明，许多 N-亚硝基化合物，无论是对低等动物或高等动物，都能诱发肿瘤，包括鱼、蝾螈、青蛙、大鼠、小鼠、貂、兔、猪、狗、猿猴等 40 种动物。而诱发肿瘤的部位几乎可在动物的所有脏器和组织。

（一）化学结构与靶器官

N-亚硝基化合物可因化学结构的不同而有不同的靶器官，从而引起不同部位的肿瘤。N-亚硝基化合物的 $R_1$ 和 $R_2$ 对称时，如二甲基或二乙基亚硝胺，在大鼠体内通常引起肝癌，二丁基亚硝胺引起膀胱癌，二戊基亚硝胺引起肺癌；$R_1$ 和 $R_2$ 不对称时，尤以其中一个为甲基者，如甲基戊基亚硝胺或甲基苯基亚硝胺，经常引起食管癌；含有环仲胺基的亚硝胺，如亚硝基哌啶、二硝基哌嗪等亦引起食管癌。

各类 N-亚硝基化合物诱发肿瘤的靶器官之所以不同，可能是因为在各种不同的器官里，存在着具有某些特殊活性的酶，这些特殊的酶能够催化具有特定结构的 N-亚硝基化合物的致癌活性。因此，这些 N-亚硝基化合物对某些特定的器官具有亲和性。

此外，N-亚硝基化合物对器官的亲和性也受动物的种类、给药方式和剂量等的影响。

（二）N-亚硝基化合物的致癌机理

N-亚硝基化合物的致癌机理还不十分清楚，研究较多的只有二甲基亚硝胺等几种物质。现以二甲基亚硝胺为例说明之（见图 7-6）。

二甲基亚硝胺在细胞内首先需要经微粒体混合功能氧化酶的羟化酶催化，通过 α-C 羟化，形成 α-羟基二甲基亚硝胺。由于 α-羟基亚硝胺不稳定，将通过水解脱去一个烷基,形成单烷基亚硝胺。单烷基亚硝胺类亦不稳定,将分解形成羟基重氮甲烷和自由甲基,自由甲基具有亲电子性,易与 DNA 的亲核基团结合,使细胞中的 DNA 受损伤。轻微的损伤可在短期内修复,严重的可引起细胞死亡。但这两种情况都不会引起细胞的癌变,只有当受损伤的 DNA 不能修复或修而不复,而且这种细胞仍能长期存在下去时,细胞癌变才会开始。

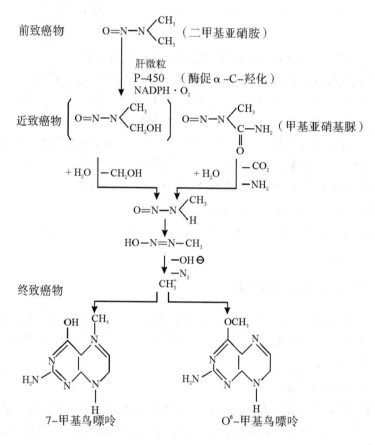

**图 7 - 6　N-亚硝基化合物的可能致癌机理**

# 第四节　烷化剂

## 一、概述

　　烷化剂(alkylating agents)是一类化学性质活泼,能提供烷基使蛋白质和核酸等细胞大分子化合物烷基化的化学物质。烷化剂在体内不需代谢活化即可呈现致癌作用,故属于直接致癌物(direct carcinogen)。

　　较为重要的烷化剂有氮芥、硫芥、双氯甲基(或乙基)醚、乙撑亚胺等。它们的化学结构式如图 7 - 7。

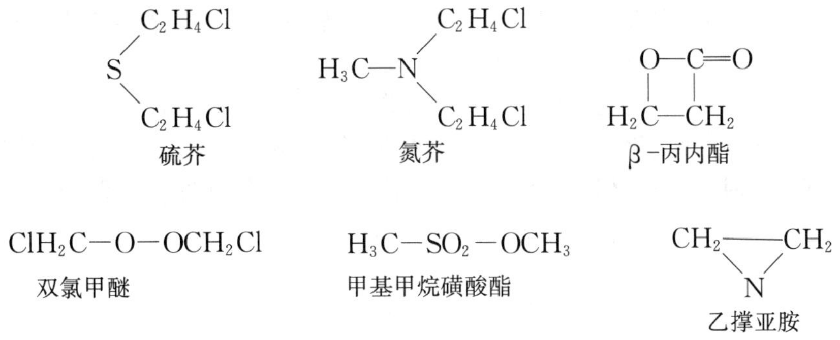

C2H4Cl
S
C2H4Cl
硫芥
C2H4Cl
H3C—N
C2H4Cl
氮芥
O—C=O
H2C—CH2
β-丙内酯
ClH2C—O—OCH2Cl
双氯甲醚
H3C—SO2—OCH3
甲基甲烷磺酸酯
CH2—CH2
N
乙撑亚胺


**图 7-7　致癌性烷化剂**

## 二、致癌机理

烷化剂的作用机理研究得较为清楚。在活体组织的生理情况下，烷化剂可形成活性阳离子，即碳正离子(碳鎓)，它是借和烷基结合的基团的强烈电子吸引力而形成。对于大多数烷化剂，碳正离子的产生较为迅速，并且不取决于接受中心。

氮芥和其他类似的烷化剂，反应是根据第一顺序反应(亲核置换)进行的，因此其限速步骤是起始环化作用生成不稳定的乙亚胺基阳离子并释放出氯离子，接着张力环开裂生成活性碳正离子：

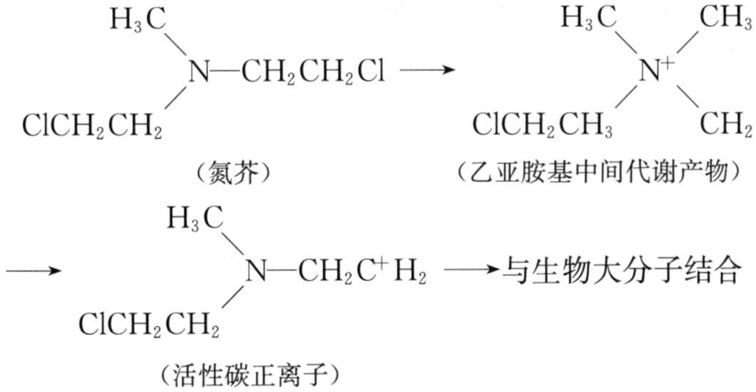

H3C
N—CH2CH2Cl
ClCH2CH2
(氮芥)
H3C
CH3
N+
ClCH2CH3
CH2
(乙亚胺基中间代谢产物)
H3C
N—CH2C+H2
ClCH2CH2
与生物大分子结合
(活性碳正离子)


酯类化合物，如乙基甲烷磺酸酯，在它们作用时，开始并不需要环化而是很快地生成碳正离子，其反应是根据第二顺序反应(通过亲核中心介导)进行，其反应速度决定于两种反应物即碳正离子和接受体之间的关系：

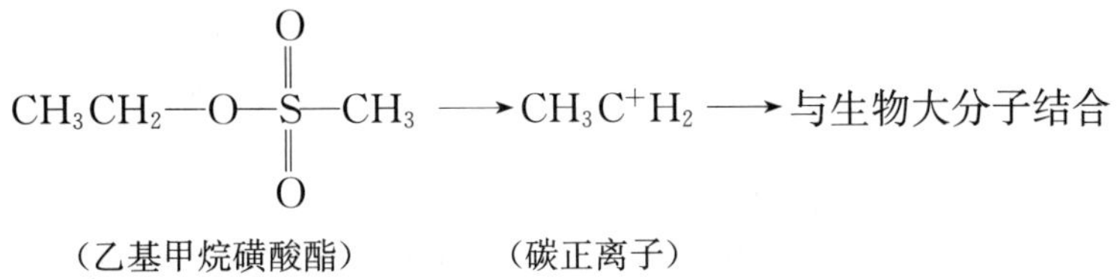

O
CH3CH2—O—S—CH3
O
CH3C+H2
与生物大分子结合
(乙基甲烷磺酸酯)
(碳正离子)


烷化物具有很强的生物活性，极易使 DNA 分子中的碱基发生烷化作用而形成共价结合的加合物。现已证明，多核苷酸上的全部氧原子和氮原子(除连接戊糖的氮以外)，在中性 pH 环境中都能被烷化，即都可以受到烷化剂的作用。例如氮芥和硫芥可与鸟嘌呤的 N-7 部位反应生成单个加合物或交联加合物，此外，还能与腺嘌呤的 N-1 部位和胞嘧啶的N-3 部位形成加合物。β-丙内酯也能和鸟嘌呤的 N-7 部位和腺嘌呤的 N-1 部位反应。环氧化物,如环氧乙烷和环氧丙烷,可与 DNA 或 RNA 在鸟嘌呤的 N-7 部位和腺嘌呤的N-1、N-3 部位反应形成羟乙基或羟丙基衍生物。

DNA 等生物大分子发生烷基化可产生两种作用:一是碱基配对性质发生改变;二是产生去嘌呤作用,即使嘌呤烷化后同糖的结合键断裂,使它从 DNA 长链上脱落下来,造成一个空档。等到复制时,与空档相对的地方就可以配上任何一个碱基。上述两种作用的结果,均能引起突变,使基因的结构和功能发生改变,由此构成癌肿的基础。

# 第五节　黄曲霉毒素

## 一、概述

黄曲霉毒素(aflatoxin)是黄曲霉和寄生曲霉的代谢产物。温特曲霉也能产生黄曲霉毒素,但产量较少。黄曲霉毒素是一类有相似结构的化合物,都有一个糠酸呋喃结构和一个氧杂萘邻酮(香豆素)结构。在紫外线下,都发生荧光,根据荧光颜色 $R_f$ 值及结构等分别命名为 $B_1$、$B_2$、$G_1$、$G_2$、$M_1$、$M_2$ 等(图7-8)。黄曲霉毒素主要可能出现于受黄曲霉污染而霉变的食品中,特别是玉米、花生、大米和某些发酵食品。据亚洲、非洲一些国家和我国一些地区肝癌流行病学调查结果表明食品被黄曲霉污染严重和从膳食中摄入量较高,肝癌的发病率也较高。黄曲霉毒素是目前发现的最强的化学致癌物。

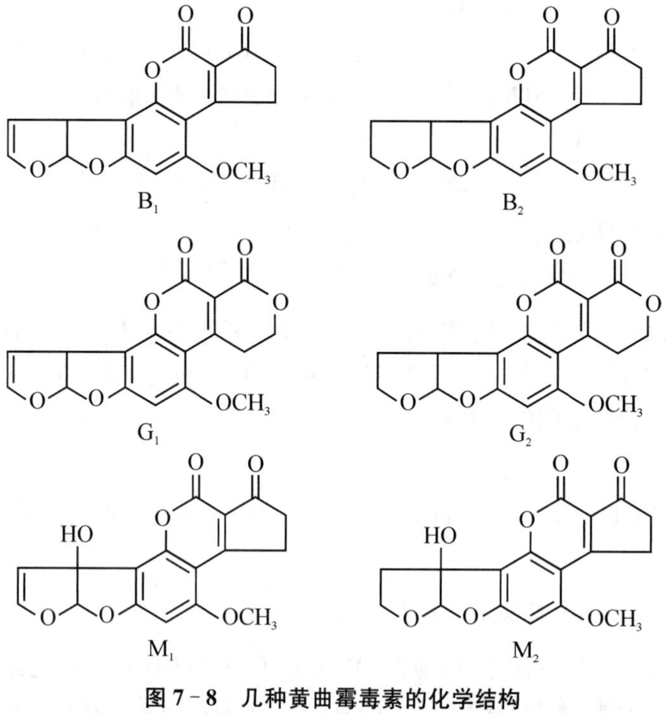

图7-8　几种黄曲霉毒素的化学结构

## 二、黄曲霉毒素的致癌作用

黄曲霉毒素的致癌性极强。有人将黄曲霉毒素与其他致癌物进行比较试验,发现黄曲

霉毒素 $B_1$ 对大鼠经口致癌剂量为 10 $\mu g/d$,而二甲基亚硝胺为 750 $\mu g/d$,奶油黄为 9 000 $\mu g/d$,研究可见黄曲霉毒素有很强的致癌作用。黄曲霉毒素能对鱼类、禽类、各种试验动物及家畜诱发实验性肝癌,特别是目前已对灵长类动物成功地诱发了肝癌,说明它对人类是一种可疑致癌物。黄曲霉毒素除极易导致肝癌外,由于给毒途径不同,还可引起肾、胃、支气管、腺体和皮下组织的癌肿。大鼠致癌试验表明,大剂量数次摄入和小剂量反复摄入均有致癌作用。

黄曲霉毒素 $B_1$ 分子结构中二呋喃环上具有双键,在此种双键部位形成的 2,3 -环氧黄曲霉毒素,对黄曲霉毒素 $B_1$ 的致癌作用极为重要。在各种黄曲霉毒素中,二呋喃环上具有双键的黄曲霉毒素 $B_1$、$M_1$ 和 $G_1$,容易发生环氧化反应,形成黄曲霉毒素 2,3 -环氧衍生物,其致癌作用较强;而不具有二呋喃环上双键的黄曲霉毒素 $B_2$、$G_2$ 则其致癌作用较弱,一般毒性也较低。

黄曲霉毒素中以黄曲霉毒素 $B_1$ 致癌作用最强,其致癌机理可能是:由于其末端呋喃环上有一个双键,经肝或其他器官的微粒体酶作用,双键发生环氧化,并导致产生鎓离子,形成亲电子的终致癌物,并在核酸碱基——鸟嘌呤的 N-7 位上反应,使 DNA 损伤,导致基因的结构和功能发生改变,由此构成癌肿的基础(图 7-9)。

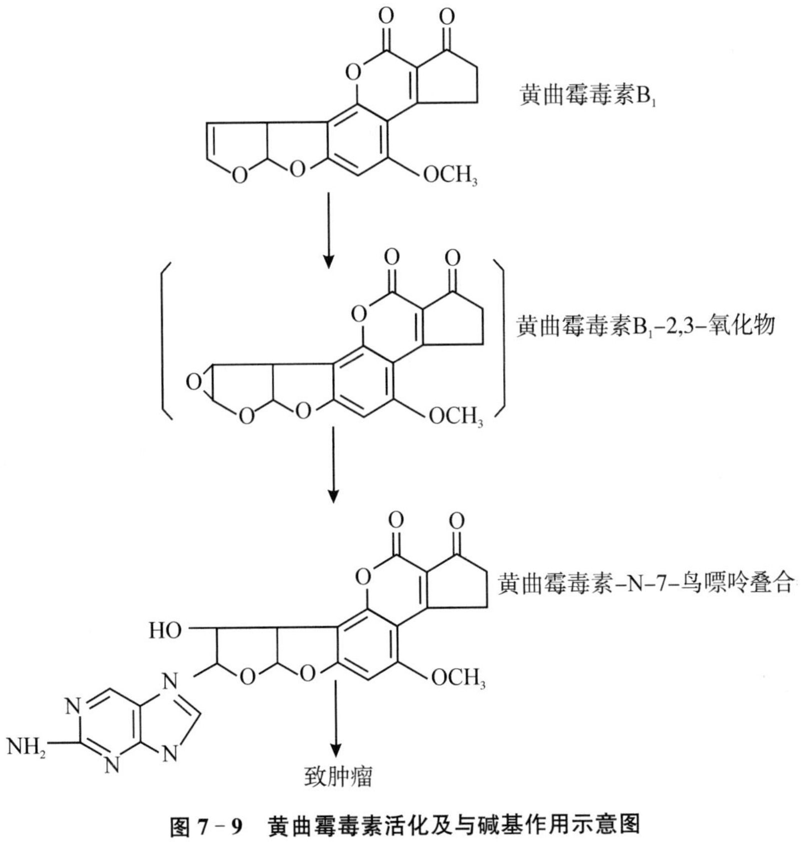

图 7-9 黄曲霉毒素活化及与碱基作用示意图

除上述各种致癌物外,其他化学致癌物尚有多种,某些无机化学物,如 As、Cr、Cd、Ni 等与人类癌症有密切关系。不少流行病学调查材料证明,铜冶炼厂接触 As 的工人和接触 Cd、Ni、Cr 等的工人中肺癌患病率比一般工人高。石棉也被证明为致癌物,可引起接触工人发生肺间皮瘤。接触氯乙烯工人可患肝血管肉瘤。此外,某些植物中亦存在化学致癌物,如黄樟素(safrole)、苏铁苷(cycasin)等,这里不再一一讨论。

## 思考题

1. 常见的化学致癌物有哪些? 怎样理解肿瘤是文明时代的"环境病"?
2. 试述多环芳烃类物质的致癌机理。
3. 芳香胺的化学结构与致癌活性有何关系?
4. 为什么说 N-亚硝基化合物是一类重要的致癌物质?
5. 烷化剂是怎样引起基因突变的?
6. 叙述黄曲霉毒素的污染来源及致癌机理。

## 参考文献

[1]  Jakszyn P, Gonzalez C A. Nitrosamine and related food intake and gastrc and oesophageal cancer risk: a systematic review of the epidemiological evdence[J]. World J Gastroenterol, 2006, 12(27): 4296 - 4303.

[2]  戴乾圜. 化学致癌剂及化学致癌机理的研究[J]. 中国科学, 1979, 10: 964 - 977.

[3]  陈洪. 环境中的致癌物及其致癌机理[J]. 北京轻工业学院学报, 1983, 1(1): 72 - 80.

[4]  王冰, 柯杨. 化学致癌剂与癌基因和抑癌基因[J]. 肿瘤, 1995, 15(2): 107 - 110.

[5]  周明耀. 环境有机污染与致癌物质[M]. 成都: 四川大学出版社, 1992.

[6]  许禄, 姚瑜元. 亚硝基化合物结构与致癌活性的相关研究[J]. 高等学校化学学报, 1995, 16(9): 1371 - 1373.

[7]  戴乾圜. 双区理论——致癌机理和致癌剂的非经验定量结构生理效应关系[M]. 北京: 科学出版社, 2000.

[8]  尹志刚, 赵德丰. 偶氮染料分子致癌机理探讨[J]. 染料工业, 2001, 38(6): 9 - 12.

[9]  戴乾圜, 逯萍, 彭少华, 等. 黄曲霉素和 N-硝基化合物借诱发 DNA 互补碱对交联而启动癌变[J]. 自然科学进展, 2003, 13(7): 693 - 697.

[10]  孔志明. 环境毒理学(第六版)[M]. 南京: 南京大学出版社, 2017.

[11]  孔志明. 环境遗传毒理学[M]. 南京: 南京大学出版社, 2009.

[12]  刘宇红, 于晓英, 韩宁. 苯并[a]芘(B[a]P)的毒性作用与致毒机理研究现状[J]. 内蒙古农业大学学报, 2008, 29(1): 184 - 188.

# 第八章 金属的环境毒理学

**提要与学习指导**:本章重点介绍汞、镉、铅、铬等重金属的污染来源,在环境中的迁移转化,毒作用及其机理。学习本章时应注意:

1. 重点掌握重金属化学形态与重金属的迁移转归、毒性大小的关系;
2. 重金属的毒作用及其毒作用机理;
3. 了解重金属的环境标准。

金属元素是地壳岩石中的天然组成成分,自然界的水、土壤和空气中均含有一定量的各种金属元素。然而,一些地区由于岩层、土壤或地下水中某种金属元素含量过高,可能对人体健康产生不利影响,甚至导致一些地方流行病的发生。重金属污染是指由密度在 5 以上的金属或其化合物造成的环境污染,如采矿、冶炼、使用重金属的工业生产过程、使用农药(包括 Pb、Hg、Cd、As 等),以及煤、石油等燃料的燃烧(排放出 Pb、V、Ni 等金属)等,各种化学状态或化学形态存在的重金属,在进入环境或生态系统后就会存留、积累和迁移,造成危害。如随废水排出的重金属,即使浓度小,也可能在藻类和底泥中积累,被鱼、贝等水产品吸收,通过食物链浓缩放大,引发生态和健康风险。"水俣病"和"痛痛病"等环境公害事件就是由重金属污染所引发。

本章拟在介绍金属环境毒理学基本内容和研究进展的基础上,扼要介绍 Hg、Cd、Pb、Cr等几种常见重金属污染的环境转归及其毒性。

## 第一节 汞

汞(mercury)是金属当中毒性较高的元素之一,广泛分布于生物圈中。人类利用汞的历史可追溯到公元前 1000 多年,当时人们就曾使用辰砂(HgS)作颜料。随着工业的发展,汞被广泛应用于氯碱工业、塑料工业、电器工业、油漆工业,以及农药、造纸和医疗卫生等行业。目前,由于人类活动向大气、水体和土壤中排放的总汞量,每年已经超过 2 万吨。20 世纪 50 年代,日本熊本县水俣湾周围发生大批慢性甲基汞中毒患者的公害事件("水俣病"事件)以后,迅速引起了社会对汞污染乃至整个环境问题的关注。

环境中存在着元素汞、无机汞化合物和有机汞化合物三种形态的汞,作用各不相同。元素汞(Hg)俗称水银,常温下呈银白色液态金属,熔点 $-38.87℃$,沸点 $356.90℃$,密度 $13.35\ g/cm^3$,蒸气压 $0.27\ Pa(25℃)$,难溶于水,易溶于硝酸、王水,也可溶于类脂质,不易氧化,但易与硫作用生成汞的硫化物。常见的无机汞化合物有硫化汞(HgS)、升汞($HgCl_2$)、甘汞($Hg_2Cl_2$)、溴化汞($HgBr_2$)、硝酸汞[$Hg(NO_3)_2$]、雷汞[$Hg(ONC)_2$]、砷酸汞($HgAsO_4$)等。有机汞化合物包括多种 Hg-C 化合物,如甲基汞[$(CH_3)_2Hg$]、乙基汞

[$(C_2H_5)_2Hg$]、氯化甲基汞($CH_3HgCl$)、醋酸苯汞($CH_3COOHgC_6H_5$)等。许多汞的化合物曾作为农药使用,现在因其造成的环境污染问题,多数已被禁用或很少使用,逐步由其他农药代替。

### 一、汞的环境转归

地壳中汞的平均含量为 $0.004 \sim 0.4$ mg/kg,平均丰度为 $0.08$ mg/kg;土壤中为 $0.03$ mg/kg;海水为 $0.01 \sim 0.30$ μg/L;江、河、湖泊一般不超过 $1.0$ μg/L,但泉水中可达 $80$ μg/L 以上;大气中为 $1 \sim 10$ μg/m³;在大气中形成的降水平均含汞 $3$ μg/L。地壳中的汞矿物有辰砂(HgS,三方晶系)和黑辰砂(HgS,等轴晶系)等,全世界从岩石风化出来的汞每年可达 5 000 吨,分别进入土壤、地面水和大气中。人类活动大大促进了汞在环境中的迁移和转化。煤和石油燃烧,含汞金属矿物(主要是辰砂)的冶炼,成为大气中汞的主要来源;各种工业排放的含汞废水成为水体中汞及其化合物的主要来源;施用含汞农药和含汞污泥肥料及污水灌溉成为土壤中汞的主要来源。土壤中的汞可挥发进入大气和进入植物体内,并可由降水淋洗进入地面水和地下水中。地面水中的汞可部分挥发进入大气,大部分吸附在水中颗粒物上沉积于底泥。底泥中的无机汞经微生物(如硫酸盐还原菌、铁还原菌、产甲烷菌等)的作用,在甲基供体(如维生素 $B_{12}$ 等)存在下发生甲基化,转化为甲基汞。甲基汞经食物链的生物浓缩和生物放大作用,可在鱼体内浓缩几万至几十万倍。日本熊本县水俣湾的鱼、贝类体中甲基汞的浓度平均为 $4$ mg/kg,较水中汞浓缩了 10 万倍以上。一般水体中鱼类含汞量为 $0.02 \sim 0.18$ mg/kg。植物性食品中含汞量约为 $0.005 \sim 0.035$ mg/kg。一般人群每日约摄入汞 $0.02$ mg,其中大部分来自食物。大气中的汞呈蒸气态,在日光紫外线照射下有可能生成甲基汞;紫外线照射水体中的无机汞时也可转化为甲基汞。汞在大气、水体、土壤和生物体之间,通过挥发、溶解、甲基化、沉降、降水冲洗和生物性迁移等作用不断进行着交换和转移,元素汞、无机汞化合物和有机汞化合物之间,通过化学反应或生物化学反应也可发生相互间的转化或降解,其价态分别为零价、一价和二价。

### 二、汞在体内的代谢

#### (一)吸收

汞及其化合物可经呼吸道、消化道和皮肤黏膜等途径进入体内。不同形态的汞,进入体内的主要途径不同,其吸收率主要取决于溶解度。

金属汞蒸气是非极性物质,具有高度弥散性和脂溶性,它在类脂质和空气之间的分配系数是 25:1,而在类脂质和水之间的分配系数又比前者高 3 倍。因此吸入的汞蒸气约有 76%～85% 可经呼吸道迅速进入肺泡膜,并几乎全部透过肺泡膜进入血中的红细胞和其他细胞内,再随血流分布到全身。金属汞在消化道的吸收率不到 0.01%。无机汞化合物经消化道的吸收率均高于金属汞,一般在 5%～15%。而有机汞却极易经消化道吸收,例如,至少 95% 以上的甲基汞和 90% 的苯基汞可在消化道吸收。挥发性较高的烷基汞化合物也可经呼吸道进入体内。皮肤接触含汞的药物、化妆品等物质时也可发生吸收作用,但是吸收速度较为缓慢。例如动物涂以 2% 的 $HgCl_2$ 水溶液时,5 h 内经皮吸收率为 5%。人类经皮肤接触含汞物质亦有引起中毒的报告。

（二）分布

吸收进入体内的汞蒸气和有机汞在红细胞的携带下，分布到脑、肾、肝、心等脏器和组织中。沉积在肺组织中的一部分汞蒸气可缓慢排入血液，再播散到身体的其他部位。汞蒸气和甲基汞在体内极易通过血脑屏障而进入中枢神经系统。无机汞进入体内后，以离子态的形式与血浆蛋白结合，大约 $70\%\sim80\%$ 的无机汞逐步以汞结合硫蛋白的形式集中在肾脏皮质的近曲小管细胞内。其余的无机汞也多以汞结合硫蛋白的形式分布在肝、脾等脏器的组织细胞中。金属硫蛋白与汞的结合约为 $1:10$。

（三）代谢

金属汞进入体内后，主要在红细胞及肝细胞内被氧化成汞离子。二价汞离子与巯基蛋白或含巯基的半胱氨酸、GSH、辅酶 A、硫辛酸等低分子化合物及体液中的阴离子结合。体外试验表明，$Hg^{2+}$ 可以将动物肝脏细胞金属硫蛋白上的 Zn 和 Cd 完全替代下来，产生一种含有 8 个克原子 $Hg^{2+}$ 的纯蛋白质。从大鼠肾细胞核中分离出一种 $Hg^{2+}$ 结合的非组蛋白成分，含有巯基，属稳定的汞结合蛋白，同时也有另一些很不稳定的低分子结合部分。$Hg^{2+}$ 的这种结合形态均不易在体内进一步分解。由于苯基和甲氧烷基汞化合物可很快在体内降解成无机汞，它们和无机汞化合物吸收后的代谢过程相似。甲基汞也被代谢成无机汞，但其速度比苯基或甲氧烷基汞化合物慢得多。除二甲基汞以外，各种无机或有机汞在人体的组织细胞中很难转化成更有毒的甲基汞。体内这种转变汞的能力主要限于肠道微生物，例如埃希氏大肠杆菌（*Es-cherichia coli*）、产气肠杆菌（*Enterobacter aerogenes*）、葡萄球菌（*Staphylococcus*）和酵母菌（*Saccharomyces ceravisiae*）以及某些厌氧菌，多能在有维生素 $B_{12}$ 及半胱氨酸时发生甲基化作用，合成甲基汞。体外试验证实，大肠埃希氏菌还能将 $HgCl_2$ 还原成元素 Hg。

（四）排泄

金属汞蒸气和无机汞主要经肾脏由尿中排出。吸入 $0.05\ \mu g/m^3$ 汞蒸气半年后，尿中汞浓度仍可达 $150\ \mu g/L$，其体内的生物半减期为 58 d（35～90 d）；部分无机汞与体内汞基蛋白结合后可随胆汁从肠道排出；而与体内低分子物质结合的无机汞离子主要经肾脏随尿液排出。在肠道内的低分子结合型汞可被再吸收，重新进入血液和组织中去。无机汞盐的生物半减期平均为 40 d。注射等量的汞后，尿中苯基汞的排出量是甲基汞的 10 倍多，是无机汞的近 1 倍。经肾脏排出的汞大部分是与低分子蛋白质（相对分子量 100～300）结合的复合物，排出浓度与体内血液中汞的含量呈正比。但也有体内脏器或组织中汞含量较高，而血、尿汞不高的情况。进入脑、睾丸、甲状腺、垂体等处的汞则释放很慢。通过胆汁排入肠道的甲基汞多经肠道吸收进入肠肝循环。部分有机汞在肠道微生物的分解作用下降解成无机汞，随粪便排出体外。甲基汞主要通过肠道随粪便排出，经肾脏的排出量小于总排出量的10%，在人体的整体生物半减期为 70 d 左右。除经肾脏和肠道排出大部分汞以外，还可经由呼吸道、汗腺、乳腺、唾液腺、皮脂腺、毛囊和胎盘等处排出少量的汞，排出浓度常与血汞相关。例如，发汞为 $50\ \mu g/g$ 时，血汞约为 $200\ \mu g/L$。

### 三、汞的毒作用及其机理

金属汞具有高的扩散性和脂溶性，进入血液后，通过血脑屏障进入脑组织，并在脑组织中氧化成汞离子($Hg^{2+}$)与脑内蛋白质结合,造成对脑的损害。难溶性的无机汞难以进入人体,而可溶性的无机汞化合物进入体内后,以离子态与金属硫蛋白结合,容易在肾脏和肝脏中蓄积,并使其成为靶器官。甲基汞可迅速经血流到达脑部,抑制脑中蛋白质的活性和ATP的产生,从而引发甲基汞中毒的中枢神经系统症状。

汞的毒作用的分子基础主要是汞离子($Hg^{2+}$)极易与蛋白质上的巯基(—SH)或二巯基(—S—S—)结合,从而改变蛋白质的结构与活性。另外汞还可与生物大分子的氨基、羧基、羰基、咪唑基、异吡唑基、嘌呤基、嘧啶基和磷酸基等重要基团结合,改变细胞的结构与功能,造成细胞的损伤而影响整个机体。

体内含巯基最多的物质是蛋白质。一些参与体内物质代谢的重要酶类的活性中心是巯基如细胞色素氧化酶、琥珀酸脱氢酶和乳酸脱氢酶等。例如甲基汞经吸收进入血液后,被红细胞膜上的脂类吸收,进一步侵入红细胞内与血红蛋白的巯基实现较为稳定的结合,并随血流通过血脑屏障,侵入脑组织。甲基汞在脑中与 $\delta$-氨基-$\gamma$-酮戊酸脱水酶的巯基结合,影响乙酰胆碱的合成;与硫辛酸、泛酰硫氢乙胺和辅酶 A 的巯基结合,干扰大脑丙酮酸的代谢;与磷酸甘油变位酶、烯醇化酶、丙酮酸激酶和丙酮酸脱氢酶的巯基结合,抑制脑中的ATP 合成。另外,汞离子在细胞线粒体内与谷胱甘肽的巯基结合,形成牢固的硫醇盐,导致其氧化还原功能完全丧失。体内还有许多巯基是构成一些白蛋白和球蛋白的疏水部分,一旦与汞离子结合后,整个蛋白质的分子结构便会显著扭曲变形。细胞膜上的巯基与汞结合,可引起细胞膜的结构与功能改变,并导致整个细胞的损伤。甲基汞作用于线粒体内膜,并使其氧化磷酸化解偶联,造成 ATP 含量减少,这可能是抑制细胞蛋白质合成的重要原因。

甲基汞不但与含巯基的蛋白质结合,而且也能与生物大分子中的碳原子形成牢固的C—Hg共价键,产生毒性作用。实验研究还证明,甲基汞能够与脑中的缩醛磷脂相结合,并对缩醛磷脂的加水分解起触媒作用,生成的溶血磷脂对细胞膜起溶解作用。由于脑中的缩醛磷脂含量非常高,所以这与甲基汞对机体的损害以中枢神经系统最为严重有关。

人们发现当汞与蛋白质作用的时候,首先是汞与蛋白质中半胱氨酸残基的巯基结合。经电位滴定法确定 L-半胱氨酸与 $Hg^{2+}$ 的 1:1 络合物,氨基酸是三配位的。用 $^1H$ NMR 研究 $HgCl_2$/L-半胱氨酸络合物,发现半胱氨酸络合后 $CH_2$ 的质子数明显下移,表明键合发生在巯基位置,$Hg^{2+}$ 与配体摩尔比是 1:1 和 2:1。$^{13}C$ 的 NMR 研究则提出摩尔比从零增至1.2,因为有一个 $Hg\cdots O \!=\! C$ 作用。还有人提出这一络合物有低聚结构,相当于$RSHgO_2CM_e$(R 代表甲基、丙基、丁基等)。

当汞离子对蛋白质的数量超过有效的巯基,或蛋白质没有巯基与之结合时,汞离子可与蛋氨酸的 N 和 O 发生键合,与组氨酸的咪唑基中的 N 和甘氨酸中的氨基产生配位作用。甲基汞与蛋氨酸的络合作用受 pH 的影响,当 pH<2 时,其硫醚被键合,而羧基和氨基被质子化;当 pH 升高时,$CH_3Hg^+$ 则向羧基和氨基方向移动;pH>8 时,则更易与氨基配位。

汞与嘌呤、嘧啶碱类、核苷、核苷酸和核酸的络合作用已被深入研究,发现 $Hg^{2+}$ 和$CH_3Hg^+$ 与多核苷酸中的碱基和磷酸可发生键合,使多核苷酸的特性黏度、溶解曲线、光谱等发生改变,表明这种键合改变了核酸的构象。

硒对汞毒性的抑制作用已经引起人们的注意,并进行了研究。动物试验结果显示,每24 h 皮下注射一次 5 $\mu g$/kg 的 $HgCl_2$,其致死作用可被同样剂量的 $Na_2SeO_3$ 所拮抗。死亡的汞矿工人体内甲状腺、脑垂体、肾脏、小脑和大脑皮质中硒与汞的摩尔比都接近 1,提示硒与汞作用的机理可能是在体内形成了一个无活性的化合物。渗析法测定结果显示,硒与汞的键合方式可能为 —S—Se—Hg— 阴离子,或者是 —S—Se—Hg—Hg—Se—S—。

锌对汞的毒性也有明显的抑制作用,但是其机理与硒的抑制作用不同。在有锌离子($Zn^{2+}$)存在时,汞与锌所诱导的金属硫蛋白中半胱氨酸的巯基结合,使体内高分子组分中的重要基团得到保护,从而使汞的毒作用减轻。

### 四、汞的环境标准

为控制汞对环境的污染,世界各国都制订相应的环境标准。由于各种形态的汞广泛存在于环境中,并在一定条件下能转化成毒性更大的甲基汞,而且,任何形态的汞都可能成为污染物,所以各国均以不同环境中的总汞浓度为依据,制定相应的标准。目前,根据汞中毒事件的流行病学调查结果,推荐人的安全摄汞量为每天 30 $\mu g$,包括由空气、水和食物各种摄入途径。考虑到水生生物对汞的生物浓缩系数高达 $10^4$ 以上,应以保证鱼体中累积的汞浓度低于世界卫生组织(WHO)推荐的0.5 $\mu g/kg$,所以,换算成淡水水体的基准值应为0.05 $\mu g/L$ 以下。我国 1973 年修订地面水中无机汞化合物的最高容许浓度为 1 $\mu g/L$,与上述基准值比较仍大 20 余倍。目前,日本的标准在世界上最为严格,总汞的水质环境标准为0.5 $\mu g/L$,排放标准为 5 $\mu g/L$;烷基汞均不得检出。我国长江洞庭湖水系及北江水系总汞浓度值为 0.01~0.03 $\mu g/L$,因此可将水中总汞标准定为 0.05 $\mu g/L$,这个标准对于环境监测也是合适的。

# 第二节　镉

镉(Cadmium)广泛存在于自然界,常与铅、锌矿共生,地壳平均含镉量为0.2 mg/kg。自从 1817 年冶金学家 F. Stromyer 在氧化锌中发现镉以来,人类对镉的开采量不断上升,在1910 年为 50 吨,1969 年是 17 000 吨,1980 年达到 50 000 吨,环境中的镉污染随之不断加剧。1944 年前后,日本神通川富山县开始出现镉污染所致的公害病——"痛痛病",截至1968 年 5 月共确诊患者 258 例,其中死亡 128 例;到 1972 年又死亡 79 例。这一公害事件的发生,引起了世界范围对环境镉污染的高度重视。

镉的外观呈银白色,略带浅蓝色光泽,密度 8.65 $g/cm^3$,熔点 320.9℃,沸点 767℃,高温下形成的镉蒸气可迅速氧化成红棕色的氧化镉烟雾。镉在自然界中多数以化合态形式存在,常见的镉化合物除氧化镉外,还有硫化镉(CdS)、硝酸镉$[Cd(NO_3)_2]$和硫酸镉($CdSO_4$)等,主要存在于固体颗粒中。

### 一、环境中的镉

镉是自然界相对稀有的金属元素,空气中含镉量一般为 0.002~0.005 $\mu g/m^3$,水中一般为0.01~10 $\mu g/L$,土壤中多在 0.5 $\mu g/kg$ 干重以下。环境中的镉可在生物体内富集,通过食物链进入人体,引起慢性中毒。在所有食物中一般都能检出镉,一般含镉范围为 0.004~5 mg/kg。镉在环境中循环及其影响因素尚不完全清楚,除地球化学因素及局部人为污染外,动植物对镉的浓缩能力及它们在环境中的扩散和分散过程可能是重要途径之一,有关影响因素也可能基本围绕这些方面。

镉可通过人为活动产生的废水、废气和废渣排放进入环境。污染来源主要是铅锌矿的开采，以及有色金属冶炼、电镀、电器、合金、焊接、玻璃陶瓷、油漆颜料、照相材料、光电池、蓄电池、化肥、农药、塑料、枪械弹药及轴承等工业生产过程。食用镀镉容器盛装的酸性食物和抽烟也可引起急慢性镉中毒。空气镉污染最高的地区是工业城市和冶炼车间附近，浓度可高达 0.06 $\mu g/m^3$ 以上。工厂附近土壤中的镉浓度可达到 $40\sim50$ mg/kg，污染范围有的可达数十平方千米，一般是在地表 20 cm 左右的耕作层中，个别污染严重的地区，在深 $30\sim45$ cm 的土壤中含镉量仍在 1 mg/kg 以上。在受污染的土地上种植出的农作物中，含镉量可达 $0.5\sim1.0$ mg/kg。工业含镉废水的排放和污灌造成地面水、地下水和土壤的污染，最终通过饮用水和食物及生活用品与人体接触。受电镀废水污染的地面水体镉浓度可达 3 200 $\mu g/L$；日本"痛痛病"病区水体中的镉浓度高达 100 $\mu g/L$。环境中的镉主要以二价离子型 $Cd^{2+}$ 存在，可随水迁移到土壤、植物和人体当中。由于镉与碳的键合不稳定，因此镉在环境中难以甲基化。

## 二、镉在体内的代谢

### （一）吸收

经口摄入大量的镉，由于引起胃肠道的强烈反应，人体可出现恶心、呕吐、腹泻等症状。氯化镉经胃肠道的吸收很少。经皮下和肌肉注射镉，吸收也很缓慢。环境中的镉随食物进入人体的吸收率为 $1\%\sim7\%$；通过呼吸道吸入的吸收率约为 30%。吸烟是人体摄入镉的重要来源。皮肤对镉吸收不明显。

### （二）分布

镉一旦被吸收便迅速转移到血液，其中约有 2/3 在红细胞中与血红蛋白结合。

镉主要与细胞中的金属硫蛋白结合而贮存于肾、肝、脾、肺、胰腺、甲状腺、肾上腺和睾丸及卵巢等组织中。贮留在肾脏中的镉主要位于肾皮质区，髓质内很少。一般成年人体内有镉 $5\sim40$ mg。

胎盘等身体屏障部位可有效阻止小剂量镉的通过，新生儿体内含镉低于 0.001 mg。

镉在人体内的生物半减期为 $20\sim30$ 年，具有蓄积于体内的倾向。

### （三）排泄

经口摄入的镉大部分随粪便排出（90%以上）。吸收后主要经肾脏随尿排出，少量随唾液、乳汁等排出。正常人每天排出的尿镉量一般在 2 $\mu g$ 以下。

## 三、镉的毒作用及其机理

镉与含巯基、氨基、羧基的蛋白质分子结合形成的镉结合蛋白（Cd-binding protein），可导致各种酶活性的抑制，如氨基酸脱羧酶、组氨酸酶、淀粉酶、过氧化氢酶、碱性磷酸酶、谷氨酸草酰乙酸转氨酶、醇脱氢酶、碳酸酐酶、二肽酶、醛缩酶、脂肪酶、羧肽酶和部分脱氢酶、加氧酶等。特别是抑制产氨酰基氨酞酶，该酶含有的锌被镉置换后失去活性，结果使蛋白质的分解和再吸收减少。镉还可干扰铜、钴等必需微量元素在体内的正常生理功能和代谢过程而产生相应的毒作用。

镉损伤人体肾小管，引起糖尿、蛋白尿和氨基酸尿等症状，并使尿酸、尿钙、尿磷和酸性黏多糖的排出量增加。由于尿中钙、磷和黏蛋白增加，使尿的黏度提高，引起晶体-胶体关系改变，致使肾结石的可能性增加。与此同时，肾功能不全又导致维生素 $D_3$ 活性降低，抑制骨骼生长，造成骨骼疏松、萎缩和变形等症状。镉在肠道内阻碍铁的吸收，且体内镉吸收增加时，尿中排出的铁也明显增加，可能是贫血的原因；骨髓内血红蛋白的合成也受到镉的抑制。

镉中毒引起尿蛋白的排出量增加，主要是各种低分子量（20 000～30 000）蛋白，如 $\beta_2$-微球蛋白、$\gamma$-球蛋白、网连蛋白、维生素 A 结合蛋白、溶菌酶和核糖核酸酶等，导致免疫功能的降低。与此同时，镉还可以干扰白蛋白及其他蛋白的合成。镉对免疫功能的抑制作用，可以降低机体的自身稳定功能，并最终导致肿瘤的发生。

镉与巯基蛋白的结合，不仅是许多酶活性抑制或灭活的机理，也是镉在生物体内蓄积的主要原因。水稻之所以能选择性地吸收镉，主要是镉能与水稻蛋白质中谷蛋白的巯基结合。除水稻外，烟草也能选择性地富集镉，在 1 mg/kg 浓度的土壤中生长的烟叶，含镉可达 20～30 mg/kg。吸烟者体内的镉蓄积量因而高出正常人数倍之多，在肝、肾、肺中的含镉量可达 30 mg，并且绝大部分镉在人体内均以镉硫蛋白 Cd－MT 的形式存在。Cd－MT 结合得很牢固，是目前已知的唯一含镉的蛋白质。Cd－MT 的形成一方面造成镉在肾脏中的 MT 长期贮存，另一方面也起到对抗镉离子急性毒性的作用。镉可诱导肝脏中 MT 的合成，并同时置换 MT 中的 Zn。长期接触低剂量镉时，肝中大部分镉与 MT 结合。镉在红细胞中与血红蛋白或 MT 结合后，不易再通过红细胞膜，导致红细胞的含镉量增高。血浆中的镉在人血白蛋白、低分子络合物和水合 $Cd^{2+}$ 之间存在不稳定的平衡；尽管低分子组分的镉浓度很低，但在高分子蛋白的金属交换作用和金属出入细胞的迁移转运作用中，都是重要组分。Cd－MT 在肾小球过滤后，被肾小管吸收，也可在肾小管细胞内被异化，重新合成 Cd－MT。镉集中在肾近曲小管细胞内，使其 MT 耗竭，并作用于线粒体，使其发生膨胀和变性等变化。镉抑制赖氨酸氧化酶活性，干扰骨胶原代谢，妨碍羟脯氨酸氧化，因而尿中脯氨酸和羟脯氨酸排泄量增加。

在细胞中的镉（$Cd^{2+}$）有一部分直接进入细胞核内，而且很快即可达到最大浓度。核内的镉离子可以引起 DNA 的结构和功能发生改变。研究还发现，在细胞质中出现镉硫蛋白时，距离镉接触的时间大约在 3～10 h 之内，此时细胞质中与非特异性蛋白质结合的镉，以及细胞核中的镉均同时减少。在此之前，已形成镉硫蛋白与信息核糖核酸的结合物，可直接干扰与核结合的 RNA-多聚酶的活性，而且危害会逐步加深。镉通过与染色体和 DNA 的相互作用，同时起着调节镉结合蛋白的作用。

近年研究还发现 Cd 可能具有抗癌作用。Waalkes 等进行的实验显示，长期经口给予小鼠 500 mg/kg 和 1 000 mg/kg Cd，可以明显抑制 N-亚硝基二乙胺（N-nitrosodiethyamine，NDEA）诱发的大量肝脏肿瘤和肺部肿瘤；进一步观察不同时间接触 Cd 的抗癌作用，发现在 NDEA 作用后 32 周后再经口给予 1 000 mg/kg Cd 才能产生明显的抵抗肝癌的作用，而此时正是肿瘤的增殖旺盛期，肿瘤的数量和大小均受到明显抑制。改用静脉注射 18 $\mu$mol/kg 的 Cd 也产生明显的抑制作用，不仅导致肿瘤细胞快速的广泛性坏死，而且机体正常的生理功能也没有发现明显的改变。用免疫组化和生物化学方法测定的结果显示，NDEA 诱导的肝脏和肺部肿瘤细胞中的 MT 极少，正常细胞中却很高。Cd 可诱导 MT 出现，因此 Cd 的抗癌机理可能是由于 MT 的增加，抑制了 NDEA 对肝、肺细胞的致癌作用，这一抗癌机制的假设有待进一步研究证实。

镉与锌和硒相互之间存在拮抗作用。锌对镉的毒性产生拮抗作用的机理，主要是 MT 中的锌被镉取代后，镉的毒性降低；游离出来的锌离子可进一步促进 MT 的合成。硒对镉毒性的拮抗作用，比锌更为有效。如 $Cd^{2+}$ 使小鼠睾丸的坏死，可因加入硒而不再发生；$Cd^{2+}$ 对大鼠的肺部损伤，可因加入硒而减轻。这些结果均提示是形成了 Cd–Se 络合物，抑制了镉的毒作用。除锌和硒以外，铁和铜的适量补充，也会明显减轻镉对机体造成的贫血等毒作用。

### 四、镉的环境标准

经口摄入 $1.3\sim3.0$ mg 的镉量，通常认为是催吐阈浓度。如果每天从饮水中摄入的镉量低于 20 μg，可以认为有充分的安全保障。按此量计算，饮水中镉的最高容许浓度为 0.01 mg/L。这一推荐基准是根据 0.1 mg/L 可引起动物组织的病理改变，0.1 倍的安全系数是由于镉还可经其他途径进入人体。

镉对水生生物的毒性高于对人和温血动物。0.001 mg/L 的镉可使鲤鱼在 $8\sim18$ h 内致死；镉对鲑鱼的最大无作用浓度为 1.7 μg/L，而对软水中敏感鱼类的安全浓度，则要降到 0.4 μg/L，硬水中可为 1.2 μg/L 以下。

有报道认为，农田用水中镉浓度在 0.1 mg/L 时，可使农作物中的大豆、甜菜、萝卜和大麦减产；而土壤中 Zn/Cd 比大于 100 时，农作物中的镉累积浓度不会达到有害水平。

目前，我国食品中镉的最高容许浓度为 0.2 mg/kg；地面水和生活饮用水含镉浓度不超过 0.01 mg/L；渔业和灌溉用水镉浓度低于 0.005 mg/L；工业废水排放的最高容许浓度为 0.1 mg/L；车间空气中的最高容许浓度为 0.1 $mg/m^3$（以氧化镉为例）。

# 第三节　铅

铅（Plumbum）在自然界分布广泛，常以方铅矿（硫化铅）形式存在，地壳中铅的平均丰度为 14 mg/kg。铅具有伸展性强、抗腐蚀、熔点低等特点，常用于蓄电池、汽油防爆剂、建筑材料、水管等的制作。

铅为带蓝色的银白色重金属，是一种有延伸性的主族金属。熔点 327.5℃，沸点 1 740℃，密度 11.34 $g/cm^3$，硬度 1.5，质地较柔软，抗张强度小。可溶于硝酸、醋酸和碱液，不溶于稀盐酸和硫酸。铅的化学形态包括氧化亚铅（$Pb_2O$）、氧化铅（PbO）、三氧化二铅（$Pb_2O_3$）、四氧化三铅（$Pb_3O_4$）。除 PbO 外，其余的铅氧化物在高温下均不稳定，易分解为 PbO 和 $O_2$。

随着汽车和交通运输业的发展，汽油中的铅随汽车尾气释放到空气中，成为大气污染中铅污染的重要来源，据统计，环境中 98% 铅是由含铅汽油带来的，引起血铅水平超标（100 μg/L），造成居民慢性铅中毒，该事件后环境铅污染对人体健康的危害得到了世界各国的重视，不少国家已明令禁止或限制在汽油中添加四乙铅。

### 一、铅的污染来源

铅在地壳中的含量为 0.001 6%，在火成岩或变质岩中的含量为 0.001%～0.002%，未受污染的南京土壤为 0.001%，可作为表层土壤中铅的自然本底值。随着含铅工业的大规模发展、交通运输的汽油燃烧以及工业"三废"的排放,大量铅进入自然环境,造成了严重的环境污染。

　　汽车尾气的大量排放,是造成公路两侧土壤铅污染的主要因素。研究表明,公路两侧土壤铅含量的分布特征为随距公路垂直距离的外延呈指数形式下降,污染范围分布在距公路0~50 m范围内。城市土壤的铅污染主要为城市交通运输、生活垃圾堆放和工业固废排放等人为来源。城市区内各区块因土地利用方式不同造成土壤含铅量分布也存在显著差异,城市交通道路两侧土壤的铅含量明显高于城市内公园,工矿区土壤的铅含量明显高于其他功能区(居民区、商业区、风景区等)。因污水灌溉造成的污灌区是土壤铅污染的多发地之一。某地调查发现,污灌区土壤含铅量的平均值是该地区土壤背景值的4.53倍。

　　空气中铅的自然背景值一般很低,世界上最高的大气环境监测点——珠峰观测站夏季大气中铅的质量浓度为0.013 3 $\mu g/m^3$,可作为北半球大陆地区的环境本底值。工业发达城市大气中含铅已达到极高的水平,如欧洲的大气含铅量为0.055~0.34 $\mu g/m^3$,北美为0.045~13 $\mu g/m^3$,日本大气含铅平均值为0.2 $\mu g/m^3$。

　　人为活动是构成大气铅污染最大量、最经常的污染源,主要包括铅矿开采及冶炼、玻璃制造、锡铅焊料、燃油排放、油漆涂料及其他含铅制品的生产和使用、含铅垃圾焚烧排放等。大气环境中的铅及其化合物主要是无机颗粒物,少部分为有机气体形式。主要来源包括自然源和人为排放,自然源排放的铅指火山爆发烟尘、飞扬的地面尘粒、森林火灾烟尘及海盐气溶胶等自然现象释放到环境中的铅。

　　大气及土壤中的铅伴随降雨、径流、下渗等水文过程进入到河流、湖泊以及地下水等自然水体中,导致饮用水源的污染。我国海洋、河流、水库等水体中都有铅的检出报道,其中海洋中铅的污染较大,近海表层水中铅浓度为0.05~51.44 $\mu g/L$,均值1.60 $\mu g/L$,南海铅污染最为严重,均值为7.68 $\mu g/L$,其中珠江口高达150 $\mu g/L$。

### 二、铅在体内的代谢

#### (一)接触途径

　　在不同的阶段,人类接触铅的途径也不同。① 胎盘接触:胎儿期,怀孕母亲体内的血铅可通过胎盘屏障进入胎儿循环系统,研究表明母亲静脉血中铅含量与胎儿基本一致;② 哺乳:哺乳是婴儿期铅的主要接触途径,哺乳期妇女骨骼中沉积的铅会释放出来,并进入乳汁;③ 消化道:儿童期,铅可通过儿童吮手等行为由接触的玩具、土壤、灰尘进入消化道;④呼吸道:成人通过呼吸道吸入空气中的铅颗粒或铅蒸汽,90%的成人铅中毒与职业因素有关;⑤ 骨骼:老年人蓄积在骨骼中的铅因骨质疏松破坏而释放进入血液,引起高血压和其他心血管疾病。从暴露途径可见,儿童和相关行业工人是铅中毒的高危人群。

#### (二)吸收

　　环境中的铅主要从消化道,其次从呼吸道和皮肤进入人体。由香烟、汽车尾气、工业废气产生飘浮在空气中的铅,经鼻和口被吸入呼吸道,铅尘沉积在肺泡中,肺泡腔中因$CO_2$的存在而呈酸性,易于溶解,最终进入血液。其吸收比率随铅尘的颗粒大小、形态、人的呼吸频率和深度而不同,进入呼吸道的铅尘吸收率为25%~30%左右,10%~20%进入血液循环,或由吞噬细胞吞噬进入淋巴系统;也可经气管、支气管咳出,再咽入消化道。进入消化道的铅,吸收率仅为 5％～10％,主要在十二指肠被吸收,经门静脉到达肝脏,一部分进入血液循环,另一部分由胆汁排到肠道,随粪便排出。四乙基铅除经呼吸道外,还可通过皮肤侵入体内,而无机铅不能通过完整皮肤吸收。人体内铅含量与生活环境关系密切,血铅和尿铅水平能反映出近一段时间体内对铅吸收情况,血铅含量每 100 mL＞80 $\mu$g(正常＜40 $\mu$g/100 mL)和尿铅含量＞80 $\mu$g/L(正常应＜50 $\mu$g/L)时,即认为体内铅吸收过量。

（三）分布

铅通过消化系统和呼吸道吸收进入人体后,其中 90％与红细胞结合,随血流分布于肝、肾、脑、胰及主要动脉等全身各器官和组织,其余分布于血浆中。进入体内的铅 90％以上以不易溶解盐的形式,沉积于骨骼、毛发或牙齿,其余则通过尿液或大便由排泄系统排出体外。骨铅的积蓄始于胎儿时期,随年龄增长而增多,且比较稳定,可长期贮存在体内。铅在骨骼中的半衰期随年龄不同而不一,约为 20～30 年,这部分铅对人体来说相对安全。但是当食物中缺钙、血钙降低、酸碱平衡紊乱,或因过劳、感染、发热、饮酒、饥饿或外伤等原因使血液pH 改变时,骨骼中的不溶性磷酸铅可转变成可溶性磷酸氢铅,使血铅浓度升高,经血液循环再重新分布到各组织器官,血铅的半衰期约为 25～35 天。体内的铅含量与职业、地区和年龄有关,其中职业性接触者高于非职业性接触者,由于空气铅污染严重,城市居民头发含铅量比污染较轻的郊区居民的高,年龄越大体内含铅量越高。此外,脑组织是铅重要的靶器官,海马回和大脑皮层的铅含量最高。

（四）代谢和排泄

铅在体内的代谢过程与钙相似,能促进钙贮存和排泄的因素,也可影响铅的贮存和排泄。钙与铅在骨盐中可相互取代,高钙饮食能促进铅在骨骼内贮存。铅可通过三条途径排出体外:约 2/3 经肾脏随小便排出;约 1/3 通过胆汁分泌排入肠腔,然后随大便排出;另有极少量的铅通过头发及指甲脱落排出体外。

经口摄入的铅约 90％可经肠道排出,经呼吸道吸入肺部进入血液的铅主要经肾脏随尿液排出,少部分可随气管内形成的痰而咳出或咽入消化道,进入消化道的铅则随尿粪排出,少量可通过唾液、乳汁、汗液等排出。另一部分铅在血液中以磷酸氢铅、甘油磷酸化合物、蛋白质化合物或 $Pb^{2+}$ 态循环至全身,大部分以不溶性的磷酸铅形式储存于骨骼中,很小部分储存于肝、脾、脑等器官和细胞内,可与血液维持动态交换,也可螯合由尿液排出。正常人尿铅排出量为 0.02～0.08 mg/d。

铅在体内的半衰期:血液中铅的半衰期约 25～35 天,软组织中铅的半衰期为 30～40 天左右,骨骼内的铅半衰期约为 10 年。因此,血铅水平只能反映近 1 个月左右时间内的铅暴露状况,而只有骨铅水平才能反映较长时间的慢性铅暴露状况。

**三、铅的毒作用及机理**

铅在体内主要以二价铅离子($Pb^{2+}$)形式存在,随血液流动分布到全身多个器官,对中枢和外周神经、血液、内分泌、心血管、免疫和生殖等系统等均有一定的毒性作用。

（一）致癌性

动物实验结果表明,铅有明确的致癌性。铅能引起鼠的肾脏肿瘤,常见的是肾皮质小管上皮癌。此外,铅和脑部肿瘤也存在密切关系。但人群流行病调查发现环境铅暴露与人类肺癌和胃癌的发生密切相关,使心血管疾病和癌症病死率增加,而与肾脏及脑部肿瘤则仅有微弱的联系,因此铅及其化合物被世卫组织国际癌症研究中心(IARC)列为 2B 类致癌物。因冶炼锻造、铅电池生产、汽油添加剂生产过滤过程中的职业暴露以及日常生活的水和食物都可能受到铅污染,铅污染会增加患肺癌、食道癌、喉癌和脑癌等风险。

铅能增加致癌的危险性是因为当机体同时接触其他致癌物时,铅能降低细胞修复 DNA 损伤的能力而不是通过直接损伤 DNA 的方式致癌。铅引发癌症的可能机制如下:① 抑制 DNA 合成与修复;② 干扰细胞间的间隙连接通讯;③ 对 DNA 造成氧化损伤;④ 改变基因表达;⑤ 导致抑癌基因转录后改变。

（二）遗传毒性

大量研究显示铅具有遗传损伤效应。体内试验研究表明,铅及其无机化合物对细胞具有遗传毒性效应。醋酸铅染毒结果发现小鼠染色体畸变细胞数和染色体畸变条数随剂量增大而增大,表明醋酸铅对小鼠的骨髓细胞具有很强的遗传毒性。鲤鱼的彗星试验结果表明铅在短时间内能刺激机体 DNA 修复能力的提升,但随着染毒时间延长,DNA 修复能力下降或失衡,DNA 损伤随之加重,表明铅具有遗传毒性蓄积作用。铅及其无机化合物遗传毒性的体外试验研究表明,氯化铅、硝酸铅、醋酸铅等对多种体外细胞均可造成 DNA 损伤,突变频率随染毒浓度增加而升高,呈正相关剂量-效应关系,表明铅存在致突变性。人群流行病学研究表明,职业性铅暴露人群外周血淋巴细胞微核率、染色体畸变率、彗星细胞率明显增加,表明高浓度铅暴露可引起 DNA 损伤、DNA 链断裂和染色体畸变。目前,常用于工作场所中化学物质遗传毒性检测的代表性试验包括单细胞凝胶电泳试验、微核试验、姐妹染色单体交换试验、磷酸化组蛋白($\gamma - H_2AX$)检测等。

大多数研究认为铅通过间接作用导致遗传毒性,即铅可能不直接作用于 DNA,而是作用于 DNA 聚合酶和 RNA 合成,从而导致 DNA 修复功能抑制或增加易错修复的发生,但也有研究认为,铅可以通过直接作用于遗传物质产生遗传毒性作用。彗星试验表明,铅虽然不能直接引起 DNA 链的断裂,但能使暴露于其他基因毒性物质的细胞更易发生突变。铅中毒后可通过诱导活性氧自由基产生并导致脂质过氧化作用增强,从而造成细胞损伤;铅还可取代作为转录调节因子的 DNA 修复蛋白锌指结构中的锌,减少这些蛋白与基因组 DNA 中识别元件的结合;此外,铅可以使红细胞中的氨基乙酰丙酸脱水酶减少,而尿液中 5-氨基酮戊酸增多,从而使氧化产生的自由基增多,引起 DNA 损伤。氯化铅和醋酸铅具有一定的致非整倍体毒性,低浓度即可通过抑制微管蛋白合成干扰细胞微管功能,被认为可能是诱发微核的机制之一;还有学者研究发现,铅和其他 DNA 损伤因素结合,如吸烟或紫外线,其联合遗传毒性明显增强。

（三）诱导细胞凋亡

细胞凋亡是一种由基因调控的细胞主动死亡过程,形态学上表现为细胞膜鼓泡、细胞核皱缩、线粒体肿胀及 DNA 片段化。研究表明醋酸铅可使体外培养的新生小鼠小脑颗粒细胞出现细胞收缩、核染色质密度增高、DNA 碎片形成和核仁裂解等,醋酸铅还能使大鼠大脑皮层、海马和小脑细胞凋亡率升高,并呈明显剂量-反应关系。

研究表明,线粒体在铅诱导的细胞凋亡中起重要作用。铅结合于线粒体内离子结合位点,导致通透性转变孔开放,随后线粒体去极化、肿胀,造成外膜破裂以及细胞色素 C 等凋亡启动因子释放入胞质。Cytc 与 Apaf-1(凋亡蛋白激活因子-1)和 Datp/dADP 一起激活 Caspase-9,再激活 Caspase-3,最终导致 DNA 碎片形成,进而发生凋亡。

此外,还有研究表明铅能促进细胞凋亡介质或传递器作用的活性氧自由基(ROS)产生,使许多组织系统处于氧化应激状态。高剂量铅染毒组仔鼠的脑组织海马附近皮质区凋亡细胞数量有明显升高,提示在铅、ROS 以及细胞凋亡之间存在某些内在联系。铅可能通过减少抗氧化物质和降低抗氧化酶活性并促进 ROS 生成,从而介导细胞凋亡。因此可以认为,铅能通过减少抗氧化物质(GSH、SOD、CAT 及 GPx)浓度或活性并增加 ROS 水平,从而介导细胞凋亡。

### 四、铅的环境标准

铅可以通过多种途径进入人体,且有蓄积作用,对健康危害甚大。因此,我国对不同环境中的铅浓度制定了严格的允许限量标准。

(1) 大气:大气污染物综合排放标准规定铅及其化合物最高允许排放浓度为 0.90 mg/m³(现有污染源)和 0.70 mg/m³(新污染源)。车间空气中铅烟和铅尘的最高允许浓度分别为 0.03 mg/m³ 和 0.05 mg/m³;居住区大气中铅及其化合物的日平均最高允许浓度为 0.000 7 mg/m³。

(2) 水体:生活饮用水水质标准规定铅含量不得超过 0.05 mg/L。而农业灌溉水质标准为 0.1 mg/L,渔业水质标准为 0.05 mg/L,污水综合排放标准为 1.0 mg/L。

(3) 土壤/固废:土壤环境三级质量标准为 500 mg/kg,固体废弃物浸出毒性鉴别标准值 3 mg/L,城镇垃圾农用控制标准 100 mg/kg。

## 第四节　铬

铬(Chromium),化学符号 Cr,银白色有光泽的金属,纯铬有延展性,含杂质的铬硬而脆。自然界不存在游离状态的铬,主要存在于铬铅矿。Cr 密度为 7.20 g/cm³,熔点(1 857±20)℃,沸点 2 672℃。具有很高的耐腐蚀性,不溶于硝酸和水,可溶于硫酸和强碱溶液。

铬在自然界的化合物中,主要有卤化物、氧化物和硫化物,常见氧化态包括 0、+2、+3、+6,且随价态升高,氧化性逐渐增强。零价铬($Cr^{0+}$)不能天然存在于地壳中,且无生物活性。二价铬($Cr^{2+}$)是强还原剂,在空气中易被氧化成三价铬($Cr^{3+}$)。六价铬($Cr^{6+}$)在酸性介质中是强氧化剂,容易与氧结合,形成强氧化性铬酸盐($Cr_2O_4^{2-}$)或重铬酸盐($Cr_2O_7^{2-}$);$Cr^{6+}$ 极易穿过细胞膜,并与细胞中核酸和蛋白质成分发生反应,在体内引起氧化应激、DNA 损害、细胞凋亡、基因突变,并具有致癌和致突变作用。$Cr^{3+}$ 是生物体内铬最稳定的氧化态形式,也是生物体内铬的主要存在形式,容易形成多齿配位化合物,但不易穿过细胞膜且反应活性低,是人和动物体必需的微量元素之一。

### 一、铬在环境中的迁移转化

铬在自然界中主要形成铬铁矿($FeCr_2O_4$),其天然来源主要是岩石风化,由此而来的铬大多是 $Cr^{3+}$。因风化作用进入土壤中的铬,容易氧化成可溶性的复合阴离子,再通过淋洗转移到地下水或地面水中。地壳铬含量约 110~125 mg/kg,铬平均含量在土壤中约为 10~

15 mg/kg，岩石中高达 3400 mg/kg，河水中约 0.7～84 $\mu g$/L，海水中<0.6 $\mu g$/L。一般植物中的平均含铬量为 0.2 mg/kg 干重，城市大气中铬平均浓度为 0.01～0.03 $\mu g$/$m^3$。

铬在环境中不同环境条件下有不同的价态。水体中 $Cr^{3+}$ 主要吸附在固体物质上而存在于沉积物（底泥）中；$Cr^{6+}$ 则多溶于水中，比较稳定，但在厌氧条件下可还原为 $Cr^{3+}$。$Cr^{3+}$ 在天然水中也可被氧化，但速率很低，其盐类可在中性或弱碱性的水中水解，生成不溶于水的 $Cr(OH)_3$ 而沉入水底。天然水中一般仅含微量的铬，通过河流输送入海，沉于海底。大气中的铬可因重力沉降或降水作用而迁移到水体或土壤中。因环境中 $Cr^{3+}$ 和 $Cr^{6+}$ 可互相转化，所以控制环境条件及铬的总含量在制定标准中更具实际意义。

土壤中的铬多为难溶性化合物，其迁移能力一般较弱，而含铬废水中的铬进入土壤后，也多转变为难溶性铬，主要残留积累于土壤表层，不能被植物所吸收利用，因此铬的生物迁移作用较小。如土壤中铬过多时，会抑制有机物质的硝化作用，并使铬在植物体内蓄积，许多植物性食品如大米、红糖、菌类含铬量较多，通常人体每日可从食物中摄取数十至数百微克的铬。

土壤中铬的污染主要来源于铁、铬、电镀、金属酸洗、皮革鞣制、耐火材料、铬酸盐和三氧化铬工业的"三废"排放及燃煤、污水灌溉或污泥施用等。

## 二、铬在体内的代谢

### （一）铬的吸收

环境中的铬可经呼吸、消化、皮肤和黏膜等不同途径，随空气和食物等介质进入生物体。人体对铬的正常需要摄入量约为 0.02～0.5 mg/d，主要来自食品。经呼吸道吸收的铬与其溶解度密切相关，一般为 30%～40%。无机铬在动物肠道内很难被吸收，吸收率约为 0.4%～3.0%；有机铬的吸收率远高于无机铬，可达 10%～25%，导致无机铬利用率偏低的原因可能与铬的溶解性、矿物元素间相互干扰、无机铬转化为有机铬的速率及膳食中的烟酸水平等有关。人体对 $Cr^{3+}$ 的吸收率与摄入量成反比，若每日摄入 10 $\mu g$，吸收率为 2%，而摄入 40 $\mu g$，吸收率则降至 0.5% 以下。

$Cr^{3+}$ 形成配合物的能力很强，膳食中的铬多以有机铬形式与有机物形成复合物存在，主要通过消化系统进入机体使吸收增加。$Cr^{3+}$ 主要是以小分子量的有机铬配合物通过肠黏膜吸收进入血液，包括主动转运与被动扩散。小肠的中段是吸收 $Cr^{3+}$ 最活跃的地方，其次是回肠及十二指肠。研究发现淀粉、维生素 C/Ve、低纤维高碳水化合物、草酸盐以及一些药物如阿司匹林等均可促进 $Cr^{3+}$ 的吸收，而锌、钒、铁等矿物离子以及抗酸剂、植酸盐等可能会降低血液和组织中铬的浓度；某些氨基酸在小肠 pH 下能够抑制 $Cr^{3+}$ 的沉淀，从而促进 $Cr^{3+}$ 的吸收。有研究显示 $Cr^{6+}$ 在动物小肠中比 $Cr^{3+}$ 更易溶解和吸收，吸收率明显增高。

### （二）分布

$Cr^{3+}$ 作为最稳定的人体必需元素，吸收进入血液后主要与血浆含铁球蛋白结合，部分与白蛋白结合，运至全身组织器官中利用与储存，其中肝脏和肾脏中含量最高，其次是脾脏、肌肉组织等，心脏、胰腺、肺、骨骼以及大脑组织中都有铬的分布。有研究表明给雄性 SD 大鼠喂食吡啶羧酸铬两周后，$Cr^{3+}$ 的含量顺序为：肝脏＞肾脏＞血液＞脂肪＞脾＞睾丸＞心脏＞胰腺＞肌肉。

有机铬吸收后在体内主要通过转铁蛋白（transferrin，Tf）进行运输。$Cr^{3+}$ 连接在转铁蛋白的 B 端,而酪氨酸是铬与转铁蛋白最合适的连接配体。餐后血液胰岛素水平升高可以促进转铁蛋白受体从细胞内的小泡中移位到细胞膜上,携带铬的转铁蛋白与细胞膜表面的转铁蛋白受体发生结合,通过内吞作用将铬转运到细胞内,内吞小泡中的酸性环境可使铬从转铁蛋白中释放出来,铬一旦被动员就不能再被重新利用。

（三）排泄

铬被生物吸收后,经肾脏肾小球的滤过作用,主要以尿液的形式排出体外;或者结合到小分子有机转运蛋白,以低分子量结合物形式存在,少量通过毛发、指甲、汗腺、乳汁和胆汁排泄。当动物处于应激状态或日常膳食中碳水化合物含量过高时,通过泌尿系统排泄的铬可能会增加 10～300 倍,即应激等促进糖代谢的因素会增加机体铬的丢失。铬的排泄也与摄入的铬形式有关,如给小鼠饲料中添加不同形式铬,其尿液中铬的排泄量存在差异。另外,铬在体内的含量随年龄增加而下降,摄入高糖、剧烈运动、怀孕和哺乳也可增加人体铬的排出。

（四）代谢

1. 铬与糖类代谢

铬可以影响葡萄糖耐受性和胰岛素抗药性。补铬可以显著改善外周组织对胰岛素的敏感性和铬的缺乏症（如失重）,促进葡萄糖氧化分解,加速糖原合成和葡萄糖向脂肪转变。铬能增强胰岛素的生理功能,促进糖原合成,降低血糖浓度,增强机体对葡萄糖的耐受性。

2. 铬与脂类代谢

大量研究结果表明,铬对脂类代谢有重要作用,尤其可以减少动脉粥样硬化生成。膳食中补铬可增加人体高密度脂蛋白胆固醇浓度,减少总胆固醇、低密度脂蛋白胆固醇和甘油三酯浓度,主要是通过增强胰岛素受体活性,提高脂肪细胞吸收和利用葡萄糖的速率,进而改善血脂状况,也可能通过增强与脂肪代谢相关酶的活性,提高高密度脂蛋白含量。但因个体差异的存在,补铬可能导致不同动物血液中脂类和脂蛋白浓度不同。

3. 铬与蛋白质代谢

铬可加强胰岛素作用,促进蛋白质的合成。也可增加肌细胞对氨基酸的摄入量,从而提高总蛋白的合成量,这可能与肌细胞中胰岛素活性变化和对铬的依赖性有关。铬也可通过调节小鼠骨骼肌细胞中胰岛素生长因子/受体和泛素水平,加强蛋白质合成,减少蛋白质分解代谢,从而有利于蛋白质的沉积。

**三、铬的毒性作用及其机理**

2012 年的"铬超标毒胶囊"事件曝光后,铬的毒性引起了公众的广泛关注。若铬摄入量过多会损害机体健康,引起机体蛋白质变性,核酸和核蛋白沉淀,干扰酶系统,从而导致机体中毒。

（一）铬对机体的毒性作用

1. 铬对肝脏、肾脏的毒性

肝脏和肾脏是铬分布和排泄的重要组织器官,同时也是铬毒性作用的主要靶器官。多种形式摄入 $Cr^{6+}$ 都会导致肝脏和肾脏出现病理损伤,且随染毒时间延长,肾小管损害加重,同时尿液中各种酶及蛋白含量升高;肝细胞也出现不同程度的损害,血清中某些酶类水平发生改变。如 Wistar 大鼠和小鼠腹腔注射重铬酸钾溶液后,引起鼠肝脏中央静脉区的肝细胞出现空泡、浊肿、点片状坏死、破裂,部分肝窦消失、肝实质坏死及肝索缺失,肝脏有时还可出现瘀血及少量渗出性出血,并偶见坏死。同时可引起肾脏的脂质过氧化水平升高、抗氧化酶活性改变及肾功能障碍。流行病学调查发现,长时间接触铬的职业人群中血液 ALT、乳酸脱氢酶(LDH)活性显著升高,肝脏组织活检显示部分肝细胞呈气球样变、细胞结构明显破坏、线粒体仅残留轮廓、细胞外膜消失。

### 2. 铬的生殖毒性

铬对动物具有胚胎发育毒性和致畸性。$Cr^{3+}$ 不能透过胎盘,但可蓄积于胎盘,而 $Cr^{6+}$ 的致畸性与染毒剂量成正比。研究发现,$Cr^{6+}$ 可穿过细胞膜作用于鼠卵黄囊上皮、间质和间皮层,从而导致其卵黄囊功能紊乱、胚胎营养不良和畸形产生;$Cr^{6+}$ 也可引起大鼠精子的运动性、形态学、顶体精子等一系列生理学参数发生变化,但在精子的一个生活周期内不会破坏精子细胞的 DNA;另外,还可造成睾丸曲细精管不同程度变性,管内生精细胞数目减少。对职业接触 $Cr^{6+}$ 的 81 名工人进行生殖功能调查,结果发现女性工人月经异常发生率明显增高,流产率和死产率均高于对照组;男性工人的精子数量减少,精子存活率下降。

### 3. 铬的免疫和遗传毒性

铬能引起机体的淋巴细胞数量减少、甚至凋亡。大鼠 $Cr^{6+}$ 染毒可引起血液中淋巴细胞数量显著降低;对水生动物的研究发现,$Cr^{6+}$ 染毒后可使黄鳝淋巴组织松散,排列稀疏混乱,淋巴细胞界限呈退化趋势,数量减少,红细胞大量破坏,血窦扩张,表明铬对小鼠细胞和体液免疫功能均有不同程度的免疫毒性。在细胞内,$Cr^{6+}$ 还原的中间产物可导致 DNA 加合物形成、DNA 双链断裂、DNA 与蛋白质的交联、DNA 双链间的交联。$Cr^{6+}$ 导致的 DNA 损伤表现为扰乱 DNA 复制及转录、引起碱基替换和缺失、降低基因组的稳定性。另外铬被细胞摄入后具有致突变作用,$Cr^{6+}$ 可转运入细胞,对沙门氏菌具有致突变,而 $Cr^{3+}$ 不易被细胞摄入,无诱变性。体内外实验研究表明,碱基替换在 $Cr^{6+}$ 致突变作用中起着重要的作用,主要是引起 G-C 替换,但 $Cr^{6+}$ 并不引起特异性碱基缺失。小鼠 $Cr^{6+}$ 染毒后,精子畸形率和骨髓嗜多染红细胞微核率均明显增高;$Cr^{3+}$ 则引起小鼠卵母细胞凋亡数量增加,卵母细胞 DNA 损伤率增高,彗星尾长增大,可导致 DNA 断裂。评价铬的遗传毒性多采用 Ames 试验、姐妹染色体单体交换试验、骨髓细胞染色体畸变及细胞转化试验、骨髓微核试验等。

### 4. 铬的神经毒性和致癌作用

$Cr^{6+}$ 可通过嗅觉通路沉积于小鼠脑部,引起海马部位神经元肿胀明显,空泡变性,可见胶质水肿,部分细胞坏死,并呈筛状的坏死灶。此外,$Cr^{6+}$ 也可造成大鼠听力功能损伤,表现为脑干诱发电位Ⅰ、Ⅱ波潜伏期明显延长,波峰幅度明显降低。1990 年国际癌症研究机构就已将 $Cr^{6+}$ 化合物定为人类确定致癌物,小鼠连续 2 年口服染毒 $Cr^{6+}$ 可导致口腔鳞状上皮细胞和肠道上皮细胞出现肿瘤;染毒时间缩短为 90d 时,也可引发小鼠肠道氧化应激反应、绒毛细胞毒性等,从而可能诱发肠道肿瘤。流行病调查已确认职业接触 $Cr^{6+}$ 与呼吸道癌症有关。

### 5. 铬的皮肤/呼吸道毒性

除肝损伤和致癌外,$Cr^{6+}$ 还可以引起多种病症。铬可导致正常人皮肤纤维原细胞形态学改变、氧化损伤并伴随线粒体膜结构变化及细胞色素 C 释放,同时也可引起铬性皮炎或湿疹类皮肤病,皮肤患处瘙痒并形成丘疹或水泡,皮肤过敏者接触铬污染物数天后即可发生皮炎,铬过敏期长达 3～6 月,湿疹常发生于手及前臂等暴露部分,偶尔也发生在足及踝部,甚至脸部、背部等。接触铬盐常见的呼吸道职业病是铬性鼻炎,该病早期症状为鼻黏膜充血、肿胀、鼻腔干燥、搔痒、出血,嗅觉减退,黏液分泌增多,常打喷嚏等,继而发生鼻中隔溃疡。

（二）铬的毒性机理

1. 还原作用机制

$Cr^{6+}$ 作为铬的主要毒性形式,经呼吸道、消化道或皮肤进入机体后,对人类具有明显的基因毒性,但在生理 pH 及温度条件下,$Cr^{6+}$ 无法直接与 DNA 相互作用,即不表现直接的基因毒性。$Cr^{6+}$ 的基因毒性来源于其在细胞内的代谢产物。$Cr^{6+}$ 经非特异性的磷酸或硫酸离子通道通过细胞膜进入细胞内,随后被细胞内的还原物质(如抗坏血酸、细胞色素 C、谷胱甘肽、半胱氨酸等)还原为 $Cr^{5+}$、$Cr^{4+}$ 和 $Cr^{3+}$(最终形式),从而导致一系列连锁反应如引起线粒体损伤、细胞 DNA 损伤、干扰 DNA 损伤的修复等。$Cr^{6+}$ 的还原产物具有广泛的 DNA 损伤作用,可抑制 DNA 的复制。此外 $Cr^{6+}$ 在还原过程中产生的中间价态和多种不稳定的自由基如硫醇基、氢氧根自由基、过氧化氢、超氧阴离子等,可造成 DNA、RNA、蛋白质及脂质氧化损伤。

2. 致癌作用机制

$Cr^{6+}$ 被列入确认人类致癌物,已知的致癌机制主要包括:

(1) 影响基因组的表观遗传修饰。表观遗传修饰是指在基因组不发生改变的情况下,细胞功能改变而导致肿瘤的发生。能引起肿瘤发生的表观遗传修饰有 DNA 甲基化或乙酰化、组蛋白修饰、组蛋白生物素化等。另外,铬能通过诱导肺癌细胞组蛋白 $H^3$ 亮氨酸甲基化来影响组蛋白修饰,铬暴露还可在转录水平降低维持组蛋白生物素化稳态的重要成分——生物素化物酶的活性。

(2) 影响关键基因的表达量,可能导致癌信号通路的持续激活。给予低剂量、长期 $Cr^{6+}$ 暴露后的肺癌上皮细胞发生恶性转化,用铬转化细胞模型进行基因芯片分析,结果发现涉及细胞间通讯功能的基因表达明显升高。另外,对铬暴露和非铬暴露两种肺癌的组织分析发现,69%的铬暴露肺癌细胞周期蛋白 cyclinD1 表达异常,而非铬暴露肺癌出现同样情况的比例仅为有 12%。

(3) 诱导活性氧过量产生。正常生理情况下细胞内的活性氧可作为第二信使介导细胞信号通路,但活性氧过量升高,不仅会导致基因组 DNA 损伤,还可通过激活特定转录因子如 NF－$\kappa$B、AP－1 而启动细胞凋亡,进而抑制细胞恶性转化。但如果细胞长期处于铬慢性暴露的情况下,则可能产生对氧化应激的耐受性,因此脱离铬导致的细胞毒性、凋亡过程,最终转化为癌细胞。近几年研究发现,上皮细胞产生活性氧的主要来源是 NADPH 氧化酶复合体(NOX)。NOX 的过表达引起活性氧生成增加进而导致细胞恶性转化的关系在许多肿瘤细胞中得到证实,这使得 NOX 成为一种潜在的肿瘤治疗靶点。

四、铬的环境标准

我国限制铬含量的相关环境标准如下:

（1）大气：居住区大气中 $Cr^{6+}$ 的最高容许浓度为 0.0015 mg/m³（一次值）；车间空气中 $CrO_3$ 的最高容许浓度为 0.05 mg/m³（以 $CrO_3$ 计）；大气污染物综合排放标准（铬酸雾）最高答应排放浓度 0.080 mg/m³；无组织排放监控浓度限值为 0.080 mg/m³（现有污染源）和 0.070 mg/m³（新污染源）。

（2）水体：生活饮用水 $Cr^{6+}$ 浓度应低于 0.05 mg/L；地下水 $Cr^{6+}$ 质量标准 I 类为 0.005 mg/L，Ⅲ类为 0.05 mg/L；农田浇注水质标准（水作、旱作、蔬菜）和渔业水质标准中铬的最高容许浓度均为 $Cr^{6+}$ 0.1 mg/L；地表水环境质量标准 $Cr^{6+}$ 计，Ⅰ类和Ⅲ类分别为 0.01 mg/L 和 0.05 mg/L；污水综合排放标准中按 $Cr^{6+}$ 计最高容许排放标准为 0.5 mg/L。

（3）土壤/固废：土壤环境质量标准（水田和旱地）I 级均为 90 mg/kg；固体废弃物浸出毒性鉴别 $Cr^{6+}$ 标准值为 1.5 mg/L；城镇垃圾农用控制标准为 300 mg/kg。

## 思考题

1. 解释：
(1) 水俣病；(2) 痛痛病；(3) 金属硫蛋白
2. 金属污染为何容易导致公害事件？
3. 试述汞、镉、铅、铬毒作用的分子机理。
4. 金属的环境标准中还存在哪些问题需要深入研究？

## 参考文献

[1] Tang W L, Hintelmann H, Gu B H, et al. Increased Methylmercury Accumulation in Rice after Straw Amendment[J]. Environmental Science & Technology, 2019, 53, 6144-6153.
[2] Morcillo P, Esteba, Cuesta A. Heavy metals produce toxicity, oxidative stress and apoptosis in the marine teleost fish SAF-1 cell line[J]. Chemosphere, 2016, 144:225-233.
[3] Matović V, Buha A, Đukić-ćosić D, et al. Insight into the oxidative stress induced by lead and/or cadmium in blood, liver and kidneys[J]. Food & Chemical Toxicology An International Journal Published for the British Industrial Biological Research Association, 2015, 78:130.
[4] 熊愈辉. 镉在土壤-植物系统中的形态与迁移特性研究进展[J]. 安徽农学, 2008, 36(30):13355-13357,13414.
[5] 应波, 叶必雄, 鄂学礼, 等. 铅在水环境中的分布及其对健康的影响[J]. 环境卫生学杂志, 2016(5).
[6] 钟传德. 铬的毒性研究进展[J]. 中国畜牧兽医, 2014, 41(7):131-135.

# 第九章　农药的环境毒理学

**提要和学习指导**　本章主要对农药在环境中的迁移转化,各类农药在机体内的代谢、毒作用及毒作用机制以及农药对人体健康的危害分别做了扼要介绍,并叙述了推广生物农药、减少化学农药的必要性。学习本章时应注意:

1. 了解各类农药的毒作用机制。农药因种类不同,其毒性也各异,对动物毒性大的农药,对人类的毒性亦大。
2. 农药对人体健康的危害主要是农药的生物富集作用所引起的。
3. 了解农药在环境中的迁移转化规律,对于预测其变化趋势及控制农药污染有重大意义。
4. 不适当地长期和大量使用农药,可破坏生态平衡,危害人体健康。
5. 研究低毒、安全、稳定、高效的低毒农药,特别是生物源农药是一个趋势。

## 第一节　概　论

农药是指在农业生产中用于防治农作物病虫害、消除杂草、促进或控制植物生长的各种药剂。主要包括杀虫剂、除草剂、杀真菌剂和植物生长调节剂等。我国农药起步晚,但发展速度快,与世界农药发展趋势一致,主要经历了无机农药时期、有机杀虫剂时代、无公害农药和环境友好型农药时代四个阶段。现在使用的农药中,以有机农药为主,按其分子结构分为:有机氯类、有机磷类、拟除虫菊酯类、氨基甲酸酯类等。目前世界上化学农药的总产量(以有效成分计算)在 500 万吨以上,并且仍以每年约 5% 的速度增长着。我国近年来化学农药的产量在 50 万吨～60 万吨左右,居世界第二位。实践证明,合理施用农药是保障农业获得丰收的一项重要措施。据估计,由于病、虫、草害,全世界每年损失的粮食约占总产量的一半,使用农药可以挽回总产量的 15%。我国是一个农业大国,农药使用品种多、用量大,不适当地长期和大量使用农药,也使环境受到农药污染,以至破坏生态平衡,对农业生产和人体健康等方面造成危害。

农药是有毒的,但不可怕,可怕的是人类对它的无知。农药本身没错,错就错在人类对它的滥用和不合理使用。我国在农药污染防治方面应该加强对农药的作用机理及迁移、转化的研究,继续开发高效、低毒、低残留的农药新品种。加强农药的管理与使用,从而减少污染负荷量,控制环境污染。

### 一、农药在环境中的迁移转化

农药被施用到环境中,将与多种环境介质发生作用,如土壤、水体、大气和生物等。被施的有机农药,其中一部分农药进入大气环境,另一部分农药直接被作物截留,没有被挥发也没有被截留的那部分农药将进入土壤环境或水体环境中。有机农药在水环境中主要发生光解和挥发、水解、吸附和解吸附等作用。在水体环境和土壤环境之间,农药还可以相互转移。水体环境和土壤环境中的农药还会与大气环境发生挥发与沉降。进入土壤或水体环境中的农药,又可通过植物的吸收而进入作物体内。

（一）农药在土壤中的迁移转化

1. 土壤对农药的吸附

土壤是一个由无机胶体、有机胶体以及有机－无机胶体所组成的胶体体系,其具有较强的吸附性能。进入土壤的化学农药可以通过物理吸附、化学吸附、氢键结合和配位价键结合等形式吸附在土壤颗粒表面。由于农药种类极多,性质各不相同,对土壤吸附有很大影响。一般农药的分子愈大,愈易被土壤吸附。农药在水中的溶解度强弱也对吸附有影响,如:DDT 在水中溶解度很低,在土壤中吸附力很强;而一些有机磷农药,在水中的溶解度很大,吸附能力则很低。农药被土壤吸附后,由于存在形态的改变,其迁移转化能力、生物活性和毒性也随之改变,对农药的迁移转化过程产生很大的影响。

2. 农药在土壤中的挥发、径流、淋溶以及作物的吸收

土壤中的农药,通过挥发、径流、淋溶以及作物的吸收等,可使农药从土壤中转移到其他环境介质中去。大量资料证明,不仅非常易挥发的农药,而且不易挥发的农药（如有机氯）都可以从土壤、水及植物表面大量挥发。对于低水溶性和持久性的化学农药来说,挥发是农药进入大气中的重要途径。

通过蒸发作用而迁移的农药量比径流迁移和作物吸收等方面都要大。化学农药在土壤中的蒸发决定于农药本身的溶解度、蒸汽压和接近地表的空气层的扩散速度以及土壤温度、湿度和质地。如:砂土,由于吸附能力小于土壤,故农药的蒸发损失较土壤为大,土温增高,也能促进农药的蒸发。

农药的蒸发与土壤含水量有密切关系。土壤干燥时,农药不扩散,主要被土体表面所吸附,随着土壤水分的增加,由于水的极性大于有机物农药,因此水占据了土壤矿物质表面,把农药从土壤表面置走,使农药的挥发性大大增加。

农药除以气体形式扩散外,还能以水为介质进行迁移,其主要方式有两种:一是直接溶于水;二是被吸附于土壤固体细粒表面上随水分移动而进行机械迁移。一般来说,农药在吸附性能小的砂性土壤中容易移动,而在黏粒含量高或有机质含量多的土壤中则不易移动,大多积累于土壤表层 30 cm 土层内。因此有的研究者指出,农药对地下水的污染是不大的,主要是由于土壤侵蚀,通过地表径流流入地面水体造成地表水体的污染。

3. 农药在土壤中的降解

（1）光化学降解

进入土壤中的农药,由于吸收太阳辐射能而产生光化学反应。光化学反应有水解、氧化、取代、异构化和离子化等,这取决于农药的物理状态、溶剂以及是否有其他反应物的存在。土壤中的氨基酸、硫基和铜、铁、锰等金属离子可促进某些有机磷农药光化学反应中的水解和氧化还原作用。

除草剂光解生成盐酸甲胺反应式:

$$\left[ H_3C-N \bigcirc\!\!-\!\!\bigcirc N-CH_3 \right] Cl_2 \longrightarrow \left[ H_3C-N \bigcirc-COOH \right] Cl \longrightarrow CH_3NH_2 \cdot HCl$$

光化学降解对稳定性较差的农药作用明显,且不同类型的农药光解速率差别也很大。光化学反应对土壤农药的降解有着潜在的重要性,是决定化学农药在土壤环境中残留长短的重要因素。

（2）化学降解

主要是指土壤中的有机污染物通过氧化还原、水解等反应而降解,其中水解反应是许多农药降解的一个重要途径。由于土壤吸附作用对水解反应的催化作用,有些农药在土壤中的水解比在水中的水解更快。各种磷酸酯或硫代磷酸酯农药在土壤中的降解,主要是化学水解,其反应为

（马拉硫磷）

（3）微生物降解

土壤中的微生物（包括细菌、霉菌、放线菌等）对有机农药的降解起着重要的作用。与微生物对有机污染物降解作用有关的主要生化反应包括:烷基化作用、脱烃作用、脱卤作用、脱氨作用、脱卤化氢作用、氧化反应、还原反应、环分裂、键分裂、缩合和结合作用等。微生物降解作用是影响农药最终是否在土壤中残留和残毒量大小的决定因素。微生物对农药的代谢作用是土壤对农药最彻底的、最主要的降解过程。但是也不能认为微生物群系是万能的,而且有些代谢产物甚至比原型农药毒性更大。

① 氧化作用

氧化是微生物降解农药的重要酶促反应,有多种形式。如 p,p′-DDT 脱氧产物 p,p′-DDNS 在微生物氧化酶作用下,可进一步形成 DDA。

② 还原作用

某些农药在厌氧条件下发生还原作用,如在厌氧条件下"氟乐灵"中的硝基还原为氨基。又如有机磷农药甲基对硫磷,经还原作用,硝基会还原为氨基,降解成甲基氨基对硫磷。

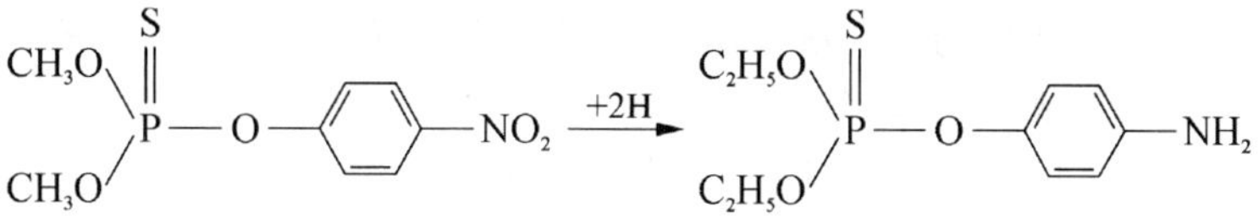

（甲基对硫磷）　　　$\xrightarrow{+2H}$　　　（甲基氨基对硫磷）

③ 水解作用

许多酸酯类农药(如磷酸酯类和苯氧乙酸酯类等)和酰胺类农药,在微生物水解酶的作用下,其中的酯键和酰胺键易发生水解,降解过程为

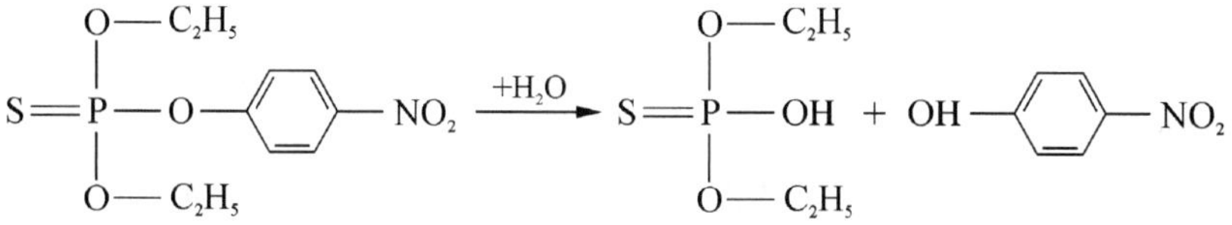

$\xrightarrow{+H_2O}$

④ 苯环破裂作用

许多土壤细菌和真菌能使芳香环破裂。芳香环破裂是该类有机物在土壤中彻底降解的关键步骤。如在微生物作用下,农药"西维因"被逐一开环,最后分解为 $CO_2$ 和 $H_2O$。

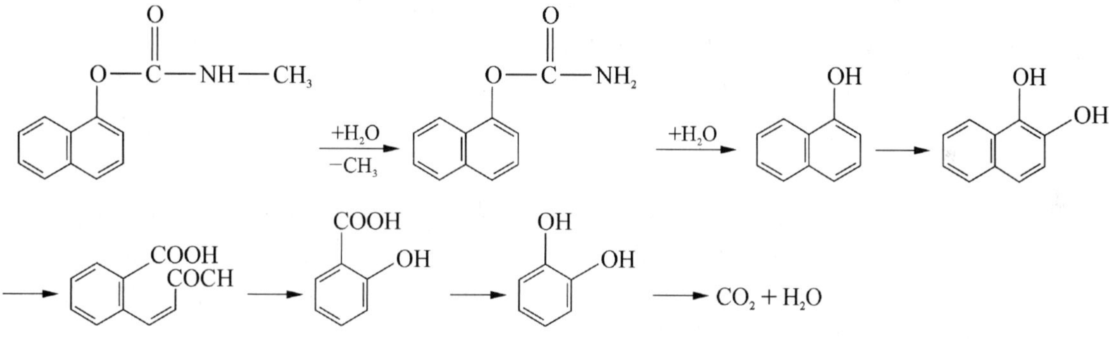

$\xrightarrow[-CH_3]{+H_2O}$　　　$\xrightarrow{+H_2O}$

$\longrightarrow$　　　$\longrightarrow$　　　$\longrightarrow CO_2 + H_2O$

⑤ 脱氯作用

许多有机氯农药在微生物还原脱氯酶作用下可脱去取代基氯,如 $p,p'$-DDT 可通过脱氯作用转变为 $p,p'$-DDD,或是脱去氯化氢,转变为 $p,p'$-DDE。DDT 由于分子中特定位置上的氯原子,化学性质比较稳定,因此在微生物作用下脱氯和脱氯化氢成为其主要的降解途径。

⑥ 烷基作用

分子中的烷基与 N、O 或 S 原子连接的农药,如三氯苯类除草剂,在微生物作用下容易进行脱烷基降解。需要指出的是,二烷基胺三氯苯在微生物作用下可脱去两个烷基,但形成的产物比原化合物毒性更大,因而农药的脱烷基作用并不伴随发生去毒性反应,只有脱去氨基和环破裂它才能成为无毒的物质。

（二）农药在水体环境中的迁移转化

1. 光解和挥发

光解仅作用于地表水,由于阳光的照射,或者紫外线的作用,一些存在于地表水中的有机农药化合物可以被分解,发生分子结构的改变或者化学性质发生变化;挥发也是水体环境中农药物质发生转移的一个途径,挥发过程一般发生在浓度较高时。

2. 水解

水解是水体中农药转移的一个重要途径,既有化学水解,又有生物水解。化学水解是农药化学分子在酸碱的影响下,农药分子与水分子发生离子交换,即水分子中的氢离子和氢氧根离子分别与农药分子的两部分相结合,形成两个新的分子。化学水解过程的速率受农药化学结构、环境温度、pH、离子强度的影响。

生物水解是通过生物体内水解酶的作用,大多数非水溶性的农药可通过生物水解的途径,转变成为亲水性的化合物,生物体更容易吸收或排出,有利于进一步的降解。农药分子经过水解后,可被各种生物进一步代谢,有机农药通过代谢在生物体内降解、同化、吸收、排泄和富集等。

3. 吸附和解吸附

水体沉积物的吸附和解吸附也是有机农药生物降解一个途径。当某水体环境处于相对稳定的状态时,一定浓度的农药物质会使水体沉积物之间的吸附与解吸附达到平衡。但是,当环境条件发生变化时,平衡就会被打破,使水体中的农药达到一种新的吸附与解吸附平衡。

(二)农药在大气中的迁移转化

大气中农药的来源主要有下列几类:① 农业上施药过程中细雾(粒)的漂移,施药后在植物表面或土壤表面残留农药的挥发,以及被农药污染的土壤细尘的风蚀等;② 在卫生方面,家庭及一般公共场所为控制传染病的喷雾;③ 工业上,农药制造厂和加工厂的排出物、烟雾、蒸气、粉尘等以及工艺上泄漏类的事故和不适当的处置等;④ 商业上,为产品防蛀等的熏蒸处理等。由于农业上使用农药的面积之广,数量之多,同其他几项来源相比则处于主导地位。

在农药的迁移转化过程中,大气是个极活跃的因子,它在农药长距离迁移方面有着重要的意义。由于空气中农药随风飘荡,使远离农业中心的南北极地区也不可避免地受 DDT 类农药的污染。进入大气的农药有可能从施药区被风输送很长的距离;农药能长期悬浮于空气中,被空气中的颗粒物质吸附或富集,并经历光化学变化,甚至变成更毒的化合物;人和动物吸入的农药可有一点变化或一点不变化地直接进入到血液中去。

(四)农药在生物中的转移和分布

主要是在动物中的转移。包括:① 动物之间的转移(食物链);② 动物个体的转移。农药在生物体之间转移属于陆生动物的生物富集与食物链模式途径。生物富集的毒理学意义在于:农药的污染由于大气、水及生物体传递而变得十分广泛,由于浓度很低,不至于造成严重危害。但由于生物放大,在某些有机体内可造成很高浓度的含量,以致引起中毒及其他病理改变。动物迁移造成农药的长距离散布,除前面述及的农药进入大气中散布外,另一个方面就是动物的迁移,包括人的传带。动物迁移造成农药远距离散布主要取决于两个因素:动物迁移速率和距离。只有当农药在动物体内代谢较慢而动物迁移速度快、迁移距离远,才可能造成农药远距离散布。例如燕子每年由欧洲飞去南非,或迁回欧洲,燕子取食昆虫,而昆虫接受了农药,这样燕子如果被南非捕食性禽类所吃掉,这样农药就从欧洲被散布到了南非洲。

## 二、农药对人体健康的危害

农药利用率一般为 10%,约 90% 残留在环境中。环境中的农药污染主要是通过生物和食物链的富集作用,使各类食品中农药的残留浓度剧增,人类食用污染食品后,对人体造成危害。还可以通过呼吸道和皮肤危及人体健康(图 9-1)。

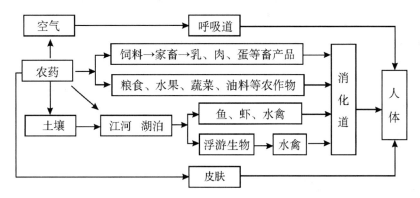

**图 9-1 环境中农药进入人体的途径示意图**

1. 急性毒作用

农药进入人体后,首先进入血液,然后通过组织细胞膜和血脑屏障等组织到达作用部位,引起中毒反应。短期内摄入大量农药,尤其是有机磷农药,会引起急性中毒。有机磷农药是一种神经毒剂农药,其毒理作用是抑制体内胆碱酯酶,使其失去分解乙酰胆碱的作用,造成乙酰胆碱聚积,导致神经功能紊乱,出现一系列症状,如恶心、呕吐、流涎、呼吸困难、瞳孔缩小、肌肉痉挛、神志不清等。

2. 慢性毒作用

长期接触农药可以引起慢性中毒。如有机磷农药慢性中毒主要表现为血中胆碱酯酶活性显著而持久地降低,并伴有头晕、头痛、乏力、食欲不振、恶心、气短、胸闷、多汗,部分病人还有肌束纤颤等症状。有机氯农药慢性中毒,主要表现为食欲不振、上腹部和肋下疼痛、头晕、头痛、乏力、失眠、噩梦等。接触高毒性农药(如氯丹和七氯化茚等)会出现肝脏肿大、肝功能异常等症状。

3. 在人体内蓄积

如有机氯农药的脂溶性决定了它们在人体脂肪中的蓄积。

4. 对酶类的影响

许多有机氯农药可以诱导肝细胞微粒体氧化酶类,从而改变体内某些生化过程。此外,有机氯农药对其他一些酶类也有一定的影响。如有机磷农药进入人体后,即与体内的胆碱酯酶结合,形成比较稳定的磷酰化胆碱酯酶使胆碱酯酶失去活性,丧失对乙酰胆碱的分解能力,造成体内乙酰胆碱的蓄积,引起神经传导生理功能的紊乱,出现一系列有机磷农药中毒的临床症状。

5. 对神经系统的作用

有机磷农药急性除出现前述常见症状外,还可引起患者中枢神经系统功能失常,出现共济失调、震颤、思睡、精神错乱、抑郁、记忆力减退和语言失常等。

6. 对免疫功能的影响

有机氯农药在这方面的影响曾有不少报道。有机磷农药对免疫功能的影响主要表现在两个方面：一方面是某些农药可使机体发生致敏作用。这是由于某些有机磷化合物具有半抗原性，它们可与体内蛋白质等结合成为复合抗原，从而产生抗体，使机体发生过敏反应而损害机体健康。另一方面是某些农药本身具有免疫抑制作用。例如，敌百虫可使受试动物的网状内皮系统的吞噬功能下降，从而降低机体的抵抗力。

7. 生殖机能的影响

有机氯农药对生殖机能的影响主要表现在使鸟类产蛋数目减少，蛋壳变薄和胚胎不易发育，明显影响鸟类的繁殖。此外，有机氯农药对哺乳动物的生殖功能也有一定影响。有机磷农药如敌敌畏和马拉硫磷能损害大鼠的精子；敌百虫和甲基对硫磷能使大鼠的受孕和生育能力明显降低。

### 三、推广生物农药，减少化学农药

化学农药在一定范围内，在稳定粮食生产，保护植物安全方面做出了重要贡献。在相当长的一段时间内，化学农药不可替代。但同时也要看到，化学农药的使用给环境及人类健康带来了不可逆转的破坏。研究低毒、安全、稳定、高效的低毒农药，特别是生物源农药是一个趋势。生物农药对农业的可持续发展、农业生态环境的保护、食品安全的保障等提供了物质基础和技术支撑而受到越来越广泛的关注与厚爱。

生物农药主要包括微生物农药、农用抗生素和生化农药三种类型。生物农药的主要特点为：① 高效、对人畜无毒、不污染环境；② 具有专一性；③ 对植物无毒害，保证产品质量；④ 不易产生抗性。由于生物农药的作用方式特殊，是自然界中本身存在的微生物或其产物，因而生物农药对人类和环境的潜存危害比有机合成的化学农药小得多。微生物农药由于对人畜安全、无毒、不杀伤天敌昆虫，选择性较强，对生态环境影响小，不易使害虫产生抗性，因而越来越多地应用于虫害防治。

目前已有多个生物农药产品获得广泛应用，如苏云金芽孢杆菌（*Bacillus thuringiensis*）、井冈霉素（*jingangmycin*）、中生菌素（*zhongshengmycin*）、武夷菌素（*Wuyiencin*）及除虫菊素（*pyrethrins*）、苦参碱（*matrine*）、芸苔素（*brassinolide*）等；然而目前我国生物农药品种结构还不够合理，突出体现在生物农药产品与生物防治技术还比较落后，无法满足农业生产需求。生物农药的协同增效、适宜剂型、功能助剂等配套技术成为制约生物农药和生物防治的技术瓶颈。当今在微生物活体、天敌昆虫、微生物代谢产物、植物源农药和昆虫病毒类农药以及在基因及化学调控、植物免疫诱导抗性和 RNAi 干扰等领域开展新型生物农药的创新与探索得到了快速和令人鼓舞的发展。生物农药的产生受到社会关注，生物农药的研发对生态环境、农业发展和人类健康都有着非常重大的意义。

但同时要注意到，目前农药市场的份额，化学农药所占比例仍然很大，生物源农药并不能完全替代化学农药，说明生物源农药有其不足，需要攻克。生物源农药的缺陷包括：① 作用谱窄，难以满足农作物生物安全的需要；② 受环境影响大，效果不稳定。很多生物源农药很容易受环境因素的影响，不如化学农药药效稳定。

# 第二节 有机氯农药

有机氯类农药(organochlorino pesticide),属于高效广谱杀虫剂。20世纪40年代首先证明DDT具有显著的杀虫效果以后,又相继合成了狄氏剂、艾氏剂、异狄氏剂、六六六、氯丹和杀虫酚等多种化合物,广泛应用于杀灭农业害虫及卫生害虫,是杀虫剂中使用量最大的一类农药。我国过去使用的农药中,60%是有机氯农药。

有机氯农药又叫氯化烃杀虫剂(chlorinated hydrocarbon insecticide),按其用途可分为杀虫剂、杀螨剂和杀菌剂,应用最多的是杀虫剂,其化学成分主要为氯代碳氢化合物,其中有氯苯类、氯代脂环类和氯代杂环类。

有机氯农药性质稳定,在土壤、水体和动植物体内降解缓慢,在人体内也有一定的积累,是一种重要的环境污染物,目前已趋向被淘汰的地步,一些国家对它们的使用范围作了不同程度的限制,我国近年来已开始停止生产和使用有机氯农药。

## 一、理化性质

有机氯农药多为白色或淡黄色结晶,少数为黏稠液体,挥发性一般不高,不溶于水而溶于脂肪、脂类或其他有机溶媒中,化学性质较稳定,在外界环境或有机体内均不易被破坏,故有较长的残留致毒期。我国常见的有机氯农药的急性毒性($LD_{50}$)如表9-1所示。

**表9-1 我国常见的有机氯农药的急性毒性($LD_{50}$)**

| 名 称 | 化 学 结 构 式 | $LD_{50}$/(mg/kg) | |
| --- | --- | --- | --- |
| | | 经 口 | 经 皮 |
| 六六六 | | 88~200<br>(丙体,大鼠)<br>100<br>(丙体,豚鼠)<br>200<br>(丙体,家兔) | 300<br>(丙体,小鼠)<br>500~1 000<br>(丙体,大鼠)<br>400<br>(丙体,豚鼠) |
| 滴滴涕<br>(DDT) | | 100~300<br>(小鼠,油溶液)<br>113~450<br>(大鼠,油溶液)<br>300~1 600<br>(小鼠,水悬液或粉剂)<br>500~3 500<br>(大鼠,水悬液或粉剂) | |

| 名　称 | 化 学 结 构 式 | LD$_{50}$/(mg/kg) | |
| --- | --- | --- | --- |
| | | 经　口 | 经　皮 |
| 毒杀芬 | Cl, H, CH₃, Cl, ClCCl, CH₃, H, CH₂Cl, Cl, Cl, Cl | 45<br>小鼠<br>80<br>(大鼠,♀)<br>90<br>(大鼠,♂) | 780<br>(大鼠,♀)<br>1 075<br>(大鼠,♂)<br>>4 000<br>(家兔) |
| 氯　丹 | Cl, Cl, H, Cl, ClCCl, H, H, Cl, Cl, Cl, H, Cl | 20~40<br>(家兔)<br>150~225<br>(大鼠)<br>430<br>(小鼠) | 530<br>(大鼠,♀) |
| 狄氏剂 | H, Cl, H, H, Cl, O, HCH, ClCCl, Cl, H, H, Cl, H | 38<br>(小鼠)<br>45<br>(兔)<br>46<br>(大鼠) | 10<br>(大鼠)<br>250<br>(家兔) |
| 艾氏剂 | H, Cl, H, H, Cl, HCH, ClCCl, Cl, H, H, Cl | 44<br>(小鼠)<br>54.2~67<br>(大鼠)<br>50~80<br>(家兔) | 98<br>(大鼠)<br><150<br>(家兔) |

## 二、体内代谢过程

有机氯农药可以通过消化道(被污染的食物和饮水)、呼吸道(被污染的空气)和皮肤(直接与之接触)吸收而进入机体,土壤中有机氯农药,对各种环境造成污染,并通过食物链进入人体,其中消化道侵入是主要的途径。

进入体内的有机氯农药,部分贮存于脂肪组织,部分则经生物转化后排出体外。有机氯农药在体内的分布和蓄积与器官组织中的脂肪含量成正比。例如,DDT 在血液、大脑白质、肝脏和脂肪中的比例为 1:4:30:300;狄氏剂在上述组织中的比例为 1:5:30:150。由此可见,有机氯农药主要是残留在脂肪中。贮存在脂肪组织内的有机氯农药可不影响脂肪的代谢,但保留其毒性,当人体消瘦动用了体内脂肪时,脂肪中的有机氯农药亦被动员出来。进入体内的有机氯农药,部分贮存于脂肪组织,部分则经生物转化后排出体外。在哺乳动物体内的代谢方式主要为脱氯化氢、脱氯和氧化反应。

DDT进入体内后,仅有少量(约1%)以原形态由尿中排出,被吸收的DDT约有47%~65%。很快可在乳糜中出现。DDT在哺乳动物体内可经肝脏转化生成毒性比DDT低的DDD和DDE以及无毒的DDA。DDD是DDT脱一个氯原子和结合一个氢原子而形成的;DDE是脱去一个HCl而形成的;而中间再经一系列的转化,DDD就转化成DDA(图9-2),DDA是DDT的醋酸化合物。转化后的DDE显然不会进一步转化,而能长期蓄积在脂肪组织中,DDT以60%DDE的形式贮存。转化后的无毒DDA和未经转化的DDT可经尿道排出,人体内的DDA是DDT经DDD转化成的,在人体内DDD及DDA的生成极缓慢,主要以DDT和DDE的形式蓄积于脂肪组织。有机氯农药可通过胎盘贮存于胎儿的脂肪组织中。

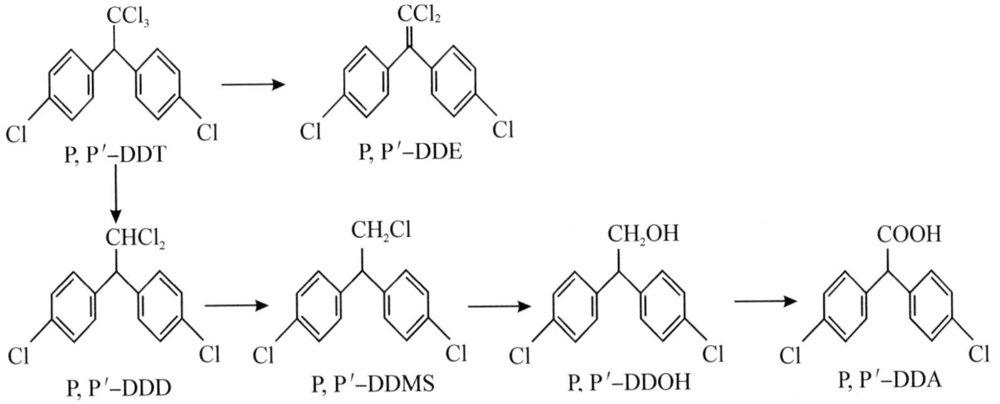

**图9-2 P,P'-DDT在大鼠体内的代谢**(引自 Wayland J·Hayes,1983,稍加修改)

六六六(BHC)也主要蓄积在脂肪组织中,其次为肾脏、血液、肝、脑。六六六共有甲、乙、丙、丁、戊、己、庚七种异构体,在体内的代谢速率以丙体最快,乙体最慢。因此乙体具有高度蓄积性,而且排泄亦最慢,故人体脂肪中六六六的蓄积量以乙体六六六为最高,占到93.5%,反之在血液中乙体六六六的含量为最低,只占到3.9%,而甲体最高,占到57.1%。

六六六主要分解代谢是脱氯后形成多氯苯或多氯酚,以丙体为例,在酶的作用下经代谢产生三氯苯,与谷胱甘肽结合后排出;或形成三氯环氧苯,最后产生三氯酚,结合后排出(图9-3)。总之,各种代谢途径均以氯酚类化合物作为尿中排泄的主要形式。

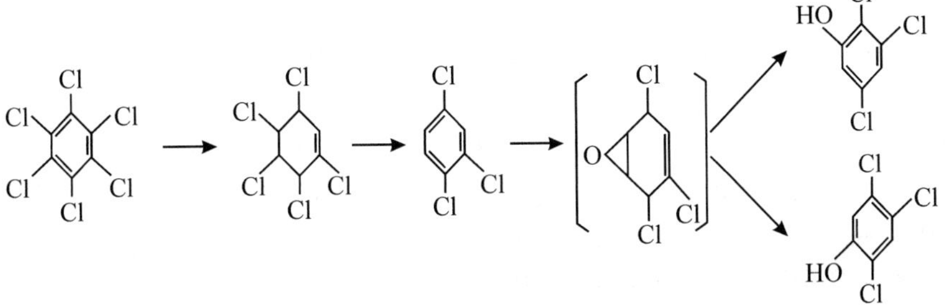

**图9-3 六六六在哺乳动物体内的代谢途径**

七氯、艾氏剂、氯丹等环戊二烯类化合物，可进行双键的环氧化，生成环氧化物，并以此形式贮存在脂肪中；狄氏剂是艾氏剂的环氧化物；毒杀芬在体内解毒性以硫酸酯或葡萄糖醛酸酯的形式从尿中排出。

### 三、毒性作用

有机氯农药引起的急性中毒多半在半小时至数小时内发病。轻者有头痛、头晕、视力模糊、恶心、呕吐、流涎、腹泻、出汗、失眠、噩梦、全身乏力、肌肉轻度震颤等症状；严重中毒时发生阵挛性、强直性抽搐，甚至失去知觉。

长期接触有机氯农药时，可引起慢性中毒，症状为全身倦怠、四肢无力、头痛、头昏、失眠、食欲减退、乏力、易倦、易激动、多汗、心悸等，严重时引起震颤，肝、肾损害，出现末梢神经炎。

长期接触 DDT 的妇女，容易发生月经周期紊乱。有人给刚成年雌性大鼠注射 DDT 后，发现大鼠子宫的重量明显增加。给受孕家兔注射 DDT 后，早产率和胚胎吸收数增加，可见 DDT 可影响人和动物的生殖功能。

有机氯农药对人体危害的特点是有蓄积性和远期作用。由于有机氯农药的化学性质稳定，并有体内蓄积作用，因此，对它的致癌性作用已成为近年来人们关心的问题，已有报道 DDT 和六六六与大鼠、小鼠肝脏肿瘤病的发生有关。但目前多为动物实验资料，无流行病学的调查资料。目前尚没有充分证据来表明有机氯农药与人类肿瘤发病有直接关系。因此，这一问题尚待继续通过肿瘤流行病学调查进行深入研究。

### 四、毒作用机理

有人认为有机氯农药的毒作用机理在于有机氯的去氯反应，当有机氯进入血液循环后，即与基质中氧活性原子作用，发生去氯的连锁反应，产生不稳定的氧化产物。后者分解缓慢，于是成为新的活性中心。由于这种连锁反应很慢，因此，未起作用的农药被血液带走而溶于脂肪组织中，并能长时间蓄积起来。

有机氯的主要靶器官是神经系统。DDT 对神经系统的作用，可能是由于 DDT 作用于神经类脂膜上的胆固醇，降低了膜对钙离子的渗透性，干扰了轴突膜去极化后恢复正常电位所需的表面重新钙化。目前认为 DDT 分子与神经膜上受体结构互补，是毒作用的基础。DDT 与神经膜上的 DDT 受体部位作用时，由于其分子结构中带有对位氯的苯环，在一定的方向以范德华(Van der Waals)力插入到受体脂蛋白中，造成膜结构扭曲，而 DDT 结构中的三氯乙烷侧链，则置于膜孔道中，使孔道处于开放状态，以致 $Na^+$ 易透过膜孔道而漏出，导致不正常的神经冲动，产生各种症状。

当 DDT 各部分结构、位置及大小完全适合于受体形状，且亲和力很强时，即可发挥最大的作用；但若苯环上的氯被过大或过小的基团取代，或基团位置改变，则都会影响其毒性。有人认为 DDT 的靶子是一种 ATP 酶，其作用与 $Na^+/K^+$-ATP 酶相似。

六六六、狄氏剂、艾氏剂和氯丹等化合物可刺激突触前膜，引起乙酰胆碱的释放增加，并大量积集在突触间隙；狄氏剂和六六六还可与 γ-氨基丁酸受体结合，产生竞争性拮抗作用，使正常的神经传递受阻，因而产生神经毒作用。

DDT 可与雌激素受体结合，产生雌激素样作用，DDT 所呈现的生殖毒性作用，可能与此有关。

## 第三节　有机磷农药

早在 1936 年前后就开始研究合成有机磷化合物（organophosphorus compound）。1944 年德国化学家 Schrader 等合成了特普、八甲磷和对硫磷等，由于这类化合物杀虫效率高，残效期短，受到世界各国的广泛重视。初期合成的品种尽管药效很高，杀虫谱广，但对人畜毒性也大。因此进一步研究化学结构与生物活性的关系，寻找对高等动物毒性较低的高效品种是当时有机磷杀虫剂合成的方向。其后相继发现了低毒高效品种，如倍硫磷、辛硫磷、杀螟松和马拉硫磷，同时也发现了具有内吸作用的乐果，使有机磷杀虫剂的研究前进了一大步，至今合成新的有机磷杀虫剂仍然是追求的目标之一。

我国生产和使用的有机磷农药（organophosphorus pesticide）已有数十种之多，其中最常用的有敌百虫、敌敌畏、乐果、对硫磷（1605）、内吸磷（1059）和马拉硫磷（4049）等。

### 一、理化性质

大多数有机磷农药，都属于磷酸酯类或硫代磷酸酯类化合物，其通式为

$$\begin{array}{c} R_1 \quad\quad X \\ \diagdown \;/ \\ P \\ /\;\diagdown \\ R_2 \quad\quad Y \end{array}$$

式中：$R_1$、$R_2$ 为碱性基团；X 为氧或硫原子；Y 为各种不同的酸性基团。由于代入的化学基团不同，即可产生多种不同的有机磷化合物。

有机磷农药毒性的大小与其化学结构中的 R、X、Y 三个基团的改变有关：R 基团为乙基者毒性最大；X 基团为氧原子时，毒性一般较硫原子大；Y 基团为强酸根时毒性较强。各有机磷农药的化学结构式及急性毒性（$LD_{50}$）见表 9-2。

**表 9-2　有机磷农药化学结构式及急性毒性（$LD_{50}$）**

| 名　称 | 化学结构式及相对分子量 | $LD_{50}$/(mg/kg) 经　口 | 经　皮 |
|---|---|---|---|
| 对硫磷<br>（E605,1065） | $C_2H_5O$—S—P—O—〔苯环〕—$NO_2$<br>$C_2H_5O$　291.21 | 6～15<br>（大鼠）<br>9～35<br>（小鼠） | 40～50<br>（兔） |
| 甲基对硫磷<br>（甲基 1605） | $CH_3O$—S—P—O—〔苯环〕—$NO_2$<br>$CH_3O$　263.21 | 15～25<br>（大鼠）<br>30～50<br>（小鼠） | 420<br>（兔） |
| 杀螟硫磷<br>（杀螟松，速灭虫） | $CH_3O$—S—P—O—〔苯环，$CH_3$〕—$NO_2$<br>$CH_3O$　278.21 | 329～715<br>（小鼠）<br>470～516<br>（大鼠） | 1250<br>（大鼠） |

| 名　称 | 化学结构式及相对分子量 | LD$_{50}$/(mg/kg) | |
|---|---|---|---|
| | | 经　口 | 经　皮 |
| 内吸磷<br>（E-1059） | （内吸磷）<br>$C_2H_5O$—P(=S)($C_2H_5O$)—$OCH_2CH_2SC_2H_5$<br>（异内吸磷）<br>$C_2H_5O$—P(=S)($C_2H_5O$)—$SCH_2CH_2SC_2H_5$<br>258.34 | 2.5～12<br>（小鼠）<br>5～14<br>（大鼠） | 24<br>（兔） |
| 甲基内吸磷<br>（4404,甲基1059） | （甲基内吸磷）<br>$CH_3O$—P(=S)($CH_3O$)—$OCH_2CH_2SC_2H_5$<br>（甲基异内吸磷）<br>$CH_3O$—P(=S)($CH_3O$)—$SCH_2CH_2SC_2H_5$<br>230.29 | 55～138<br>（大鼠）<br>46～70<br>（小鼠） | 75～100<br>（兔致死） |
| 稻瘟净 | $C_2H_5O$—P(=O)($CH_2H_5O$)—$SCH_2$—(苯环)<br>260.29 | 237.7<br>（小鼠） | |
| 甲拌磷<br>（西梅脱,3911） | $C_2H_5O$—P(=S)($C_2H_5O$)—$SCH_2SC_2H_5$<br>260.38 | 2.1<br>（大鼠）<br>2.2<br>（小鼠） | |
| 磷胺（大灭虫） | $CH_3O$—P(=O)($CH_3O$)—C=C(—$CH_3$)(—Cl)—CO—$N(C_2H_5)_2$<br>299.69 | 7.5～10<br>（大鼠） | 780<br>（兔） |
| 亚胺硫磷 | $CH_3O$—P(=S)($CH_3O$)—$SCH_2$—N(邻苯二甲酰亚胺)<br>317.33 | 147～216<br>（大鼠） | |
| 乐果（乐戈） | $CH_3O$—P(=S)($CH_3O$)—$SCH_2CNHCH_3$(=O)<br>299.26 | 172～245<br>（大鼠）<br>125～135<br>（小鼠） | 700～300<br>（兔） |

| 名　称 | 化学结构式及相对分子量 | LD$_{50}$/(mg/kg) | |
|---|---|---|---|
| | | 经　口 | 经　皮 |
| 三硫磷 | C$_2$H$_5$O—P(=S)(—OC$_2$H$_5$)—SCH$_2$S—〔C$_6$H$_4$〕—Cl　342.87 | 10～100（大鼠） | 27～54（大鼠） |
| 马拉硫磷（马拉赛翁,马拉松4049） | CH$_3$O—P(=S)(—OCH$_3$)—SCH(—COC$_2$H$_5$)(=O)—CH$_2$COC$_2$H$_5$(=O)　330.36 | 450～1 400（大鼠）400～2 000（小鼠） | 4 000～6 150（兔） |
| 稻丰散 | CH$_3$—P(=S)(—CH$_3$)—SCH(—COC$_2$H$_5$)(=O)—〔C$_6$H$_5$〕　320.37 | 350（大鼠） | 2 620（大鼠） |
| 克瘟散 | 〔C$_6$H$_5$〕—S—P(=O)(—OC$_2$H$_3$)—S—〔C$_6$H$_5$〕　310.38 | 214～340（大鼠） | |
| 敌百虫 | CH$_3$O—P(=O)(—OCH$_3$)—CH(—OH)CCl$_3$　257.45 | 400～900（大鼠）225～1 200（大鼠） | 5 000（兔） |
| 敌敌畏（DDVP） | CH$_3$O—P(=O)(—OCH$_3$)—OCH=CCl$_2$　220.98 | 80(♂)50(♀)（小鼠） | 113（大鼠） |

　　有机磷农药除少数品种如敌百虫为固体外,其他多为淡黄色或棕色油状液体,具有类似大蒜样的特殊臭味。一般不溶于水,只溶于多种有机溶剂及动、植物油中。有机磷农药对光、热、氧较稳定,遇碱易分解。但敌百虫能溶于水,而且在碱性溶液中可变成毒性较大的敌敌畏。

## 二、体内代谢过程

多数有机磷农药具有高度的脂溶性,除了可经呼吸道及消化道进入体内外,还能经没有破损的皮肤侵入机体。有机磷农药进入机体后,通过血液及淋巴运送到全身各组织器官,其中以肝脏含量最多,肾、肺、骨中次之,肌肉和脑组织中含量最少。

有机磷农药在体内的转化主要是氧化和分解过程,其氧化产物的毒性比原型增强,而其分解产物毒性则降低。如对硫磷经肝细胞微粒体氧化酶作用,氧化成毒性较强的对氧磷,对氧磷又被体内的磷酸酯酶分解而失去毒性,最终转化为对硝基酚、二乙基硫代磷酸酯和二乙基磷酸酯等。对硝基酚可呈游离状态;亦可与葡萄糖醛酸或硫酸等结合而解毒,其中一部分则被还原为对氨基酚随尿排出,反应步骤如下:

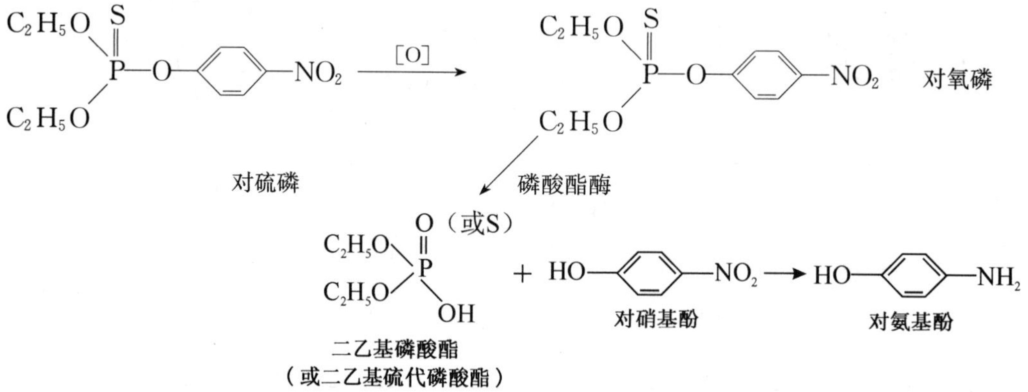

又如马拉硫磷(malathion)在动物体内能被氧化为毒性较强的马拉氧磷,同时又被羧酸酯酶分解失去毒性。马拉硫磷在温血动物体内,其分解作用大于氧化作用,而在昆虫体内则相反,所以马拉硫磷是一种杀虫力强,而对人、畜毒性小的高效、低毒杀虫剂,在温血动物体内其转化过程如图 9-4 所示。

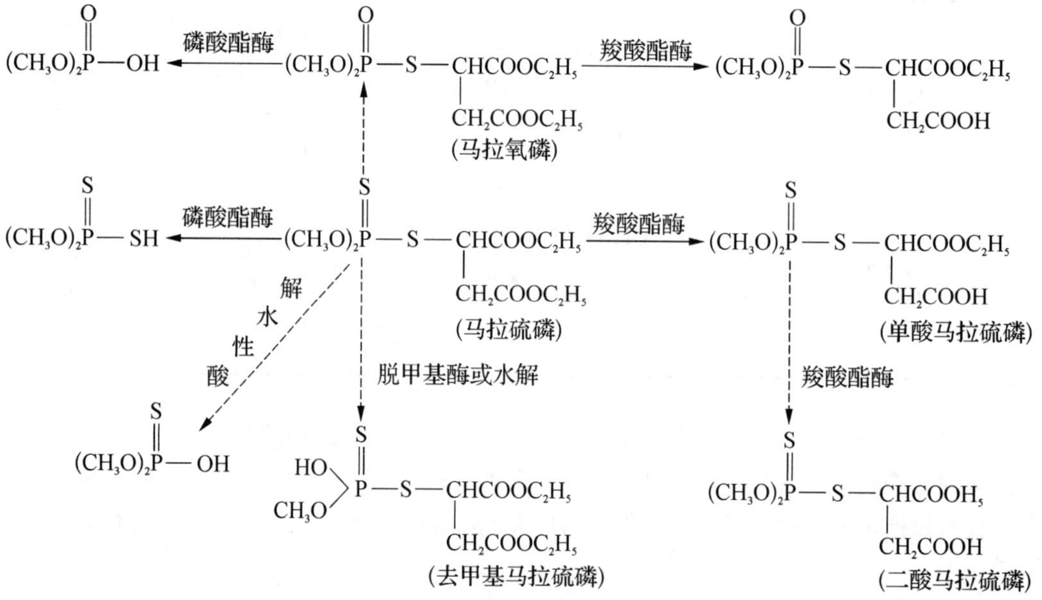

图 9-4　马拉硫磷在体内的转化

此外,有机磷农药还可在体内进行还原反应和结合反应。如对硫磷、苯硫磷等有机磷化合物分子中的硝基,经还原酶催化,还原为氨基,此时,化合物抗胆碱酯酶的能力下降,如下式所示:

$$(C_2H_5O)_2\overset{\overset{S}{\parallel}}{P}-O-\!\!\!\!\bigcirc\!\!\!\!-NO_2 \xrightarrow[\text{NADPH}]{\text{还原酶}} (C_2H_5O)_2\overset{\overset{S}{\parallel}}{P}-O-\!\!\!\!\bigcirc\!\!\!\!-NH_2$$

对硫磷　　　　　　　　　　　氨基对硫磷

有机磷农药在哺乳动物体内最重要的结合反应,是与葡萄糖醛酸和谷胱甘肽的结合反应,结合产物的生物活性降低,并易于从体内排出。例如:

$$(CH_3O)_2\overset{\overset{O}{\parallel}}{P}-O-CH=\!CCl_2 \xrightarrow[\text{UDPGA}]{\substack{\text{尿苷二磷酸葡糖}\\ \text{醛酸转移酶}}} Cl_2CHCH_2O-GA + UDP + (C_2H_5O)_2PO_2$$

(敌敌畏)　　　　　　　　　　　　　　　(二氯乙基葡糖甘酸)　　　(二乙基磷酸)

$$(C_2H_5O)_2\overset{\overset{S}{\parallel}}{P}-O\text{（二嗪农）} \xrightarrow[\text{GSH}]{\text{谷胱甘肽-S-转移酶}} (C_2H_5O)_2PSOH + \text{[S-(2-异丙基-4-甲基-6-嘧啶基)谷胱甘肽]}$$

(二嗪农)　　　　　　　　　　　　　(二乙基硫代磷酸)　　　　[S-(2-异丙基-4-甲基-6-嘧啶基)谷胱甘肽]

有机磷化合物从体内排出较快,主要随尿排泄,少量随粪便和呼吸气排出。

### 三、毒性作用

有机磷农药的中毒特征是血液中胆碱酯酶活性下降。由于胆碱酯酶的活性受到抑制,导致神经系统机能失调,于是一些受神经系统支配的心脏、支气管、肠、胃等脏器发生功能异常,主要表现为:

1. M样症状(毒蕈碱样症状)

外周M受体(或称M胆碱受体,位于副交感神经及少数交感神经节后纤维所支配的效应器细胞膜上,因还对毒蕈碱敏感故名)过度兴奋,使有关效应器功能失常所致。出现恶心、呕吐、腹泻、大小便失禁、瞳孔缩小、视物模糊、流涎、出汗、心率减慢、呼吸困难、紫绀等症状。一般轻度中毒多以这些症状为主。

2. N样症状(烟碱样症状)

外周N受体(或称N胆碱受体,位于植物神经节细胞和骨骼肌细胞膜上,因还对烟碱敏感故名)过度兴奋,引起植物神经节兴奋,肾上腺髓质分泌增多及骨骼肌兴奋。表现为血压升高、心率增快、肌肉震颤和抽搐等。中度中毒多同时出现上述M样和N样两方面的症状。

3. 中枢神经症状

中枢神经系统内乙酰胆碱蓄积,引起中枢胆碱受体过度兴奋,使中枢功能失调所致。表现为躁动不安、谵妄、惊厥等。过度兴奋以至转入抑制而出现昏迷、血压下降、呼吸中枢麻痹而致呼吸停止死亡。严重中毒时,上述的M样、N样及中枢症状均同时出现。

有机磷农药具有比较容易水解的特性,进入体内后,易于分解排泄,有一部分可经肾脏由尿液排出体外。轻度中毒者,经2～5 d,血液中胆碱酯酶就能恢复正常。稍微重症中毒者,经过一个月左右也可恢复健康。因此,有机磷农药的毒性残留时间短,大部分表现为急性中毒,慢性中毒较为少见。但长期接触低浓度有机磷农药的人群,血液中胆碱酯酶活力可持久而明显下降,大多数人没有明显临床症状,少数出现头痛、头晕、食欲不振、胸闷等症状,脱离接触或适当治疗,一般可以很快恢复。

有些有机磷农药(如敌敌畏、敌百虫等)在引起急性的中毒大约 8～14 d 后,能产生迟发性神经毒性作用,主要表现为弛缓性麻痹或轻瘫等。

另外,已经发现某些有机磷农药有致突变作用,但是尚未有证据表明有致畸和致癌作用。

**四、毒作用机理**

有机磷化合物进入体内后,主要抑制机体内的胆碱酯酶,使其失去活性。正常条件下,当胆碱能神经受到刺激时,其末梢部位即释放出乙酰胆碱;将神经冲动向所支配的效应器官传递。同时乙酰胆碱还迅速被该处组织中的乙酰胆碱酯酶所分解,以保证神经生理功能的平衡与协调。

乙酰胆碱酯酶具有两个活性部位:带负电的阴离子部位及酯解部位。正常生理条件下,阴离子部位吸引乙酰胆碱的阳离子活性中心,酯解部位吸引乙酰胆碱的乙酰基,形成复合物。随后乙酰胆碱中碳氧键断裂,形成乙酰化酶和胆碱。由于乙酰化酶本身带有负电荷,所以很不稳定,易于迅速水解形成乙酸,胆碱酯酶也随之恢复原状(见图 9-5)。

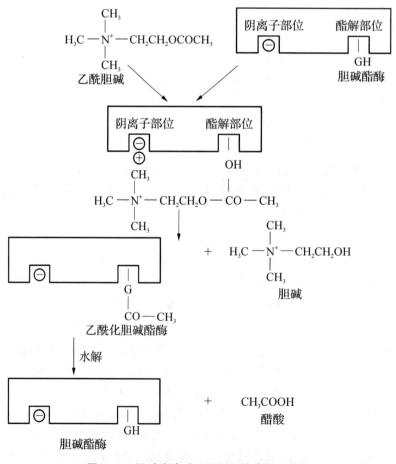

**图 9-5　胆碱酯酶对乙酰胆碱的分解示意图**

　　有机磷化合物进入机体后,其磷酸根迅速与胆碱酯酶的活性中心结合,形成磷酰化胆碱酯酶,因而失去分解乙酰胆碱的作用(见图9-6),以致胆碱能神经末梢部位所释放的乙酰胆碱不能迅速被其周围的胆碱酯酶所水解,结果导致乙酰胆碱蓄积,从而过强地刺激胆碱能神经系统,引起组织器官功能性改变,发生一系列的临床中毒症状。

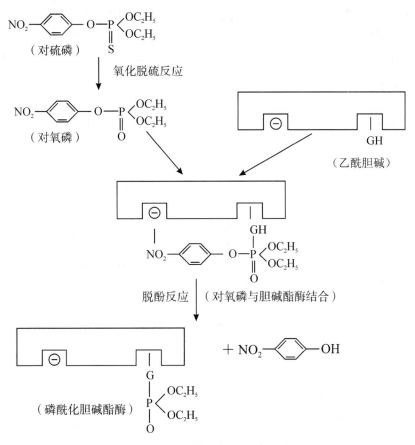

**图 9-6　对硫磷抑制胆碱酯酶示意图**

　　有机磷化合物对胆碱酯酶活性中心的磷酰化程度取决于磷酸根中的磷酯键的强弱和磷原子周围的电子空缺程度。磷酰化的胆碱酯酶水解速度取决于同磷相结合的烃氧基的性质,因为甲基比乙基容易水解,所以带有乙基的有机磷化合物,其毒性大于甲基。

　　因正常人体中胆碱酯酶的含量超过生理需要量,倘有少量有机磷化合物进入体内时,不致发生中毒。如果进入人体内的有机磷化合物较多时,则胆碱酯酶的活性显著降低,乙酰胆碱不能及时被分解蓄积,致使出现一系列的临床症状。

## 第四节　氨基甲酸酯类农药

　　氨基甲酸酯类农药(carbamate pesticide)是继有机磷农药后发现的一种新型农药。近年来,由于有机氯农药残毒及有机磷农药抗药性问题的出现,氨基甲酸酯类农药才逐渐引起人们的重视。一般认为它是一种高效、低毒、低残留的广谱杀虫剂。

　　20 世纪 40 年代后期,从研究毒扁豆生物碱中,发现氨基甲酸酯类化合物对蝇脑胆碱酯

酶有强烈的抑制作用,同时发现活性基团是 $-O-\overset{\overset{\text{O}}{\|}}{C}NHCH_3$。自 50 年代初期问世以来,新品种不断出现,虽然氨基甲酸酯的杀虫谱不及有机磷和有机氯广泛,但该品种的分子结构接近天然有机物,在自然界易被分解不留残毒,因此不易污染环境和危害人类。

　　目前,氨基甲酸酯类农药,世界各国研究生产了上千个品种,已商品化生产的有数十种,我国目前常用的有西维因、异丙威、呋喃丹、丁苯威、害扑威、混灭威、速灭威等品种。

## 一、理化性质

　　氨基甲酸酯类农药是一类具 N - 取代基的氨基甲酸酯化合物,其基本结构式为 $R_1NH-\overset{\overset{\text{O}}{\|}}{C}-OR_2$,式中 $R_1$ 和 $R_2$ 为烷基或芳基,目前,含 N -烷基的氨基甲酸酯农药多为杀虫剂,具 N -芳基的多为除草剂。主要氨基甲酸酯类农药的化学结构式及急性毒性($LD_{50}$)见表 9 - 3。

表 9 - 3　主要氨基甲酸酯类农药的化学结构式及急性毒性

| 名　称 | 化 学 结 构 式 | $LD_{50}/(mg/kg)$ | |
| --- | --- | --- | --- |
| | | 经　口 | 经　皮 |
| 西维因 | O-C-NHCH₃（结构式） | 29～42（小鼠）270（大鼠） | 4 000（大鼠） |
| 异索威 | CH₃NH-C-O-（结构式） | 13（大鼠,♀）23（大鼠,♂） | 5.6（大鼠,♂）6.2（大鼠,♀） |
| 甲氧叉威 | CH₃NH-C-O-N=C-CH₃ S-CH₃（结构式） | 17（大鼠,♂）23.5（大鼠,♀） | |
| 速灭威 | CH₃NH-C-O-（结构式,含Cl） | 268（小鼠）369（大鼠） | |

续表

| 名　称 | 化　学　结　构　式 | LD$_{50}$/(mg/kg) | |
|---|---|---|---|
| | | 经　口 | 经　皮 |
| 呋喃丹<br>（卡巴呋喃,克百威） | | 2.0<br>（小鼠）<br>5.3<br>（大鼠） | 120<br>（大鼠）<br>885<br>（兔） |
| 异丙威<br>（叶蝉散、灭扑散） | | 123<br>（小鼠,♀）<br>133<br>（小鼠,♂）<br>158<br>（大鼠,♀）<br>281<br>（大鼠,♂） | 10 250<br>（兔） |
| 涕灭威<br>（铁灭克） | | 0.9<br>（大鼠） | 5<br>（大鼠） |
| 禾大壮<br>（草达灭、环草丹） | | 720<br>（小鼠）<br>795<br>（大鼠） | 4 600（兔） |
| 燕麦畏<br>（野麦畏） | | 899<br>（大鼠,♂）<br>920<br>（大鼠,♀） | 2 225<br>（兔） |
| 残杀威 | | 36.8<br>（小鼠,♂）<br>39<br>（小鼠,♀）<br>83<br>（大鼠,♂）<br>86<br>（大鼠,♀） | |

　　氨基甲酸酯类农药多为白色或淡黄色结晶,难溶于水,而易溶于有机溶剂,对光、热、空气及酸性物质稳定,遇碱性物质分解失效。

## 二、体内代谢过程

氨基甲酸酯类农药可经呼吸道、消化道和皮肤吸收,在体内可经水解、氧化和结合转化,在植物体内代谢物趋向蓄积,而在哺乳动物体内则趋向排泄,其降解速率较快。一般在24 h内,其摄入量的70%～90%多以解毒产物葡萄糖醛酸酯的形式由尿排出。各种氨基甲酸酯类化合物由于其化学结构上的不同,在各种动物体内的水解速率也有所不同。此类农药在与体内某些物质结合前,先转化成易溶于水的中间物,然后经水解、氧化,再同葡萄糖醛酸、磷酸及氨基酸结合后排出体外。在哺乳动物体内常常结合成 $\beta$ -葡萄糖醛酸甙,也可能形成硫酸盐。一般说来,氨基甲酸酯的酯键可经水解很快生成 $CO_2$ 和甲胺,而酚的部分与葡萄糖醛酸等结合排出。除个别外,一般在代谢过程中,很少形成毒性增强的产物。

以西维因为例,给鼠经口投入,其吸收迅速,经肝脏分解后而达解毒目的,其代谢方式如下式所示:

$$
\text{OCONHCH}_3\text{(萘环)} \longrightarrow \text{OH(萘环)} + CH_3NHCOOH
$$

$$
\text{OCONHCH}_3\text{(萘环)—OH} \qquad \text{OCONHCH}_3\text{(萘环)—HO}
$$

## 三、毒性作用

氨基甲酸酯类农药中毒时,主要由于其抑制了胆碱酯酶活性,使其活性降低,与有机磷农药中毒时的临床症状相似,而且其病情的轻重与胆碱酯酶活性低下的程度呈平行关系。所不同者是其临床症状的出现较有机磷农药中毒时急而严重,但在短时间内即能恢复常态。一般说来,接触氨基甲酸酯农药后,中毒症状出现早。在急性中毒时,可表现有流涎、流泪、肌肉颤动、瞳孔缩小等症状,西维因尚可有一时性的麻醉作用,剂量增大时,可表现有深度麻醉及严重的呼吸困难等症状,但病程较短,恢复也较快。

实验性经口动物急性中毒后,数分钟即可出现流涎、瞳孔缩小、肌束震颤和大、小便失禁等与有机磷农药中毒相似的症状。同时,胆碱酯酶活性降低。重度中毒时,动物出现抽搐,多数于1 h内死亡,24 h内未死亡者,次日即可恢复正常。

氨基甲酸酯类农药在体内代谢快,蓄积作用弱,呈现的慢性毒性低。但目前逐渐注意其"三致"问题。虽然已有一些报道认为乙基氨基甲酸酯与大鼠、小鼠的肺肿瘤以及西维因与肝脏肿瘤的发生可能有关,但缺乏重复试验结果,故目前尚不能肯定氨基甲酸酯类农药与致肿瘤有关。

此外,目前已发现少数氨基甲酸酯类农药具有迟发性神经毒作用。

### 四、毒作用机理

氨基甲酸酯类农药的杀虫活性和对哺乳动物的毒性作用与有机磷农药相似,是一类胆碱酯酶的抑制剂。所不同的是氨基甲酸酯化合物是以整个分子与胆碱酯酶形成疏松复合物,在体内不需要经代谢活化,即可产生抑制作用,而不少有机磷化合物需要代谢活化后才具有较强的抑制能力,故潜伏期长。另外,氨基甲酸酯化合物与胆碱酯酶结合是可逆的,已形成的氨基甲酰胆碱酯酶可自行水解,抑制胆碱酯酶的速度与复能速度几乎接近,故临床症状较轻,脱离接触后,能很快恢复胆碱酯酶的活性,临床症状的恢复亦较快。

# 第五节　拟除虫菊酯类农药

除虫菊(pyrethrum)是一种天然杀虫剂,是菊科植物白花除虫菊的干燥花,有效成分为除虫菊素(pyrethrin)。它可以通过昆虫表皮和气孔进入虫体,作用于昆虫的神经肌肉系统,使昆虫先兴奋后麻痹而中毒死亡。其杀虫作用强而快,对人畜毒性低,比较安全,因易分解,故不会造成环境污染及公害。由于它的产量受到自然条件的限制,价格昂贵,药剂又容易受大气和光的作用而分解,且残效较短,故仅限于防治室内害虫。

1949 年开始合成拟除虫菊酯(synthetic pyrethroid)以来,发现不少品种具有明显的杀虫作用。拟除虫菊酯杀虫药是一类人工合成的、与天然除虫菊素的化学结构相似的杀虫药。本类药物除保持天然除虫菊素的优点外,对害虫的击倒和对高等动物的低毒方面,也比天然除虫菊优越,从而在国内外得到广泛使用。我国常用的品种有溴氰菊酯、杀灭菊酯(速灭杀丁)、氯氰菊酯、二氯苯醚菊酯、氟氰菊酯和氟氯菊酯等。

### 一、理化性质

拟除虫菊酯是与天然除虫菊酯素类似的化合物,分子结构中大部分含有三元环,这种环型化合物存在顺、反异构体。由连接成环的碳原子自由旋转受到了限制,环上任何两个碳原子有取代基时,可在环上的同一边,也可分别在环的两边,因此顺、反异构体有相似的化学性质而有不同的物理性质和生物活性。

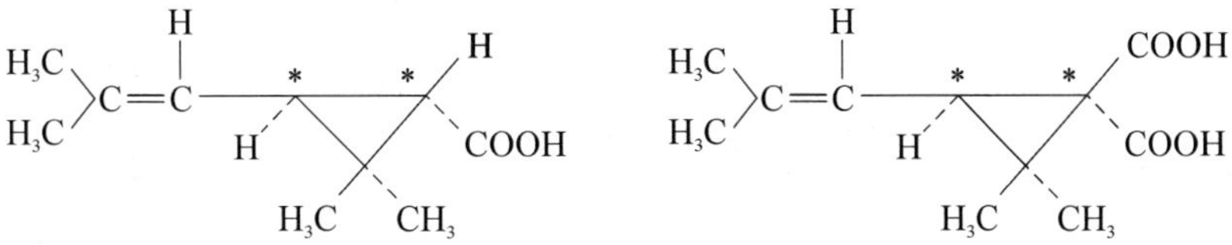

反式菊酸　　　　　　　　　　　　　　　　　顺式菊酸

\*　不对称碳原子

主要拟除虫菊酯类农药的化学结构式及急性毒性($LD_{50}$)见表 9-4。

表 9 - 4　主要拟除虫菊酯类农药的化学结构及急性毒性（LD$_{50}$）

| 名　称 | 化 学 结 构 式 | LD$_{50}$/(mg/kg) | |
| --- | --- | --- | --- |
| | | 经　口 | 经　皮 |
| 溴氰菊酯 | （化学结构式：Br$_2$C=CH—CH—CH—C(=O)—O—CH(CN)—苯氧基苯基；环丙烷上 H$_3$C、CH$_3$） | 33（小鼠,♂）34（小鼠,♀）129（大鼠,♂）139（大鼠,♀） | |
| 杀灭菊酯（速灭杀丁、氰戊菊酯、戊酸氰醚酯） | （Cl—苯基—CH—C(=O)—O—CH(CN)—苯氧基苯基；CH 连 H$_3$C、CH$_3$） | 235（小鼠,♂）600（大鼠,♀） | 5 000（大鼠） |
| 二氯苯醚菊酯（氯菊酯） | （Cl$_2$CH—CH—CH—C(=O)—O—CH$_2$—苯氧基苯基；环丙烷 H$_3$C、CH$_3$） | 1 600（小鼠）6 000～8 900（大鼠） | ＞2 500（大鼠） |
| 氯氰菊酯 | （Cl$_2$C=CH—CH—CH—C(=O)—O—CH(CN)—苯氧基苯基；H$_3$C、CH$_3$） | 250～400（小鼠）500（大鼠） | |
| 戊菊酯（多虫畏中西菊酯） | （Cl—苯基—CH—C(=O)—O—CH$_2$—苯氧基苯基；CH 连 H$_3$C、CH$_3$） | 4 640（小鼠,♂）10 000（大鼠,♀） | 4 766（小鼠） |
| 氟氰菊酯（百治菊酯,百树菊酯） | （Cl$_2$C=CHCH—CH—C(=O)—O—CH(CN)—苯氧基苯基（邻F）；H$_3$C、CH$_3$） | 300（小鼠,♂）600（小鼠,♀）550～750（大鼠,♂）1 200（大鼠,♀） | ＞5 000（大鼠,24 h） |
| 胺菊酯（似虫菊） | （(H$_3$C)$_2$C=CH—CH—CH—C(=O)—O—CH$_2$—N（邻苯二甲酰亚胺）；H$_3$C、CH$_3$） | 2 000（小鼠）5 200（大鼠） | ＞15 000（小鼠） |

拟除虫菊酯类农药大多数品种为黄色黏稠液体或无色结晶,挥发性低,不溶于水,易溶于多种有机溶剂,遇碱分解。

## 二、体内代谢过程

拟除虫菊酯类农药可经消化道和呼吸道吸收,经皮肤吸收甚微。吸收后主要分布于脂肪以及神经等组织。在肝内进行生物转化,主要方式是羟化、水解和结合。代谢过程中产生的酯类以游离形式排出;酸类如环丙烷羧酸或苯氧基苯甲酸(由芳基形成),则与葡萄糖醛酸结合后排出。拟除虫菊酯类农药在体内代谢和排出过程都较快,故在体内很少蓄积,例如溴氰菊酯在大鼠体内可进行酯键的水解以及芳基和甲基的羟化,一周内可消除95%以上。

## 三、毒性作用

人类短期内接触大量拟除虫菊酯后,轻者出现头晕、头痛、恶心、呕吐;重者表现为精神萎靡或烦躁不安、肌肉跳动,甚至抽搐、昏迷。

由于这类农药在体内代谢快、蓄积程度低,呈现的慢性毒作用亦较低。例如,用溴氰菊酯(10 mg/kg 体重)饲喂大鼠和狗,连续观察 90 天,大鼠除在第 6 周出现对噪音过敏外,未见其他临床症状。狗虽有震颤、头及四肢不随意运动等症状,但 5 周后症状减轻;对两种动物的脏器包括中枢神经及周围神经组织进行病理组织学检查,均未发现异常。

目前尚未有拟除虫菊酯是否有致突变、致畸形和致肿瘤作用的报道。

## 四、毒作用机理

关于拟除虫菊酯的作用机理至今还没有完全阐明,一般认为主要作用部位在神经系统,延迟轴突神经细胞膜钠离子通道的关闭,影响神经传导和突触传递导致一系列的中枢神经和末梢神经反应。

### 思考题

1. 研究农药在环境中的迁移转化对于农药的污染防治有何重大意义?
2. 举例说明农药生物富集的毒理学意义。
3. 有机磷农药毒性大小与化学结构有何关系?并阐述有机磷农药急性毒作用机理。
4. 大量使用化学农药对生态系统有何影响?
5. 何谓生物农药?与传统的化学合成农药相比,具有哪些优点?

### 参考文献

[1]　孔志明.环境毒理学(第六版)[M].南京:南京大学出版社,2017.
[2]　夏世钧.农药毒理学[M].北京:化学工业出版社,2008.
[3]　刘世友.农药污染现状与环境保护措施[J].河北化工,2010,33(1):74-75.
[4]　万雷,张琼.化学农药在土壤中的迁移转化与防治措施[J].现代农业,2012,5:51-52.
[5]　张玉红,张英慧,王莹莹.有机农药在水环境中的迁移、转化及治理途径[J].西安文理学院学报,2007,10(1):28-32.
[6]　邱德文.生物农药的发展现状与趋势分析[J].中国生物防治学报,2015,31(5):679-684.

# 第十章　内分泌干扰物的环境毒理学

**提要和学习指导**　本章侧重介绍了环境内分泌干扰物的定义、对人类健康和野生生物的危害及其致毒机理,并根据用途对已知的内分泌干扰物进行了分类,最后对环境内分泌干扰物目前常用的筛检方法进行了叙述。由于目前人类对环境内分泌干扰物的研究和识别正在进行,学习本章时应结合前面所学的有关农药、金属及常见化学致癌物等章节,深入理解环境内分泌干扰物的致毒机理、筛选策略和方法。

环境内分泌干扰物(Endocrine Disrupting Chemicals,EDCs)正如全球气候变暖等问题一样是世人瞩目的全球性环境问题之一。环境中主要已知的 EDCs 包括类固醇性激素、烷基酚类、多溴联苯和邻苯二甲酸酯类等,其中以除草剂为主的农药类占有相当大的比重。此外,还有大量的工业化学品、人用和畜用药品等,表现出一定的内分泌干扰活性,是潜在的环境内分泌干扰物。

## 第一节　内分泌干扰物的分类、特点及来源

环境内分泌干扰物又称环境激素,是指可通过干扰生物或人体内产生的天然激素的合成、分泌、运输、结合、反应和代谢等过程,从而对生物或人类的生殖、神经和免疫系统等功能产生有害影响的外源性化学物质。内分泌系统、神经系统和免疫系统是人类机体的三大信息传递系统,在调节机体各种功能、维持内环境相对稳定中起重要作用。激素是内分泌腺的天然产物,通过低浓度在血液中传递,与靶细胞受体结合,发挥对机体自身平衡和发育等功能的调节作用。环境内分泌干扰物由于人类的生产和生活活动而释放到周围环境中,进入人和动物体后干扰正常的激素功能。通常表现出拟天然激素或抗天然激素的作用,对人类雌激素、甲状腺素、儿茶酚胺、睾酮等正常的信号传递通路呈现显著的干扰效应,从而破坏内分泌系统、神经系统和免疫系统等对机体的调节功能,进而破坏内环境的相对稳定,在临床上则表现为生殖障碍、出生缺陷、发育异常、代谢紊乱甚至某些癌症。1991 年,内分泌干扰物的概念首次在威斯康星州翼幅会议中心(Wingspread Conference Centre)的一次会议上被提出。1996 年,Colborn 等发表的《Our Stolen Future》一书,引起了国际社会对内分泌干扰物污染问题的高度重视。

### 一、内分泌干扰物的分类

目前,在全球商业流通的化学品超过 10 万余种,绝大部分的物质尚不明确是否具有内分泌干扰效应。

截至 2017 年 1 月,国际 EDCs 专业组织 TEDX 公布了有 1 300 余种化学物质是潜在

的内分泌干扰物质,其中包括近 100 种酚类物质(http：//endocrinedisruption. org/)。按照用途 EDCs 可分为农药、工业化合物及植物雌激素三大类。目前经研究确认的 EDCs 中,最主要的是农药。这些农药在化学结构上主要为有机卤化合物、氨基甲酸酯类、氯代环戊二烯或莰烯类、取代脲或硫脲类、有机磷酸酯类、拟除虫菊酯类、含氮杂环类、取代苯类等。

（一）农药

1. 除草剂

甲草胺、杀草强、莠去津、草克净、除草醚、氟乐灵、2,4-D、2,4,5-T、杜邦 326、草达灭。

2. 杀真菌剂

苯菌灵、多菌灵、六氯苯、烯菌酮、代锰锌、代森锰锌、硫脲乙烯、嘧啶甲醇族、亚乙基双二硫代氨基甲酸锌、二甲基二硫代氨基甲酸锌。

3. 杀虫剂

林丹(β-666)、氯丹、硫丹、三嗪、甲萘威、开乐散、狄氏剂、异狄氏剂、DDT 及代谢产物、七氯和 H-环氧化物、灭多虫、甲氧氯、灭蚁灵、对硫磷、氧氯丹、毒杀酚、合成除虫菊酯。

4. 杀线虫剂

滴灭威、呋喃丹、二溴氯丙烷(DBCP)。

（二）工业化合物

1. 重金属

Pb、Cd、Hg。

2. 树脂原料

烷基酚、壬基酚、辛基酚、苯乙烯、双酚-A、聚氯乙烯、邻苯二甲酸二丁酯、双(2-乙基己基)己二酸盐、双(2-乙基己基)邻苯二甲酸盐。

3. 药物

他莫昔芬、己烯雌酚、溴萘酚、壬苯醇醚-9-壬基酚。

4. 绝缘油

多氯联苯、阿罗可罗-1254、派兰诺油。

5. 界面活性剂

壬基酚、tergitolNP40、Tergitol。

6. 其他

二噁英[主要指 2,3,7,8-四氯二苯对二噁英(TCCD)]、五氯酚、三丁基锡、四氯联苯、多溴联苯、邻苯二甲酸盐、喷达曼萨林、二己基邻苯二甲酸盐、3-t-丁基-4-羟基甲醚、羟氟硝丁酰胺等。

（三）植物雌激素

主要指拟雌内酯、芒柄花黄素等。

在目前已知的环境激素中有许多种是农药,其中六六六、DDT 等已被禁用,但仍有多种在广泛应用。全球每年用于农业的杀虫剂达到 250 万吨,农药散布在人类的生活环境之中,被人或动物摄入体内后,不断积累,产生危害,影响生物的健康。

### 二、内分泌干扰物特点

#### (一)种类繁多、分布广、易富集

内分泌干扰物种类繁多,产量大,在环境中残留期长。部分内分泌干扰物不易降解,易挥发,可以通过水、大气循环遍布包括南北极在内的全球各地,最终通过生物富集和食物链的放大作用在生物体内富集。

#### (二)表现形式多样性

有些内分泌干扰物质的生物效应随剂量的变化表现出截然相反的作用;在不同组织中的作用也可能不同;对神经、免疫和内分泌系统中任一系统的作用都会影响到另两个系统,从而造成了表现形式的多样性。

#### (三)对幼体特别敏感

幼体在发育期受到的污染量约为成人平均水平的 10~20 倍,而且由于机体发育过程中内分泌系统缺乏反馈保护机制,同时幼体的激素受体分辨能力不如成体高,所以,孕期、幼年动物及幼儿对激素的反应比成体敏感。

### 三、环境内分泌干扰物的来源

目前,已确定的约 60~70 种环境内分泌干扰物广泛存在于空气、水以及土壤等环境介质中。环境内分泌干扰物来源广泛,以下是几种主要来源。

#### (一)空气

垃圾焚烧产生的二噁英和 PCB(多氯联苯),汽车尾气、烹饪油烟等均可产生环境内分泌干扰物。此外,农药的喷施及化工生产过程也可产生随空气传递的类激素污染。

#### (二)水

大量使用的农药、化肥,随意堆放的工业固体废弃物以及垃圾场填埋物的渗滤液中的内分泌干扰物,在水的淋溶作用下渗入水环境;有机废水的随意排放造成水体环境内分泌干扰物污染;以地表水作为城市居民饮用水水源时,自来水厂对地表水加氯消毒产生的副产物(DBPs)〔其中包括挥发性的三卤代甲烷(THMs)和难挥发的卤代乙酸(HAA)〕存在于饮用水中。表 10-1 列举了代表性的环境内分泌干扰物进入水体的主要途径。

表 10-1　环境内分泌干扰物(包括已经确定的和被怀疑的)进入水体的主要途径

| 种类 | 物品示例 | 进入水体的主要途径 |
| --- | --- | --- |
| 人用药物 | 节育药丸,类固醇类药,化疗药品 | 药物在人体内部分代谢。未代谢药物和代谢产物通过尿和粪便排出人体。废水处理设备部分去除或分解这些化学物质,其余部分(药物和代谢物)排入地表水中,未用药品未经适宜处置也即排入水体。 |

续表

| 种类 | 物品示例 | 进入水体的主要途径 |
|---|---|---|
| 日用品 | 清洁剂,表面活性剂及其分解产物 | 这些日用品通常用于水槽和洗手间的清洗。废水处理设备部分去除或分解这些化学物质,其余部分和分解产物排入地表水中。 |
| 化工品和材料 | 多溴二苯醚,双酚 A,PCBs,酞酸酯,苯乙烯,汞,铅,二噁英和呋喃 | 由工厂、商业企业和家庭排入废水中。废水处理设备部分去除或分解这些化学物质,其余部分和分解产物排入地表水中。 |
| 杀真菌剂 | 六氯苯,代森锰,三丁基锡 | 在野外使用时,杀真菌剂随着雨水进入下水道并流入地表水体中;<br>室内使用或清洗衣物和设备时,被排入污水处理厂后部分被去除或分解,其余部分排入地表水中。 |
| 除草剂 | 2,4-滴,2,4,5-涕,阿特拉津 | 在野外使用时,除草剂随着雨水进入下水道并直接流入地表水体中。 |
| 杀虫剂 | 西维因,氯丹,狄氏剂,林丹,对硫磷 | 在野外使用时,杀虫剂随着雨水进入下水道并流入地表水体中(如河、海湾等);<br>在室内使用或用于清洗衣物和玷污设备时,被排入污水处理厂后部分被去除或分解,其余部分排入地表水中。 |
| 畜牧业药剂 | 用于促进产蛋、奶和肉的类固醇补剂 | 药剂在动物体内部分代谢,剩余的药剂和代谢物通过尿和粪便排出后随径流进入地表水。 |

## (三) 土壤

农药(有机氯、磷杀虫剂和除莠剂等)残留和化肥的大量使用会造成土壤的环境内分泌干扰物污染。另外,自然环境系统中原有的内分泌干扰物(如天然的植物碱、动物激素和微生物代谢物)或产生的环境内分泌干扰物质(如火山的喷发)也是来源之一。

# 第二节　内分泌干扰物对人体健康及野生生物的危害

## 一、对人体健康的影响

(1)男婴出生率下降。自 20 世纪 70 年代以来,加拿大男婴的出生率下降了 0.22%,美国下降了 0.1%。美国科学家判断这可能是杀虫剂等污染物干扰了人类生殖激素的结果。

(2)男性精子数锐减、精子运动能力下降、精子畸形率上升、生殖组织畸形、男性不育症以及睾丸癌和前列腺癌发病率增加等。20 世纪 90 年代,丹麦首先报道了男性精子减少,生殖机能发生异常,通过对近 15 000 名男子进行调查,发现过去 50 年间,成年男性的精子数量约减少了一半,精液量也减少了 25%,他们认为可能是环境激素的影响。

(3)女性性早熟、月经失调、子宫内膜症、不孕症、子宫癌、卵巢癌、乳腺癌等疾病增加。一项对于美国加利福尼亚州农垦密集地区的研究表明,与正常的妇女相比,生活在曾经用过杀虫剂的农田附近的孕妇,其生育过程中更有可能由于先天性缺损而导致流产。

(4) 胎儿畸变。1993 年,美国一法院判决一家美国化学公司必须向一对夫妇赔偿 398 万美元,因为这家公司所生产的名为"班雷特"的杀虫剂是一种环境激素。这对夫妇所生的第二个孩子,一出生就是盲人,封闭的眼皮底下根本没有眼睛。这是因为这对夫妇长期使用"班雷特"带来的影响。据后来的调查表明,这样的病例在美国婴儿中占万分之四。在这之前,"班雷特"作为一种杀真菌剂曾受到许多农户和园艺工人的欢迎。

(5) EDCs 还会导致人类神经系统障碍、记忆力下降、免疫系统缺陷和各种癌症。青少年犯罪率增加是否与环境激素的浓度增高有关,如今也备受有关方面的关注。

**二、野生生物的效应**

野外和实验鱼研究表明,某些 EDCs 的暴露对某些野生生物种群产生了有害效应。这些效应变化很大,可以从细微生理变化、种属性行为改变到持久性的性别变异,主要包括以下几个方面:① 生殖与发育异常;② 导致甲状腺疾病、神经系统异常和免疫系统缺陷;③ 种群数量减少等。野外调查显示,20 世纪 50 年代以来,食鱼鸟类和其他捕食性鸟类出现各种健康问题,如繁殖能力下降,生长与发育异常,甲状腺肿大,可能直接与其生活环境的有机氯类 EDCs 有关。1985 年,美国佛罗里达州 Apopka 湖短吻鳄数量在 5 年间下降了 90%,存活的雄鳄阴茎长度不到正常的 75%,体内睾酮含量显著下降,雌鳄子宫及卵泡异常。调查结果显示,这与 DDT 及其代谢物 DDE 等污染有关。80 年代,英国泰晤士河鱼类种群数量下降,在城市污水处理厂下游捕获到具有雌雄两性特征的野生鱼类;类似的现象也出现在德国、瑞士城市河流中。随后开展的调查显示,广泛使用的避孕药剂和随之而来的水体中乙炔基雌二醇的污染是导致鱼类出现雌雄同体现象、生殖能力下降的真正原因。

# 第三节　内分泌干扰物的毒作用机制

环境内分泌干扰物能干扰体内天然激素的合成、分泌、运输、结合、代谢或消除,影响内分泌系统的正常生理功能,而内分泌系统紊乱又使免疫系统和中枢神经系统受到伤害。其对人类造成的危害为:生殖及发育机能下降、人体免疫力降低并诱发肿瘤、神经系统紊乱等。目前,根据其致毒分子机制,EDCs 可以分为以下四类:

1. 与激素受体结合而直接作用于机体

有些 EDCs 与内源性激素结构十分相似,能作为配体,与核受体特异结合,从而干扰内源性激素和相应核受体的分子结合,影响生物的正常内分泌调控和相关生理功能,产生有害效应,这类 EDCs 又称为"外源性激素"。当外源性激素与核受体结合后发挥拟激素作用时,会增大内源性激素的作用,表现为激动效应,如烷基酚、己烯雌酚等与雌激素受体结合后发挥拟雌激素作用;当外源性激素竞争性结合核受体,对抗内源性激素的作用时,表现为拮抗效应,如 DDE 与雄激素受体竞争性结合,从而抑制雄激素活性。

2. 与激素受体以外的生物大分子结合而间接作用于机体

有些 EDCs,如二噁英呋喃和部分多氯联苯等,通过与性激素受体外的另一种信号传递途径——芳烃受体(AhR)结合,产生类似雌激素的效应,包括降低 ER 的结合活性,降低 ER

介导的基因表达以及促进雌激素的代谢等。

3. 影响体内激素的合成、储存、释放、转运及清除等生物过程

有些 ECDs 能通过诱导或抑制生物合成或代谢酶的活性来改变机体内激素水平,或干扰内源性激素的释放和转运,改变内源性激素在体内的生物可利用度,进而引起内分泌功能紊乱。雌激素、雄激素、孕激素、盐皮质激素、糖皮质激素五大类固醇激素的平衡与调控对于高等脊椎动物维持各种体内正常的生理活动十分重要,而这些激素在体内的生成与代谢是由一系列细胞色素 P450 酶和羟化酶联合完成的。一些对 CYP 酶具有抑制作用的化学物质,如咪鲜胺和酮康唑,在体内可通过干扰类固醇激素物质,如雌激素的生成,从而抑制动物的生殖功能。

4. 影响内分泌系统与其他系统的调控作用

内分泌系统的紊乱会使生物体内其他系统(神经系统、免疫系统等)受到损害,从而引发致癌性、免疫毒性、神经毒性等;另一方面,当神经系统、免疫系统受到外界化合物影响后,又会导致内分泌系统异常。如低剂量 PCBs 通过影响甲状腺激素受体,干扰其介导的转录活动,进而影响甲状腺激素靶器官的生长和发育,在中枢神经系统中引起脑内多巴胺水平的变化和脑的异常发育。

# 第四节　内分泌干扰物筛检方法

目前在全球商业流通的化学品超过 10 万余种,绝大部分的物质尚不明确是否具有内分泌干扰效应。具有潜在环境内分泌干扰效应的物质种类繁多,且每年都有大量新化合物出现。研究开发新的筛检评价方法已成为当前该领域的重点和热点之一。

面对大量待测的化学品,传统的依靠动物试验的毒性测试方法已经不能满足当前的需求。为了建立完善的评估模式,减少试验动物的使用,并降低测试的成本,提高效率,目前国际上主要通过分级的方式对可能的 EDCs 进行筛选和测试。例如,经济合作与发展组织(OECD)制定的 EDCs 检测与评价基本框架包括三个阶段:

阶段 1(第 1 级)——初步评估。目的是根据化合物已有的信息,如化合物的产量和使用情况,在环境中的归趋以及毒理学数据,对化合物进行优先选择后进入下一阶段评估。

阶段 2(第 2—4 级)——筛选。目的是掌握化合物干扰内分泌系统的作用机制。第 2级采用体外试验提供化合物的作用机制数据,包括雄激素/雌激素结合试验、芳烃受体结合试验、哺乳动物细胞转录激活试验、H295R 类固醇合成试验等。第 3 级采用体内筛选试验提供化合物对某一内分泌机制所产生影响的数据,主要包括雄性和雌性大鼠青春期的检测、成年雄性大鼠的完整分析、鱼类性腺的组织病理学分析、青蛙成长过程期间形态变化的检测等。第 4 级采用体内筛选试验,检测多个内分泌干扰作用机制,主要包括成年雄性大鼠完整分析、雄/雌性大鼠青春期检测、OECD 鱼类筛选法等。

阶段 3(第 5 级)——权威检测。目的是准确有效地描述化合物的危害特征和风险特征。第 5 级采用体内筛选试验评估化合物的生殖与发育毒性,主要包括:哺乳动物 1 代生殖毒性试验(OECD TG415),哺乳动物 2 代生殖毒性试验(OECD TG416),哺乳动物生殖

发育筛选测试(OECD TG421),哺乳动物结合重复剂量的生殖毒性/发育毒理研究筛选测试(OECD TG422),鱼类,鸟类,两栖类及无脊椎动物部分和全生命周期生殖与发育检测等。

根据 EDCs 筛选评价体系,对化合物的测试方法分为体内和体外测试两类。

**一、体内试验**

体内试验能真实地评价 EDCs 对动物的干扰效应,因此,它是进行 EDCs 筛检评价必不可少的。常用的体内试验如下:

1. 啮齿类动物子宫增重法

子宫增重法是用来检测和评价雌激素作用的传统体内试验方法,通过测定化合物是否具有促进摘除卵巢雌鼠的子宫增长的作用来评价其雌激素活性。该方法综合考虑了内分泌系统的各个方面,包括化合物的吸收、代谢、分布和排泄,影响内分泌的其他途径,因此被认为是筛选环境雌激素的"黄金方法"。

2. 鼠体赫什伯格检测

赫什伯格(Hershberger)试验是检测环境雄激素最常用的一种体内方法,通过检测大鼠雄激素产生组织的重量,来确定外源化合物的雄激素活性。该方法同时也是目前检测雄激素化合物的一种最敏感的短期筛选方法。

3. 青春期雌性大鼠试验

青春期雌性大鼠用来检测和评价待测物的甲状腺激素活性、拟/抗雌活性以及对下丘脑-垂体-性腺轴(Hypothalamic Pituitary Gonadal Axis,HPG)功能的影响,通过记录口服待测物质后大鼠体重、第一次发情期、动情期及阴道开口年龄,测定血清中的甲状腺激素水平和子宫、卵巢、甲状腺、肝、肾、垂体和肾上腺的重量,并对子宫、卵巢、阴道和甲状腺进行组织病理学检查来判定化合物内分泌干扰活性。

4. 青春期雄性大鼠试验

青春期雄性大鼠用来检测和评价待测物对甲状腺功能、HPG 功能、类固醇激素的合成以及功能的影响,通过记录口服待测物质后大鼠体重、摄入量以及包皮分离的年龄,测定血清中甲状腺激素水平和腹侧前列腺、精囊腺、睾丸、附睾、甲状腺、肝、肾、垂体、肾上腺的重量,并对甲状腺、睾丸、附睾、考伯氏腺、肛提肌和球海绵体肌进行组织病理检查来判定化合物内分泌干扰的活性。

5. 鱼性腺生殖试验

鱼性腺生殖试验是通过观察暴露于化合物中的成熟雌鱼及雄鱼的存活率、行为、第二性征以及生殖与发育能力,来筛选待测物的拟/抗雌激素/雄激素活性,其中测试和研究 EDCs 对鱼体 HPG 轴内分泌系统的干扰作用是从机理上研究 EDCs 生殖毒性的重要内容。最新的研究通过开发基于实时 PCR 的 mRNA 表达阵列检测技术,可同时监测化合物对 HPG 轴调控路径上多位点的干扰反应,不仅可识别 EDCs 生殖毒性的分子机制,而且对 EDCs 的分类具有潜在价值。在一项对咪鲜胺(prochloraz)和酮康唑(ketoconazole)等物质对青鳉 HPG 轴影响的研究中,发现雌鱼肝脏中 6 种基因表达和产卵量之间具有线性关系,表明基因表达量可能用来评估污染物对青鳉的生殖毒性。

动物试验虽然具有真实性的优势,但这种试验受动物的年龄、性别、品系、营养状况、个体差异及取样、称重误差等影响,在环境低浓度暴露时不易获得准确结果,无法作为一种快速筛检 EDCs 方法的实际应用。因此,需要结合可靠的快速的体外筛检方法。

**二、体外试验**

体外试验主要特点是快速、简便、经济,易于操作。它适用于对批量、多类型、低浓度的EDCs 进行筛检。

1. 受体结合试验

受体结合试验通过比较外源化合物和放射性配体(E2,DHT)与激素受体亲和力的大小来判断外源化合物内分泌干扰活性的强弱,主要包括雌/雄激素受体结合实验。受体结合实验可以快速、灵敏地检测化合物与激素受体的结合能力,表征化合物的内分泌干扰潜在效应。但是它不能区分激动剂和拮抗剂,也不能反映机体对化学物的代谢能力,而且测定过程容易产生放射污染,因此应用受到很大限制。

2. 细胞增殖试验

细胞增殖试验是用来检测具有雌激素效应的物质,雌激素类物质通过中和培养液血清中 estrocolyone - 1 而特异性地消除其对细胞增殖的抑制作用,进而促进细胞增殖。细胞增殖试验可检测雌激素激动剂和拮抗剂,灵敏度高,操作简单,但有些促细胞裂解物质也可导致细胞增殖,对该试验的特异性有所影响。

3. 受体报告基因试验

报告基因试验是将激素受体基因、激素响应元件和报告基因转入不含有内源性激素的单细胞生物或哺乳动物细胞系中,重组为一个表达系统。当外源化合物与受体结合后,可诱导报告基因表达,以此检测受试物的激素活性。目前应用最广泛的是雌激素受体、雄激素受体和甲状腺激素受体报告基因试验,其优点在于能快速、特异性地描述受试物的内分泌干扰活性,但不能反映机体对污染物的代谢能力。

4. 卵黄蛋白原(VTG)法

卵黄黄素(VTG)是卵生脊椎动物幼年期由肝脏合成的雌激素依赖性蛋白前体,成年雄性体内含量极微甚至常低于检出线,但在雌激素或类雌激素物质作用下可过度表达。因此检测 VTG 或其 mRNA 含量即可判断该化合物有无雌激素活性及其作用强度。VTG 作为鱼、蟾蜍、爬行动物等卵生动物的雌性激素的一种生物标志,其诱导试验对检测环境雌激素干扰物质是非常有价值的。这种鉴定利用原代肝细胞进行测试,原代培养的细胞刚刚离体,其生物学特征未发生很大变化,保留了细胞的代谢活性,最大程度上反映体内真实的生长特性。该方法不仅可以检测类雌激素物质,而且可检测类雌激素物质代谢前体。与雌激素受体结合试验相比,这种鉴定的结果更具可信性。

5. 类固醇合成试验

除了直接作用于激素受体,EDCs 还可以通过影响内源性激素的合成与代谢,进而干扰正常的内分泌系统功能。体外类固醇合成方法用于检测对雄/雌性类固醇性激素的生成有干扰作用的物质。人类肾上腺皮质癌细胞系 H295R 类固醇合成试验,可灵敏且全面地筛选对类固醇激素生成有干扰作用的物质。这种方法不仅能检测抑制类固醇激素合成的化合物,还能检测与激素合成相关的诱导酶,通过分析雌二醇和睾酮等生成量的变化,识别受试物质诱导或抑制类固醇生成的能力及其分子机制。

　　建立方便、经济、灵敏的环境类激素短期测试方法是目前环境内分泌干扰物质研究重点之一。在已有的体内、外筛检方法中,由于不同方法检测终点、敏感性及生物学意义不同,每种方法各有其优缺点。任何单一的检测方法都只能提供有限证据,对某一种 EDCs 的筛检评价,必须综合考虑多种致毒机制。因而常需多种方法配套使用。除了上述的试验方法以外,量化结构活性关系(QSAR)模型,以及生物组学技术也越来越多地作为辅助工具来筛选EDCs。由于筛检方法目前尚不完善,方法学上尚需要标准化。应强化利用生态学方法监测野生动物的生殖发育行为异常,结合传统的毒理学及生物标志物等方面的基础研究,同时应加强临床与流行病学调查工作的结合,以评价 EDCs 对人类的影响。

　　相对于纯化学物质的内分泌干扰效应测试与评估,环境介质中保留混合物的内分泌干扰效应的监测与关键毒性物质识别也十分重要。对环境样品中 EDCs 的检测,目前仍以复杂、昂贵的化学分析为主。然而由于环境中化学物质种类众多,而 EDCs 致毒机制复杂多样,对 EDCs 的环境监测与管理亟须由目前的以化学分析为主,转变为以生物效应为先导的策略。对于待检测的环境样品,采取分级筛选测试的方法。首先采用体外测试方法,在检测其内分泌干扰活性的同时,分析其生物致毒机制。对于体外测试结果为阳性的样品,继续采用体内生物测试方法进行评价测试。对于那些有显著内分泌干扰活性的环境样品,采用基于效应分析(Effect Directed Analysis)的策略,识别出内分泌干扰活性的物质,并加以管理,从而控制、削减甚至消除这类环境污染物产生的危害。

### 思考题

1. 何谓环境内分泌干扰物? 它分为哪几类?
2. 为什么说环境内分泌干扰物同地球变暖、臭氧层遭到破坏一样,已成为全球性环境问题?
3. 环境内分泌干扰物对人体健康及野生生物有哪些危害?
4. 叙述环境内分泌干扰物毒作用机理。
5. 在已有的环境内分泌干扰物体内、外筛检方法中,各有哪些优缺点? 怎样才能对环境内分泌干扰物进行有效筛检?

### 参考文献

[1]　Crisp T M, Clegg E D, Cooper R L. Environmental endocrine disruption an effects assessment and analysis. Environ Health Perspect[J], 1998,106(Suppll):11-56.

[2]　Tabb M M, Blumberg B. New modes of action for endocrine-disrupting chemicals[J]. Molecular Endocrinology,2006,20(3):475-482.

[3]　Falconer I R, Chapman H F, Moore M R, et al. Endocrine-disruptingcompounds: A review of their challenge to sustainable and safe watersupply and water reuse[J]. Environmental Toxicology,2006, 21(2):181-191.

［4］ 孔志明,张国栋,孙立伟.环境内分泌干扰物诱发小鼠睾丸细胞 DNA 损伤的研究［J］.环境污染与防治,2002,24(2):76-78.

［5］ 凌波,王轶文.环境内分泌干扰物的健康影响［J］.中国公共卫生,2002,18(2):237-239.

［6］ 梁增辉,何世华,孙成均,等.引起青蛙畸形的环境内分泌干扰物的初步研究［J］.环境与健康杂志,2002,19(6):419-421.

［7］ 胡军.环境内分泌干扰物筛检方法研究进展［J］.预防医学文献信息,2002,8(6):706-708.

［8］ 鄂勇,张晓琳,宋秋霞.环境内分泌干扰物及其潜在威胁［J］.东北农业大学学报,2008,39(11):135-139.

［9］ 史熊杰,刘春生,余珂,等.环境内分泌干扰物毒理学研究［J］.化学进展,2009,21(2/3):340-349.

［10］ 韩志华,卜元卿,单正军,等.内分泌干扰类农药生物检测技术的研究进展［J］.生态毒理学报,2011,6(5):449-458.

［11］ 王春花,蒋萍,胡伟,等.环境内分泌干扰物复合效应研究进展［J］.环境与健康杂志,2011,28(1):82-85.

［12］ 王莎莎,谭文婷,邓国宏.环境雌激素生物学检测方法研究进展［J］.中国公共卫生,2011,27(1):120-122.

［13］ 夏洁,苏冠勇,于红霞,等.环境内分泌干扰物的评价方法及其生物检测技术［J］.环境保护科学,2013,39(4),76-81.

［14］ 张家敏,彭颖,方文迪,等.有害结局路径(AOP)框架在水体复合污染监测研究中的应用［J］.生态毒理学报,2016,12(6).

［15］ 孔志明.环境毒理学(第六版)［M］.南京:南京大学出版社,2017.

# 第十一章 纳米材料的环境毒理学

> **提要和学习指导** 本章侧重介绍纳米材料的环境毒理学,首先比较了纳米毒理学与传统毒理学的区别,详细介绍了纳米毒理学主要的研究方法和实验技术,在此基础上,从体外细胞毒性和体内生物活体暴露毒性两个方面详细介绍了纳米材料的生物学效应。由于纳米毒理学是一门新兴的学科,且影响纳米材料毒性效应的因素复杂多样,建议学习本章过程中阅读最新的相关文献报道,以便深入理解纳米材料的环境毒理学效应。

纳米材料是三维空间中至少一维处于纳米尺度范围(1~100 nm)或者由该尺度范围物质为基本结构单元所构成的材料的总称。纳米尺度材料具有与宏观尺度材料迥异的尺寸效应、表面效应、量子隧道效应和量子限域效应,拥有独特的力、光、电、磁、热学等性能,在机械、电子、化工、医药、能源及日用品等领域具有广泛的应用前景。与此同时,纳米材料对环境和人体健康的影响也日益引起学术界、政府部门、生产企业和公众的密切关注,迫切需要纳米材料潜在危害性的信息来支撑纳米技术的发展。

## 第一节 纳米毒理学的特征

### 一、纳米毒理学的概念

纳米毒理学是研究纳米尺度物质与生物体相互作用过程以及所产生的生物或健康效应的一门新兴学科,是纳米科学与生命科学的交叉学科。纳米毒理学的研究目的是科学地描述纳米材料在环境中的生物学行为及生态毒理学效应,揭示纳米材料对人类健康可能的影响。纳米毒理学的研究可加强我们对纳米尺度下物质健康效应的认识和了解,不仅是纳米科学发展衍生出的基础科学的前沿领域,也是保障纳米材料可持续发展的关键环节。

### 二、纳米毒理学与传统毒理学的区别

传统的毒理学建立在化学分子的毒性效应基础之上,一般归属于生物医学范畴。但纳米毒理学是基于纳米尺度颗粒的毒性效应,许多概念与生物学或医学相差较大,反而与化学、物理的关系更加密切,比如,纳米尺寸效应、纳米表面效应、量子效应、分散-团聚效应、比表面积效应、高表面反应活性、表面吸附等。仅有生物学和医学的方法和知识,几乎无法研究和阐述纳米毒理学,需要综合化学、物理、纳米技术、生物技术、医学等领域的知识和技术手段,进行真正的学科交叉。因此,纳米毒理学不同于传统毒理学,很难归属于生物医学范畴,是前沿化学或物理学与生物医学的典型交叉学科。

传统毒理学采用质量或浓度作为暴露剂量来描述化学分子的剂量-效应关系,但其用于

描述纳米材料的毒性效应显然不够全面。因为化学组成(纯度、晶型、电子结构等)、纳米材料尺寸(比表面积和粒径分布)、表面性质(表面基团、亲/疏水性等)和聚集状态等参数的改变同样会显著地影响纳米颗粒与细胞、生物分子等生物体系的相互作用,从而影响纳米材料在体内的活性(或毒性)效应和生物学行为。比如,对纳米材料进行生物暴露时,其形态往往存在不确定性。纳米材料巨大的比表面积使其在暴露或体内迁移过程中易发生吸附或聚集,从而形成较大尺寸的颗粒;纳米材料可吸附靶器官、靶细胞中蛋白质等生物分子,例如静脉传输的纳米材料决定其器官分布的最终因素就是吸附、结合在颗粒表面的血浆蛋白;一些高化学活性的纳米材料容易在暴露过程中发生氧化而改变其原有的化学性质。因此,在建立纳米毒理学研究模型时,除剂量-效应之外,同时更重要的是考虑纳米特性(如尺寸、表面性质等)对纳米材料生物效应的影响,而如何确定纳米材料与生物体相互作用时保持的形态是纳米毒理学研究中面临的难题。

# 第二节　纳米毒理学研究方法与实验技术

## 一、纳米材料的表征方法

纳米材料的生物效应受纳米尺寸、结构和表面性质等因素的影响,对纳米材料物理化学特性的详尽表征是了解纳米材料生物效应及其作用机制的基础,常用的纳米材料表征方法如下:

1. 纳米材料样品的表征

表征内容主要包括形貌分析、粒度分析、成分分析、结构分析,表面界面分析等。透射电镜(TEM)、扫描电镜(SEM)、原子力显微镜(AFM)、扫描隧道显微镜(STM)等都是纳米材料尺寸分布和比表面积分析的有力工具。同步辐射小角 X 射线散射是测定溶液样品中纳米颗粒尺寸、表面积和形态等性质的有效技术手段。

2. 纳米材料细胞摄入、定位检测

TEM 法可观察纳米材料在细胞或组织中的定位;电感耦合等离子体发射光谱(ICP - AES)和电感耦合等离子体质谱技术(ICP - MS)可检测细胞摄取的非天然元素的浓度和质量;荧光光谱或共聚焦荧光光谱可检测纳米材料通过共价或非共价的化学键结合的荧光物质,从而实现对细胞摄取和定位的分析。

## 二、纳米材料细胞毒性研究方法

快速、经济、方便的体外毒理学评估是毒理学研究中极其重要的部分。常用的纳米材料细胞毒性评估方法主要分为细胞形态学评估方法、细胞繁殖能力评估方法、细胞坏死和凋亡评估方法、细胞氧化应激评估方法等。

1. 细胞形态学评估方法

通过光学显微镜、电子显微镜等对细胞形态学的观察,可研究纳米材料对细胞结构和功能造成的损害。常用的光学显微镜包括:倒置显微镜、相差显微镜、荧光显微镜、激光共聚焦显微镜;常见的电子显微镜包括:SEM、TEM 和 AFM 等。

2. 细胞繁殖能力评估方法

使用最广泛的方法是细胞还原四唑盐产生甲臜染料,通过检测甲臜染料产物的吸光度来分析具有代谢活性细胞的百分比。常用的四唑盐是 3-(4,5-二甲基-2-噻唑)-2,5-二苯基溴化四氮唑溴盐(噻唑盐,MTT),此外还有一些 MTT 的替代方法,如 XTT、WST-1 和 CCK-8 等代谢活性的评估方法;放射性元素($^3$H)标记胸嘧啶脱氧核苷和阿尔玛蓝等氧化还原评估方法。

3. 细胞坏死、凋亡评估方法

细胞膜完整性评价是测定细胞存活能力常用的表征方法。评价膜完整性主要方法包括检测细胞对染料摄取(如台酚蓝、中性红和碘化丙啶等)和检测细胞培养介质中活性酶以及乳酸脱氢酶(LDH)的释放。另外,还可通过钙黄素乙酸甲酯/溴乙啶二聚体标记和分辨活细胞和坏死细胞;膜联蛋白 V 方法、DNA laddering 技术、彗星实验和 TUNEL 技术、Caspase 法等可用于评估细胞凋亡、DNA 损伤。

4. 细胞氧化应激评估方法

因荧光标记廉价、方便,荧光探针分子与活性氧(ROS)/活性氮(RON)反应被广泛应用于纳米材料暴露诱导的 ROS/RON 的体外评估。目前使用最广泛的探针分子是能够穿过细胞膜的双氯荧光黄乙酸乙酯(DCF-DA),可供选择的荧光探针还有二氢罗丹明 123、Hydroethidine、C11-BODIPY 等。此外,氧化应激也可通过 DNA、蛋白质、脂质过氧化反应产生的生物标志物(如戊二醛)、细胞内补偿机制中超氧化物歧化酶(SOD)或谷胱甘肽产物水平的显著改变来判断。

**三、纳米材料体内毒性研究方法**

体外细胞毒性评估适合纳米材料毒性的快速筛查,但体外暴露并没有考虑纳米材料在体内的吸收、代谢过程,而是细胞较长时间地直接接触浓度较高的纳米材料,所以从体外细胞实验结果推论和预测体内毒性时存在较高不确定性。因此,体内动物试验数据是纳米材料最终毒性评价不可或缺的一部分。常用的体内研究模式动物模型为小鼠和大鼠。动物试验所测定的急性毒性和 LD$_{50}$ 值是各种纳米材料毒性分级的重要基础。除了 LD$_{50}$ 值检测外,体内纳米材料毒性研究集中在以下几个方面:① 纳米材料在生物体内的分布及富集状态;② 血清生化指标变化;③ 肺、肝脏、肾脏等靶器官形态学变化;④ 肺、肝脏、肾脏、心血管系统、神经系统细胞数量及状态变化;⑤ 生殖/发育毒性等。近年来,随着动态实时检测技术快速发展,微流控和微电化学等新型生物分析技术开始用于研究和评估纳米材料暴露引起的体内毒理学效应,实现了毒性效应实时、快速的跟踪,克服了传统体内检测法只能获得静态信息且样品处理过程中假阳性结果较高等缺点。

**四、纳米材料分子毒理学研究方法**

分子毒理学是从分子水平上研究外源化合物导致生物体损伤效应及其作用机制的一门科学。聚合酶链式反应(PCR)技术、荧光原位杂交技术、核酸杂交技术等分子生物技术已被广泛应用于纳米材料体内、体外毒性检测分析。近年来,生物组学技术的突飞猛进为纳米毒理学研究提供了新的思路和研究工具。常用的生物组学技术方法主要包括:

1. 转录组研究方法

转录组（transcriptome）广义上指某一生理条件下，细胞内所有转录产物的集合，狭义上专指信使 RNA（mRNA）的总称，常用的分析技术包括基因芯片技术、实时定量 PCR 技术、高通量测序技术等。

2. 蛋白质组研究方法

蛋白质组（proteome）是指由一个基因组，或一个细胞、组织表达的所有蛋白质。蛋白质组学以蛋白质序列、表达量、修饰状态、活性及蛋白间相互作用为研究内容，常用的分析技术包括双向电泳技术、质谱技术、蛋白质芯片技术等。

3. 代谢组研究方法

代谢组（metabolome 或 metabonome）是指相对分子量在 1000 以下的内源性小分子物质总称。代谢产物的检测、分析和鉴定是代谢组学研究的主要内容，最常用的分析技术为核磁共振技术和质谱技术。

## 第三节　纳米材料的细胞毒理效应

细胞是维持正常生命过程的基本单元。近年来，随着"3R"原则（替代、减少、优化）的提倡，体外细胞试验已成为动物试验的主要替代方法。因纳米材料尺寸比细胞（几到几十微米）小几个数量级，使其极易与细胞膜发生相互作用，并进入细胞。因此，纳米材料如何与细胞发生相互作用是纳米材料生物效应的核心问题之一。探索纳米材料进入细胞的机制和途径，了解它们在胞浆内或者细胞器内所引起的一系列化学或生物学反应，是理解纳米材料生物效应的重要基础。

### 一、纳米材料的细胞吸收

纳米材料的细胞吸收过程涉及其与细胞膜的相互作用，但目前还没有成型的理论描述此过程。由于实验方法学上的限制，现在的研究多集中在水溶性纳米材料，如富勒烯、碳纳米管衍生物等碳纳米材料。这些纳米材料进入细胞主要通过能量依赖型的内吞途径，即细胞将纳米颗粒内化入膜衍生出的转运膜泡中，主要包括吞噬作用、胞饮作用及小窝依赖的或网格蛋白介导的内吞作用等。吞噬作用是通过细胞膜形成内部吞噬体来吞噬粒径大于750 nm 的固体颗粒，主要出现在特定的哺乳动物细胞（如单核细胞、巨噬细胞和中性粒细胞）。而对于几纳米到几百纳米的稍小颗粒，细胞主要通过胞饮或巨胞饮作用摄取。胞饮或巨胞饮作用可发生在几乎所有类型的细胞上。网格蛋白介导的内吞作用可能是纳米颗粒被细胞吸附的特征机制，在此过程中，纳米颗粒被存储在内吞小泡（粒径通常小于 100 nm）中，与早期内涵体融合。小窝/脂筏由 50～80 nm 的内陷质膜构成，含有胆固醇、鞘脂和小窝蛋白，小窝介导的内吞作用是内皮细胞最重要的纳米颗粒吸收途径。

纳米材料尺寸、形状、表面化学性质、表面电荷等都对其细胞吸收过程存在影响。以金纳米材料为例，在体外细胞暴露过程中，血清蛋白会被吸附在金纳米材料表面，导致纳米材料以受体介导的内吞作用和巨胞饮进入细胞。如果金纳米材料（带正电）表面修饰了有机分子改变其表面电荷时，其吸附过程也会被改变，如聚乙二醇修饰的金纳米材料（带负电）主要通过蛋白介导的内吞作用进入细胞,而不通过巨胞饮;当表面带有相似的电荷的情况下,短的金纳米棒比长的纳米棒具有更高的内化率,球状金纳米颗粒比大小相似的棒状金纳米颗粒更容易进入细胞,这主要由于越长的纳米颗粒其被膜包裹所需要的时间越长。因此,在考虑纳米材料的细胞吸收过程时,必须系统考虑纳米材料的物理化学特性,并系统分析其协同效应。

### 二、纳米材料的细胞胞内定位和转运

纳米材料穿越细胞膜后,会在细胞内进行定位和迁移。活细胞内纳米材料的定位为理解纳米材料的细胞摄取过程、胞内传输及复杂行为效应提供了新的视角。例如,通过荧光探针对细胞内结构(内涵体、溶酶体、细胞核、高尔基体复合物以及内质网)进行特殊的染色,发现银纳米材料主要定位在内涵体、溶酶体上,而不是细胞核、高尔基体复合物以及内质网中。再如,肝细胞对荧光聚苯乙烯纳米材料的摄取过程中,20 nm 的颗粒可以被细胞在 10 min 或以上时间内内化。内化的纳米材料并没有被内涵体或者溶酶体包含,而是进入了线粒体中。在纳米材料被细胞内化后,通常通过核内体和溶酶体囊泡迁移,这些囊泡中包含各种水解酶,可导致某些纳米材料被破坏,释放出原子、离子。如铁纳米材料的降解导致游离的铁在内涵体或者运输二价金属化合物的溶酶体中往复穿梭,导致细胞质中铁含量的增加,破坏细胞功能。

### 三、纳米材料的细胞毒性效应

纳米材料所导致的细胞结构和功能的损伤效应即细胞毒性。这些损伤可引起细胞一系列形态、功能以及代谢活性的变化,严重的会导致细胞死亡。纳米材料的细胞毒作用常从细胞形态、细胞膜的完整性、生长状态、存活率以及氧化应激和炎症反应等指标进行观察和判定。

1. 纳米材料对细胞形态的影响

纳米材料对细胞的毒作用可引起细胞一系列形态学的变化,如细胞体肿胀、萎缩,细胞间隙扩大,失去原有细胞形态特征,膜表面扁平、皱褶,核肿胀或固缩、破裂,线粒体肿胀或萎缩,内质网扩张,溶酶体破坏等。如银纳米颗粒可引起人胶质瘤 U251 细胞变形、脱落并聚集成团,细胞形态不规则等明显的细胞形态学异常改变;ZnO 纳米颗粒可引起人表皮细胞 A431 的细胞透明度下降、间隙增大、回缩成圆形并脱落聚集;碳纳米管可引起人骨髓间充质干细胞 hMSC 椭圆形的细胞核变为无规则的多边形。

2. 纳米材料对细胞生长、增殖状态的影响

纳米材料对细胞生长、增殖状态的研究较为广泛。研究发现纳米材料暴露可引起细胞死亡、细胞膜完整性受损、细胞增殖能力及代谢活力的下降。如 0.5 mg/mL SiO₂ 纳米颗粒暴露人肺腺癌 A549 细胞 48 h 和 72 h 后的细胞存活率分别为 30% 和 8%;10 $\mu$g/mL 纳米石墨烯暴露人乳腺癌 SKBR3 细胞、MCF - 7 细胞和人子宫颈癌细胞 HeLa 细胞 12 h 后的细胞死亡率分别为 5%、0、5%;纳米银暴露 U251 细胞后,细胞周期会停滞在 G2/M 期,为 DNA 修复提供时机。

细胞活力检测是细胞毒理学检测中最常用的一个指标,通常包括代谢活性、细胞膜对核

酸染料的通透性、膜电位等具体指标。如采用 MTT 法发现 0.5～5 000 $\mu g/mL$ 纳米 $CeO_2$ 对 A549 细胞、人结肠直肠癌细胞 CaCo-2 细胞和人肝癌细胞 HepG2 细胞暴露 24 小时,均未显示出细胞活力下降,暴露时间延长时,可显示出一定的细胞活力下降。细胞膜具有带负电的亲水性表面,表面带正电的纳米材料比中性或表面带负电的纳米材料与细胞膜有着更高的亲和性。纳米材料表面正电荷的增加可能打破细胞膜表面的电荷平衡,导致细胞内钙离子流出以及细胞毒性。

3. 纳米材料的氧化应激和炎症反应

纳米材料进入细胞后,会破坏细胞内原有的氧化还原平衡状态,使细胞处于氧化应激状态,从而引起细胞内 ROS 和 RON 等高活性分子的大量产生。高浓度的 ROS 和 RNS 会与细胞内蛋白质、脂类和核酸等生物大分子发生反应从而引起细胞功能失常。氧化应激是最为普遍接受的一种纳米材料致毒机制。纳米 $TiO_2$、纳米 ZnO、纳米 CuO、纳米 $SiO_2$、碳纳米管、氧化石墨烯、富勒烯、纳米二硫化钼等纳米材料暴露细胞后都可引起细胞内 ROS 含量的增加。大量生成的 ROS 可诱导细胞产生相应的抗氧化物质来消除多余的 ROS,因此,纳米材料暴露可引起抗氧化酶系如 SOD 等活力的显著升高。

炎症反应是纳米材料另一可能的毒性机制。炎症反应是指免疫系统被损伤因子激活并且能够清除引起炎症的损伤因子,如肿瘤坏死因子 $\alpha$(TNF$\alpha$)、白细胞介素-8(IL-8)、白细胞介素-6(IL-6)、白细胞介素-1$\beta$(IL-1$\beta$)等。纳米 $TiO_2$、纳米 ZnO、碳纳米管、氧化石墨烯、量子点等纳米材料暴露细胞都可引起细胞内炎症因子水平的显著升高。

## 第四节　纳米材料的体内毒理效应

纳米材料的体内吸收是其产生生物学效应的重要前提,决定了它们导致系统毒性或机体损伤的程度。呼吸道、胃肠道和皮肤是纳米材料暴露于人体的三个主要途径。

### 一、呼吸暴露纳米材料的毒理学效应

纳米材料的微小尺寸效应使其极易弥散在空中,并通过呼吸道进入人体内。因此,纳米材料的呼吸道毒性成为其生物毒性效应的重要表现形式,已引起人们的巨大关注。炎症反应和肺组织纤维化是纳米材料经呼吸道染毒后最主要的毒性表现。纳米材料进入肺泡后,一部分随呼吸排出,另一部分被机体自身免疫系统所识别,随后在化学趋化作用的介导下,肺泡巨噬细胞会将这部分纳米材料吞噬,通过巨噬细胞介导的清除机制清除。在这一过程中,纳米材料表面会产生大量 ROS,致使巨噬细胞吞噬能力下降,甚至杀死巨噬细胞,进而导致肺组织的氧化性损伤和炎症反应。在炎症的长期刺激下,肺泡细胞组织会纤维化,进而影响肺部气体交换能力。当进入肺泡的纳米材料超过巨噬细胞的吞噬能力时,多余的纳米材料会通过肺泡上皮细胞进入肺间质,穿过肺泡-毛细血管屏障,进入血液和淋巴循环。流行病学的长期研究发现,城市空气中纳米材料的浓度与城市人口发病率及其相关的死亡率呈正相关,尤其与心肺血管疾病的发病率和死亡率的关系更为密切。科学家们推测经呼吸系统进入血液循环的纳米材料可能会直接作用于心脏的自主神经系统,也可能通过肺部的炎症反应诱发心脏发生氧化损伤或增加血黏度及促进凝血而导致心血管疾病的发生,其主要机制可能是 ROS 的产生和炎症细胞因子的释放。

纳米材料的尺寸、水溶性和表面性质等直接影响其在呼吸道系统的吸收位点和强度。如大鼠吸入暴露纳米尺寸 $TiO_2$ 颗粒(20 nm)和微米尺寸 $TiO_2$ 颗粒,纳米级 $TiO_2$ 引起的肺部炎症反应和病理学变化更为明显,且纳米级 $TiO_2$ 在肺部深处的沉积量远大于微米级 $TiO_2$。因此,在纳米材料呼吸道毒性效应分析时,需充分考虑纳米材料理化性质的协同效应。

### 二、胃肠道摄入纳米材料的毒理学效应

胃肠道是吸收外源性有毒物质的重要部位之一。纳米材料通过胃肠道摄入主要有三种来源:① 用作营养产业、医学行业及其相关产品的纳米材料添加剂;② 环境中纳米材料进入食物链,被植物与动物吸收,最终进入人体;③ 某些纳米材料吸入暴露,经肺黏膜系统排出,可被吞到胃肠道。

消化道内各不同阶段的化学环境变化较大,纳米材料在其中的代谢行为和生物效应存在较大的差异。如胃液酸性较强(pH<2),对酸性敏感的纳米颗粒将在胃酸中发生化学反应。因此,对酸惰性的纳米材料经口进入消化道引起的毒性相对较小一些,而与酸反应活性高的金属纳米颗粒进入胃肠道后,引起的毒性较高。如口服纳米锌颗粒的小鼠消化道毒性反应强烈,并出现肝功能损伤、肾炎、贫血等急性毒性症状,与摄入过量锌盐的病症相似,可能是由于纳米锌在胃酸中大量转变成 $Zn^{2+}$ 所致,此时,发挥毒性作用的并不是纳米颗粒本身,而是在消化道内形成的次级产物。对一些惰性纳米材料,一部分会被小肠吸收进入血液循环,而不能被吸收的纳米材料会进入大肠,随粪便排出。如富勒烯衍生物口服暴露大鼠后,98%不被消化道吸收,在 48h 内经粪便排出,被吸收的 2% 会随后经尿排出体外。一般而言,在消化道内能稳定存在的纳米材料,如纳米 $TiO_2$、碳纳米管、石墨烯等,经口摄入后表现为"惰性";而在消化道内可离子化或迅速溶解的纳米材料毒性较高。

### 三、皮肤接触纳米材料的毒理学效应

在纳米材料生产过程中,工作人员可能会通过皮肤接触纳米材料。另外,消费者在购买和使用含有纳米材料的商品(如化妆品和织物)时也会接触到纳米材料。如纳米 $TiO_2$ 具有高折光性和高光活性,能够屏蔽皮肤对紫外线的吸收,加之其可以随意着色,价格便宜,已有部分商品化的化妆品中添加了纳米尺寸的 $TiO_2$。因此皮肤摄入是纳米材料进入人体的另一个重要的暴露途径。

皮肤是人体的最大器官,最外层表皮是覆盖在整个身体的角质层,是纳米材料经皮肤进入人体的第一道屏障。化妆品中常见的 $TiO_2$ 和 ZnO 纳米颗粒大多被角质层所阻挡,不能进入表皮较深层。由于完整表皮对纳米材料的有效阻挡,纳米材料经皮肤暴露产生的毒性效应往往不明显。但当表皮的完整性因紫外线长时间照射或疾病原因而受到破坏时,纳米材料经皮渗透就会变得相对容易。此外,纳米材料可通过皮肤上分散密度不同的汗腺和毛囊(占总皮肤表面的 0.1%~1.0%)到达深层皮肤,甚至进入体内血液循环,从而引起生物损伤效应。

## 思考题

1. 纳米毒理学与传统毒理学有什么区别？
2. 纳米材料理化性质表征的方法有哪些？哪些可以用于研究纳米材料的毒性效应？
3. 纳米材料的哪些理化性质对其细胞摄取过程有影响？
4. 叙述纳米材料的典型细胞毒性效应及其致毒机制。
5. 叙述纳米材料活体暴露的途径及不同途径的典型生物学效应。

## 参考文献

[1] 赵宇亮,柴之芳.纳米毒理学:纳米材料安全应用的基础[M].北京:科学出版社,2015.

[2] 张智勇.纳米毒理学研究方法与实验技术[M].北京:科学出版社,2014.

[3] Günter Oberdörster, Eva Oberdörster, Jan Oberdörster. Nanotoxicology: An emerging discipline evolving from studies of ultrafine particles[J]. Environmental Health Perspectives, 2005, 113: 823 - 839.

[4] Sumit Arora, Jyutika M. Rajwade, Kishore M. Paknikar, Nanotoxicology and in vitro studies: The need of the hour[J]. Toxicology and Applied Pharmacology, 2012, 258: 151 - 165.

[5] Vicki Stone, Helinor Johnston, Roel P. F. Schins. Development of in vitro systems for nanotoxicology: methodological considerations [J]. Critical Reviews in Toxicology, 2009, 39: 613 - 626.

[6] 王九令,孙佳姝,施兴华.纳米颗粒与细胞的交互作用[J].科学通报,2015,60:1976 - 1986.

[7] 施星星,周凯,王琛.纳米颗粒的细胞摄取机制及其影响因素的研究[J].口腔医学,2016,36: 566 - 569.

[8] 何湘伟,隋阳,张雪莹,等.纳米材料毒性机制及其影响因素[J].西南民族大学学报(自然科学版), 2015,41:316 - 325.

# 第十二章　有害物理因素的环境毒理学

提要和学习指导　本章主要介绍了噪声、放射性和射频电磁辐射等物理因素的生物学效应,对于它们的污染来源及预防措施也作了必要的阐述。读者通过本章的学习应弄懂物理性污染与化学性污染和生物性污染有什么不同,它们对人体健康会产生什么危害以及应采取哪些相应的预防措施。

物理性污染与化学性污染、生物性污染是有区别的。物理性污染的特点:① 局部性的,不会迁移、扩散,在环境中不会有残余物质存在,在污染源停止运转后,污染随即消失;② 引起物理性污染的声、光、热、电磁场等在环境中永远存在,它们本身对人无害,只是在环境中的量过高或过低才会造成污染或异常。而化学性污染、生物性污染的特点是污染源排放的污染物随时间增长而累积,即使污染源停止排放,污染物仍存在,并且可以扩散。物理性污染是能量的污染,化学性污染、生物性污染是物质的污染。

## 第一节　环境噪声污染

近年来,随着现代工业、交通、城建等事业的发展,环境噪声污染(environmental noise pollution)日势严重。国际上已将噪声和废水、废气、废渣并列为四大环境污染。

所谓噪声(noise)是指凡是干扰人们休息、学习和工作的声音,即不需要的声音。此外,振幅和频率杂乱、断续或统计上无规律的声振动,也称噪声。

### 一、环境噪声源及污染特点

#### (一)城市环境噪声来源

1. 交通噪声(traffic noise)

由交通工具(包括拖拉机、汽车、火车、飞机等)发出的声音。其特点是声源面广而不固定,有发自地面的,也有来自空中的,后者对环境影响面最广。就城市来说,50%～70%的噪声来自交通工具。

2. 工业噪声

发生源有两类:一类是气动源,如风机、风扇、高炉排气以及航空工业的风洞实验设备等。这类噪声,大的可波及十几里远。另一类是机械振动源,如纺织机、凿岩机、大型球磨机(120 dB)、电锯(100 dB)、铆枪和锻锤等。

3. 施工噪声

其发生源是建筑工地的各种施工机械,如破路机、打夯机、打桩机、吊车和运送扬灰的斗车等。工地噪声一般离居民住宅较近,因而影响是相当大的。

4. 社会生活噪声

有高音喇叭以及商业交际等社会活动和家用电器等。

（二）环境噪声污染特点

1. 环境噪声是能量污染

发声源停止发声污染即自行消除,不留后作用。

2. 环境噪声是感觉公害

噪声对环境的污染与大气、水质污染一样,是一种危害人类环境的公害。从性质来讲,属于感觉公害。评价噪声污染危害时不仅要考虑污染源的性质、强度,还要考虑受害者的生理与心理状态。如夜间的噪声对睡眠者的影响,老年人和青年人,脑力劳动者与体力劳动者,健康人与病患者的反应都不一样。同样响度的交通噪声,白天和晚上的影响也不一样。

3. 环境噪声具有局限性和分散性

噪声污染的范围有局限性和区域性。随着离噪声源距离增加和受建筑物及绿化林带的阻挡,声能量衰减,受影响的只是离声源近的地区。噪声源的特点是分散、数量多和有流动性。

**二、环境噪声对人体健康的影响**

噪声对人们的影响是一个很复杂的问题,不仅与噪声的性质有关,而且还与每个人的心理、生理和社会生活等方面有关。

年龄大小、体质好坏对噪声的忍受程度也不一样。如青年和小孩往往喜欢热闹的环境,老年人则喜欢闲静环境。体质差的人,尤其是高血压和精神病患者,对噪声特别容易感到烦恼。所以研究噪声对人们的影响程度,必须从语言、声学、生理学、心理学以及社会调查等方面进行。大量的调查研究表明,长期在噪声较强的环境中生活与工作,对人体可能产生两类不良的影响,一是听觉器官的损伤,二是对全身系统,特别是对神经系统、心血管及内分泌系统产生不良影响。

（一）对听觉器官的影响

置身于一个噪声严重的环境内,常常使人感到刺耳般的难受;脱离噪声环境,在一定时间内,耳朵内还会嗡嗡作响,听觉器官的敏感性下降,甚至听不清别人一般的说话声,但这种情况在几分钟内即可恢复。这种过程常称作听觉适应,它是人体对外界环境的一种保护性反应。

听觉适应是有一定限度的。如果长年累月无防护地在较强的噪声环境中工作,离开噪声环境后,听觉敏感性的恢复就会由几分钟延长到几小时甚至十几小时,但最终还是可以恢复的。这种可以恢复的听力损失称为听觉疲劳。

发生听觉疲劳后,如果仍然长期无防护地在强烈噪声环境中持续工作,听力损失逐渐加重,直至不能恢复。此时听觉器官已不仅仅是功能性改变而是发生器质性病变,听力损失呈永久性,即通常所称噪声性耳聋。据调查,长期在 90 dB 噪声环境中工作的人,5～10 年后有 10%患噪声性耳聋。近年来,对城市噪声的研究日渐深入,得知环境噪声污染是老年耳聋的一个重要因素。国外大城市老年耳聋者中，男性多于女性，因为男性接触噪声的机会一般比女性多。有人调查发现，居住在偏僻寂静农村、山林里的老人，比起居住在喧闹城市的老人，不仅寿命长，耳聋的也少。看来，生活噪声是影响老年耳聋出现早迟的一个重要因素。

（二）对神经系统的影响

噪声作用于人的中枢神经系统，使人的基本生理过程——大脑皮层的兴奋和抑制平衡失调，导致条件反射异常，使人的脑血管张力遭到损害，神经细胞边缘出现染色质的溶解，严重的可以引起渗出性出血灶，脑电图电势改变。这些生理学变化，在早期是可以恢复的，时间久了，就会形成牢固的兴奋灶，波及植物神经系统，导致病理学变化，产生头痛、昏晕、耳鸣、多梦、失眠、心慌、记忆力衰退和全身疲乏无力等症状。这些症状医学上统称神经衰弱症，又称神经官能症。

噪声作用于中枢神经系统，还会影响人体器官的功能。如引起肠胃机能紊乱、消化液分泌异常，造成消化不良、食欲不振、恶心呕吐，从而导致胃病的发病率增高。

（三）对心血管系统的影响

近年来，人们在噪声对心血管系统的影响方面做了许多研究工作，认为噪声可引起交感神经紧张，从而导致血压波动增大，年轻人表现为血压降低，而老年人则以升高者居多。在心电图检查中，常见的有窦性心动过速或过缓、窦性心律不齐、传导阻滞等。实验表明，放在工业噪声环境中 10 个星期的兔子，血中的胆固醇比处在一般环境中的高得多。调查材料表明，在高噪声车间工作的工人，高血压、动脉硬化和冠心病的发病率比低噪声车间的高。

（四）对内分泌的影响

经常性噪声刺激会使母体的内分泌腺体功能紊乱，如使脑垂体分泌的催产激素过剩，强烈刺激子宫肌收缩而导致早产。子宫收缩会影响子宫内血管向胎儿输送氧气和养料，使胎儿缺乏营养和氧气而造成发育障碍或死亡。各国都有严重噪声干扰促使早产和死产率升高、初生儿体重减轻的报道。

这种影响在动物中也有发现，如在机场周围的怀孕母马，由于飞机噪声的经常性影响容易发生流产，母鸡的产蛋率降低，母牛的出奶率也降低等等。

环境噪声对人体健康除具有上述影响以外，还对人的睡眠、学习、工作效率有影响。

**三、噪声污染综合防治**

噪声污染综合防治是指综合运用噪声控制技术措施，以便经济有效地控制一个特定区域的噪声。主要防治措施：

1. 控制声源

采用合理的操作方法以降低声源的噪声发射功率；利用声的吸收、反射、干涉等特性，控制声源的噪声辐射。

2. 控制传声途径

包括使噪声源远离需要安静的地方，控制噪声的传播方向，建立隔声屏障，应用吸声材料和吸附结构,合理规划城市防噪布局。

3. 接收者的防护

包括佩戴护耳器,减少在噪声中的暴露时间,根据听力检测结果,适当调整噪声环境中的工作人员等。

### 四、环境噪声标准及其居民主观评价法

(一)环境噪声标准(environmental noise standard)

环境噪声标准的制订是以保护人的听力、睡眠、休息、交谈、思考为依据,按照不同的地点和人的行为状态制订相适宜的标准。其目的是控制噪声对人的影响,为合理实施噪声控制技术和噪声立法提供依据。现将我国城市区域环境噪声标准列入表12-1。

本标准规定了城市五类区域的环境噪声最高限值。

本标准适用于城市区域,乡村生活区域可参照本标准执行。

表 12-1　我国城市区域环境噪声标准(GB 3096—1993)(实施日期 2008 年 10 月 1 日)

| 类别 | 昼间/dB | 夜间/dB |
| --- | --- | --- |
| 0 | 50 | 40 |
| 1 | 55 | 45 |
| 2 | 60 | 50 |
| 3 | 65 | 55 |
| 4 | 70 | 55 |

0　类标准适用于疗养区、高级别墅区、高级宾馆等特别需要安静的区域,位于城郊和乡村的这一类区域分别按严于 0 类标准 5 dB 执行。

1　类标准适用于以居住、文教机关为主的区域。乡村居住环境可参照执行该类标准。

2　类标准适用于居住、商业、工业混杂区。

3　类标准适用于工业区。

4　类标准适用于城市中的道路交通干线道路两侧区域,穿越城区的内河航道两侧区域。穿越城区的铁路主、次干线两侧区域的背景噪声(指不通过列车时的噪声水平)限值也执行该类标准。

(二)对环境噪声的主观评价调查

居民对环境噪声的主观评价是城市噪声控制和制订各类噪声标准的依据,因为环境噪声对人产生的心理和生理效应是多方面的,仅靠噪声的客观度量并不能正确反映人对噪声的感受程度。这就需要借助于社会调查方法来研究和确定各类居民对环境噪声的主观评价,一般是采用家庭访问调查。若没有大量经过专业训练的人员和条件时,也可采用印发函调表由居民填写的办法来代之。调查应在噪声测量之前。对噪声的主观评价可分为 7 个等级(无任何干扰,有一定干扰,中等干扰,很受干扰或者是很安静,较安静,吵,很吵)。对每个等级给出不同的评分。一般是将 50% 居民认为吵的噪声强度定为许可噪声标准的上限值。调查包括如下内容:被调查居民的姓名、性别、年龄、职业、住址、健康状况和病史;每天在家几小时,一般什么时候在家;居住在这里觉得安静、较安静、吵还是很吵;在房间里是否听到了噪声,是何种噪声,噪声是否影响了生活(包括交谈、午休、睡眠、阅读、听收音机、看电视及夏天开窗等);对噪声敏感不敏感,即是否容易

受到噪声干扰。

调查对象一般为居住一年以上的 17～75 岁的居民。调查完毕后随即进行噪声测定,以取得各物理参量的实测数据。最后,应用统计分析方法,便可探讨物理参量与主观评价之间的相互关系,提出居民对噪声不满的预报公式,为控制环境噪声和制订噪声标准提供科学依据。

## 第二节　放射性污染

某些物质的原子核能发生衰变,放出人的肉眼看不见也感觉不到,只能用专门仪器才能探测到的射线,物质的这种性质叫作放射性。所谓的放射性污染(radioactive pollution)是指由于人类活动排放的放射性污染造成的环境污染和对人体的危害。随着核能、核素在诸多领域中的应用,放射性废物的排放量在不断增加,已对环境和人类构成严重威胁。世界各国高度重视放射性废物的处理与处置,进行了大量研究工作。

### 一、放射性物质的来源与分类

#### (一) 天然放射性物质

自然界中本身就存在着微量的放射性物质。天然放射性核素分为两大类:一类由宇宙射线的粒子与大气中的物质相互作用产生,如 $^{14}C$(碳)、$^{3}H$(氚)等;另一类是地球在形成过程中存在的核素及其衰变产物,如 $^{238}U$(铀)、$^{40}K$(钾)、$^{87}Rb$(铷)等。天然放射性物质在自然界中分布很广,存在于矿石、土壤、天然水、大气及动植物所有组织中。目前已经确定并已做出鉴定的天然放射性物质已超过 40 种。一般认为,天然放射性本底(radioactive background)基本上不会影响人体和动物的健康。

#### (二) 人为放射性物质

##### 1. 核武器的使用与试验

1945 年美国在日本广岛、长崎投掷原子弹及以后在太平洋比基尼岛上的氢弹试验,造成了严重的放射性污染。自 1945 年至 1982 年,以美国和苏联为主,全世界已进行过近千次的大气层、水下、地下核试验,增加了全球性的环境放射性污染。

##### 2. 核燃料的开采、加工与再处理

在含铀、钍等矿石的开采与粉碎过程中,可有氢气和放射性粉尘污染大气;在提炼及核燃料的再加工过程中,可有放射性废气、废水、废渣污染大气、水体和土壤。

##### 3. 核电站

由于能源紧张,目前愈来愈多的国家在发展核电站,这种核动力工业都有放射性废气、废水和废渣排出,处理不当,就会污染环境。核电站的反应堆等设施发生事故时,也可使局部地区发生严重的放射性污染。

##### 4. 同位素应用

同位素(isotopie)在工业、农业和医学上的应用,产生的放射性废弃物。

## 二、放射性物质对人体健康的作用机理

放射性物质对人体健康的作用机理,主要是放射不同类型的射线,如 α、β、γ、X、中子、质子等,对机体均导致电离。剂量愈大,射线能量愈强,对机体的作用也愈为深远。α 射线带正电荷,它的穿透力较弱,但电离能力强,对机体主要是内照射,能引起机体组织的很大损伤。β 射线带负电荷,穿透力比 α 射线大,在体内的危害性次于 α 射线。γ 射线、X 射线不带电荷,而穿透力很大,外照射危害很大,在体内也能引起穿透影响,较 α、β 射线的内照射危害小。中子流不论外、内照射的危害都很大,在体内还能产生 $^2$H、$^{13}$C、$^{14}$C、$^{25}$Na 等。质子流带正电荷,其作用和射线相似,但能量很大的质子或加速质子的危害比 α 射线大。

射线的电离辐射(ionizing radiation)对机体的损伤作用一般有两种途径:一种是直接损伤,即辐射直接将机体物质的原子或分子电离,破坏机体内某些大分子结构,如 DNA、RNA、蛋白质分子及一些重要的酶等。结果使这些分子的共价键断裂,生成离子或自由基,也可能将它们打成碎片。第二种是间接损伤,即射线首先将体内广泛存在的水分子电离,生成活性很强的自由基(如 H·、OH·、HO$_2$·)和分子产物(如 H$_2$、H$_2$O$_2$ 等),继而通过它们与机体的有机成分作用,产生与直接作用相同的后果。有人认为,间接作用可能是电离辐射的主要损害途径。

虽然在实验条件下可以区分出辐射的直接作用和间接作用,但在活细胞内两种作用经常同时存在。在活机体的放射损伤的发生中,实际上直接作用和间接作用是相辅相成的。至于两者所占的比重,则因具体情况而异。对于辐射杀伤细胞,抑制 DNA 合成,诱发染色体畸变等效应,一般来讲在多数情况下间接作用和直接作用具有大致同等的重要性。只有在个别情况下,放射生物效应仅由直接作用引起,例如,人肾细胞培养在冰冻条件下和无氧环境中,辐射可能仅通过直接作用杀死细胞,但这在自然情况下没有重要意义。即使在实验条件下也没有仅由间接作用引起的放射生物效应。

## 三、放射性污染对人体健康的影响

放射性污染物进入环境后,通过体外照射和体内照射影响人体健康。应该指出,放射性污染对人体的影响是一个非常复杂的问题。当人体受到大剂量照射,其有害的结果几乎立即可以观察到,这就是急性效应。但是长期小剂量照射,近期后果十分轻微,有可能在若干年内发现不了,要经过一段相当长的潜伏期,甚至延续到下一代才能看到较明显的有害效果,这就是远期效应。

（一）急性辐射损伤(acute radiation damage)

电离辐射损伤效应出现在受照射人身上的叫躯体效应。辐射引起的躯体效应,根据发生时间的早晚,可分急性效应与远期效应两种。一次或者短期内接受大剂量辐射引起的急性生物效应称为急性辐射损伤。核武器爆炸、核反应堆意外事故等造成的损伤属急性效应。全身大剂量外照射会明显伤害人体的各种组织、器官和系统,临床表现的急性照射效应列于表 12 - 2。

表 12-2 全身急性照射可能出现的临床症状

| 受照剂量/Gy | 临 床 症 状 |
|---|---|
| 0.5 | 血象有轻度变化,淋巴细胞与白细胞减少程度不严重 |
| 1 | 恶心疲劳,20%～25%发生呕吐,血象显著变化,轻度急性放射病 |
| 2 | 24 h后恶心呕吐,经一周左右潜伏期后,毛皮脱落、厌食、全身虚弱,并伴有喉炎、腹泻,若以往身体健康,一般可望短期内康复 |
| 4(半致死剂量) | 几小时后恶心呕吐,二周内可见毛皮脱落、厌食、全身虚弱、体温上升,三周内出现紫斑、口腔、喉部感染。四周后出现苍白、鼻血、腹泻,迅速消瘦,有50%照射者死亡,存活者六个月后恢复健康 |
| 6(致死剂量) | 受照射1～2 h内出现恶心、呕吐、腹泻等症状。潜伏期短,一周后就出现呕吐、腹泻、咽喉炎、体温升高、迅速消瘦,第二周出现死亡,死亡率近100% |

**（二）辐射的远期效应（radiation remote effect）**

躯体的远期效应主要指辐射致癌、白血病、白内障、寿命缩短等方面的损害。遗传效应也是一种远期效应。

1. 辐射致癌

人体细胞经常受到放射线照射,可能引起突变,即细胞不受控制的连续进行分裂,恶性繁殖生长,最终形成肿块,这就是辐射致癌。无论急性照射与超过容许水平的小剂量长期照射都有可能诱发恶性肿瘤。据近年调查,广岛、长崎核爆炸受害者中,癌发率显著增高就是一个实例。甲状腺癌是一种因外照射引起的癌症之一,发病率与照射剂量大小、性别有关,女性的发病率高于男性。内照射诱发癌症可用铀矿工人肺癌发病率高的情况来说明,这是由于铀矿工人长期接触放射性氡气及其子体放射性产物,并吸入体内肺部沉积后造成的结果。

辐射致癌的潜伏期较长,可以从几年到几十年。潜伏期长短与照射方式、剂量率、剂量大小,以及其他多种因素有关。调查证实,吸烟可以明显缩短铀矿工人诱发肺癌的潜伏期。

2. 白血病（leukemia）

白血病实际是一种造血器官的癌症。辐射致白血病通常由核爆炸、职业性照射或者多次接受放射治疗引起。

核爆炸是辐射致白血病的最重要原因,曾对113 169名日本原子弹照射过的幸存者做过调查,结果发现有117名患白血病,发病率为千分之一,比普通居民的自然发病率高20倍左右。

职业性辐射致白血病也不乏其例,著名的法国物理学家和放射化学家居里夫人,在发现镭和钋的长期研究工作中,由于没有注意对辐射防护,最终殉职于白血病。另据统计,美国早年的放射医学工作人员中,白血病发病率较高,曾在1948～1961年期间,年龄为35～74岁男性放射科医生47 384名中做过调查,发现有12例白血病患者,而按自然发病率计算仅为4例。

由于大剂量 X 射线治疗造成白血病也是值得注意的。在英国、德国等地,曾广泛用大剂量辐射线来治疗脊椎病,据说疗效不错。但是后来发现,在 14 000 名强直性脊椎病患者中,因为 X 射线治疗而使 70 名病人得白血病,另一组未经 X 射线治疗的对照组病人中,患白血病的只有 2 例。

3. 白内障

放射线照射可以引起眼睛晶体混浊,严重时可形成白内障。电离辐射引起白内障有一个明显的"阈值"。一般认为,X 射线与 γ 射线的一次照射约为 2 Gy,分次照射的剂量阈值更大。中子对晶体的损伤作用大于 X 和 γ 射线,它的一次照射阈值为 0.2~0.5 Gy。目前,射线致白内障的多数病例见于日本原子弹受害者,核工业职业人员中发生的射线致白内障病例只有少数几个。

4. 寿命缩短

电离辐射不仅能够诱发癌症,而且还破坏非特异性免疫机制,降低机体的防御能力,增加毛细血管、黏膜、皮肤和其他防御屏障的通透性,容易并发感染,缩短寿命,导致死亡。并不是指因患癌症等恶性疾病造成的寿命损失,因而也叫辐射引起的非特殊性寿命缩短。据资料报道,美国早年从事放射性工作者平均寿命比普通人员缩短 5.2 年,前者受到的剂量可能达到 2 000 伦琴。应该指出,在辐射远期效应的研究中,关于辐射引起寿命缩短的资料还不多,尚不能获得辐射可以导致非特殊寿命缩短的肯定结论。

5. 遗传效应(genetic effect)

辐射对遗传的影响主要表现在两个方面:染色体畸变(chromosome aberration)与基因突变(gene mutation)。主要表现有致畸、死产、智力不全和性比改变等。

(三)慢性小剂量照射的特点

所谓"慢性小剂量"照射其实与长期"低水平"照射是一样的概念。放射性物质污染环境对广大居民造成的照射就属于这一类,因此,慢性小剂量的辐射效应备受人们关注。

慢性小剂量效应主要是远期效应,也是非特异性的,它的潜伏期可能很长,发病率也更低,因此需要用统计的方法对人数众多的群体进行调查或者通过大量的动物试验来进行研究,然后才能获得比较可靠的结论。

小剂量、小剂量率的生物效应,以往都是由大剂量、大剂量率的生物效应外推值来估算的。实验表明,如果总剂量相等,分多次照射的生物效应显著低于一次照射,因此,目前普遍认为,用外推法估算慢性小剂量效应是不可靠的。慢性小剂量辐射与一次性大剂量照射之间生物效应的明显差别,其原因在于机体受小剂量辐射损伤的程度一般较轻,可以依靠机体本身的功能进行修复,恢复正常。

世界上某些地区的天然辐射本底水平显著高于一般地区,这就是所谓高本底地区,有关单位曾对我国某高本底地区居住 40 年以上的 5 249 名居民健康状况做过系统调查研究,并与 2 429 名普通居民做对照,前者每年接受照射剂量为 438 毫雷姆,后者为 139 毫雷姆,从生育情况和遗传学指标未出现明显的差异。

但是,也有人认为,尽管本底水平造成的危害很低是可以接受的,如果要说成没有影响是不恰当的。这种分歧是由于低剂量照射的资料不足和评价的方法不一致。从防护角度上讲,一切可避免的照射应当避免;无法避免的照射,如天然本底,要求避免则是无意义的。

### 四、放射性污染源控制

（1）放射性污染的防治首先必须控制污染源，核企业厂址应选择在人口密度低、抗震强度高的地区，保证出事故时居民所受的伤害最小。更重要的是将核废料进行严格处理。

（2）工艺流程的选择和设备选型应考虑废物产生量少和运行安全可靠。

（3）放射性废料须进行严格处理，废水和废气经过净化处理，并严格控制放射性核素的排放浓度和排放量。对浓集的放射性废水一般进行固化处理。对 α 核素污染的废物和放射强度大的废物，进行最终处置和永久贮存。

（4）加强防范意识。其实放射性污染可能就发生在你的身边，只不过由于剂量轻微，你没有意识到罢了。如：① 居室的氡气污染；② 医院里的 X 光片和放射性治疗、夜光手表、电视机、冶金工业用的稀土合金添加材料等，都含有放射性，要慎重接触。

# 第三节　电磁辐射污染

随着科技的飞速进步，越来越多的电子设备走进了我们的生活，为人们带来了各种各样的便利，但是也给人们的健康带来了一定的安全隐患。电子设备是通过移动发出并接收移动电荷来工作的，在发出接收移动电荷的过程中会产生电磁辐射。

### 一、电磁辐射来源

#### （一）自然电磁辐射

在大自然中也存在电荷的移动，自然也存在电磁辐射。大家最熟悉的就是雷电，雷电是由于电荷正负离子的摩擦等原因产生的，电荷进行了移动，就产生了电磁辐射。自然界中还有一些常见的电磁辐射，如太阳风暴、太阳黑子活动、宇宙射线等。

#### （二）人为电磁辐射

电磁辐射不仅仅由自然界产生，更多的来源是我们经常接触的电子产品。电子设备产生的电磁辐射在当今社会可谓无处不在，比如电脑、电视、微波炉等家用电器；手机、传真机、通信站等通信设备；广播、电视发射塔（电磁辐射强度较大），以及雷达、工业电子设备；还有大家随处可见的高压电力系统等都会成为电磁辐射源。

### 二、电磁辐射对人体的危害及其作用机理

电磁辐射对人体的危害主要是致热效应、非致热效应和累积效应等。

#### （一）对人体的危害

人的中枢神经系统、内分泌系统、心血管系统、生殖系统、造血系统、免疫系统、视觉系统为电磁辐射损伤的主要靶系统，其中神经系统损伤尤为突出，既引起早、中期损伤，也可造成远、后期病变。

#### （二）对人体危害的机理

1. 致热效应

人体 70% 以上是水，水分子受到电磁辐射后会相互摩擦，引起机体升温，从而影响机体

器官的正常运行。生物机体在电磁辐射的作用下,可以吸收一定的辐射能量,并因此产生生物效应,这种效应主要表现为热效应。热效应可造成人体组织或器官不可恢复的损伤,如眼睛产生白内障、男性不育。当功率为 1 000 W 的微波直接照射人体时,可在几秒内致人死亡。

2. 非致热效应

当超过一定强度的电磁波长时间地作用在人体时,虽然人体的温度没有明显升高,但会引起人体细胞膜的共振,使细胞的活动能力受限。非热效应的变化主要发生在细胞和分子水平上,进而影响其生物物理和生物化学反应过程,基因、细胞因子、信号传导通路等发生改变,并引起相应的组织器官和整体的损伤效应。这种在分子及细胞一级的水平上发生的效应既复杂又精细,会使人出现诸如心率、血压的改变及失眠、健忘等生理反应。

3. 累积效应

热效应和非致热效应作用于人体后,对人体的伤害尚未来得及自我修复之前,如果再次受到电磁辐射,其伤害程度就会发生累积,时间久了会成为永久性病态,危及生命安全。

（三）电磁辐射对人体伤害的影响因素

1. 电磁场强度

人体周围电磁场强度越高,人体吸收能量越多,伤害越重。显然,辐射源功率越大,距辐射源越近,电磁场强度就越高,人体受伤害就越重。

2. 电磁波波长

长波对人体危害较弱,随着波长的缩短,对人体的危害逐渐加大,微波的危害最大。

3. 电磁辐射频率

电磁辐射频率越高,对人体的伤害越重。

4. 照射时间

由于电磁场对人体伤害有积累效应,因此,人体接受辐射时间越长伤害越重。

5. 性别年龄

电磁场对人体的伤害,在其他条件相同的情况下,女性较男性严重,儿童较成人严重。

## 三、电磁辐射污染的防护措施

为了减小电磁辐射污染范围,对不同类型的辐射源应根据不同的具体情况分别采取有效防治措施,使泄漏量最大限度地减少,达到消除污染的目的。

（一）不断完善电磁辐射污染防治法规、标准

现行的电磁辐射环境保护管理办法已不能适应当前电磁辐射监管的需要,而且其与广电、通信等领域制定的相关法规无法全面兼容,因而适时制定与电磁辐射污染防治相关的专项法规势在必行。

（二）采用电磁辐射控制技术

(1) 通过产品设计、工程设计等方式有效减少电磁辐射。

(2) 通过屏蔽辐射源降低电磁泄漏。

（3）增加环境保护目标与电磁辐射源间的距离及绿化。在电磁波的传播路径上进行植被绿化，可增加电磁波在传播过程中的衰减。

（4）开发利用防电磁辐射材料。利用防电磁辐射材料对电磁波的吸收或反射等特性，在建筑、交通、包装、服装等领域使用防辐射材料可有效衰减电磁辐射强度。

（三）日常生活中电磁辐射的防护

随着家用电器和移动通信工具等的日益普及，日常生活中人们承受的电磁辐射污染也更加严重。因此，日常生活中电磁辐射的防护措施也得到了相应的重视。为了减少电磁辐射的污染，建议采取以下措施进行防范：

（1）电视机、电冰箱等家用电器的摆放应适当分散，不宜过分集中，可减少开机时的磁场强度。

（2）安放微波炉时，高度应该在人体头部之下，可防止人脑和眼睛受损。使用过程中，应尽量远离。

（3）使用移动电话时，话筒不要紧贴头部，最好使用专用耳机和受话器接听电话，不要长时间通话。

（4）多吃胡萝卜、菠菜等富含维生素的食物，常饮绿茶，可以有效增强机体的抵抗力，提高器官组织的恢复能力。

### 思考题

1. 物理性污染与化学性污染和生物性污染有什么区别？
2. 环境噪声污染有哪些特点？环境噪声对人体健康有何影响？
3. 叙述放射性物质对人体健康的作用机理。慢性小剂量照射有哪些特点？
4. 阐述电磁辐射污染对人体的危害、作用机理及预防措施。

### 参考文献

[1]  Dias A，Cordeiro R，Corrente J E，et al. Ass ociati on bet weennoise-induced hearing loss and tinnitus [J]. Cadernos de Saude Publica，2006，22（1）：63－68.

[2]  赵鹏涛，赵广田.噪声污染的危害及防治措施[J].大众科技，2011，10：109－111.

[3]  高菲，张季平.噪声对健康的影响[J].生物学教学，2007，32(2)：10－11.

[4]  吴文广.环境放射性污染的危害与防治[J].广东化工，2010，37(7)：194－195.

[5]  姚智兵，蒋昊，吴婷，等.电磁辐射的危害及防护[J].中国社会医学杂志，2007，24(3)：177－179.

[6]  裘君.城市环境噪声污染与监测技术研究[J].中国高新科技，2018(9)：83－85.

[7]  魏玫，宋艳蕾.社会生活噪声污染的防治[J].绿色环保建材，2021(7)：41－42.

[8]  孔志明.环境毒理学(第六版)[M].南京：南京大学出版社，2017.

# 第十三章　大气污染的环境毒理学

> **提要和学习指导**　本章主要介绍了颗粒物、$SO_2$、$NO_x$ 和 CO 等大气中几种主要污染物的污染来源、理化性质、体内代谢、毒性作用及机制。学习本章时应重点掌握大气污染物的毒性作用机理。为了加深对毒性作用机制的理解,首先应明晰各种污染物的理化性质及其在体内的代谢特点。同时,对于大气污染物的复合毒性效应也必须有足够的认识。

　　大气污染通常是指由于人类活动或自然过程引起有害污染物质进入大气环境,其含量超过了大气自净能力,呈现足够的浓度,达到足够的时间,并对人体健康造成危害的现象。随着工业生产和交通运输的飞速发展,以及全球人口的持续增长,使得煤炭和石油等化石燃料的消耗加大,大量的有害物质排放到大气中,严重污染了大气环境,直接或间接威胁人体健康,造成重大的环境和经济损失。大气污染的环境毒理学是研究大气污染物对生物体特别是人体健康的损害效应并揭示其毒性作用规律的一门科学。大气污染的环境毒理学研究始于 20 世纪初,起初主要研究烟雾与人口死亡率的相关性。近年来随着大气颗粒物和有毒气体的污染加剧,相关领域的研究得到了迅速发展。

## 第一节　大气污染物的来源与分类

### 一、大气污染物的来源

　　大气污染源可分为自然源和人为源。自然源是由于自然原因如火山爆发、森林火灾、自然风沙等过程产生的。人为源是由于人类生产和生活活动所产生的。比起自然源,人为源更为人们所关注。人为源又可分为固定源(如工业企业排气、生活炉灶和取暖、垃圾焚烧等)和移动源(如各种交通运输工具)。此外,大气污染的人为源主要包括四类,即工业污染源、生活污染源、交通运输污染源和农业污染源。

### 二、大气污染物的分类

　　大气污染物是指能够导致空气质量恶化的物质,目前已知的大气污染物有 100 多种,现阶段污染较为严重的有颗粒物(TSP、$PM_{10}$、$PM_{2.5}$)、二氧化硫($SO_2$)、氮氧化物($NO_x$)、一氧化碳(CO)和臭氧($O_3$)等,这些物质均会对人体健康造成极大危害。2007年我国各类大气污染物排放情况,见表13-1。大气污染物通常可分为一次污染物和二次污染物。一次污染物是指由污染源直接排放到大气的污染物,主要有颗粒物、$SO_2$、CO、$NO_x$、氨气、有机化合物和放射性物质等。二次污染物是指一次污染物在空气中相互作用或与空气的正常组分发生化学反应或者光化学反应而生成的新污染物,如$SO_2$转变成硫酸雾,$NO_2$转变成硝酸雾,以及烃类和$NO_2$转化成光化学烟雾等,后者均比前者的毒性大,对人体的危害也更严重。

**表13-1　2007年我国各类大气污染物分类排放清单(单位:万吨)**

| 污染物 | 生物质燃烧 | 交通源 | 工业源 | 居民生活 | 合计 |
| --- | --- | --- | --- | --- | --- |
| $PM_{2.5}$ | 66.7 | 59.9 | 905.9 | 270.1 | 1 321.2 |
| $SO_2$ | 1.4 | 41.1 | 1 995.2 | 159.1 | 3 158.4 |
| $NO_x$ | 50.5 | 256.7 | 886 | 192.5 | 2 324.8 |
| CO | 1 227 | 1 405.1 | 5 532.8 | 5 415.3 | 16 485.6 |

## 第二节　大气颗粒物的毒性作用及其机制

颗粒物是大气中的主要污染物,包括固体颗粒和液体颗粒。大气颗粒物按空气动力学直径可划分为总悬浮颗粒物(TSP)、可吸入颗粒物(直径$<10\ \mu m$,$PM_{10}$)、细颗粒物(直径$<2.5\ \mu m$,$PM_{2.5}$)和超细颗粒物(直径$<0.1\ \mu m$,UFPs)。粒径越小的大气颗粒物,引起健康损害的可能性越大。

### 一、大气颗粒物的来源

大气环境中颗粒物的来源包括自然源和人为源。自然源是指由于自然因素所产生的颗粒物,如火山爆发、森林火灾、宇宙尘埃、海盐溅溅及土壤颗粒;人为源是指在人类生产和生活活动中产生的颗粒物,如化石燃料的燃烧,交通尾气排放,以及工业生产产生的尘粒等。钢铁厂、有色金属冶炼厂、火力发电厂、水泥厂、石油化工厂等的燃料燃烧和生产过程都是常见的污染源。

### 二、颗粒物的理化性质

颗粒物的形态与化学成分因来源不同而存在差异。燃煤排放的颗粒物多呈灰褐色、球形且平滑,表面含有Al、Si、Fe、S等元素;燃油排放的颗粒物多呈黑色,凹凸不平,表面含有Pb、V、Si、S等元素;冶金工业排放的颗粒物呈红褐色、不规则,且具有金属光泽,含Fe、Al、Mn等元素;建筑工业排放的颗粒物多呈灰色,形态多样,含Ca等元素。

颗粒物粒径越小,在大气中稳定性越高,沉降速度越慢,被吸入呼吸道的概率就越大。一般$100\ \mu m$粒径的颗粒物沉降到地面需要$4\sim9$小时,而$1\ \mu m$粒径的颗粒物需$19\sim98$天,小于$0.1\ \mu m$粒径的颗粒物需$5\sim10$年。此外,颗粒物的粒径与其化学成分密切相关。$60\%\sim90\%$的有害物质存在于$PM_{10}$中。有毒物质如Pb、Cd、Ni、Mn、V、Br、Zn及PAHs等,主要吸附在$PM_{2.5}$上。

### 三、颗粒物在体内的代谢过程

人体的呼吸道,具有抵抗外界有害因素的屏障功能。颗粒物进入人体后,95％可被鼻腔阻留、气管黏附和被纤毛细胞清扫出来。直径大于 5 $\mu$m 的颗粒物不易进肺泡,最终进入支气管以至肺的深部的一般是 5 $\mu$m 以下的颗粒物。在下呼吸道,由于支气管的逐级分支、气流速度减慢和方向改变,增加了沉降的可能性,使直径 1～5 $\mu$m 的颗粒物在支气管各部沉积。直径小于 1 $\mu$m 的颗粒物大部分能到达肺泡,沉积在终末细支气管壁和肺泡壁上。

颗粒物黏在气管、支气管壁上后,通过上皮纤毛的摆动,被向外推送,在咳嗽时排出体外。即使颗粒物已到达肺泡,肺泡和支气管表面的液体流动同样可使颗粒物或已吞噬了颗粒物的细胞向外移动。正常情况下颗粒物在支气管树内的运输速度是每分钟 10～20 mm,因此积存在支气管树内的颗粒物,90％可在 1 小时排到咽部而被吞咽(或咳出),从而使颗粒物及其附着的毒物大部分进入胃肠道。在肺泡内的颗粒物主要被吞噬细胞吞噬,再排到支气管中。颗粒物或含颗粒物的细胞还可以通过肺泡壁进入肺间质,然后随淋巴流动进入局部淋巴结。进入间质的颗粒物可继续被吞噬。对于不易溶解的颗粒,主要是通过肺部巨噬细胞的吞噬作用来清除。直径小于 2 $\mu$m 的颗粒,80％是通过这种方式清除的。溶解度低的颗粒能在肺内长期存留。肺部溶解的颗粒物,会直接进入血液,并被送往全身各个器官而造成危害。

### 四、毒性作用及其机制

#### (一)对呼吸系统的损害

颗粒物对机体危害最大、影响最广的是呼吸系统损害。包括上呼吸道炎症、肺炎、肺肉芽肿、肺癌、尘肺以及过敏性肺部疾患。各种"尘肺"病,就是因为长期吸入粉尘颗粒,吸入量超过呼吸系统保护性能力,在肺内逐渐沉积增多,使肺部产生弥漫性的纤维组织增生,出现呼吸机能和其他器官机能障碍的一种全身性疾病。X 光检查患者肺部可发现结节或纤维组织增生以至肺气肿等病变。患者可因对感染抵抗力的降低而并发呼吸系统感染、慢性支气管炎及肺结核等病症;或因弥漫性纤维组织增生而导致小动脉腔狭窄阻塞;或因肺气肿而损害大量肺泡,引起低氧血症,造成肺动脉血压升高,使右心肥大甚至右心衰竭,最终导致肺性高血压和肺心病。

颗粒物一般具有很强的吸附能力。很多有害气体或液体,都能吸附在颗粒物上而被带入肺部深处,从而促成急性或慢性病症的发生,如大气污染中危害最大的 $SO_2$,就是以 $PM_{10}$ 为"载体"而被吸入到肺泡内,以致造成严重的危害。颗粒物还能吸附 PAHs(如 B[a]P)等致癌物质,导致肺癌死亡率增高。因此,在颗粒物严重污染的地区,肺癌死亡率相对增高。

#### (二)诱发心血管疾病

$PM_{2.5}$ 暴露可以引起心率变异性改变,心肌缺血,血管舒缩性变化,心肌梗死,心律失常,动脉粥样硬化等,这些健康危害在易感人群中更为明显。研究发现,心血管疾病引起的死亡率与 $PM_{2.5}$ 暴露浓度存在强相关性。大气细颗粒物进入血液,可能导致血液蛋白的改变。当颗粒物进入血液时,易于吸附血液蛋白,不仅能够引起血液成分的改变,而且可以活化血小板,激活炎症因子,引起炎症反应,进一步引起内皮细胞功能损伤,促进动脉粥样硬化的形成或加重等,这些影响最终会导致心血管疾病的恶化。

（三）对免疫系统的影响

颗粒物具有免疫毒性,可引起机体免疫功能下降。居民长期居住在颗粒物污染严重的地区,呼吸道患病率以及与呼吸道疾病有关的症状如咳嗽、咳痰、气急的发生率增加。研究发现,颗粒物引起哮喘与过敏性疾病的机制与颗粒物的免疫佐剂效应有关。蛋白质组学研究发现,颗粒物引起的支气管肺泡灌洗液中多聚免疫球蛋白受体、补体C3等的显著升高,可能与颗粒物引起的过敏反应和哮喘的病理损伤有关。此外,颗粒物还会降低机体对病原微生物的免疫反应,导致感染性疾病的发生率增加。

（四）致癌、致突变作用

$PM_{2.5}$可对染色体和DNA等不同水平的遗传物质产生毒性作用,包括染色体结构变化、DNA损伤和基因突变等。$PM_{2.5}$的遗传毒性与其吸附的多种有机化合物有关,包括PAHs、芳香胺、芳香酮及过渡金属等。$PM_{2.5}$对遗传物质的损伤与其产生活性氧的能力有关。燃烧产生的颗粒物中多含有致突变物和致癌物（如As、PAHs、苯等）,可损害遗传物质,干扰细胞正常分裂,同时破坏机体的免疫监视功能,引起癌症和畸形的发生。如$PM_{2.5}$与机体作用产生的活性氧可对DNA造成氧化损伤,导致DNA链断裂,其氧化产物8-羟基脱氧鸟苷含量的增加与癌症的发生呈正相关。柴油尾气颗粒物（DEP）作为大气颗粒物的重要来源之一,因携带有大量有害的重金属和有机物,被国际癌症研究机构（IARC）列为"明确的人类致癌物"。

（五）环境标准

$PM_{10}$和$PM_{2.5}$是世界卫生组织（WHO）推荐的最具代表性的大气污染物。当前的欧盟空气质量标准限定,一个人每年吸入的$PM_{2.5}$最多为40 $\mu g/m^3$,$PM_{10}$为25 $\mu g/m^3$。联合国世界卫生组织建议$PM_{2.5}$和$PM_{10}$的年接触量分别为20 $\mu g/m^3$和10 $\mu g/m^3$。我国环境空气质量标准（GB3085—2012）规定$PM_{10}$年平均浓度限值的一、二级标准分别为40 $\mu g/m^3$和70 $\mu g/m^3$,24小时平均浓度限值的一、二级标准分别为50 $\mu g/m^3$和150 $\mu g/m^3$;$PM_{2.5}$年平均浓度限值的一、二级标准分别为15 $\mu g/m^3$和35 $\mu g/m^3$,24小时平均浓度限值的一、二级标准分别为35 $\mu g/m^3$和75 $\mu g/m^3$。

## 第三节 有害气体的毒性作用及其机制

### 一、二氧化硫

二氧化硫（$SO_2$）中文别名:亚硫酸酐,是最常见的硫氧化物,也是大气中主要污染物之一。世界上发生的多起大气污染事件,如伦敦的烟雾事件、日本的四日市哮喘等即与$SO_2$对大气的污染有关。

（一）污染来源

自然界产生的$SO_2$只占总量很少的一部分。环境中大部分的$SO_2$来自人为源排放,主要包括:含硫矿物燃料的燃烧（约占70%~80%）;含硫矿物开采和有色金属的冶炼（约占

10%);还有一部分来自化工生产过程(约占 10%)。$SO_2$ 进入大气中一般只停留几天,除被降水冲洗和地面物体吸收一部分外,均生成亚硫酸,再氧化成硫酸雾。$SO_2$ 在大气对流层中的浓度较稳定,平均为 0.6 $\mu g/m^3$;在未受污染的农村和海洋地区 $SO_2$ 平均浓度为 14 $\mu g/m^3$;在城市上空 $SO_2$ 浓度通常为 0.05～3.00 $mg/m^3$。

（二）理化性质

$SO_2$ 为无色气体,密度为 1.433 7 $g/L$,浓度≥8.6 $mg/m^3$ 时有明显刺激气味,在水中 25℃时溶解 8.5%,亦可溶于乙醇和乙醚。$SO_2$ 吸湿性强,在大气中遇水蒸气可生成具有腐蚀性的亚硫酸($H_2SO_3$),进而被氧化成硫酸。在日光照射或空气中氧化物的作用下,$SO_2$ 可氧化成吸湿性强的 $SO_3$。$SO_3$ 化学性质活泼,可溶于空气中的水形成硫酸。各种途径形成的硫酸可冷凝成为硫酸雾和酸性降水(酸雨)造成环境污染。

（三）体内代谢过程

大气中的 $SO_2$ 主要通过呼吸道进入生物体,主要在呼吸道的鼻腔和口腔部位被吸收。$SO_2$ 易溶于水,容易被呼吸道的湿润表面所吸收生成亚硫酸,其中一部分亚硫酸会被进一步氧化成为硫酸。被上呼吸道吸收的 $SO_2$,会随血液运输至全身,其中在气管、肺、肺门淋巴结和食道中的含量是最高的,其次在肾、肝和脾等器官中也有较高分布。进入血液的 $SO_2$ 主要与蛋白结合,也有一部分能够与红细胞结合,主要分布在气管、肺、淋巴结、食道、肾、肝、脾等器官。进入体液的 $SO_2$ 主要以亚硫酸根离子和亚硫酸氢根离子的形式存在,经过体内的一系列代谢过程,$SO_2$ 最终以硫酸盐的形式经尿液排出体外。

（四）毒作用及其机制

1. $SO_2$ 对呼吸道的刺激作用

当 $SO_2$ 通过鼻腔、气管、支气管时,会产生直接的刺激作用,影响呼吸功能。此外,由于 $SO_2$ 易溶于水,可被管腔内膜水分吸收阻留,生成亚硫酸、硫酸和硫酸盐,引起黏膜损伤,产生刺激作用。

2. $SO_2$ 的致癌和致突变作用

$SO_2$ 的致癌和致突变作用已引起人们的关注。被机体吸收的 $SO_2$ 可生成亚硫酸根离子,该物质可与核酸分子中的尿嘧啶和胞嘧啶进行加成反应,从而改变核酸结构,导致突变的产生。此外,亚硫酸根离子通过与 $O_2$ 发生反应,产生游离的 $SO_3\cdot$ 和 $O_2^-\cdot$ 自由基,进而诱导胞嘧啶的脱氮反应,使得 C-G 转变成 T-A,最终导致 DNA 损伤。根据流行病学调查,只有较高浓度的 $SO_2$ 才会导致致突变作用。此外,$SO_2$ 并不具备直接的致突变作用,而是通常以辅助形式,促进致突变剂的突变作用。有报道,$SO_2$ 可加强致癌物苯并芘的致癌作用。在 $SO_2$ 和苯并芘的联合作用下,动物肺癌的发病率高于单个致癌因子的发病率。

3. $SO_2$ 与对机体的其他作用

$SO_2$ 还可对大脑皮质机能、体内维生素代谢、对酶的抑制、对呼吸防御系统的作用、对细胞生长的抑制作用产生影响。

4. $SO_2$ 与颗粒物的联合作用

$SO_2$ 与大气颗粒物共存时,吸附在颗粒物上的 $SO_2$ 可进入呼吸道的深部,其毒性较单独存在时增加 3～4 倍。颗粒物含有 $Fe_2O_3$ 等金属氧化物时,可催化吸附的 $SO_2$ 氧化形成硫酸雾,其刺激作用比 $SO_2$ 的单独作用大 10 倍。1952 年冬季发生的伦敦烟雾事件,短期内死亡 6 000 多人,其原因主要是 $SO_2$ 和颗粒物的联合作用所致。长期吸入含有 $SO_2$ 的颗粒物,可促使肺组织发生纤维性病变,导致肺气肿。吸附 $SO_2$ 的颗粒物还具有抗原性,能够引起敏感机体支气管哮喘的发生。1955 年日本四日市燃烧大量重油引起 500 人发生变态反应性哮喘,被认为与 $SO_2$ 和颗粒物的抗原性有关。

（五）环境标准

我国环境空气质量标准规定 $SO_2$ 年平均浓度限值一级标准为 20 $\mu g/m^3$,二级标准为 60 $\mu g/m^3$;24 小时平均浓度限值的一、二级标准分别为 50 $\mu g/m^3$ 和 150 $\mu g/m^3$;1 小时平均浓度限值的一、二级标准分别为 150 $\mu g/m^3$ 和 500 $\mu g/m^3$。世界卫生组织（WHO）推荐的长期标准和美国二级大气质量标准的年平均值均为 60 $\mu g/m^3$,加拿大的标准限值为 30 $\mu g/m^3$。

## 二、一氧化碳

一氧化碳（CO）是空气中含量最大的一类气态污染物,是汽车尾气的主要污染成分。

（一）污染来源

大气对流层中的 CO 本底浓度约为 0.1～2 ppm,这种含量对人体无害。由于世界各国交通运输事业、工矿企业不断发展,煤和石油等燃料的消耗量持续增长,CO 的排放量也随之增多。采暖和茶炊炉灶的使用,不仅污染室内空气,也加重了城市的大气污染。一些自然灾害,如火山爆发、森林火灾、矿坑爆炸和地震等灾害事件,也会造成局部地区 CO 浓度的增高。吸烟也会造成 CO 污染危害。

（二）理化性质

CO 是一种无色、无味、无臭、无刺激性的化学窒息性气态污染物。相对分子质量为 28.01,熔点 $-20.05℃$,沸点 $-191.48℃$,密度 1.250 g/L,几乎不溶于水,可溶于氨水、乙醇、苯和稀酸,与空气混合的爆炸极限为 12.5%～74.2%,燃烧时呈蓝色火焰。在 25℃,1 个标准大气压时为惰性化合物,高温条件下为强还原剂。

（三）体内代谢过程

CO 经呼吸道吸收进入体内,并通过肺泡进入血液,主要与红细胞中血红蛋白结合生成碳氧血红蛋白（HBCO）。CO 与血红蛋白的结合是可逆的,停止暴露后,血液内的 HBCO 会发生解离,释放 CO。CO 的吸收和排出主要取决于 CO 的空气分压、HBCO 的饱和度、接触时间以及肺通气量。血液中 HBCO 在平衡状态下的饱和度与达到此饱和度的速度取决于空气中 CO 的浓度。空气中 CO 浓度越高,HBCO 的饱和度也越高,到达此饱和度所需的时间也越短。

（四）毒作用及其机制

CO 的毒作用与 HBCO 密切相关。CO 与血红蛋白的结合能力远大于氧与血红蛋白的结合能力,而 HBCO 的解离速度远小于氧合血红蛋白（$HbO_2$）。因此 CO 与血红蛋白的结合抑制了血红蛋白携带和运输氧的能力,导致组织缺氧。

当体内吸入过高浓度的 CO 时,CO 还可与细胞内的细胞色素酶、细胞色素氧化酶等含铁呼吸酶相结合,抑制组织细胞的呼吸作用,造成严重损害。

此外,CO 还会影响组织内与代谢相关的酶的活性。如 CO 可以抑制苯并芘羟化酶的活性。CO 还可以与细胞色素 P450 酶相结合,降低微粒体混合功能氧化酶的活性,干扰体内正常的代谢过程。

CO 可对神经系统产生明显的毒害作用。高浓度的 CO 暴露,可导致血液 HBCO 浓度升高,引起行为改变和工作能力降低。据报道,CO 可干扰中枢神经系统中的单胺类神经介质的代谢过程,影响神经调节,进而引发行为改变。此外,当血中 HBCO 高于 15% 时,可导致动脉硬化等心血管病症的加重。

（五）环境标准

我国环境空气质量标准规定 CO 24 小时平均浓度限值一级和二级标准均为 4 $mg/m^3$,1 小时平均浓度限值的一级和二级标准均为 10 $mg/m^3$。居住区大气 CO 日平均最高容许浓度为 1.0 $mg/m^3$,一次最高容许浓度为 3.0 $mg/m^3$。

### 三、氮氧化物

氮氧化物($NO_x$)是大气中常见的污染物,主要包括:NO、$NO_2$、$N_2O$、$N_2O_3$、$N_2O_4$、$HNO_2$ 和 $HNO_3$ 等。在各种 $NO_x$ 中,NO 和 $NO_2$ 具有较为重要的环境毒理学意义。据估计,全球每年由于生产生活等活动向大气排出的 $NO_x$ 总量约 5 亿吨。

（一）污染来源

在大气中的 $NO_x$ 主要有两个方面的来源:一方面是由自然界中的固氮菌、雷电等自然过程所产生,每年约生成 $5\times10^8$ t;另一方面是由人类活动所产生,每年全球的产生量多于 $5\times10^8$ t。在人类活动过程中所产生的 $NO_x$,由炉窑、机动车和柴油机等燃料高温燃烧产生的占 90% 以上,其次是硝酸生产、硝化过程、炸药生产和金属表面硝酸处理等过程中产生的。从燃料系统中排出的 $NO_x$ 95% 以上是 NO,其余主要是 $NO_2$。据统计,人类活动所排放的 $NO_x$ 约 55.5% 来自交通运输,约 39.5% 来自固定燃烧源,约 3.7% 来自工业过程,约 13% 来自其他来源。

（二）理化特性

除 $N_2O_5$ 以外,其余均为气体。其中 $N_2O_4$ 是 $NO_2$ 二聚体,常与 $NO_2$ 混合构成一种平衡态混合物。NO 和 $NO_2$ 的混合物,又称硝气。

相对密度:NO 接近空气,$N_2O$ 和 $NO_2$ 比空气略重。

熔点:$N_2O_5$ 为 30℃,其余均为零下。均微溶于水,水溶液呈不同程度酸性。NO、$NO_2$ 在水中分解生成硝酸和氧化氮。$N_2O$ 300℃以上才有强氧化作用,其余有不同程度氧化性,特别是 $N_2O_5$,在 -10℃ 以上分解释放出氧气和硝气。

氮氧化物系非可燃性物质,但均能助燃,如 $N_2O$、$NO_2$ 和 $N_2O_5$ 遇高温或可燃性物质能引起爆炸。

（三）毒作用及其机制

1. NO 的毒性作用

NO 具有很强的神经毒性作用。高浓度的 NO(3 057 $mg/m^3$)可在数分钟内导致动物麻痹和惊厥,甚至导致死亡。研究表明,NO导致神经细胞损伤的主要原因是NO启动了神经毒性级联反应,引起细胞内钙离子超载。经研究发现,NO一方面通过参与Glu - NMDA受体钙离子途径,使细胞内钙离子超载,引起毒性作用;另一方面NO还通过NMDA - Ca$^{2+}$ - NO通路在NMDA神经毒性中起重要的作用,介导NO - cGMP - Glu所致的兴奋性氨基酸的兴奋性神经毒性。

2. $NO_2$毒性作用

$NO_2$的毒性主要作用与呼吸道,尤其是作用于深部呼吸道、细支气管及肺泡。$NO_2$溶于肺泡溶液生成亚硝酸、硝酸及其盐类,对肺部组织细胞产生刺激和腐蚀作用,产生毒性作用。$NO_2$对呼吸道主要有两个方面的毒性作用:一是形态学损伤,如纤毛脱落、黏膜变性、细支气管及肺泡上皮细胞增生、肺泡壁肿胀、肺腔扩大等;二是功能损害,如增加气道阻力、减弱纤毛运动等。此外,$NO_2$有促癌和致癌作用。大气中的$NO_2$是内生致癌物亚硝胺的前提物,研究表明动物器官及组织中发现的内生性亚硝胺,其水平取决于吸入的$NO_2$浓度。机体内合成亚硝胺的$NO_2$最小浓度为$0.4 \ mg/m^3$。当受试动物暴露于$102.8 \ mg/m^3 \ NO_2$和苯并[a]芘环境中,能促使苯并[a]芘诱发的支气管鳞状上皮癌的发病率增加。

$NO_2$与其他污染物的联合作用也值得关注。$NO_2$与$SO_2$共存时,对健康成人肺功能的损伤有相加作用。$0.2 \ mg/m^3 \ NO_2$和$0.4 \ mg/m^3 \ SO_2$共同作用2小时,可引起呼吸道阻力增加。$NO_2$和$O_3$共存时,可产生协同作用。$8.2 \ mg/m^3 \ NO_2$和$0.04 \ mg/m^3 \ O_3$混合染毒,可显著降低动物对呼吸道感染的抵抗力。$NO_2$与烃类共存时,在强烈的日光照射下,可发生光化学反应,生成的光化学氧化物对机体产生危害。$NO_2$与PAHs共存时,可使PAHs发生硝基化作用,形成硝基PAHs。如苯并[a]芘在$0.51 \ mg/m^3 \ NO_2$和微量$HNO_3$存在下暴露8小时,18%的苯并[a]芘可转化成硝基苯并[a]芘,而很多硝基PAHs具有致突变和致癌作用。

(四)环境标准

我国环境空气质量标准规定$NO_2$年平均浓度限值一级和二级标准均为$40 \ \mu g/m^3$;24小时平均浓度限值的一级和二级标准均为$80 \ \mu g/m^3$;1小时平均浓度限值的一级和二级标准均为$200 \ \mu g/m^3$。

### 四、臭氧和光化学烟雾

臭氧($O_3$)是氧气的同素异形体。$O_3$主要存在于距地表20 km的同温层下部的臭氧层中,含量约50 ppm。在大气层中,氧分子因高能量的辐射而分解为氧原子,而氧原子与另一氧分子结合,即生成$O_3$。此外,$O_3$是光化学烟雾的主要成分,占化学烟雾氧化剂的85%。汽车尾气、工厂和生活排放物、含氮化肥产生的光化学烟雾,会使环境中$O_3$的浓度不断增加,污染严重时峰值最高达$0.65 \ mg/L$。我国环境空气质量标准规定$O_3$日最大8小时平均限值的一级和二级标准分别为$100 \ \mu g/m^3$和$160 \ \mu g/m^3$;1小时平均浓度限值的一级和二级标准分别为$160 \ \mu g/m^3$和$200 \ \mu g/m^3$。

$O_3$在常温常压下,呈无色气体,当浓度达到15%时,呈淡蓝色。可溶于水,溶解度比氧高约13倍,比空气高25倍。$O_3$很不稳定,常温常压下即可分解为氧气。$O_3$的氧化能力很强,与有机物接触,可使不饱和的有机分子破裂,从而结合在有机分子双键上,生成臭氧化物。臭氧化物的自发性分裂产生一个羧基化合物和带有酸性和碱性基的两性离子,后者是不稳定的,可分解成酸和醛。

（一）光化学烟雾的形成

光化学烟雾是指大气中的烃类和 $NO_x$ 等污染物在强烈日光紫外线辐射下,经一系列光化学反应生成的二次污染物蓄积于大气中形成的一种浅蓝色烟雾。光化学烟雾的主要成分是 $O_3$、过氧乙酰硝酸酯（PAN）、醛类、酮类、过氧化氢,以及由硝酸盐、硫酸盐及某些高分子有机物形成的气溶胶颗粒等。光化学烟雾具有特殊的气味,化学氧化性强,对眼和呼吸道有强烈的刺激作用。

形成光化学烟雾的过程极为复杂,主要过程可分为:在日光下 $NO_2$ 吸收光能分解为 NO 和原子态氧（AO）,AO 和 $O_2$ 反应生成 $O_3$;烃类化合物与 AO、OH、$O_3$ 等反应生成各种自由基,包括烷基、烷氧基、过氧烷基、酰基、过氧酰基等;自由基促使 NO 转化成 $NO_2$,$NO_2$ 继续光解形成 $O_3$;自由基与 AO、NO、$NO_2$ 等反应生成醛、酮、醇、酸类化合物,以及 PAN;自由基还可以与烃类发生反应形成更多的自由基。如此反复循环,直至一次污染物 NO 和碳氢化合物耗尽为止。

光化学反应所产生的光化学产物,一般可在大气中扩散而浓度降低,不会形成烟雾。只有在以下条件下才能形成光化学烟雾:在汽车众多或工业发达的大城市,大量汽车尾气或工业废气向大气排放,使 $NO_x$ 和烃类化合物同时严重污染大气;有足够的太阳辐射使 $NO_x$ 和烃类化合物能进行光化学反应;具有不利于污染物扩散的地理和气象条件,如地处山谷盆地、强逆温、微风或无风等。

（二）臭氧及其他光化学烟雾成分的毒性

光化学烟雾对眼睛和呼吸道黏膜有较强的刺激作用,能引起眼睛红肿、干涩、流泪、畏光、头晕、头痛、喉痛、咳嗽、胸闷、气喘及呼吸困难等症状。

$O_3$ 的毒性效应是由其氧化性所致。$O_3$ 可直接氧化细胞磷脂、蛋白质等产生有机自由基（RO·或 RCOO·）,也可直接氧化脂肪酸和多不饱和脂肪酸而形成有毒的过氧化物,从而损害膜的结构和功能,改变膜的通透性,导致细胞内酶的外漏,引起组织损伤。缺乏维生素 C 和维生素 E 的动物对 $O_3$ 的敏感性增加,可能与这两种维生素的抗氧化作用有关。$O_3$ 分别与 $SO_2$、$NO_2$、PAN 联合作用时,均能增加对肺的损伤。此外,在低浓度 $O_3$ 长期暴露下,可损伤 T 淋巴细胞和 B 淋巴细胞的功能,使免疫功能下降、呼吸道对感染的敏感性增加,使潜在的感染如肺结核活动化,使存在的肿瘤进一步恶化。

醛类和 PAN 等氧化剂能够对眼睛产生强烈的刺激作用,引起眼结膜炎。PAN 是一种极强的催泪剂,毒性相当于甲醛的 2 000 倍,使光化学烟雾期间许多人患有眼结膜炎。醛类对皮肤和呼吸道也有刺激作用。光化学烟雾中的气溶胶颗粒主要是由硝酸盐、硫酸盐及某些高分子有机化合物所形成,能够吸附和凝集气体污染物,将其带入呼吸道深部,加重气体污染物的毒害作用。

思考题

1. 大气颗粒物的来源和分类有哪些?
2. 大气颗粒物暴露会对机体产生哪些危害?

3. 试述 CO 在体内的代谢过程。

4. 试述不同大气污染物对人体的毒作用的异同。

# 参考文献

[1]　Kim K H, Kabir E, Kabir S. A review on the human health impact of airborne particulate matter[J]. Environemnt International, 2015, 74, 136 - 143.

[2]　Joeng L, Bakand S, Hayes A. Diesel exhaust pollution: chemical monitoring and cytotoxicity assessment[J]. AIMS Environmental Science, 2015, 2 (3): 718 - 736.

[3]　曹国良, 张小曳, 龚山陵, 等. 中国区域主要颗粒物及污染气体的排放源清单[J]. 科学通报, 2011, 56(3): 261 - 268.

[4]　胡弘, 李佳. 大气飘尘的环境效应[J]. 环境科学与技术, 2010, 33(12F): 523 - 525.

[5]　郭玉明, 赵安乐, 刘利群, 等. 大气二氧化硫污染与心脑血管疾病急诊关系的病例交叉研究[J]. 环境与健康杂志, 2008, 25(12): 1035 - 1039.

[6]　徐青, 郑章靖, 凌长明, 等. 氮氧化物污染现状和控制措施[J]. 安徽农业科学, 2010, 38(29): 16388 - 16391.

[7]　孔志明. 环境毒理学(第六版)[M]. 南京: 南京大学出版社, 2017.

[8]　孟紫强. 环境毒理学基础(第二版)[M]. 北京: 高等教育出版社, 2010.

# 第十四章　土壤污染的环境毒理学

> **提要和学习指导**　本章主要介绍了土壤污染的基本概念、土壤污染源及主要污染物、土壤污染的特点、土壤污染诊断、土壤污染物在土壤中的迁移转化以及土壤污染的影响和危害。通过本章学习应重点掌握:
>
> 1. 土壤污染的特点,为什么说土壤污染难以恢复。
>
> 2. 土壤污染的主要影响因素。
>
> 3. 掌握土壤污染物迁移转化规律。掌握其进入土壤后的归趋,就有可能通过强化或控制某些过程,避免或减小其危害。这对防治土壤污染具有非常积极的意义。
>
> 4. 微生物降解作用是影响农药最终是否在土壤中残留和残毒量大小的决定因素。微生物对农药的代谢作用,是土壤对农药最彻底、最主要的降解过程。
>
> 5. 土壤污染对环境的危害及对人类健康的影响。
>
> 6. 怎样理解土壤污染是环境污染的重要环节。

土壤污染是全球三大环境要素(大气、水体和土壤)的污染问题之一。据 2014 年发布的《全国土壤污染状况调查公报》,全国土壤环境状况总体不容乐观,土壤污染呈加剧趋势,部分地区土壤污染严重超标。土壤污染的最大特点是,一旦土壤受到污染,特别是受到重金属或有机农药的污染,其污染物很难消除。土壤是生态环境的重要组成部分,是人类赖以生存的主要资源之一,还是物质生物地球化学循环的储存库,对环境变化具有高度的敏感性,所以土壤污染是环境污染的重要环节。因此,土壤环境保护是全人类面临的严峻挑战和共同的责任。

## 第一节　土壤污染概述

### 一、基本概念

1. 土壤污染(soil pollution)

**土壤污染**是指人类活动所产生的污染物通过各种途径进入土壤,其数量超过了土壤的容纳和同化能力,而使土壤的性质、组成及性状等发生变化,并导致土壤的自然功能失调、土壤质量恶化,进而影响植物的正常生长和发育,以致在植物体内积累使作物的产量和质量下降,并可通过食物链进入人体,以至危害人体健康。

2. 土壤自净作用(soil self-purification)

**土壤的自净作用**是土壤本身通过吸附、分解、迁移、转化而使土壤污染物浓度降低甚至消失的过程。土壤自净作用对土壤生态平衡具有重要意义,由于土壤具有自净作用,当少量有机物进入土壤后,经生物化学降解可降低其活性变为无毒物质,进入土壤的重金属元素通过吸附、沉淀、络合、氧化还原等化学作用可变为不溶性化合物,使得某些重金属元素暂时退出生物循环,脱离食物链。

土壤具有净化能力是由于土壤在环境中起着以下作用:首先,由于土壤中含有各种各样的微生物和土壤动物,会对外界进入土壤的各种物质进行分解转化;其次,土壤中存在着复杂的有机和无机胶体体系,会通过吸附、解吸、代换等过程,对外界进入土壤少的各种物质起着"蓄积作用",并使污染物发生形态变化;另外,土壤是绿色植物生长的基地,土壤中的污染物质会通过植物的吸收作用,达到转化和转移的作用。

(1) 土壤自净作用类型

土壤的自净作用主要包括物理净化作用、物理化学净化作用、化学净化作用、生物净化等4种。

① 物理净化

土壤的物理净化是指利用土壤多相、疏松、多孔的特点,通过吸附、挥发和稀释等物理作用过程使土壤污染物趋于稳定,毒性或活性减小,甚至排出土壤的过程。土壤是一个犹如天然大过滤器的多相多孔体系,固相中的各类胶态物质——土壤胶体颗粒具有很强的表面吸附能力,土壤中难溶性固体污染物可被土壤胶体吸附。可溶性污染物也可被土壤固相表面吸附(指物理吸附),或被土壤水稀释而迁移至地表水或地下水层,如硝酸盐、亚硝酸盐、中性分子和以阴离子状态存在的某些农药等具有较大的迁移能力。某些污染物可挥发或转化成气态物质从土壤孔隙中迁移扩散进入大气。例如,六六六在旱田施用后,主要靠挥发散失;氯苯灵等除草剂在高温条件下易挥发失活。这些物理过程只是将污染物分散、稀释和转移,并没有将它们降解消除,所以物理净化过程不能降低污染物总量,有可能会使其他环境介质受到污染。土壤物理净化的效果取决于土壤的温度、湿度、土壤质地、土壤结构以及污染物的性质。

② 物理化学净化

土壤的物理化学净化是指污染物的阳离子和阴离子与土壤胶体上原来吸附的阳离子和阴离子之间发生离子交换吸附作用。物理化学净化作用为可逆的离子交换反应,且服从质量作用定律。同时,此种净化作用也是土壤环境缓冲作用的重要机制。污染物的阳离子和阴离子被交换吸附到土壤胶体上,可降低土壤溶液中这些离子的浓(活)度,相对减轻有害离子对生物的不利影响。通常,土壤中带负电荷的胶体较多,因此,土壤对阳离子或带正电荷的污染物的净化能力较强。当污水中污染物的浓度不大时,经过土壤的物理化学净化以后,就能得到很好的净化效果。增加土壤中胶体的含量,特别是有机胶体的含量,可以相应提高土壤的物理化学净化能力。但是,物理化学净化作用也只能使污染物在土壤溶液中的离子浓(活)度降低,相对地减轻危害,并没有从根本上消除土壤环境中的污染物。此外,经交换吸附到土壤胶体上的污染物离子,还可以被其他相对交换能力更大的,或浓度较大的其他离子交换下来,重新转移到土壤溶液中去,又恢复原来的毒性、活性。所以说物理化学净化作用只是暂时的,不稳定的。同时,对土壤本身来说,这是污染物在土壤环境中的积累过程,长期不断积累将产生严重的潜在威胁。

③ 化学净化

污染物进入土壤以后,可能发生一系列的化学反应,如凝聚与沉淀反应、氧化还原反应、络合螯合反应、酸碱中和反应、同晶置换反应、水解、分解和化合反应,或者发生由太阳辐射能和紫外线等引起的光化学降解作用等。通过这些化学反应,或者使污染物转化成难溶性、难解离性物质,使其危害程度和毒性减少,或者分解为无毒物或营养物质,这些净化作用统称为化学净化作用。酸碱反应和氧化还原反应在土壤自净过程中起主要作用,许多重金属在碱性土壤中容易沉淀,同样在还原条件下,大部分重金属离子能与$S^{2-}$形成难溶性硫化物沉淀下来,从而降低污染物的毒性。土壤环境的化学净化能力的大小与土壤的物质组成和性质,以及污染物本身的组成和性质有着密切关系,还与土壤环境条件有关。调节适宜的土壤 pH、氧化还原电位(Eh),增施有机胶体或其他化学抑制剂,如石灰、碳酸盐、磷酸盐等,可相应提高土壤环境的化学净化能力。

④ 生物净化

生物净化主要是指依靠土壤生物使土壤有机污染物发生分解或化合而转化的过程。当污染物进入土壤后,土壤中大量微生物体内酶或胞外酶可以通过催化作用发生各种各样的分解反应,这是土壤环境自净的重要途径之一。由于土壤中的微生物种类繁多,各种有机污染物在不同条件下的分解形式也多种多样,主要有氧化、还原、水解、脱烃、脱卤、芳香羟基化和异构化、环破裂等过程,最终转化为对生物无毒的残留物和二氧化碳。在土壤中,某些无机污染物也可以通过微生物的作用发生一系列的变化而降低活性和毒性。但是,微生物不能净化重金属,反而有可能使重金属在土壤中富集,这是重金属成为土壤环境的最危险污染物的根本原因。

(2) 土壤自净作用的影响因素

土壤自净作用的能力一方面取决于土壤中微生物的种类、数量及活性;另一方面取决于土壤的结构、有机物含量、温湿度、通气状况等理化性质。土壤具有团粒结构,并且栖息着种类繁多,数量巨大的微生物群落,这使土壤具有强烈的吸附、过滤和生物降解作用。当污水、有机固体废弃物进入土壤后,各种有毒或无毒的物质先被土壤吸附,随后被微生物和小型动物部分或全部分解转化,使土壤恢复到原有状态。另外,人类活动也是影响土壤净化的重要因素,如长期施用化肥可引起土壤酸化而降低土壤的自净能力;施加石灰可提高土壤对重金属的净化能力;施加有机肥可增加土壤有机质含量,提高土壤自净能力。

**二、土壤污染源和污染物**

1. 土壤污染源

土壤污染物的来源极为广泛,主要来自工业、城市的废水和固体废物、农药和牲畜排泄物以及大气沉降等。

(1) 工业、城市的废水和固体废物

工业、城市废水中含有多种有机污染物,当长期使用这种废水灌溉农田时,会使污染物在土壤中积累引起污染。另外,利用工业废渣和城市污泥作为肥料施用,会使土壤受到重金属、无机盐、有机物和病原体的污染。工业废物和城市垃圾的堆放场,往往也是土壤的污染源。

(2) 农药与化肥

农业生产大量使用农药与化肥也会造成土壤污染,如有机氯杀虫剂 DDT、六六六等在土壤中长期残留,并在生物体内富集。氮、磷等化学肥料,凡未被植物吸收利用的都在根部以下积累或转入地下水,成为潜在的土壤环境污染物。

（3）牲畜排泄物及生物残体

禽畜饲养场的积肥和屠宰场的废物中含有寄生虫、病原菌和病毒等病原体,当利用这些废物作肥料时,如果不进行物理和生物处理会引起土壤和水体污染,并可通过农作物危害人体健康。

（4）大气沉降物

污染物来源于被污染的大气,大气污染物除 $SO_2$ 等外,主要是重金属、放射性尘埃等,这些物质通过沉降或降水到达地面,对土壤造成多种污染。大气污染土壤的污染物质主要集中于土壤表层（0～5 cm）。

2. 土壤污染物

凡是进入土壤并影响到土壤的理化性质和组成,而导致土壤的自然功能失调、土壤质量恶化的物质,统称为土壤污染物。土壤污染物种类繁多,按污染物的性质可分为四类:有机污染物、无机污染物、放射性元素和生物性污染物。

（1）有机污染物

土壤有机污染物主要是化学农药。目前大量使用的化学农药约有 60 多种,其中主要包括有机磷农药、有机氯农药、氨基甲酸酯类、苯氧酸类、苯酚、胺类等。此外,石油、多环芳烃、多氯联苯、甲烷、有机洗涤剂、塑料薄膜等,也是土壤中常见的有机污染物。

（2）无机污染物

无机污染物包括重金属（主要有 Hg、Cd、Cu、Zn、Cr、Pb、As、Ni、Co、Se 等）、酸、碱和盐类等物质的污染。使用含有重金属的污水灌溉是重金属进入土壤的一个重要途径。重金属进入土壤的另一途径是随大气沉降落入土壤。由于重金属不能被微生物分解,一旦土壤被重金属污染,其自然净化过程和人工治理都将非常困难,还能被生物富集,从而对人类有较大的潜在危害。

（3）放射性元素

放射性元素主要来源于大气层核试验的沉降物,以及原子能和平利用过程中所排放的各种废气、废水和废渣。含有放射性元素的物质不可避免地随自然沉降、雨水冲刷和废弃物的堆放而污染土壤。土壤一旦被放射性物质污染就难以自行消除,只能自然衰变为稳定元素而消除其放射性。放射性元素可通过食物链进入人体。

（4）生物性污染物

生物污染主要指病原微生物。土壤中的病原微生物可以直接或间接地影响人体健康,主要包括病原菌和各种病毒,主要来源于人畜的粪便及用于灌溉的污水（未经处理或处理未达到相应标准的生活污水,特别是医院污水）,人类若接触含有病原微生物的土壤,可能会给健康带来直接影响,若食用被土壤污染的蔬菜、水果等则会间接受到危害。

通过前面的介绍,可以总结出土壤中主要污染物的类型及来源,具体如表 14-1。

表 14-1　土壤中主要污染物的类型及来源

| 污染物类型 | | | 主要来源 |
|---|---|---|---|
| 无机污染物 | 重金属 | 汞 | 氯碱工业、含汞农药、汞化物生产、仪器仪表工业 |
| | | 镉 | 冶炼、电镀染料等工业、肥料杂质 |
| | | 铜 | 冶炼、铜制品生产、含铜农药 |
| | | 锌 | 冶炼、镀锌、人造纤维、纺织工业、含锌农药、磷肥 |
| | | 铬 | 冶炼、电镀、制革、印染等工业 |
| | | 铅 | 颜料、冶炼等工业、农药、汽车排气 |
| | | 镍 | 冶炼、电镀、炼油、米料等工业 |
| | 非金属 | 砷 | 硫酸、化肥、农药、医药、玻璃等工业 |
| | | 硒 | 电子、电器、油漆、墨水等工业 |
| | 放射元素 | 铯(137) | 原子能、核工业、同位素生产、核爆炸 |
| | | 锶(90) | 原子能、核工业、同位素生产、核爆炸 |
| | 其他 | 氟 | 冶炼、磷酸和磷肥、氟硅酸钠等工业 |
| | | 酸、碱、盐 | 化工、机械、电镀、酸雨、造纸、纤维等工业 |
| 有机污染物 | 有机农药 | | 农药的生产和使用 |
| | 酚 | | 炼焦、炼油、石油化工、化肥、农药等工业 |
| | 氰化物 | | 电镀、冶金、印染等工业 |
| | 石油 | | 油田、炼油、输油管道漏油 |
| | 3,4-苯并[a]芘 | | 炼焦、炼油等工业 |
| | 有机洗涤剂 | | 机械工业、城市污水 |
| | 一般有机物 | | 城市污水、食品、屠宰工业 |
| 有害微生物 | | | 城市污水、医院污水、厩肥 |

　　土壤污染物的类型和性质,与存在的环境条件密切相关。这方面的研究对更好地阐明污染物在环境中的迁移和转化规律非常有帮助,了解自然界对污染物的自然净化能力,预测土壤环境质量的变化趋势很重要。

**三、土壤污染的特点**

1. 隐蔽性和潜伏性(concealment and latency)

　　自然界中的水污染、大气污染在治理和控制过程中,因为发现及时,可在污染出现的早期阶段就进入治理环节。但土壤污染却很难被发现,不通过专业监测技术的应用,很难发现土壤的环境污染问题,这种污染的隐蔽性特点,使得土壤治理的难度系数较高,对生态环境造成的危害巨大。因此,土壤污染具有隐蔽性和潜伏性,不像大气和水体污染那样易为人们所察觉。日本的第二公害——痛痛病便是一个典型的例证,该病 20 世纪 60 年代发生于富山县神通川流域,直至 70 年代才基本证实是当地居民食用了被含镉废水污染了的土壤所生产的"镉米"所致,其间经历了 20 余年。

### 2. 蓄积性(cumulation)

土壤污染与河流、大气污染不同,河流、大气由于不停息地流动,可使污染物质不断地得到稀释、扩散。但污染物在土壤中没有明显的迁移特性,很多污染物质都能被土壤无机或有机胶体所吸附。因此,某些化学物质稳定的污染物可以在土壤表层不断蓄积,使污染越来越严重。这种"蓄积性"是土壤污染的重要特点。

### 3. 不可恢复性(irrecoverability)

污染物进入土壤环境后,自身在土壤中迁移、转化,同时与复杂的土壤组成物质发生一系列吸附、置换、结合作用,其中许多为不可逆过程,污染物最终形成难溶化合物沉积在土壤中。多数有机化学污染物质需要一个较长的降解时间,所以土壤一旦遭到污染,仅仅依靠切断污染源的方法很难恢复。总体来说,治理土壤污染的成本高、周期长、难度大。

### 4. 间接危害性(indirect hazard)

土壤污染后果是非常严重的,污染物不但可以通过食物链危害动物和人体健康,而且土壤污染还可通过地下渗漏造成地下水污染,或通过地表径流污染水域,土壤污染地区若遭风蚀,风又可将污染的土粒吹扬到远方,扩大污染面,所以土壤污染又间接污染水体和大气成为二次污染源。

## 四、土壤污染的主要影响因素

近些年,我国土壤污染问题日渐严峻,这不仅影响了农业的可持续发展,给农产品的质量安全带来隐患,也给人类健康造成威胁。我们必须重视土壤污染问题,且要找到影响土壤污染的因素,力争从根源上治理土壤污染,以此促进我国农业经济的发展以及生态环境的健康。

### 1. 不合理地丢弃固体废弃物

污染土壤的固体废弃物主要来源于广大群众在日常生活中所产生的工业废物和城市垃圾,人们将城市垃圾随意丢弃,会对土壤造成严重的污染。例如,塑料制品在实际生活中的应用范围非常广泛,然而塑料制品本身的挥发性较低,人们随意丢弃的塑料袋会引发土壤发生白色污染。此类物质基本上是不可降解的,在土壤中不易腐烂,无法在短时间内通过自然降解而消除,这会对农作物吸收养分以及水分的能力产生不利的影响,而且会使农作物吸收其中不利于自身生长的物质,造成农产品产量及质量下降等问题。此外,这些白色污染源本身的降解能力较弱,会对各地区的生态系统造成破坏,甚至会产生水土流失等严重问题。因此,白色污染是导致我国农用地土壤污染的重要原因之一,需要有关部门加强对土壤环境白色污染的大力治理,避免其影响各类农作物的健康生长。

### 2. 过度使用农药和化肥

现代农业的生产过程中,人们为了最大限度地提升粮食作物的产量,过多地使用农药和化肥。这种现象不仅难以提升粮食作物的产量,而且会严重污染土壤。过量地不合理施用农药,不仅杀死了土壤中的有害生物,也杀死了土壤中的许多有益微生物,同时造成土壤农药残留,降低土壤生产力和农产品质量。同样,很多农户在种植生产过程中会过多使用不同类型的化肥,虽然化肥可以使农作物产量增加,但如果使用时间过长、用量过度的话,会破坏土壤本身肥力效果,影响农作物的产量和质量,还会造成地下水污染、水体富营养化、温室气体释放等,不可避免地导致土壤质量下降。例如,化肥中的硝酸盐、磷酸盐类成分不仅会累积在土壤中污染土壤环境,还会对自然水体造成严重的污染,破坏农业环境。

3. 不合理的生活用水和工业污水灌溉

当前,大部分人尚未真正认识到生活和工业污水的危害,在生活中常常采取不合理的污水排放措施。从长远的角度来看,这将在一定程度上导致农田土地出现严重的酸化、碱化以及盐渍化。还有部分工厂在其发展的过程中未对工业废水采取相应的处理措施,直接进行排放,从而大幅度增加了土壤内部的重金属含量。很多污水以及废物未经处理就直接向土壤环境以及自然水体排放,同时由于水源紧张,不得不用污水对农作物进行灌溉,污染了粮食蔬菜,也对农业土壤环境造成了严重的污染。

4. 造成土壤污染的重金属因素

土壤重金属污染的主要原因:

(1)矿山开采

一些矿山在开采中尚未建立石排场和尾矿库,废石和尾矿随意堆放,致使尾矿中富含难解的重金属进入土壤,加之矿石加工后余下的金属废渣随雨水进入地下水系统,造成严重的土壤重金属污染。

(2)大气中的重金属沉降

大气中的重金属主要来源于工业生产、汽车尾气排放及汽车轮胎磨损产生的大量含重金属的有害气体和粉尘等。大气中的大多数重金属是经自然沉降和雨淋沉降进入土壤的。公路、铁路两侧土壤中的重金属污染,主要是铅、锌、镉、铬、钴、铜的污染为主。

(3)污水灌溉

污水灌溉一般指使用经过一定处理的城市污水灌溉农田、森林草地。城市污水包括生活污水、商业污水和工业废水。由于经济快速的发展,大量的工业废水涌入河道,使城市污水中含有许多重金属离子,这会随着污水灌溉而进入土壤。

(4)农药、化肥和塑料膜等农业投入品的施用

施用含有铅、汞、镉、砷等的农药和不合理的使用化肥,都可能导致土壤中重金属的污染。

(5)污泥和一些固体废弃物的农用

一些固体废弃物和污水处理厂的污泥被直接或通过加工作为肥料施入土壤,会造成土壤重金属污染。

5. 不同土壤污染物对土壤污染的影响

由于不同的污染物在土壤环境中的迁移、转化、降解、残留的规律不同,因此,对土壤环境造成的威胁与危害程度也就不同。所以,土壤污染的发生和发展,还取决于污染物的种类和性质。在诸多土壤环境污染物质中,直接或潜在威胁最大的是重金属和某些化学农药。

6. 土壤类型、性质以及土壤生物和栽培作物的种类对土壤污染的影响

不同的土壤类型,由于组成、结构、性质的差异,其对同一污染物的缓冲与净化能力就不同。此外,不同的土壤生物种群和栽培作物,对污染物的降解、吸收、残留、积累等均有差异。

因此,即使污染物的输入量相同,其土壤环境污染的发生和发展速度也会不同。

　　综上所述,土壤污染已成为影响我国农业经济发展,以及生态和谐稳定发展的重要因素,在实际土壤污染治理的过程中,只有从土壤污染的主要影响因素入手,才能选择相应的治理技术以及治理策略,才能够更好地促进我国农业经济建设与生态环境的稳定发展。

**五、土壤污染诊断**

　　目前,对土壤的污染诊断主要以检测常规的 8 种有毒有害元素($Cd$、$Hg$、$As$、$Cu$、$Pb$、$Cr$、$Zn$ 和 $Ni$)和 2 种有机污染物(六六六、滴滴涕)为主,而其他一些有可能对生态安全和人体健康造成危害的污染物却在考虑之外。如元素硒以亚硒酸盐或硒酸盐的形式存在,$Se$ 是人体必需的元素,但若摄入过多的 $Se$ 也会产生中毒现象。$Se$ 的毒性低,但二价态硒的毒性非常高。另外,某些污染区有毒有机污染物不仅污染严重,而且污染物种类复杂,如塑料增塑剂、多环芳烃、多氯联苯、五氯硝基苯、石油烃类与其他持久性有机污染物及其代谢物等在某些石油、化工等污水灌区或燃煤和炼焦大气颗粒物沉降区土壤污染明显。此时,如果仅仅参照国家土壤环境质量标准所规定的污染物种类和限量对污染土壤进行诊断评价,将无从着手。此外,即使国家土壤环境质量标准不断进行修订,大幅增加了控制污染物的种类,也难以完全满足污染土壤中复杂污染物污染控制的需要。

　　单纯依靠化学法进行土壤污染诊断,不能全面、科学地表征土壤的整体质量特性,主要存在如下局限性:① 无法对土壤中各种污染物进行全面测定,不能鉴定所有潜在毒性物质的毒性效应,也无法测定污染物的复合污染效应;② 在实际土壤环境中,最容易被忽视且破坏性更大的是小剂量、长期持续作用的非急性复合污染。这类污染发生时难以察觉、隐蔽性强、影响面大,仅凭污染物含量无法检测出污染物的复合毒性效应。而实验室内进行的毒性生物测定也无法了解污染物在现场的生物毒性效应;③ 难以区别不同暴露途径(如空隙水、土壤空气等)中污染物质的浓度,可能会低估污染物的有效毒性;④ 无法对污染物的代谢毒性进行追踪。

　　近年来,土壤污染生态毒理诊断法受到国内外研究者的广泛关注并得以迅速发展。它通过外源污染物对受试生物(植物、动物、微生物)在分子、细胞、器官、个体、种群及群落等不同生命层次上的胁迫效应来评估土壤的污染程度。该方法阐明了有毒物质对生命有机体的危害机理,建立了污染物对受试生物的剂量-效应模型,集合了土壤中不同食物链生物对化学品的整体毒性效应,能够为土壤污染风险评估提供较详细的信息,同时也能为土壤污染修复提供可靠的依据。土壤污染防治,首先要对土壤环境进行诊断,而以化学分析和生态毒理指标相结合的方法,可以更为科学的评价土壤环境样品的整体毒性和环境危害性。

## 第二节　土壤污染物在土壤中的迁移转化

　　进入土壤中的污染物,通过与土壤物质的物理化学以及生物作用进行迁移和转化。其作用的强弱与速率,取决于污染物的种类和物理、化学性质,还与土壤的结构、氧化还原电位、pH、有机物质和胶体物质含量以及生物种类和数量等密切相关。

### 一、无机污染物在土壤中的迁移转化

污染土壤中的无机物,主要有重金属($Hg$、$Cd$、$Pb$、$Cu$、$Zn$、$Cr$、$Ni$)、类金属($As$、$Se$等)、放射性元素($^{137}Cs$、$^{90}Sr$)以及氟、酸、碱、盐等。其中,尤以重金属和放射性物的污染最为严重,因为具有潜在危险,一旦污染土壤,难以彻底消除。

（一）重金属污染的特点

1. 形态多变

重金属大多数是过渡元素,它们多有变价,有较高的化学活性,能参与多种反应和过程。随着环境的 $Eh$、$pH$、配位体的不同,重金属常有不同的价态、化合态和结合态,而且形态不同,其稳定性和毒性也不同。

2. 迁移转化形式多样,物理化学行为具有可逆性

重金属在土壤中的迁移转化,几乎包括水体中已知的所有物理化学过程,其物理化学行为多具有可逆性。重金属无论是形态转化或物相转化,原则上都是可逆反应,能随环境而转化,如沉积的也可再溶解,氧化的也可再还原,吸附的也可再解吸。不过在特定条件下,它们又具有相对的稳定性。

3. 微生物不能降解重金属

微生物不仅不能降解重金属,相反某些重金属可在土壤微生物作用下转化为金属有机化合物(如甲基汞),产生更大的毒性。同时,重金属对土壤微生物也有一定毒性,而且对土壤酶活性有抑制作用。

4. 生物对重金属摄取具有累积性

各种生物尤其是海洋生物,对重金属都有较强的富集能力。其富集系数可高达几十倍至几十万倍。因此,即使微量重金属的存在也可能是构成污染的因素。

（二）重金属在土壤中的迁移转化

重金属在土壤中迁移转化的形式复杂多样,并且是多种形式错综结合。

1. 物理迁移

土壤溶液中的重金属离子或络离子可以随水迁至地面水体,而更多的重金属会通过多种途径被包含于矿物颗粒内或被吸附于土壤胶体表面,随土壤中水分的流动而被机械搬运。特别是多雨地区的坡地土壤,这种随水冲刷的机械迁移更加突出;在干旱地区,这种矿物颗粒或土壤胶粒会以尘土飞扬的形式随风被机械搬运。

2. 物理化学迁移和化学迁移

土壤中的重金属污染物能以离子交换吸附、络合、螯合等形式和土壤胶体结合,或发生溶解与沉淀反应。

（1）重金属和无机胶体的结合

重金属和无机胶体的结合分为两种类型:一类为非专性吸附,即离子交换吸附,这种作用的发生与土壤胶体微粒所带电荷有关。因各种土壤胶体所带电荷的符号和数量不同,对重金属离子吸附的种类和吸附交换容量也不同。另一类是专性吸附,它是由土壤胶体表面

与被吸附离子间通过共价键、配位键而产生的吸附,重金属离子可被水合氧化物表面牢固地吸附。因为这种离子能进入氧化物的金属原子的配位壳中,与—OH等配位基重新配位,并通过共价键或配位键结合在固体表面,这种结合也称为选择吸附。被专性吸附的重金属离子是非交换态的(如铁、锰氧化物结合态),通常不被氢氧化钠或醋酸钙(醋酸铵)等中性盐所置换,只能被亲和力更强的和性质相似的元素所解吸或部分解吸,也可在较低pH条件下解吸。

(2) 重金属和有机胶体的结合

重金属元素可以被土壤有机胶体络合或螯合,或者被有机胶体表面吸附。从吸附作用来说,有机胶体的交换吸附容量远远大于无机胶体。但是,土壤中有机胶体的含量远小于无机胶体的含量。土壤腐殖质等有机胶体对金属离子的吸附交换作用和络合/螯合作用是同时存在的。当金属离子浓度较高时,以吸附交换作用为主;而在低浓度时,以络合/螯合作用为主。当生成水溶性的络合物或螯合物时,则重金属在土壤中随水迁移的可能性增大。

(3) 溶解和沉淀作用

重金属化合物的溶解和沉淀作用,是土壤中重金属元素化学迁移的重要形式。它实际上是各种重金属难溶电解质在土壤固相和液相之间的离子多相平衡,必须根据溶度积的一般原理,结合土壤的具体环境条件(主要是指pH和Eh),研究和了解它的规律,从而控制土壤中重金属的迁移转化。

3. 生物迁移

土壤中重金属的生物迁移,主要是指植物通过根系从土壤中吸收某些化学形态的重金属,并在植物体内积累起来,这一方面看作是生物对土壤重金属污染的净化,另一方面也可看作是重金属通过土壤对作物的污染。如果这种受污染的植物残体再进入土壤,会使土壤表层进一步富集重金属。除植物吸收外,土壤微生物吸收以及土壤中的动物啃食重金属含量较高的表土,也是重金属发生生物迁移的一个途径,但生物残体又可将重金属归还给土壤。

土壤根系从土壤中吸收重金属,并在体内积累,受多种因素影响,如重金属在土壤中的总量和赋存形态、土壤的环境状况(酸碱度、氧化还原电位、土壤胶体种类等)、作物的种类、伴随离子的影响等。

**二、有机污染物在土壤中的迁移转化**

农药是一种最典型的有机污染物,它是一种泛指性的术语,包括杀虫剂、除草剂和杀菌剂等。许多有机污染物如某些农药、氯苯类、多氯联苯和多环芳烃等已被美国和欧盟列为优先污染物。研究有机污染物在土壤中的迁移行为,掌握其进入土壤后的归趋,就有可能通过强化或控制其某些过程,避免或减小其危害。这对防治土壤污染具有非常积极的意义。在土壤中,有机污染物将发生一系列的物理、化学和生物行为,其中一部分污染物降解或转化为无害物质;一部分通过挥发等途径进入其他相中;还有一部分会长期存在于土壤环境中,进而对环境产生长期和深远的影响。有机污染物在土壤中的主要迁移转化过程包括吸附与解吸附、渗滤、挥发和降解。农药在土壤中的迁移转化,详见第九章第一节。

## 第三节　土壤污染的危害

土壤污染会使土壤的组成和理化性质发生变化,破坏土壤的正常功能,对农作物产生危害,并可通过植物的吸收和食物链的积累等过程,进而对人体健康构成危害。

### 一、土壤污染对农作物的危害

#### (一)无机污染物的危害

在土壤的无机污染物中,最突出的表现为重金属污染。重金属不能被土壤微生物分解,而易于积累,转化为毒性更大的甲基化合物,有的甚至通过食物链以有害浓度在人体内蓄积,严重危害人体健康。

1. 重金属对农作物的危害

(1)当重金属在土壤中累积超过一定含量后,就会抑制农作物的生长发育。经研究,当土壤中铜元素到达一定浓度时,农作物的根系部分对其几乎全部吸收,但不会继续向上部移动,累积在根部的重金属元素会使根部腐烂甚至变性,最终导致农作物枯死。此外,在牛、羊等畜牧业所需的饲料用农作物中,若累积过量的重金属,会使牲畜生病甚至死亡。

(2)汞、镉等重金属对农作物的细胞具有极强的毒性危害。这类重金属在较低浓度下几乎不会对农作物产生影响或者危害较小,但当浓度增高时会对农作物的细胞膜进行破坏,进而影响其细胞结构,影响作物的细胞器结构和功能,若浓度更高的话甚至会导致作物所在土壤肥料流失。通过相关实验研究,编者发现白菜、青稞等作物在土壤镉元素超标 10% 的情况下,就会引起作物根系减少、作物生长高度低、作物产量明显下降等抑制情况。因此,对这类重金属的土壤污染进行控制十分必要。

2. 重金属对土壤生物的危害

重金属污染对土壤动物群落和多样性构成危害,土壤动物群落的组成与数量会随着污染的加重而减少,在重污染的土壤中优势类群与常见类群的类明显减少。重金属对土壤动物群落的多样性指数、均匀性指数、密度类群指数都有减少的趋势。经调查,与冲积平原的土壤进行比较发现沙质平原土壤蚯蚓数量明显高于受重金属污染的疏浚底泥土壤的蚯蚓数。

3. 重金属对土壤环境的危害

通过研究发现,重金属含量的增加还会对微生物种类产生影响,造成微生物的数量下降,重金属的污染会对土壤中微生物的群落产生明显影响,会造成活性细菌数量减少,并会对微生物的酶的有效性造成较大影响。

#### (二)有机污染物的危害

1. 对农作物的危害

土壤中残留的农药会通过植物的根系活动逐渐转移至植物中,使植物中的农药残留量增大,影响农产品的质量,造成农民的经济效益下降。

### 2. 对土壤生物的危害

很多农药都会毒杀土壤中的生物,如蚯蚓是一种重要的土壤有利生物,可以使土壤保持疏松状态并能使土壤中的肥力提高,但是部分高毒农药会直接杀死蚯蚓。

### 3. 对土壤微生物的危害

不同的农药对土壤中微生物的影响不同,同一种农药对不同种微生物类群的影响也不同,但总的来说,农药可影响土壤微生物的种群和种群数量。杀菌剂对土壤微生物影响较大,不管是有益微生物还是有害微生物,均被其杀灭或是抑制生长,如硝化细菌和氨化细菌。此外,土壤中残留的农药还对土壤中的微生物数量造成一定的影响,使得土壤生态系统的功能失调,营养成分不平衡、失调或缺乏,对土壤中生物的生长和代谢不利。

### 4. 对生态环境的危害

在农药使用过程中,80%～90%的农药都进入了土壤,这就使土壤受到的农药污染最为严重。土壤中残留的农药会改变土壤的物理化学性质,造成土壤酸化,还使土壤中的养分含量不均匀。此外,长期过度使用农药还会使土壤堆积大量重金属,造成难以修复的重金属污染。土壤中的污染物还会通过挥发、扩散、迁移等途径进入大气、水体和生物体中。因此,土壤的农药污染还会引起大气污染、水污染等环境问题,并影响土壤中动植的生存。

### (三) 土壤生物性污染的危害

土壤生物污染,特别是那些在土壤中长期存活的植物病原体(包括细菌、真菌、病毒和线虫等),它们常常侵害各种作物,寄生于作物组织中,使植物不能正常生长,出现叶绿素消失、植株枯萎等现象,造成农产品质量下降与大面积减产甚至绝收,最终造成巨大的经济损失。

由于人类滥用化肥和农药,也会使一些原本无侵袭能力的镰刀菌(Fusarium)和青霉菌(Penicillium)等变得有侵袭能力,从而导致植物的根坏死。广义来说,这也属于土壤生物污染引起的病害。研究表明,土壤生物污染明显影响农产品包括卫生品质在内的整体品质,有些污灌地区蔬菜的口感变差,甚至出现难闻异味,许多农产品的储藏品质和加工品质也低于深加工要求。

## 二、土壤污染对人体健康的危害

### (一) 农药对人体健康的危害

土壤中残留农药可被粮食、蔬菜作物吸收,使之遭受污染,并通过食物链危害人畜健康。另外,还可随着土壤表层饮用水进入人体内,对人体的健康造成直接或间接的危害。农药在土壤中可以转化为其他有毒物质,如 DDT 可转化为 DDD、DDE。人类吃了含有残留农药的各种食品后,残留的农药转移到人体内,这些有毒有害物质在人体内不易分解,经过长期积累会引起内脏机能受损,使机体的正常生理功能发生失调,造成慢性中毒,影响身体健康。特别杀虫剂所引起的致癌、致畸、致突变。"三致"问题,令人十分担忧。详见第九章第一节。

### (二) 重金属对人体健康的危害

在土壤中存在的重金属会通过食物链到达人体内。目前发现许多医疗上无法治愈的疾病大多源于重金属的毒害作用。1956 年的日本水俣病的病因就是由于人体内汞元素超标导致患者口齿不清、步履蹒跚,甚至精神失常直至死亡。20 世纪美国铅浓度超标导致儿童智力普遍下降,对成人神经系统带来了难以恢复的干扰。十多年前的湖南省稻米镉元素过量的罪魁祸首就是湖南省攸县湘江流域的土壤镉元素超标,导致全国各地吃了该地区大米的患者轻者出现头晕目眩,重者出现骨痛病等症状,这也给政府对于土壤重金属污染及时防治和修复敲响了警钟。人体中铬的富集浓度超标也会损害表皮组织,导致皮肤溃烂;铬也能通过呼吸道进入人体,诱发呼吸道疾病;同时,铬具有致癌、致畸、致突变的不良作用。人体中铅的富集浓度超标会引发贫血、神经紊乱等疾病。砷也具有一定的致癌危险,砷中毒主要是通过长时间富集产生的,因此其致病作用具有一定的滞后性。

（三）放射性物质对人体健康的危害

放射性物质进入土壤后能在土壤中积累,形成潜在的威胁。由核裂变产生的两个重要的长半衰期放射性元素是 $^{90}Sr$ 和 $^{137}Cs$,空气中的放射性 $^{90}Sr$、$^{137}Cs$ 可被雨水带入土壤中。土壤被放射性物质污染后,一旦进入人体,通过放射性衰变,能产生 $\alpha$、$\beta$、$\gamma$ 射线,将对机体产生持续的照射,这些射线能穿透人体组织,使机体的一些组织细胞破坏或变异,使受害者头昏、乏力、白细胞减少或增多、发生癌变等。

（四）土壤生物性污染对人体健康的危害

土壤的生物性污染仍然是当前土壤污染的重要危害,影响面广。土壤中的各种病原微生物和寄生虫不仅可以通过食物链进入人体,使人感染发病,还可直接通过皮肤接触由土壤进入人体,危害人体健康。

1. 引起肠道传染病和寄生虫病

人体排出的含有病原体的粪便污染土壤,人生吃了这种土壤中种植的蔬菜瓜果等会感染得病(人—土壤—人)。

2. 引起钩端螺旋体病和炭疽病

含有病原体的动物粪便污染土壤后,病原体通过皮肤或黏膜进入人体而得病(动物—土壤—人)。

3. 引起破伤风和肉毒中毒

天然土壤中常含有破伤风杆菌和肉毒杆菌,人接触土壤而感染(土壤—人)。

# 第四节　土壤污染的防治与修复

## 一、污染土壤的防治措施

控制和消除土壤污染源是防治污染的根本措施,应从以下几个方面考虑:

1. 控制和消除工业"三废"的排放

在工业上大力推广闭路循环和清洁工艺,对排放的"三废"要净化处理,使污染物的排放数量和浓度得到有效控制。

2. 合理施用化肥和农药

化肥和农药的使用应严加控制,研究制定出适宜量和最佳施用方法,使其在土壤中的累积量得到尽可能地减少,探索和推广生物防治病虫害的途径。

**3. 建立土壤污染监测、预测和评价系统**

分析影响土壤中污染物的累积因素和污染趋势,建立土壤污染物累积模型和土壤容量模型,预测控制土壤污染或减缓土壤污染的对策和措施。

**4. 提高土壤环境容量,增强土壤净化能力**

砂土掺黏土或改良砂性土壤等方法,能够增加土壤有机质含量,能在一定程上增加或改善土壤胶体的性质,土壤对有毒物质的吸附能力和吸收能力能够有一定程度的加强,最终达到提高土壤环境容量,增强土壤净化能力的目的。

**二、污染土壤的修复**

污染土壤的修复是指利用物理、化学和生物的方法,转移、吸收、降解和转化土壤中的污染物,使其浓度降低到可接受水平,或将有毒有害的污染物转化为无害的物质。各种修复技术在作用原理、适用性、局限性和经济性等方面均存在各自的特点,对特定场合的污染土壤进行工程修复时,需根据当地的经济实力、土壤性质、污染物性质、资源条件等因素,进行修复技术的合理选择和组合工艺的优化设计。在众多土壤修复技术中,生物修复技术具有环境扰动少、不易造成二次污染、修复成本低等优点,为土壤修复提供了绿色生态的技术路线。生物修复既适用于修复有机污染(包括石油类污染、多环芳烃类污染、农药类污染等)土壤,也可用于修复无机污染(包括重金属、非金属、放射性污染等)土壤。例如,中科院地理科学与资源研究所团队,经过多年探索研究,利用蜈蚣草吸收砷和镉等重金属,摸索出一条适合我国国情的农田土壤污染修复技术的新路,这是我国领先于世界的治理污染土壤的生物修复技术。

**思考题**

1. 解释:
(1) 土壤污染;(2) 土壤污染物;(3) 白色污染;(4) 痛痛病;(5) 土壤自净作用。
2. 土壤污染物的来源及主要污染物。
3. 简述土壤污染具有哪些特点。
4. 简述土壤污染的主要影响因素。
5. 阐述土壤有机污染物在土壤中的主要迁移转化过程。
6. 简述土壤污染的危害及对人体健康影响。

**参考文献**

[1] Steffan J J, Brevik E C, Burgess L C, et al. The effect of soil on human health: an overview[J]. European journal of soil science, 2018, 69(1): 159-171.
[2] 兰新怡.我国土壤污染的现状及防治对策[J].资源与环境,2019,45(11):228-229.
[3] 李莲华.土壤农药污染的来源及危害[J].现代农业科技,2013(5):238-238.
[4] 赵玲,滕应,骆永明.中国农田土壤农药污染现状和防控对策[J].土壤,2017,49(3):417-427.
[5] 闫晓强,李汉杰,周辉,等.农田土壤重金属污染的危害及修复技术[J].南方农业,2022,16(2):

24 - 26.

[6]　兰新怡.我国土壤污染的现状及防治对策[J].资源与环境,2019,45(11):228 - 229.

[7]　胡枭,樊耀波,王敏健.影响有机污染物在土壤中的迁移、转化行为的因素[J].环境科学进展,1999,7(5):14 - 22.

[8]　赵方杰,谢婉滢,汪鹏.土壤与人体健康[J].土壤学报,2020,57(1):1 - 11.

[9]　袁健,刘召敏,杨慎文,等.浅析土壤污染的种类、危害及防治措施[J].环境科学导刊,2010,29(1):51 - 53.

# 第十五章　水污染的环境毒理学

提要和学习指导　本章主要介绍了水污染的来源及其特点、水污染的自净及转归、水污染对水生生物和人体健康的影响及危害，以及水体污染物环境安全性评价方法。通过本章学习，要深入认识水污染对水生生态系统影响及对人体健康的危害，并认识到对水环境质量加强监测的必要性。

水是万物之源，是人类生活和生产活动不可缺少的物质，是地球上不可替代的自然资源。虽然水是可以循环和再生的自然资源，但它不会无限增长，更不是取之不尽，用之不竭的。当前，随着人口的不断增长及工农业生产的迅速发展，水的供需矛盾越来越突出。特别是由于人类社会日益增长的物质生活需求和大规模的生产活动所产生的大量污水与废水（大部分未经任何净化处理）直接排放到江河湖泊和海洋，将许多不同种类的有毒有害物质带入自然水体，引起自然水体发生物理和化学变化，使清洁的水质变成被污染的水质，降低甚至丧失其使用价值，破坏了淡水资源的利用。虽然天然水体对排入其中的某些物质具有一定限度的自然净化能力，但是，随着污染物不断进入水体，其含量超过水体的自净能力后，引起水质恶化，破坏了水体的原有用途时，便引发水体污染。水体污染直接危害人体健康，并对工、农、渔等行业产生危害，对社会生活产生巨大的负面影响。水污染已成为制约和困扰我国可持续发展的一大障碍。治理被污染的水环境和防止水资源进一步被污染，是当前迫切需要解决的问题。

## 第一节　水体污染的来源及其特点

水体是河流、湖泊、沼泽、水库、地下水、冰川和海洋等"贮水体"的总称。从自然地理的角度看，水体是指地表被水覆盖的自然综合体。在环境科学领域中，水体不仅包括水，而且也包括水中悬浮物、底泥及生物等。

区分"水"和"水体"的概念十分重要。如金属污染物易于从水中转移到底泥中（生成沉淀或被吸附），水中重金属含量一般都不高，仅从水着眼，似乎未受到污染，但从整个水体来看，则很可能受到较严重的污染。重金属由水转向底泥可称为水的自净作用，但从整个水体来看，沉淀在底泥中的重金属将成为该水体的一个长期次生污染源，很难治理，它们将逐渐向下游移动，扩大污染面。

当污染物进入河流、湖泊、海洋或地下水等水体后，其含量超过了水体的自然净化能力，使水体水质和水体底质的物理、化学性质或生物群落组成发生变化，从而降低了水体的使用价值和使用功能的现象，被称作为水体污染。

### 一、工业生产废水

工业废水是最重要的污染源,它有以下特点:

（一）产生量大,污染范围广,排放方式复杂

工业生产用水量大,相当一部分生产用水中携带原料、中间产物、副产物及产物等排出厂外。不少产品在使用中还会产生新的污染。如全世界每年化肥施用量约 5 亿吨,农药200 万吨,使遍及全世界广大地区的地表水和地下水都受到不同程度的污染。工业废水的排放方式复杂,有间歇排放,有连续排放,有规律排放和无规律排放,给污染的防治造成很大困难。

（二）污染物种类繁多,浓度波动幅度大

由于工业产品品种多,故工业生产过程中排出的污染物也是数不胜数。不同污染物性质有很大差异,浓度也相差甚远,高的可达 $10^4 \sim 10^5$ mg/L,甚至更高,如生产酚醛树脂时排出的含酚废水可达约 $4 \times 10^4$ mg/L;低的仅在 10 mg/L 以下,如一些强疏水性有机污染物,一旦进入水体,往往漂浮于水面上或是吸附于底泥中,水中的含量反而较低。

（三）污染物质有毒性、刺激性、腐蚀性,强酸或强碱性,悬浮物和富营养物多

被酸碱类污染的废水有刺激性、腐蚀性,而有机含氧化合物如醛、酮、醚等则有还原性,能消耗水中的溶解氧,使水缺氧而导致水生生物死亡。工业废水中悬浮物含量也很高,最高可达 300 mg/L,为生活污水的 10 倍。

（四）污染物排放后迁移变化规律差异大

工业废水中污染物的物理、化学性质差别很大,一旦排放,迁移变化规律很不相同。有的沉积水底,有的挥发转入大气,有的富集于生物体内,有的则分解转化为其他物质,甚至造成二次污染,使污染物具有更大的危险性。如某些有机氮在水中经微生物作用可分解为硝酸盐,然后进一步还原为亚硝酸盐,进入人体后与仲胺作用生成亚硝胺,有强烈的致癌作用。

（五）恢复比较困难

水体一旦受到污染,即使减少或停止污染物的排放,要恢复到原来状态仍需要相当长的时间。

### 二、生活污水

生活污水的排放比工业废水要大得多,但是在组成上也有很大不同,其中悬浮物含量少,多为无毒物质,主要是日常生活中的各种洗涤水。它有如下特点:

(1) 磷、硫高。生活污水中的磷、硫主要来自洗涤剂的使用。

(2) 有纤维素、淀粉、糖类、脂肪、蛋白质等,在厌氧性细菌作用下易产生恶臭物质。

(3) 含有多种微生物,如细菌、病原菌,易使人传上各种疾病。

(4) 由于洗涤剂、药品、个人护理用品(pharmaceuticals and personal care products, PPCPs)大量使用,使污水中新兴污染物含量增大,对人体有一定危害。

### 三、农业生产污水

主要是农村污水和灌溉水。由于化肥和农药的大量使用,致使灌溉后排出的水或雨后

径流中常含有一定量的农药和化肥,造成水体污染和富营养化使水质恶化。我国是农业大国,也是农药生产和需求大国。从国家统计数据来看,近年来,我国农药使用量总体呈现出明显上升的态势,农药使用的绝对数量增幅较大。农药商品使用量从 1991 年的 76.5 万吨增加到 2014 年的 184.3 万吨,增加了 107.8 万吨,增幅为 140.92%。污水中所含污染物种类很多,总体来说可分化学污染物和生物性污染物,都对人体有不同程度和范围的危害。

(一)化学污染物

它包括重金属及其化合物,如 Hg、Mn、Zn、Cu 等;有机污染物,如酚类、有机氧化物、有机氯化物、农药等;油类污染物;无机污染物,如氮、磷、钾等营养物质;放射性物质。这些物质进入人体后,其危害十分严重。如:急性汞中毒会危害呼吸系统、消化系统等,汞在人体内进一步代谢的产物烷基汞可以穿过胎盘屏障进入胎儿组织,毒害胎儿;有机氯农药进入人体会造成中枢神经及肝脏、肾脏的损害,并能产生致癌作用。

(二)生物性污染物

主要是病原微生物,来自生活污水和医院废水、制革、食品加工等工业废水。病原微生物有三类:一是病菌,如大肠杆菌等;二是病毒,如麻疹、流感、传染性肝炎病毒等;三是寄生虫,如血吸虫、蛔虫等。病原微生物对人体健康影响很大,造成传染病的死亡率较高。

贾第鞭毛虫(*Giardia*)和隐孢子虫(*Cryptosporidium*)是两种严重危害水质安全的原生寄生虫,主要通过饮用水和食品等途径传播疾病,由于卵囊和孢囊的表面包裹着一层较厚的囊壁,因此具有非常强的环境抗性,常规消毒工艺的氯浓度不能有效灭活隐孢子虫和贾第鞭毛虫,它们通过水厂构筑物进入供水管网,威胁人们健康。

除此之外,生物性污染物还包括藻毒素。蓝藻毒素(cyanotoxin)中的微囊藻毒素(microcystin,简写 MC),常常简称为藻毒素。藻毒素具有亲水性和耐热性,易溶于水、甲醇或丙酮,不挥发,抗 pH 变化。MC 是一种肝毒素,具有强烈的促癌效应。慢性 MC 染毒曾引起巢湖渔民实质性的肝损伤。根据世界卫生组织(WHO)的报道,全世界水华藻类中59%为有毒蓝藻。目前国际上确认能产生毒素的蓝藻有 46 种,已发现的蓝藻毒素的种类很多,蓝藻神经毒素具致死性,但它们不像蓝藻肝毒素那样无处不在。神经毒素致死事件主要在北美有报道,而肝毒素危害的发生却是全球性的。

# 第二节　水体富营养化与水体污染的自净

## 一、水体富营养化

天然水体中磷和氮的含量是控制浮游生物量的因素。城市污水经过二级生化处理,水中耗氧性有机物可达到规定的排放标准,但是仍含相当量的磷、氮及其无机盐。天然缓流的湖泊、河口、海湾等水体接纳这类污水后,水中磷、氮增多,促进自养性生物旺盛生长,某种藻类数量增加,另一些种群则逐渐减少。由于占优势的浮游生物的颜色不同,水面往往呈现绿色、红色、棕色、乳白色等。这种现象出现在湖泊中称为水华,在海湾中叫赤潮。一般藻类繁殖迅速,生长期短,死亡后若被需氧微生物分解则水中的溶解氧不断减少;如为厌氧分解便产生硫化氢、甲烷等气体。上述两种情况都能使水质恶化,造成鱼类和其他水生生物死亡。

藻类和其他浮游生物残体在腐烂过程中,又把生物所需的磷、氮等营养素释放到水中,供新的一代藻类利用。因此,富营养化了的水体,即使切断了外界营养素的来源,水体也难于自净和恢复到正常状态。藻类死亡残体沉入水底,代代堆积,湖泊逐渐变浅,直至成为沼泽。

### 二、水体污染的自净

水体自净是指受污染的水体通过物理、化学、生物学作用,使污染物浓度降低,逐渐恢复到污染前的状态。但水体自净能力是有限的。影响水体自净过程的因素很多,包括受纳水体的地形和水文条件,水中微生物的种类和数量,水温和复氧状况,污染物的性质和浓度等。

水体的自净原理有:沉淀、稀释、混合等物理过程,氧化还原、分解化合、吸附凝聚等化学、物理化学及生物化学过程。

（一）物理净化过程

污水或污染物排入水体后,可沉性固体(包括病原菌、寄生虫卵)逐渐沉至水底形成污泥。悬浮体、胶体和溶解性污染物则因混合稀释而降低浓度。污水稀释程度可用稀释比表示。对河流来说,即参与混合的河水流量与污水流量之比。影响完全混合有许多因素,如稀释比、河流水文条件、污水排放口的位置和型式、风向、风力、水温和潮汐等。

（二）化学净化过程

取决于污水和水体的具体状况。如在一定条件下,水体中难溶性硫化物可氧化为易溶性硫酸盐,可溶的二价铁、锰化合物可转化为几乎不溶解的三价铁、四价锰的氢氧化物而沉淀下来。又如,水体中硅及其氧化物胶体或高岭土一类胶体物质,能吸附各种阳离子或阴离子发生共沉淀。酸、碱污染物可起中和作用。

（三）生物净化过程

悬浮或溶解于水体中的有机污染物,在溶解氧参与下,经需氧微生物作用氧化分解成简单的无机物,如二氧化碳、水、硝酸盐和磷酸盐等,使水体得到净化。这个过程中,复氧和耗氧同时进行。溶解氧的动态变化反映着水体中有机污染物净化的程度,因而把溶解氧作为水体净化的标志。参与水体净化的微生物,由于受到阳光中的紫外线照射,生物间的拮抗,噬菌体及不适宜的环境条件等的作用而逐渐死亡,致病微生物死亡更快。污水中不同种群微生物的生长繁殖规律不同。寄生虫卵进入水体后,除血吸虫卵、肺吸虫卵、姜片虫卵等能在水中孵化外,其他虫卵则沉到水底逐渐死亡。

## 第三节　水体污染对水生生物的影响

水体受到严重污染后,首当其冲的受害者是水生生物。因为正常的水生生态系统中,各种生物的、化学的、物理的因素组成高度复杂、相互依赖的统一整体,物种之间的相互关系都维持着一定的动态平衡,就是所谓的生态平衡。如果这种关系受到人为活动的干扰,如水体受到污染,那么这种平衡就会受到破坏,使生物种类发生变化。许多对污染物敏感的种类可能消失,而一些忍耐型种类的个体大量繁殖起来。如果污染程度继续发展和加剧,不仅会导致水生生物多样性的持续衰减,最终还会使水生生态系统的结构与功能遭到破坏,其影响十分深远。

引起水体污染的污染物类型各种各样,它们对水生生物产生影响的途径与方式不尽相同,但都造成了极大的危害。

## 一、有机污染(城镇生活污水)

城镇生活污水氮、硫、磷含量较高,在厌气细菌的作用下,易产生有恶臭的物质,如$H_2S$。这种气体毒性很大,可直接杀死许多种类的生物。有机物在水中的矿化或被细菌分解,需要消耗大量的氧气,使水中的溶解氧很快下降,严重时溶解氧降至零。在这种条件下,绝大部分种类的水生生物就会窒息、死亡。

在正常河流中,生物的种类繁多,但每种生物的个体数量较少。当河流受到有机污染时,随着污染物浓度在河流中的变化,生物相和量也相应地发生着一系列规律性的变化。在污染最严重的河段,几乎所有的生物种类消失,甚至连细菌的数量也受到影响。随着污染物浓度的降低,最耐污的生物,如污水丝状菌首先出现。此后,耐污染的藻类,原生动物和摇蚊幼虫相继达到数量高峰。当水质净化到一定程度时,耐污染种类的个体丰度下降,种类多样性上升,最后,出现清洁型种类,表明水质已得到改善。

PPCPs,全称是"pharmaceutical and personal care products",是一种新兴污染物。研究表明,合成麝香物质、显影剂、抗生素、雌激素、消炎止痛药、杀菌消毒剂等与人类生活密切相关的药品和个人护理用品在环境中普遍存在,但是其质量浓度通常非常低,多数情况下在$ng/L\sim\mu g/L$水平,粪便施肥和污水排放是PPCPs进入环境的主要途径。水体中的PPCPs对水生生物以及人体都会产生不同程度的生态毒性。

## 二、重金属污染

由许多工矿企业排入水体的重金属,如$Hg$、$Cu$、$Cr$、$Zn$等都能引起生物体的急、慢性中毒。当进入生物体内的重金属达到阈值浓度时,能扰乱或破坏生物的正常生理功能,引起暂时或持久的病变,甚至中毒死亡。$Cu$和$Zn$的协同作用所产生的毒性比同量的单独的$Cu$或$Zn$的毒性大8倍。即使在水体中重金属浓度较低的条件下,经过食物链作用,浓度也可以逐级累积和放大(生物浓缩和生物放大)。无机汞在水中微生物的作用下会转化成毒性更大的甲基汞,对水生生物和人体健康均构成潜在威胁。

## 三、农药污染

近40年来,人工合成农药迅速发展,广泛应用。残留在农作物、果树、森林、土壤表面的农药经雨水冲刷及其他途径进入水体,直接或间接对水生生物产生危害。据报道,有些有机氯农药,如异狄氏剂、毒杀芬等在$0.0009\sim0.0056$ mg/L浓度下可直接杀死水体中许多种浮游植物、浮游动物和一些鱼类。一些敏感的鱼类,会在很低浓度的对硫磷、马拉硫磷影响下中毒死亡。而尚存的某些忍耐种类,如鲫鱼则出现脊椎骨粘连和扭曲、鱼体严重畸形的症状。另外,有些有机氯农药如六六六和DDT,不仅毒性大,而且在水环境中残留时间长,容易在生物体中积累,被水生生物逐次依营养等级而放大。毒物的这种随食物链的放大作用对水生生物构成潜在威胁,特别对位于食物链末级的生物危害更大。如食肉的鸟类吃了富集高浓度DDT的鱼类,会大批死亡。值得一提的是,尽管六六六、DDT农药早已在许多国家包括中国禁止生产使用,但实际上目前仍有不少国家和地区继续使用它们。

### 四、赤潮

赤潮的发生机制与日益加剧的海洋环境污染关系密切。大量含有氮、磷等营养盐类的有机污水的排放大大刺激了某些单细胞的鞭毛藻类,如夜光藻、原甲藻、裸甲藻等,它们急剧繁殖和高度密集,很快遍布海湾、河口,使这一带的水体改变颜色,恶化水体环境。其致害因素包括:① 引起海水缺氧或无氧状态,致使许多需氧生物窒息死亡,特别是底栖生活的虾、贝类受害程度更加严重,几乎可全部死亡;② 赤潮引发甲藻产生杀鱼毒素,微小的含量即可造成鱼类大批死亡;③ 某些赤潮生物排出的分泌黏液及这些藻类死亡分解产生的黏液能附着于贝类和鱼类的鳃上,造成它们的呼吸困难,严重者可能致死。

### 五、酸雨

酸雨主要由煤和石油在燃烧过程中排放的大量二氧化硫和氮氧化物在长程传输中形成,又以湿和干的沉降形式返回地面。酸雨的最严重后果是降低湖泊、河流、水库的 pH,使水体酸化,破坏水生生态系统的平衡,甚至直接杀灭众多水生生物种类,引起物种组成的变化和多样性的大幅度减少。

在自然水体中,许多的敏感鱼种,均会因 pH 稍有降低而死亡。

酸雨对水生生态系统中的生产者——高等水生植物和藻类的影响也十分明显。在 pH 为 5 左右的湖泊中,一种泥炭藓的植物成了优势种群铺满湖底,其他的高等水生植物都消失了。随着 pH 降低,种群发生变化生物量减少,湖泊的初级生产力降低。

浮游动物在水生生态系统中起着有机物转化和鱼类生产饵料的基础作用。在受酸雨影响的湖泊中,浮游动物种群数量减少,多样性降低,生物量下降。

底栖动物对酸雨的侵害反应尤为敏感,软体动物在酸化水体中很少出现。因为螺类、蚌类的介壳形成需要大量的碳酸钙,而水体酸化后碳酸钙含量很少或甚至完全没有,妨碍了介壳的形成,软体动物难以生存。

## 第四节　水体污染对人群健康的危害

水体污染对人群健康的危害是多方面的。生物性污染可引起介水传染病流行;物理性污染可使水质感官性状恶化;化学性污染可使人群发生急慢性中毒或致癌、致畸、致突变等。其中有害重金属、有毒有机物、有机农药等的污染对人体健康的危害最大。

### 一、介水传染病

介水传染病,是由水中生活性污染物造成,发生以水为媒介的传染病。人畜粪便等生物性污染物污染水体,可能引起细菌性肠道传染病如伤寒、副伤寒、痢疾、肠炎、霍乱、副霍乱等。肠道内常见病毒如脊髓灰质炎病毒、柯萨奇病毒、人肠细胞病变孤病毒、腺病毒、呼肠孤病毒、传染性肝炎病毒等,皆可通过水污染引起相应的传染病。某些寄生虫病如阿米巴痢疾、血吸虫病、贾第虫病等,以及由钩端螺旋体引起的钩端螺旋体病等,也可通过水传播。

介水传染病的流行,往往呈暴发型,来势凶猛,波及面广,危害较大。一次水型传播严重的疾病可导致上千或上万人发病。病人都有饮用或接触同一水体的病史,在对受污染的水源加强卫生防护、消除污染源和严格执行消毒净化措施后,疾病的流行就能很快得到控制。

自来水是集中供水的卫生设施,但如果在净化、消毒、输送等环节上存在问题,则因供应范围大、人口集中而易造成伤寒等肠道传染病暴发流行。1985年10~11月,贵州省安顺市由于自来水抽水站源头水被伤寒杆菌污染引起水型传播病暴发流行,共发生伤寒2 217例,发病率达1 748.1/10万。病例分布与自来水供水范围相一致,经调查确认该市自来水厂无消毒、净化设施,而直接抽水灌注供水管网引起。因此类原因引起伤寒暴发流行的还有1973年成都铁路局某场站(235例),1976年武汉市某砖瓦厂(147例)。

### 二、引起急性和慢性中毒

水体受化学有毒物质污染后,通过饮水或食物链可使人群发生急慢性中毒,甚至死亡。

#### (一) 酚类化合物

酚是一种重要的化工原料也是有毒物质,在工业生产中广泛使用,含酚废水是常见有害工业废水。酚类化合物是指芳香烃中苯环上的氢原子被羟基取代所生成的化合物。酚类化合物均具有特殊的臭味,易溶于水,易被氧化,单元酚与余氯结合形成氯酚具有特殊的臭味。工业上排出的主要是苯酚,易挥发,毒性大。

酚是一种中等强度的化学原浆毒物,其毒性作用是与细胞原浆中蛋白质发生化学反应,形成变性蛋白质,使细胞失去活性,它所引起的病理变化主要取决于毒物的浓度,低浓度时可使细胞变性,高浓度时使蛋白质凝固,低浓度对局部损害虽不如高浓度严重,但低浓度时由于其渗透力强,可向深部组织渗透,因而后果更加严重。酚类化合物可侵犯神经中枢,刺激脊髓,进而导致全身中毒症状。

环境中被酚污染的水,被人体吸收后,在肝脏解毒,大部分被氧化成苯二酚、苯二酚并同磺基、葡萄糖醛酸而丧失毒性,并随尿排出体外,仅小部分转化成多元酚。若进入人体内的量超过正常人体解毒功能时,超出部分可以蓄积在体内各脏器组织内,造成慢性中毒,出现不同程度的头昏、头痛、皮疹、皮肤瘙痒、精神不安、贫血及各种神经系统症状和食欲不振、吞咽困难、流涎、呕吐和腹泻等慢性消化道症状。这种慢性中毒经适当治疗后一般不会留下后遗症。酚为非致突变物,但是是一种促癌剂,达到一定剂量后可显示出弱致癌作用。五氯酚具有致畸作用,我国地面水中规定挥发酚的最高允许浓度为0.1 mg/L(Ⅴ类水),生活饮用水水质标准中规定挥发酚类不超过0.002 mg/L。

#### (二) 氰化物

氰化物分为无机氰和有机氰或腈。无机氰:氰氢酸及其盐类氰化钠、氰化钾等;有机氰或腈:丙烯腈、乙腈等。氰化物在工业中应用很广,是剧毒物,也是常见的水源污染物。主要来自炼焦、电镀、选矿、染料、医药和塑料等工业废水。

氰化物非常容易被人体吸收,可经口、呼吸道或皮肤进入人体。氰化物进入胃内,在胃酸的解离下,能立即水解为氢氰酸而被吸收。此种物质进入血液循环后,血液中的细胞色素氧化酶的$Fe^{3+}$与氰根结合,生成氰化高铁细胞色素氧化酶,丧失传递电子的能力,使呼吸链中断,细胞窒息死亡。由于氰化物在类脂中的溶解度比较大,所以中枢神经系统首先受到危害，尤其呼吸中枢更为敏感。呼吸衰竭乃是氰化物急性中毒致死的主要原因。

氰化物慢性中毒多见于吸入性中毒。经水污染引起人体慢性中毒比较少见，有时见于家畜直接饮用工矿企业未经处理直接排放的含氰浓度较高的工业废水而引起死亡的事例。在非致死剂量范围内，氰化物经体内一系列代谢转化与硫结合生成硫氰化物从尿中排出。慢性中毒主要症状为头痛、呕吐、头晕、动作不协调等，如生成速度超过排出速度，体内有硫氰化物蓄积，而硫氰化物阻碍甲状素的合成，引起甲状腺功能低下。

（三）汞

氯碱、塑料、电池和电子等工业排放的废水是水体中汞及其化合物的主要来源。另外，大气和土壤中的汞亦可通过降落、降水淋洗等进入水体。地面水中的汞也可部分挥发进入大气，大部分则沉积于底泥。底泥中的汞，不论呈现何种形态都会直接或间接地在微生物的作用下转化为甲基汞或二甲基汞。二甲基汞在酸性条件下可分解为甲基汞。甲基汞溶于水，可从底泥回到水中。水生生物通过食物链富集甲基汞，使其在体内浓缩、积累。鱼体内甲基汞浓度可比水中高出上万倍。

甲基汞（$CH_3Hg$）在人体肠道内极易被吸收并分布到全身，大部分蓄积在肝和肾中，分布于脑组织中的甲基汞约占 15%，但脑组织受损害先于其他各组织，主要损害部位为大脑皮层、小脑和末梢神经，因此，甲基汞中毒主要为神经系统症状。日本著名的公害病"水俣病"即为甲基汞慢性中毒。

甲基汞易透过胎盘从母体转移给胎儿。对经常食含甲基汞鱼的正常妊娠妇女研究表明，胎儿红细胞中甲基汞量比母亲高 30%。因胎盘转移使胎儿产生严重的胎儿性甲基汞中毒，生下来的婴儿多为白痴。

（四）其他污染物

水体被 Cd、As、Cr、Pb、Ba、农药、多氯联苯等污染后，通过饮水或食物链亦可引起急性和慢性中毒，对人体健康造成危害。

### 三、致癌、致畸、致突变

污染水体的某些化学物质具有致癌、致畸、致突变作用，可对人体健康和子孙后代产生危害。常见的致癌物质有 As、Ni、Cr、Be、苯胺、苯并[a]芘等，致畸物质如甲基汞、西维因、敌枯双、艾氏剂、五氯酚钠、脒基硫脲和 2,4,5-T 等。此外，亚硝胺类、HCHO、As、Pb、DDT、甲基对硫磷、敌敌畏、氯化甲烷、溴化甲烷、溴仿、1,2-二氯乙烷、丙烯腈、氯乙烯、四氯乙烯等都可具有致突变作用。这些物质能在水体中的悬浮质、底质和水生生物体内蓄积，并可通过食物链进入人体。我国江苏省某地区肝癌高发，调查表明，它与当地居民饮用受污染的宅沟水和泥沟水有关。据美国调查，氟化物可使儿童先天愚型发病率增高，农药的污染可能使农村妇女自然流产率和早产率增高等。但目前水体污染引起癌瘤和对遗传危害的问题，尚无肯定结论。

### 四、流行病学

一些流行病学研究显示通过饮用水对有机及非有机污染物的暴露对一些慢性疾病发生

有显著的作用。已有研究证明在我国南方地区,农村地区居民依靠池塘湖泊等地表水作为饮用水源,消化道系统癌症案例比平均水平高出很多,胃癌、食道癌以及肝癌在所有癌症案例中占到80%以上。另外,由水污染引起的肠道传染性疾病(如肝炎、伤寒热、细菌性疟疾)也和癌症患病率有相关关系。

水污染是和癌症高发现象相关的最主要的污染形式,这与水污染和水资源短缺都有密切的联系。首先,我国水污染严重,每年都有大量的工业、农业及生活废水排入河流中。从2002年开始,每年大约有630亿吨的废水排入河流,其中62%的污染物来自工业源,38%为生活废水。而污水的处理率仍然十分低下,2002年城市地区只有39.9%,这在农村地区甚至更低。其次,我国水资源稀缺,尤其是在农村地区洁净的饮用水资源十分稀缺。大约有6 000万农村人口难以获得足够的日常生活用水,三分之二的农村地区没有自来水,一旦地表水源遭到污染,使得地下水也受到影响。由于没有其他的饮用水的来源,人们只能饮用受到污染的水,所以农村地区的人口面对水污染更加脆弱。

## 第五节　水体中污染物环境安全性评价

饮用水的安全性直接关系着国计民生。探查水源水中污染现状并对其环境安全性进行评价和研究是政府和公众迫切关心和需要的。化学物质尤其是微量有机化合物对环境(主要是人体健康)的安全性评价是环境毒理学的一个重要内容,对预测环境污染的趋势和防止有害物质对人群的进一步危害有着重要的作用。

### 一、水体污染的生物检测

水体污染的生物检测是指利用水生生物在一定的水环境条件下,由于水体污染物的影响而产生的各种反应来测试水体的污染状况。传统的理化分析方法能定量分析污染物中主要成分的含量,但不能直接、全面地反映各种有毒物质对环境的综合影响,而生物测试方法能够弥补理化检测方法的不足。水体污染生物检测是水体污染生物监测的基础,其研究结果不仅能直接判断水体中污染物对水生生物的潜在影响、实际毒性,而且还能由此对水环境的质量作出评价。除此之外,在积累大量数据的基础上还能为各种水体污染物或毒物的排放标准选择污水处理方法及流程、为区域环境容量和环境标准的制订提出依据。目前,生物检测不仅已成为对水体污染进行监测和评价的重要手段,而且也可作为水体污染的预报。国际上早在20世纪80年代初期就制定了针对化学品生物毒性效应的一系列标准和工作指南。如美国环保署(USEPA)、国际经济与发展组织(OECD)及德国标准研究所(DIN)都颁布了一整套毒性测试方法,其中包括多种利用微生物和水生动植物作为测试手段的方法,应用较多的有发光菌法、Ames试验、鱼类和大型蚤急性毒性试验、斑马鱼胚胎毒性技术。水体受污染后,水生生物的酶活性会受到抑制,如鱼脑AChE对有机磷农药、醚类、醛类、杂环氮类化合物的反应,其活性受抑制的程度随污染物的浓度和致毒时间的增加而增强。利用血液学指标的检测在目前用的虽不如毒性实验、酶学指标的检测那么广泛,但一些水生生物,尤其是鱼类的某些血液学指标对一些污染物的敏感性很强,可用于对污染物进行监测。如铅中毒可加速鱼红细胞的沉降,增加不成熟红细胞数,并使红细胞溶解和退化。受到水体中污染物或毒物的影响,鱼类以及其他水生动物会发生一些与呼吸有关的反应,如鱼类的呼吸频率、鳃盖活动频率和咳嗽频率会有所改变,其可作为对某些污染物的检测指标。有研究表明 Cd、Cu、Hg、Pb、酚、氨和氰化物等对大口鲈的呼吸系统或大脑呼吸中枢具有危害作用,使大口鲈鳃盖的活动频率受到明显影响。除上述方法外,1986 年我国环保总局将蚕豆根尖微核试验列为水环境生物测试的规范方法,用于检测水体的致突变性。

### 二、组学技术在水质检测中的应用

#### (一) 基因组学

基因组学(Genomics)于 1996 年由 RoderickT 提出,指对所有基因进行基因组作图(遗传连锁图谱、物理图谱、转录本图谱)、核苷酸序列分析、基因定位和功能分析的一门学科。它主要包括结构基因组学和功能基因组学。基因组学的研究技术既包括传统的基因表达分析方法如 RT - PCR、RNase 保护试验、RNA 印迹杂交,也包括新的高通量表达分析方法如基因表达序列分析、DNA 芯片等。

由于编码蛋白质基因的遗传多态性,不同种属对环境暴露的反应存在差异,但这些反应中的某些可能具有相同的毒性机制,因此,动物试验观察到的基因表达的改变可以作为生物标志物,用于预测环境物质的生物毒性。

毒理基因组学是毒理学研究和分析的巨大进步,它能更详尽地推导毒理的分子机理,能快速扫描物质的毒性,能将风险评价中试验动物更可靠地向人类外推。原则上,环境污染物会诱导生物的基因反应。在生物医学上,基因表达的改变几乎毫无例外地是直接或间接的毒物暴露的结果。随着分子生物学在后基因组时代的发展,基因组技术能直接应用于诊断在环境和化学物质刺激下生物的基因和蛋白表达。大型蚤是常用的指示种之一,Poynton 等利用大型蚤 cDNA 微阵列技术监测了水生环境的污染效应。

#### (二) 蛋白组学

"蛋白质组(proteome)"的概念由澳大利亚科学家 Wilkins 于 1994 年提出,可定义为 1 个基因组、1 种生物或者 1 种细胞(或组织)所表达的全部蛋白质,而蛋白组学技术是后基因组时代重要的研究工具。由于蛋白质是生命体功能的执行者和体现者,因此,蛋白质组研究可以很好地弥补基因组研究中基因表达时空差异的缺陷,直接指向影响表型的蛋白质。蛋白组学技术的建立和应用,为新生物标记物的发现、生态毒理学研究、生态风险评价、生物监测和生物修复效果评价等提供了有力的工具。随着近年来组学技术的发展,蛋白组学在水生态毒理学中的应用日益广泛,特别是在针对水生无脊椎动物和水生脊椎动物研究中的应用显著增加。研究多以贻贝等无脊椎动物和鱼类为主体,从蛋白组学角度研究水体污染物在生物体内的毒性作用机制。

目前,蛋白组学在水生态毒理学中的研究策略和方法通常分为蛋白提取、蛋白分离和分析及质谱鉴定。在样品获得方式上,主要是实验室暴露实验,而野外采样较为有限;从蛋白组学技术的研究方向上,主要是差异蛋白的分析鉴定、蛋白定量和功能研究。

在水生态毒理中,蛋白组研究主要应用于毒性作用机制研究。在研究水体污染物的毒性作用机制时,主要是利用蛋白组学技术探究水生动物在污染物暴露前后的蛋白表达差异,重点是分离和鉴定差异蛋白并分析这些蛋白的功能,推断其对相关代谢通路的影响。另一方面,蛋白组学已用于监测和评价水体污染状况。虽然,野外实验能够更加真实地反映当地的污染状况对水生生物的影响,但由于采样等方面的困难,迄今为止开展的工作尚十分有限,因此蛋白组学技术在特定水域的水体和沉积物污染现状的评估方面的应用仍有很大的发展空间。此外,蛋白质组学技术在针对摇蚊、藻类和水生微生物等不同物种的研究中也有部分应用,近年来以海洋青鳉鱼和斑马鱼为模式生物的鱼类毒理蛋白质组学研究已有诸多报道。可见蛋白质组学在水生态毒理学中的应用正在不断加强。

(三) 代谢组学

近年来,$^1$H 核磁共振($^1$H nuclear magnetic resonance,$^1$HNMR)分析和模式识别手段相结合的代谢组学(metabonomics)技术平台已经被广泛用于评价化学物的安全性。代谢组学在毒理学中的运用正日益成为研究的热点,因为它可以帮助人们更好地了解生物系统对环境和遗传因素变化的反应,其基本原理是毒性破坏正常细胞的结构功能,改变细胞代谢途径中内源性代谢物的稳态,从而通过直接或间接效应改变流经靶组织的血浆成分。体内某种生物分子或代谢物的动态变化可以作为毒性损伤的标志物。血浆或尿液代谢物谱的“整体模式”或“指纹”比单一靶标具有更好的一致性和预见性。利用分析技术测量生物体液所获得的图谱中包含了丰富的生物标志物信息,这些信息反映了机体不同代谢途径对化学物毒性的生物学效应。传统的毒理学研究为了确定污染物的毒性往往需要综合多种毒理学实验的结果,即使这样,最后得到的结果也很难全面地反映污染物的毒性作用,而且费时费力。与传统的毒理学方法相比,代谢组学方法能够从组学的角度更加全面、系统地研究环境污染物对生物体的毒性作用,其优势在于对样品的无破坏性、高通量、高灵敏度和检测结果的重现性好。

目前,代谢组学方法已成功应用于环境毒物暴露对陆生和水生动物影响的研究中。因此,基于核磁共振的代谢组学方法可应用于评价外源性化合物对鱼类和水生无脊椎动物的毒性。例如,鉴定鱼类提取物的代谢指纹图谱显示水体有机物可引起剂量依赖性的代谢谱变化,从而对水体进行评价。此外,还可用受试小鼠血清代谢轮廓的变化,对水体潜在毒性进行检测。

**三、水体污染的环境安全性评价**

环境系统中存在着复杂的物理、化学及生物联合作用和反应过程,排放到环境中的污染物会在多种环境介质之间进行分配,同化学污染物有关的各种环境影响因素,与这些污染物在不同环境介质单元中的浓度水平和停留时间关系密切。由于多介质环境的存在,在进行环境质量评价污染物的危险评估及对生物体的暴露分析时,需要关注污染物排放到多介质环境中对人体及生态环境的影响。

美国环保局于 1977 年公布了 600 多种化学物质在各种环境介质(空气、水、土壤)中的含量及排放量的限定值,称为多介质环境目标值(multimedia environmental goals,MEG)。化学物质含量低于 MEG 时,不会对人类及生态系统产生有害影响。美国环保局 1980 年对化学污染物名录进行了增补,目前已在美国环境影响评价中广泛应用。

MEG 包括周围环境目标值(AMEG)和排放环境目标值(DMEG)。其中,AMEG 表示化学物质在环境介质中可以容许的最大浓度,生物体与这种浓度的化学物终生接触都不会受到有害影响；DMEG 是指生物体与排放流短期接触时，排放流中的化学物质最高可容许浓度，这种浓度的污染物不会对人体或生态系统产生不可逆转的有害影响，也称最小急性毒性作用排放值。

美国环保局提出的多介质环境目标值，是目前包括有机物种类最多的一种评价基准值，可以用来评价水中有机物的环境安全性。为此，引入水环境（健康）影响度的概念。水环境影响度指水体中某化合物的实际浓度与其在水环境中的环境目标值之比，以 AS（ambient severity）表示。

$$AS_i = c_i / c_A^i$$

式中：$AS_i$ 为化学物 i 在水体中的环境影响度；$c_i$ 为化学物 i 在水中的浓度；$c_A^i$ 为化学物 i 在水体中的目标值，可根据需要选用水环境目标值 $AMEG_{WH}$ 或 WHO 推荐值、国标值等标准值。

某一化学物的 $AS_i$ 大于 1 时，则表明该化学物具有显著潜在危害作用，反之，则不会对人体健康发生显著的危害。

多介质环境目标值是以最基础的毒性数据为依据，而且数据来源均为国际公认权威机构公布，在某些化学物质的环境质量标准未建立之前，可对大量环境数据做分析评估，它作为综合环境评价依据的替代值，是一种经济适用、合理的评价依据及可选方法。然而在运用多介质环境目标值评价复杂的混合物时，尚未考虑协同及拮抗作用，对其安全系数也还需进一步探讨，所以上述推荐值还有待于在实践过程中不断修正和完善。

### 思考题

1. 何谓水的自净作用？并叙述水体污染形成的原因。
2. 叙述水体污染的来源及其特点。
3. 水污染对水生生物产生了哪些方面的影响？主要污染物有哪些？
4. 水污染对人体健康有哪些危害？
5. 水体污染的检测方法有哪些？
6. 如何进行水体中污染物的环境安全性评价？
7. 组学技术在水质毒性评价中具有哪些技术优势？

### 参考文献

[1] Z M Kong et al. Genotoxicity evaluation and a primary assessment of risks of organic pollutants in the drinking water sources of Nanjing city[J]. Journal of Environmental Sciences, 2006, 18(5): 983 - 988.

[2] Mao H L, Wang H M, Wang B, et al. Systemic Metabolic Changes of Traumatic Critically III Patients Revealed by an NMR-Based Metabonomic Approach[J]. J. Proteome Res, 2009, 8 (12): 5423 - 5430.

[3] Zhang Y, Zhang X X, Wu B, et al. Evaluating the transcriptomic and metabolic profile of mice exposed to source drinking water[J]. Environ. Sci. Technol, 2012, 46 (1), 78 - 83.

[4] 孔志明. 环境毒理学(第六版)[M]. 南京：南京大学出版社，2017.

[5] 中国环境监制总站. 环境监测技术规范(第四册). 生物监测(水环境部分)[M]. 北京：中国环境科学

出版社,1986.

[6]    王玲玲,多克辛.H省18城市饮用水源水中微量有毒有机污染现状安全性评价[J].重庆环境科学,
       2003,25(11):115-118.

[7]    李兆利,陈海刚,孙成,等.苏南地区部分饮用水源水的有机污染物研究[J].环境科学与技术,2005,
       28(4):81-82.

[8]    李伶,颜贤忠.代谢组学在毒理学中的应用进展[J].军事医学科学院院刊,2007,31(2):183-186.

[9]    孙明杰,林清,高海荣.水体有机污染生物监测的研究进展[J].江苏环境科技,2007,20(2):70-72.

[10]   吕平毓,米武娟.多介质环境目标值在环境评价中的应用[J].人民长江,2012,43(1):50-62.

[11]   梁雪芳,查金苗,程钢,等.蛋白组学技术的发展及在水生态毒理学中的应用[J].生态毒理学报,
       2012,7(1):10-24.

# 第四篇 实验指导

## 实验一　动物试验的一般操作技术

### 一、目的与要求

毒理学的许多试验研究,主要通过动物试验来进行。而实验过程中技术及生物材料的收集是否恰当,直接影响实验结果的质量。因此,毒理学实验工作者必须正确地掌握动物试验中的一般操作技术,这是保证试验工作成功的基本条件之一。本实验要求掌握动物的捉拿、固定、性别鉴定、标记、生物材料的收集、处死方法和解剖检查。

### 二、实验条件

1. 器材

采血用注射器(依据取血量确定所需毫升数),注射针头(5 号、7 号、9 号),手术剪,手术镊子,毛细玻璃管(内径 4～5 mm),试管,大剪刀,脱脂消毒棉球,帆布手套,代谢笼,大鼠(小鼠)固定盒。

2. 试剂

苦味酸饱和酒精溶液,0.5％中性红或品红溶液,甲醛溶液。

3. 实验动物

大鼠,小鼠,家兔等。

### 三、实验内容和方法

1. 实验动物的捉拿固定

实验动物的正确捉拿和固定,不但可以避免由于过强的刺激和动物的损伤而影响观测结果的正确性,而且还可防止被动物咬伤,从而保证实验的顺利进行。常用的小鼠、大鼠及家兔的捉拿固定方法如下。

(1) 小鼠

用右手抓住鼠尾,提出后立即放在铁丝笼或粗糙的板面上,而后右手将小鼠缓缓后拉,恰好与鼠要向前爬行的力相反而使其固定,此时可用左手的拇指和食指捏住小鼠耳后枕颈部皮肤即可提起,掌心向上而将鼠体置于掌心中,用无名指和小指将鼠尾压住。此时小鼠即被固定好,可以进行各种实验操作。操作熟练后,可采用左手一手抓取法,更为方便,右手可不必放下注射器等器具。

（2）大鼠

捉取大鼠时，不宜突然袭击式地去抓它，这样手指容易被咬伤，取用时，应轻轻抓住其尾巴后提起，置于实验台上，将其放入大鼠固定盒（实验图1-1）将鼠固定。这样可进行尾静脉取血或注射。如要作腹腔注射或灌胃操作时，实验者应戴上帆布手套，右手轻轻抓住大鼠的尾巴向后拉，左手抓紧鼠二耳和头颈部的皮肤，并将鼠固定在左手中，右手即可进行操作。

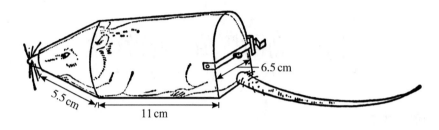

**实验图1-1　大鼠固定盒**

可用铅皮制成，顶端有一洞，供大鼠透气用，固定盒后盖有一孔，让鼠尾穿出，供注
射、采血等用，固定盒后盖上装有盖闸，以开启或关闭后盖。

（3）家兔

家兔性情一般较温顺而胆小，捉拿动作要轻。家兔二耳较长，但并不能承担全身重量，因此捕捉家兔不能抓其两耳，使它疼痛而挣扎。从笼内捉兔时，先轻轻打开笼门，勿使其受惊，随之将手伸入笼内，从头前阻拦它跑动，兔便匍匐不动，此时用右手把二耳轻轻地压于手心内，抓住颈部的被毛与皮，提起兔，然后用左手托住它的臂部，兔身的重量大部分落于左手上。家兔的固定按实验要求而定，如在耳血管采血、注射、观察瞳孔及呼吸变化时，可将家兔装入能使头部露出的特制木箱。做心脏抽血时，可将其仰卧固定在简易木质手术台上，头部用特制兔头夹固定，四肢用粗棉扁带活结缚在台边。

2. 实验动物的标记方法

确定作为实验用的动物，应分别进行编号登记。选择何种编号、登记的标记方法，则依据实验动物数量、观察时间长短而定。

（1）皮毛涂色法

常用于大鼠、小鼠、豚鼠等实验动物。即以苦味酸饱和酒精溶液（黄色）代表个位数；中性红（或品红）溶液（红色）代表十位数，涂在动物体表特定部位的皮毛上，不同部位代表不同数目，如实验图1-2所示。

（2）剪耳标记法

在动物耳朵边缘不同部位剪口或耳朵不同部位剪一小孔，以代表一定的数序。此种标记方法清楚，保存时间长，适用于较长期进行试验观察时采用。

（3）烙印法

用刺激钳在动物耳上刺上号码，然后用棉签蘸着溶在酒精中的墨黑在刺号上加以涂抹，烙印前最好对烙印部位预先用酒精消毒。

（4）用金属制的号牌固定于实验动物的耳上，大动物可系于颈上

对于猴、狗、猫等大动物有时可不做特别标记，只记录它们的外表和毛色即可。

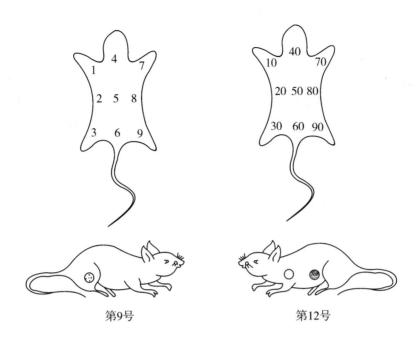

第9号　　　　　　　　　　　第12号

**实验图 1－2　大白鼠和小白鼠的标记图示**

3. 实验动物性别鉴别

受试物对不同性别可有不同的毒性作用,或由于试验目的要求不同,往往需选用不同性别的动物进行试验观察。

（1）大鼠和小鼠的性别鉴定,见实验表 1－1。

**实验表 1－1　雌鼠和雄鼠的鉴别**

| 雄　　性（♂） | 雌　　性（♀） | 备　注 |
| --- | --- | --- |
| 生殖器离肛门较远,阴部有毛　生殖器呈圆尖形突出　会阴处有睾丸,有时升入腹腔 | 生殖器离肛门较近,生殖器和肛门间无毛　生殖器呈圆形且有凹槽和阴道开口　胸腹部有明显的乳头（大鼠 6 对,小鼠 5 对） | 仔鼠性别主要以生殖器距肛门远近来鉴别,雄性距离远,雌性距离近 |

（2）豚鼠的性别鉴定

一只手捉拿动物,另一只手扒开其靠生殖器孔的皮肤,雄性动物则在圆孔中露出性器官的突起,雌性动物则显出三角形间隙,成年的雌性豚鼠还有两个乳头可见。

（3）家兔的性别鉴定

实验者可轻轻地将兔头夹在左侧腋窝下,左手往身体按住动物腰背部并固定一个后肢,右手向后拉开动物的尾巴并夹在无名指与中指之间,而后用拇指与食指轻轻把生殖器附近的皮肤扒开。雄兔可见一圆形孔中露出圆锥形稍向下弯曲的阴茎(幼年动物则不明显,但可看到凸起物)。气温高时雄性的家兔睾丸可离开腹腔进入阴囊。雌兔有一条朝向尾巴的长缝,呈椭圆形的间隙,且间隙越向下越窄,此即为阴道开口处,此外雌兔有较大的8～12个乳头。

4. 实验动物的分组

试验时,在动物数量较多的情况下,必须进行分组。为避免主观上有意或无意地偏见,

减少因其他个体因素带来的偏差,使实验结果比较准确可靠,因此,试验动物均应采用随机分组的方法。常用的随机分组方法有:

(1)随机区组法

例如欲将 42 只大鼠分配于 7 个组内,每组 6 只鼠,可按如下方式进行。将大鼠逐个称体重接近的 7 只鼠同置于一笼中(每鼠做上记号并登记体重)为一个区组。共计 6 个区组,然后从 1～7 号编 7 个签,于第一笼内任取一鼠同时抽签,得 3 号,此鼠则放入第 3 组内,依次抽完 7 个签,则第一笼内大鼠随机分配于 7 个组内。第二到第六笼大鼠按同样方法抽签分配于实验组。这样各组动物分配比较均匀,平均体重亦很接近。

(2)"随机数字表"分组法

如有动物 18 只,按其体重轻重次序编号为 1,2,3,4,…,18 号,试用随机方法将其分配到甲、乙、丙三组中去。

查"随机数字表"得 18 个数字,各数字一律以 3 除之,将余数为第 3 行,余数 1 者分入甲组,余数 2 者分入乙组,除尽者写上除数 3,分入丙组,结果如实验表 1-2 所示。

**实验表 1-2　完全随机设计举例(分 3 组)**

| 动物编号 | 1 | 2 | 3 | 4 | 5 | 6 | 7 | 8 | 9 | 10 | 11 | 12 | 13 | 14 | 15 | 16 | 17 | 18 |
|---|---|---|---|---|---|---|---|---|---|---|---|---|---|---|---|---|---|---|
| 随机数字 | 14 | 23 | 49 | 46 | 21 | 62 | 45 | 34 | 22 | 19 | 22 | 64 | 61 | 73 | 20 | 63 | 83 | 76 |
| 以 3 除后余数 | 2 | 2 | 1 | 1 | 3 | 2 | 3 | 1 | 1 | 1 | 1 | 1 | 1 | 1 | 2 | 3 | 1 | 2 |
| 组　别 | 乙 | 乙 | 甲 | 甲 | 丙 | 乙 | 丙 | 甲 | 甲 | 甲 | 甲 | 甲 | 甲 | 甲 | 乙 | 丙 | 甲 | 乙 |

甲组动物号为:3,4,8,9,10,11,12,13,14,17(10 只)

乙组动物号为:1,2,6,15,18(5 只)

丙组动物号为:5,7,16(3 只)

如果要求 3 个组动物数相等,则须将甲组中动物随机抽出 1 只到乙组中去,抽出 3 只到丙组中去,按下法进行。

从"随机数字表"查得 4 个数字(因要从甲组调出 4 只动物),48,62,91,73,分别以 10,9,8,7 除之(因要使原分配到甲组中的 10 只动物都有被调出的可能,并要依次使剩下的 9,8,7 只动物都有被调出的可能),取得数据如实验表 1-3 所示。

**实验表 1-3　完全随机设计举例(调组)**

| 随机数字 | 48 | 62 | 91 | 73 |
|---|---|---|---|---|
| 除　数 | 10 | 9 | 8 | 7 |
| 余　数 | 8 | 8 | 3 | 3 |

即应把甲组 10 只动物中的第 8 只(即 13 号)调入乙组,剩下 9 只中的第 8 只(即 14 号)调入丙组,剩下 8 只动物中的第 3 只(即 8 号)调入丙组,剩下 7 只动物中的第 3 只(即 9 号)调入丙组,经调整后为:

甲组动物号为:3,4,10,11,12,17

乙组动物号为:1,2,6,13,15,18

丙组动物号为:5,7,8,9,14,16

5. 试验动物的染毒方法

试验动物的染毒方法是根据毒物的形态(气态、液态、粉尘等)、动物试验的目的、毒物的性质和作用特点等因素而确定。

(1) 呼吸道染毒方法

如果是气体、粉尘、蒸气等状态的毒物,一般采用呼吸道染毒方法。

① 静式染毒

此法适用于急性毒性试验,一般可采用染毒瓶或染毒柜进行染毒。采用静式染毒要保证染毒瓶(柜)内有足够的氧气,并保持一定的温度和湿度。实验时,要根据染毒柜的容积大小,所用动物种类和染毒时间确定放入柜内的动物数,为使染毒柜内保持良好的空气环境,最好按实验表1-4数值3倍计算动物的需气量。

实验表 1-4　试验动物绝对需气量

| 动　物　种　类 | 每只动物绝对需气量(L/h) |
| --- | --- |
| 小　　鼠 | 1.5 |
| 大鼠,豚鼠 | 11.6 |
| 家　　兔 | 36.5 |

染毒柜内的毒物浓度可按下式计算:

$$c = \frac{a \times d}{L} \times 1\,000$$

式中:$c$ 为染色柜中毒物浓度(mg/L);$a$ 为加入的毒物量(mL);$d$ 为毒物的比重;$L$ 为染毒柜的容积(L)。

静式染毒的缺点是气体容积有限,毒物浓度不稳定,时间过长可因动物毛、排泄物的吸附以及动物吸入消耗,使毒物浓度逐渐下降。

② 动式染毒

慢性中毒试验多采用此法。动式染毒必须有适当的装置设备和控制调节系统,向染毒柜内不断送入一定量的毒物和新鲜空气,同时排出相应的含毒空气,使染毒柜内长时间保持一个较恒定的毒物浓度。其优点是毒物浓度稳定,不受容积空气的影响,适用于较大动物,如兔、豚鼠、大鼠等的慢性中毒试验。

(2) 消化道染毒方法

分灌胃法和自由采食两种方法。

① 灌胃法

(i) 大鼠、小鼠灌胃法　将输血针头的尖端斜面磨齐,用焊锡在针尖周围焊一圆头,注意勿堵塞针孔,即成灌胃针。灌胃时将针按在注射器上,吸入药液。左手抓住鼠背部及颈部皮肤将动物固定,右手持注射器,将灌胃针插入动物口中,沿咽后壁徐徐插入食道。动物应固定成垂直体位,针插入时应无阻力。若感到阻力或遇动物挣扎时,应立即停止进针或将针拔出,以免损伤或穿破食管以及误入气管。

(ii) 兔灌胃法　必须有张口器和胃导管。张口器可用木制的或竹片制成,形状呈纺锤形,正中开一小圆孔,胃导管可用导尿管代替。灌胃时,一般将动物固定于竖立体位,将张口器放于动物的上下门牙之后,并用绳将它固定于嘴部,将胃导管经张口器上的小圆孔插入,沿咽后壁而进入食道。为避免误入气管，将胃导管的一端放入清水杯中，如见水中没有气泡从管中冒出，表示已进入胃内；反之则拔出重新插管。在导管口处连接装有药液的注射器，慢慢推注，将药液灌入胃内，然后再注入少量清水，将胃管内药液冲入胃内。灌胃完毕后，先拔出胃导管，后取张口器。

灌胃应在动物空腹时进行，灌胃后 3 h 内不给食物。灌胃量：大鼠一次不超过 3 mL，小鼠一次不超过 0.5 mL，兔一次不超过 20 mL。

② 自由采食

将受试物质掺入饲料或饮水中让动物自由摄入。这种方法多用于慢性试验中。但本法要注意受试物应属不易挥发，不易破坏，不与食物起化学作用，没有特殊的臭味。掺入有受试物的饲料或饮水，应尽量使动物全部摄入。

（3）皮肤染毒

其目的是确定毒物经皮肤的吸收作用、局部刺激作用、致敏作用和光感作用。

① 浸尾染毒

大鼠和小鼠适用于浸尾染毒。染毒时将鼠放入固定器内，将其尾巴从固定器底部的圆孔拉出，通过小试管口胶塞的小孔插入装有受试液的试管内，将尾巴长度的 3/4 浸入受试液中（为避免毒物蒸气致使动物中毒，必须将盛毒液的试管口塞紧，必要时用石蜡或凡士林封好）。浸泡时间视毒物毒性作用效果而定，数十分钟乃至数小时。

② 皮肤涂药染毒

大鼠、豚鼠、兔适用于皮肤涂药染毒试验。皮肤染毒的部位决定于试验动物品种和实验目的和要求，一般选用动物背部正中线两侧，也可选用腹部。方法是先将试验部位皮肤去毛，去毛方法有剪毛、剃毛和化学脱毛。一般大鼠和豚鼠去毛面积约为直径 4 cm 左右的圆面积，兔约为直径 8 cm 左右的圆面积。根据试验需要决定涂药次数和观察时间长短。

（4）其他染毒方法

根据试验目的和要求以及染毒物质的性状，除上述染毒方法外，还可选用腹腔注射、皮下注射、静脉注射等染毒方法。

6. 实验动物生物材料的收集方法

（1）动物血液的采集

在毒理学试验中，检查受试动物的血液，不仅可了解受试物对血液系统的作用，而且反映受试物对全身各器官系统功能及受试物代谢过程的影响。因此，可依据实验目的及质量要求和动物的种类，选定适当的采血部位和采血量。常用实验动物的最大安全采血量与最小致死采血量见实验表 1-5。采血过于频繁，可影响动物健康，造成贫血，甚至死亡。

实验表 1-5  实验动物的采血量

| 动 物 品 种 | 最大安全采血量(mL) | 最小致死采血量(mL) |
|---|---|---|
| 小鼠 | 0.10 | 0.30 |
| 大鼠 | 1.00 | 2.00 |
| 豚鼠 | 5.00 | 10.00 |
| 兔 | 10.00 | 40.00 |
| 猴 | 15.00 | 60.00 |

① 小鼠、大鼠采血法

(i) 尾尖采血　当所需血量不多时采用本法。固定动物并露出鼠尾。将鼠尾部毛剪去后消毒,然后浸在 45℃ 左右的温水中数分钟,使尾部血管充盈。再将尾擦干,用锐器(刀或剪刀)割去尾尖 0.3～0.5 cm,让血液自由滴入试管或用血红蛋白吸管吸取。集血结束用消毒棉球压迫止血。本法对小鼠每次可采血 0.1 mL,大鼠 0.3～0.5 mL。

(ii) 眼眶静脉丛采血　采血者的左手拇食两指从背部较紧地握住小鼠或大鼠的颈部(要防止动物窒息,大鼠采血时需带上纱手套),采血时左手拇指及食指轻轻压迫动物的颈部两侧,使眶静脉丛充血,右手持连接 7 号针头的 1 mL 注射器或长颈(3～4 cm)硬质玻璃滴管(毛细管内径 0.5～1.0 mm),使采血器与鼠面成 45° 的夹角,沿眼内眦正中稍下方刺入,刺入深度小鼠约 2～3 mm,大鼠 4～5 mm。当感到有阻力时停止推进,同时,将针退出约 0.1～0.5 mm,边退边抽。当得到所需的血量后,立即将玻璃管拔出,同时解除颈部的压力,以防止术后穿刺孔出血。本法采血量大鼠每次 0.5～1.0 mL,小鼠约为 0.2～0.3 mL。如短期内重复采血,宜从两眼轮换采血为好。

(iii) 心脏采血　在试验用血样质量要求较高,采血量又较多时采用。鼠经麻醉或固定后,触摸出心区搏动最明显处,用碘酒、酒精消毒皮肤,右手持连有 5 号、6 号针头的注射器,沿搏动最明显处的肋间垂直刺入心脏取血,操作时需要有人合作完成。小鼠一次可采血 0.5～0.6 mL,大鼠约 0.8～1.2 mL。亦可将动物作深麻醉,打开胸腔,暴露心脏,用针头刺入右心室,做开胸一次死亡采血。

(iv) 断头采血　对采血后拟处死的动物,可用本法。用左手握住鼠的背部,让颈部露出,右手用剪刀将头迅速剪断,血液即可从颈部流出,以容器收集所需的血样。

② 豚鼠采血法

(i) 耳缘剪口采血　将耳消毒后,用锐器割破耳缘,在切口边缘涂抹 20% 柠檬酸钠溶液防止血凝,则血可自切口自动流出,进入盛器,取血后用棉球压迫止血。本法可采血 0.5 mL 左右。

(ii) 心脏采血　动物经麻醉后,用左手抓握固定,或由助手协助固定,腹朝上,触摸心脏搏动最强部位,然后进行皮肤消毒,沿肋间垂直穿刺进针,刺入深度约 2 cm,针进入心脏后,手指可感到跳动感,若针刺入心室,血液则随心搏自然流入注射器,鲜红的血液表示刺入左心室,暗红色表示刺入右心室。如进针不成功应尽快退针,不宜反复穿针。每次采血量不应超过 6～7 mL,隔 2 周后才可再次采取。

③ 家兔采血法

(i) 耳静脉采血　本法为最常用的取血法之一。常作多次反复取血用,故保护耳缘静脉,防止发生栓塞特别重要。将兔放入仅露出头部及两耳的固定盒中,或由助手扶住,选用静脉清晰的耳朵,将耳静脉部位毛去除,用 75% 酒精消毒,待干,用手轻轻弹拍兔耳使静脉扩张,用针头穿刺静脉,血即滴出,以试管盛接或作涂片。若需血量较多可压住耳缘静脉根部,血滴量可增加,采血完毕,用干药棉压住穿刺孔,待血凝为止。一次最多可采血 5～10 mL。

(ii) 心脏采血　除需特殊固定外,采血方法基本与豚鼠相同。一般 2 kg 体重的家兔,每次抽血不宜超过 20 mL,且须饲养 2～3 周后方可再次进行抽血。

（2）动物尿液、粪便的收集

尿液和粪便均是机体的生理代谢后的排出物，正常时有其一定的组成成分。在动物的毒理学试验中，常可通过对尿液、粪便的成分分析，了解受试物的吸收代谢的特点。

尿液、粪便的收集，主要是采用特制的容器（代谢笼）。尿液、粪便收集器的结构，必须保证粪便和尿液分开，以防止相互混合。常用的粪尿分离收集器，其类型有玻璃、搪瓷、瓷器等制品，可根据实验室条件适当选用。

采集的样品应在新鲜时进行检验，否则须在低温短时间贮存或加入适当防腐剂。收集尿液、粪便样品时，应注意尿液、粪便中成分的浓度常可随尿量和毒物排出的特点、膳食性质而改变，使不同时间内采集的样品分析结果不一致等。故除特殊需要外，实验期间膳食成分应一致，且须在特定时间内收集样品。分析样品中的金属离子时，代谢笼具应避免用金属材料制成。

### 7. 实验动物的处死法

对实验动物进行处死，总的要求是以处死尽量快速，不使动物机体发生与毒理实验无关的病理变化、操作简便为原则。处死的常用方法，依实验的目的要求及动物种类不同而定。

（1）脱颈椎法

适用于对小动物（大、小白鼠）处死。用左手拇指、食指捏住头颈部，右手抓住尾巴用力向后拉，使脊髓与颈椎处拉断，动物立即死亡。

（2）断头法

适于对大、小白鼠进行处死，详见本实验"断头采血法"。

（3）麻醉法

将动物放入预先洒有麻醉剂（如氯仿或乙醚）的密闭容器内，使动物麻醉致死。大动物则须用注射麻醉剂法进行。

（4）空气栓塞法

用注射器向动物静脉内迅速注入一定量的空气，使动物血管内形成大量气栓而致死。此法适用于大动物的处死。

### 8. 试验动物的解剖检查

在毒理学的试验中，对试验动物进行大体解剖，观察各脏器有无异常，是病理形态学检查的重要一环。试验过程中发生死亡的动物或是试验终止经处死的动物，都应及时检验，否则由于组织腐败、自溶、影响实验结果的正确性。

（1）动物的解剖操作

在进行解剖检查前，首先复查动物的编号、实验组别、称体重，然后进行一般的体表状况的观察。将动物放在解剖台（板）上仰卧固定用纱布蘸取5％来苏尔液或普通水，湿润胸和腹部的皮毛。左手用有齿镊子将耻骨联合前的皮肤提起剪一横口，然后用圆头剪刀从开口处沿腹中线直至颈部，剪开皮肤和胸腹部肌肉，并以这条线起向四肢剪开，分别翻开至两侧，以暴露腹腔，仔细观察及记录腹膜、肝脏、胃、脾、肠、两肾、肠系膜等脏器的情况，如有无出血、化脓、粘连、颜色异常、渗出液的量及性质、肿块等。随之用圆头剪以倒"V"字形剪口开至肋骨，自下而上斜至颈部，剪下前胸部分，仔细地观察及记录胸部各脏器的情况。

（2）内脏器官的摘出

观察各脏器的位置、形态、外观情况后，可采用一起移出或按一定顺序个别摘除方法取出。一起移出方法,首先是从喉头处将气管及食管、血管一起切断,而后用止血钳夹住拉起,从背脊部和胸腹腔壁自上而下逐步剥离一起取出。若按个别器官顺序摘除,则从腹腔开始,先取脾脏,然后从横膈处切断食管及近肛门的直肠,将胃、胰、肠一起取出,最后取肝脏及肾脏。胸腔脏器则先摘出心脏,再取肺及甲状腺等。脑的摘出系使动物取俯卧位固定于板上,用剪刀自鼻至枕部沿正中线剪开皮肤并剥离而露出整个颅壳,而后依据动物大小,用正中矢状切口或水平环状切口,将颅骨切开,用镊子小心地将一块块的颅骨剥除,使脑整个露出。用眼科剪刀剪断脊髓及颅底各神经,即可取出脑。

(3) 内脏器官的肉眼观察检查

实质器官重点是观察脏器的颜色、形状大小、有无肿胀、肿块、充血、出血、坏死、软硬度、表面及边缘有无异常;切开后切面有无外翻、粘连,各种结构层次是否清晰等。空腔器官主要是观察其内容物的量和性质,黏膜有无水肿、充血、溃疡、坏死等变化。

动物经解剖及脏器观察检查后,即可选取标本进行固定,留待制作组织切片进行显微镜观察。

**参考文献**

[1] 工业毒理学实验方法编写组.工业毒理学实验方法[M].上海:上海科学技术出版社,1979.
[2] 李寿祺.卫生毒理学基本原理和方法[M].成都:四川科学技术出版社,1987.
[3] 阎雷生.国家环境保护局化学品测试准则[M].北京:化学工业出版社,1990.

# 实验二　哺乳动物经口急性毒性试验

## 一、目的与要求

评价化学物质的毒性特征,通常应首先检测其急性经口毒性,以便在短期内获取化学物质毒性的有关资料,同时为该物质的急性毒性分级及亚慢性与其他毒理研究中接触剂量的选择提供依据。通过实验要求掌握哺乳动物经口急性毒性试验的操作步骤,测定半数致死剂量($LD_{50}$)的实验设计原则以及 $LD_{50}$ 的计算方法。

## 二、实验原理

急性毒性试验是一次投给实验动物较大剂量的化学物质,观察在短时间内(一般为 $24\sim48$ h,最长至 $14\sim18$ d)所表现的毒性。一般用 $LD_{50}$ 来表示。在毒理学试验中,死亡率以 0% 开始上升阶段和临近 100% 死亡的终了阶段来确定,剂量的增加所引起的死亡率上升是比较缓慢的,也就是说最小致死量和绝对致死量等指标不够敏感,且稳定性较差,误差较大。若作为毒性测定的主要指标是不合适的。从统计学的观点看,在半数致死量时,动物受到生物变异性影响最小,最稳定,也最敏感,所以 $LD_{50}$ 是反映受试物毒性大小的常用毒性指标。测定 $LD_{50}$ 方法很多,试验前应根据考虑拟用的 $LD_{50}$ 计算方法进行相应的实验设计。

### 三、实验条件

1. 实验器材

注射器(1 mL 注射器、2 mL 注射器),灌胃针,动物秤,动物大体解剖用的剪刀、镊子,动物饲养笼具。

2. 试剂

受试物(根据需要选定),受试物的溶剂(根据受试物而定),苦味酸酒精饱和溶液及 0.5% 中性红或品红溶液(作动物标记用)。

3. 试验动物

(1) 种系

在几种常用的哺乳动物中,大鼠为首选的啮齿类动物,最好采用国内常见的品系。试验动物体重变异不应超过平均体重的 20%。

(2) 体重

常用的几种动物体重范围要求是:大鼠 180~240 g,小鼠 18~25 g,家兔 2~2.5 kg。

(3) 数量和性别

使用啮齿类动物,每个剂量组每种性别至少要 5 只动物。非啮齿类动物,雌雄兼用,每组同一性别动物数也应相等。雌性动物应为未孕和未产过仔的。

(4) 饲养条件

动物房的室温控制在 22℃(±3℃),相对湿度 30%~70%。每个剂量组动物依性别分笼饲养。每笼动物数以不干扰动物个体活动及不影响试验观察为度。有些受试物的生物学特性及毒性(如易激动性)决定试验动物需单笼饲养。饲养室采用人工光源时,应保持 12 h 光照,12 h 黑暗。动物食用常规试验室饲料,自由饮水。

### 四、实验步骤与方法

1. 受试物配制

应将受试物溶于或悬浮于适当的溶剂中。溶剂本身应无毒且不与受试物发生化学反应,不影响受试物的吸收。一般首选水,其次为植物油(如玉米油),然后是其他适宜的溶剂。

2. 试验动物的标记和随机分组

先将动物标记编号,然后将标记后的动物随机分配到各试验组及对照组中(参见毒理实验一)。

3. 染毒

(1) 染毒剂量和分组

对于毒性完全不了解的新化学物质,在正式实验前必须先用少量动物作预备试验,以求出受试物使动物 100% 的致死剂量和最大耐受量的范围,才能正确地设计正式实验各组的剂量。简单的预试方法是按 2 倍或 3 倍递增剂量,每次以 3 个不同剂量给预试动物(每组 3~5 只)后,按规定时间观察动物的中毒表现及死亡率。如果动物死亡率未获得上述的理想范围,则可依据实际情况将试验的剂量提高或降低一个数量级继续进行预试,直至找出符合以上要求的最高(即100％动物死亡)和最低(即不引起动物死亡的最大耐受量)剂量范围为止。然后在此剂量范围内,根据需要按等比级数插入3～6个中间剂量组,计算出正式试验各实验组的剂量。

(2) 染毒方式

动物染毒前应禁食(一般禁食12 h左右,但饮水自由),各剂量组多按单位体重给予等容量受试物的方法给药,故需先确定单位体重给药容量(一般大鼠可按0.5～1.0 mL/100 g体重,小鼠按0.05～0.1 mL/10 g体重计算),然后按实验设计的最大剂量组所需受试物的浓度及欲配制该浓度的药液数量,计算出所需的受试物量,配制成第Ⅰ号液,再按设计组距,逐组稀释,配制出第Ⅱ、Ⅲ、Ⅳ、Ⅴ、Ⅵ号液。灌胃后至少经3 h再喂食。

4. 观察与记录

一般侧重于动物涂药后中毒症状出现时间,表现特点,症状恢复时间和死亡率,有时还应做大体解剖。中毒动物多数在染毒后1～2 d内死亡者,观察1周即可;如果在染毒后陆续死亡,表明该毒物有延缓毒作用,观察期限应延长至2～4周。

### 五、结果评定

试验观察期满后,应及时整理试验结果,计算出半数致死量。用冠氏法计算$LD_{50}$,此法较为简便,适用于等比级数分组的试验设计,同时还可以计算标准误差和可信限,但要求各组动物数相等,一般10只,设5～6个剂量组,死亡规律大致符合常态分布。其计算式如下:

$$\lg LD_{50} = D_m - \frac{d}{2}\sum(P_i + P_{i+1})$$

$$S\lg LD_{50} = d\sqrt{\frac{\sum P_i - \sum P_i^2}{n-1}}$$

$LD_{50}$的95％可信限范围$=\lg^{-1}(\lg LD_{50} \pm 1.96S\lg LD_{50})$

式中:$D_m$为最大剂量组的对数值;$d$为两相邻剂量对数的差数;$P_i$为各组死亡率;$i$为组数;$S$为标准误差;$n$为每组动物数。

**急性灌胃染毒记录表**

| 试验日期 | 年 | 月 | 日 | 室温 |
|---|---|---|---|---|

| 毒物名称 | | 比重 | 受试物配制方法 |
|---|---|---|---|
| 动物品种 | | 性别 | 染毒剂量 |

| 编号 | 体重/g | 给药容量/mL | 毒作用表现 | 死亡时间 | | | | | | | | | | | | | |
|---|---|---|---|---|---|---|---|---|---|---|---|---|---|---|---|---|---|
| | | | | 第1天 | 2 | 3 | 4 | 5 | 6 | 7 | 8 | 9 | 10 | 11 | 12 | 13 | 14 |

实验者

依据试验动物中毒症状、死亡时间、$LD_{50}$值及急性毒作带,初步判断受试物毒性大小及毒性效应特征。由于急性毒性试验仅是在短时间及较大剂量条件下进行,不能全面反映受试物的特点,如有些受试物,其急性毒性很低,但小剂量长期摄入时,可因受试物在体内蓄积作用等因素的影响,而表现出严重的毒性作用,或者一般毒作用不明显,但可显示特殊的毒性作用,如致癌、致畸胎和致突变,因此,在进行外来化合物的毒性评价时,除进行急性试验外,还必须进行亚急性和慢性毒性试验以及其他特殊毒性试验,以便对受试物毒性有较全面的认识。

**六、注意事项**

(1)正确捉拿动物,防止被咬伤。

(2)在一项实验中,动物的年龄、体重应尽可能一致,实验动物分组必须严格遵守随机化原则。

参考文献

[1] 工业毒理学实验方法编写组.工业毒理学实验方法[M].上海:上海科学技术出版社,1979.

[2] 刘毓谷.卫生毒理学基础[M].北京:人民卫生出版社,1987.

[3] 阎雷生.国家环境保护局化学品测试准则[M].北京:化学工业出版社,1990.

# 实验三　鸟类经口急性毒性试验

# 实验四　蚯蚓急性毒性试验

**一、目的与要求**

(1)学习和掌握滤纸接触毒性实验和人工土壤实验的基本原理和方法。

(2)初步了解评价环境中化学物质对土壤中动物急性伤害的标准和基本步骤。

**二、实验原理**

蚯蚓是分布广泛的土壤动物,在温带土壤无脊椎动物中其生物量最大,是土壤生态系统的一个重要组成部分。赤子爱胜蚓与其他蚯蚓相比,它的抗寒性和耐热性较好,因此是国内外进行毒性试验常用的品种。

本实验包括两部分:滤纸接触法毒性实验和人工土壤实验。滤纸接触毒性实验简单易行,可对受试物毒性进行初筛。将蚯蚓与湿润的滤纸上的受试物接触,测定土壤中受试物对蚯蚓的潜在影响。人工土壤实验系统将蚯蚓置于含不同浓度受试物的人工土壤中,饲养 7 d 和 14 d,评价其死亡率,评价受试物对蚯蚓的急性毒性作用。

### 三、设备与材料

1. 主要仪器和设备

(1) 玻璃容器:1 L 敞口玻璃标本瓶和平底玻璃管(3 cm×8 cm)。

(2) 培养装置:光强 400~800 lx 的温控培养箱(或房间)。

(3) 中性滤纸:80~85 g/m²。

(4) 移液管或微量移液器,塑料薄膜或带有通气孔的塞子,烘箱,电吹风。

2. 试验生物

选用二月龄以上,体重 300~500 mg 左右的健康赤子爱胜蚓。实验前应在实验室条件下驯养 2 周以上。

3. 人工土壤

人工土壤基质组成(干重):

(1) 10%干牛粪(pH 为 5.5~6.0,磨细,风干,测定含水量)。

(2) 20%高岭黏土(含有 50%以上高岭土)。

(3) 70%石英砂(0.05~0.2 mm 粒径的石英砂颗粒在 50%以上)。

(4) 混合人工土壤的组成成分,加入蒸馏水使其含水量为干重的 25%~42%,混合均匀。

### 四、方法和步骤

1. 清肠

在白磁盘上铺一层湿润的滤纸,将受试蚯蚓置于磁盘上清肠 24 h,以排出肠内的内含物。实验正式开始前,用去离子水冲洗蚯蚓,滤纸吸干并称重,供试验使用。

2. 滤纸实验

采用长 8 cm、直径 3 cm 的平底玻璃管。玻璃管内壁衬铺滤纸,滤纸大小应合适,以铺满管壁而不重叠为宜。

在正式实验前,进行浓度范围选择的预试验,其浓度设计如下:

实验表 4-1 选择浓度范围的预试验

| 受试物在滤纸的沉积量/(mg/cm²) | 受试物浓度/(g/mL) |
|---|---|
| 1.0 | $7×10^{-2}$ |
| 0.1 | $7×10^{-3}$ |
| 0.01 | $7×10^{-4}$ |
| 0.001 | $7×10^{-5}$ |
| 0.000 1 | $7×10^{-6}$ |

受试物溶于水(溶解度≥1 000 mg/L)或丙酮等助溶剂,配成系列浓度。用移液管或移液器吸取 1 mL 受试物溶液加入玻璃管,用过滤的压缩空气吹干。对照用 1 mL 的去离子水

或有机助溶剂处理。最后在每一玻璃管内均匀地加入 1 mL 去离子水以湿润滤纸,用留有通气孔的塞子或塑料薄膜封住玻璃管口。

实验中应设至少 5 个浓度梯度组及空白对照,浓度范围应包括使生物无死亡发生和全部死亡的两组浓度。每一处理至少设 10 个重复,每一玻璃管只能放置 1 条蚯蚓。实验在黑暗条件下进行,温度控制在(20±2)℃,实验进行时间为 48 h。分别在 24 h 和 48 h 观察记录蚯蚓死亡情况,判断蚯蚓死亡的标准是蚯蚓的前尾部对轻微的机械刺激没有反应。同时观测蚯蚓的病理症状和行为。

3. 人工土壤实验

在正式实验前,一般需进行浓度范围选择实验。浓度梯度应以几何级数设计,如 0.01 mg/kg、0.1 mg/kg、1.0 mg/kg、10 mg/kg、100 mg/kg 和 1 000 mg/kg(人工土壤的干重)。正式实验应设至少 5 个浓度梯度组及空白对照,浓度范围应包括使生物无死亡发生和全部死亡的两组浓度,每一处理组应有 4 个平行。

受试蚯蚓在用于实验前需在人工土壤环境中饲养 24 h,并在实验前冲洗干净。

将受试物溶于去离子水,然后与人工土壤混合,倘若受试物不溶于水,可用丙酮等有机助溶剂溶解,若受试物既不溶于水又不溶于有机溶剂,可将一定量的受试物与石英砂混合,其总量为 10 g,然后在试验容器内与 990 g(湿重)的人工土壤混合。在每个 1 L 玻璃标本瓶中加入 1 kg(湿重)的实验介质和 10 条蚯蚓。用塑料薄膜扎好瓶口。将标本瓶置于(20±2)℃、湿度 80% 的条件下培养,并提供连续光照,以保证实验期间蚯蚓生活在实验介质中。

实验共进行 14 d。在第 7 d 及第 14 d,将标本瓶中的实验介质轻轻倒入一白瓷盘,取出蚯蚓,检验蚯蚓前尾部对机械刺激的反应。

实验结束时,测定和报告实验介质中的含水量。

4. 质量控制

为确证实验系统的灵敏性,可在实验中加入阳性对照组。推荐分析纯氯乙酰胺作为阳性对照参考物质。

实验结束时空白对照组蚯蚓的死亡率不能超过 10%。

**五、结果和报告**

1. 结果处理

根据受试物处理浓度和死亡率数据,计算 $LC_{50}$ 和置信限。推荐采用 TSK(TRIMMED SPEARMAN-KARBER)软件,其输出结果见实验表 4-2。评价受试物的毒性大小。

**实验表 4-2　TSK 软件输出结果**

| DATE:12/20/05 | TEST NUMBER:1 | | DURATION:48 h |
|---|---|---|---|
| TOXICANT：ABC | | | |
| SPECIES：ABC | | | |
| RAW DATA: | Concentration | Number | Mortalities |
| —— | (% Efflue) | Exposed | |
| | 0.00 | 20 | 0 |
| | 6.25 | 20 | 0 |

续表

|  |  |  |
|---|---|---|
| 12.50 | 20 | 1 |
| 25.00 | 20 | 0 |
| 50.00 | 20 | 0 |
| 100.00 | 20 | 16 |

SPEARMAN-KARBER TRIM： 20.00%

SPEARMAN-KARBER ESTIMATES： LC50： 76.69
95% LOWER CONFIDENCE： 69.42
95% UPPER CONFIDENCE： 84.71

2. 实验报告

实验报告应包括以下内容：受试物的基本物化性质；实验动物的饲养条件等；试验条件包括温度、湿度、光照条件、实验介质的成分组成和制备条件；实验结果报告。

（1）实验动物

名　　称：＿＿＿＿＿＿＿

体　　长：＿＿＿±＿＿＿　　　　体　　重：＿＿＿＿±＿＿＿

饲养条件：＿＿＿＿＿＿＿＿＿＿＿＿＿＿＿＿＿＿＿＿＿

（2）受试物

名　　称：＿＿＿＿＿＿＿　　　　来　　源：＿＿＿＿＿＿＿

溶　解　度：＿＿＿＿＿＿＿　　　　挥　发　性：＿＿＿＿＿＿＿

（3）试验条件

温　　度：＿＿＿＿＿＿＿　　　　湿　　度：＿＿＿＿＿＿＿

光照强度：＿＿＿＿＿＿＿

（4）实验介质

成　　分：＿＿＿＿＿＿＿—＿＿＿％；

＿＿＿＿＿＿＿—＿＿＿％；

＿＿＿＿＿＿＿—＿＿＿％；

含　水　量：＿＿＿＿＿＿＿—＿＿＿％。

（5）实验报告

| 实验时间 | LC$_{50}$ | 温度 | 浓度 | 实验动物数 | 死亡数 | 死亡率 |
|---|---|---|---|---|---|---|

＿＿＿h
（＿＿d）　　（置信限：＿＿＿＿＿＿＿
＿＿＿＿＿＿＿）

**六、注意事项**

（1）牛粪在与其他人工土壤组成成分混合前应充分磨细风干。并需在105℃条件下烘干称重，测定其含水量。

（2）蚯蚓养殖条件：温度18～22℃，持续光照（强度：400～800 Lux）；孵化箱为深度至少为15 cm，容积10～20 L的容器。蚯蚓驯养过程中应保持湿度，并尽量减少震动。

（3）实验中玻璃管或标本瓶口必须扎紧，以防实验中蚯蚓钻出。

（4）以农药毒性标准为例，根据 $LC_{50}$ 值的大小可将农药对蚯蚓的毒性划分为三个等级：$<1$ ppm 的为高毒农药；$1\sim10$ ppm 的为中毒农药；$>10$ ppm 的为低毒农药。

参考文献

［1］　Zang Y, Zhong Y, Luo Y, et al. Genotoxicity of two novel pesticides for the earthworm Eisenia foetida［J］. Environmental Pollution,2000，108(2):271 - 278.

［2］　孔志明，臧宇，崔玉霞，等. 两种新型杀虫剂在不同暴露系统对蚯蚓的急性毒性［J］. 生态学杂志，1999,18(6):20 - 23.

［3］　曲薆薆，徐韵，孔志明，等. 三种兽药添加剂对土壤生物赤子爱胜蚓的毒理学研究［J］. 应用生态学报，2005,16(6):1108 - 1111.

# 实验五　水生生态系统藻类毒性试验

## 一、实验目的

（1）了解藻类生长的基本条件和藻类毒性试验的方法。

（2）通过藻类毒性试验方法，掌握水体中有害物质对水生生态系统影响的评价方法。

## 二、实验原理

生物测试（Bioassays）在水污染的评定中之所以非常重要，是因为只靠化学和物理的检验不足以考察污染物在水生物界中的潜在影响。不同的水生物对相同的有毒物质具有不同的反应；一种生物在其全部的生活史（Life cycle）中反应也不始终如一。

藻类生物是水生生态系统中最重要的初级生产者，影响藻类生长的主要因子包括阳光、二氧化碳、温度、pH 及氮、磷、微量元素等营养成分。水环境中的这些生态因子的变化会刺激或抑制藻类的生长，而导致水体初级生产力的变化。如果外来有毒有害化学物质进入水体，藻类的生命活动就会受到影响，生物量也随之发生变化。选定水体中某种藻类，测定其在水中的最大比生长率和生物量，就可以评价所试水体的营养状态，外来化学物质对受纳水体中藻类生长的可能效应以及对整个水生生态系统的可能综合效应。

目前水生生态系统藻类毒性试验已经成为许多国家对水环境质量监测的标准方法之一，并在全球得到广泛的应用。

## 三、实验仪器设备

1. 主要仪器

温度控制系统，充氧仪，显微镜，血球计数板或 0.1 mL 浮游生物计数框，分光光度计，计数器，照度计，pH 计或 pH 试纸，离心机，灭菌锅，干燥箱。

2. 主要器皿

三角瓶(300 mL 或 500 mL),移液管(0.1 mL、0.5 mL、1 mL、5 mL、10 mL),量筒(100 mL、1000 mL)。

### 四、实验材料

1. 推荐试验用藻种

(1) 羊角月芽藻　　*Selenastrum capricornutum*

(2) 铜绿微囊藻　　*Microcystis aeruginosa* Kütz

(3) 水华鱼腥藻　　*Anabaena flos-aquae* (Lyngb) de Brebisson

(4) 小环藻　　　　*Cyclotella* sp.

(5) 菱形藻　　　　*Nitzschia* sp.

(6) 杜氏藻　　　　*Dunaliella tertiolecta* Butcher

(7) 普通小球藻　　*Chlorella vulqaris*

(8) 针杆藻　　　　*Synedra* sp.

(9) 斜生栅藻　　　*Scenedesmus* obliquus

2. 培养基

淡水藻类培养基的配方中化合物成分及其储备液浓度见实验表5-1和实验表5-2。

实验表 5-1　常量营养盐储备液

| 化合物种类 | 浓度/(mg/L) | 元素 | 元素浓度/(mg/L) |
| --- | --- | --- | --- |
| $NaNO_3$ | 25.5 | N | 4.2 |
| $NaHCO_3$ | 15.0 | Na | 11.0 |
|  |  | C | 2.14 |
| $K_2HPO_4$ | 1.04 | K | 0.469 |
|  |  | P | 0.816 |
| $MgSO_4 \cdot 7H_2O$ | 14.7 | S | 1.91 |
| $MgCl_2$ | 5.7 | Mg | 2.9 |
| $CaCl_2$ | 4.41 | Ca | 1.2 |

实验表 5-2　微量营养盐储备液

| 化合物种类 | 浓度/(μg/L) | 元素 | 元素浓度/(μg/L) |
| --- | --- | --- | --- |
| $H_3BO_3$ | 186 | B | 32.5 |
| $MnCl_2$ | 264 | Mn | 115.0 |
| $ZnCl_2$ | 3.27 | Zn | 1.57 |
| $CoCl_2$ | 0.780 | Co | 0.354 |
| $CuCl_2$ | 0.009 | Cu | 0.004 |
| $Na_2MoO_4 \cdot 2H_2O$ | 7.26 | Mo | 2.88 |
| $FeCl_3$ | 96.0 | Fe | 33.0 |
| $Na_2EDTA \cdot 2H_2O$ | 300 |  |  |

**五、实验方法**

1. 水样的加工制备

利用滤膜在减压条件下过滤,以除去水样中原有的藻类生物,如果水样中含有大量的悬浮物,则在使用 0.45 $\mu$m 空隙的滤膜之前,先对水样进行适当的预过滤。在 108 kPa 和 121℃之下持续 30 min,高压处理水样,杀灭水样中所有生物,以便测定水样中的全部营养(包括滤过的生物体中的营养)。

2. 藻类培养基的配制

分别取常量营养盐的每一种化合物储备液 1 mL,加入 900 mL 去离子水中,然后再加入微量元素-EDTA 的混合液 1 mL,最后再加入去离子水至 1 000 mL。配制的标准培养基,经高压灭菌后分装在三角瓶中供试验用。

3. 藻类预培养

将事先准备的藻种移种至盛有培养基的三角瓶中,在实验确定的温度和光强下,通气培养,每周转接 1 次,均须在无菌条件下进行,并常用显微镜检查,以肯定储备培养是单种纯种。反复 2～3 次,使藻类达到同步生长阶段。

用离心机离心收集培养物中的藻细胞,去除上清液,在沉积的藻细胞中加入 10 mL NaHCO₃溶液(15 g/L),使藻细胞悬浮于此溶液中,藻细胞经再次离心,悬浮,再离心,悬浮,经此处理的藻悬浮物作为试验藻接种原。

4. 预备试验

预备试验的目的在于探明毒物对藻类影响的半数有效浓度(EC₅₀)的范围,为正式试验打基础,其处理浓度的间距可大一些,以尽可能使 EC₅₀值在处理浓度范围内。

5. 正式试验

(1) 试验浓度的选择

根据预备试验的结果,按等对数间距取 5～7 个毒物浓度,其中必须包括一个能引起试验藻类的生长率下降约 50% 的浓度,并在此浓度上下至少各设 2 个浓度,另设 1 个不含毒物的空白对照。各浓度组均设 3 个平行样。

(2) 种的制备和接种量

取上述达到同步生长的藻类培养液充分摇匀,取样计数细胞密度后,用吸管转移相应体积的细胞悬浮液到受试水样中,使试验开始时的细胞密度为:

| 羊角月芽藻 | *S. capricornutum* | $10^3$ cell/mL |
| 铜绿微囊藻 | *M. aeruginosa* Kütz | $50\times10^3$ cell/mL |
| 水华鱼腥藻 | *A. flos-aquae* | $50\times10^3$ cell/mL |
| 杜氏藻 | *Dunaliella tertiolecta* | $10^3$ cell/mL |
| 菱形藻 | *Nitzschia* sp. | $10^3$ cell/mL |
| 小环藻 | *Cyclotella* sp. | $10^3$ cell/mL |
| 针杆藻 | *Synedra* sp. | $10^3$ cell/mL |

培养三角瓶的大小要求不是太严格,但由于限制 CO₂ 量交换的是介质的表面积与体积

之比,因此,瓶中所盛培养基的体积必须注意。通常可以按下述比例来盛装培养液:

40 mL 的培养基装于 125 mL 的瓶中;

60 mL 的培养基装于 250 mL 的瓶中;

100 mL 的培养基装于 500 mL 的瓶中。

（3）生物量的测定

在藻类毒性试验中,应定时取样测定藻类的生长情况,一般为 24 h 或 48 h 取样 1 次。在 96 h 取样测定毒物对藻类影响的 $EC_{50}$ 值,即与对照相比,生长率下降 50% 的毒物浓度。测定藻类生长的指标有多种,因此在设计藻类毒性试验时,必须考虑所有相关的环境因素,根据自己的试验目的和实际条件选择指标。常用的测试指标有:

① 干重测定　取适当量的培养悬浮液以 0.45 $\mu$m 的已称过重的滤膜进行过滤,过滤中用适量含有 $NaHCO_3$ 的蒸馏水来冲洗,然后将滤膜放在烘箱中,于 60℃ 数小时烘干,移入干燥器中冷却,最后称重,计算藻类的干重。

② 光密度测定　用分光光度计或比色计在波长 750 nm 处直接测定藻类的吸光率。注意将吸光度读数控制在 0.05～1.0 之间。

③ 细胞计数　利用血球计数板或浮游生物计数框在显微镜下观察藻类培养液直接计数。

④ 叶绿素 a 含量测定　所有藻类都含有叶绿素 a,因此通过测定藻类中叶绿素含量的相对值,可以监测藻类的生物量。叶绿素的抽提和测定方法如下:

减压过滤一定体积的藻类培养液到玻璃纤维滤片上,加入 1 mL 的 $MgCO_3$ 悬浮液后,将水抽滤干净,把滤片放到一个组织研磨管内的底部,加入 2 mL 的 90% 丙酮,把杵插入管内,研磨,在弱光下将滤得的样品研磨 1～2 min,再用 5 mL 的 90% 丙酮把杵上和研磨管内的样品洗入 15 mL 的有螺旋盖的离心管内,离心（2 000 g）1～5 min,静置于暗处 1～2 h,使色素充分被抽提,离心,将上清液在分光光度计上,用 1 cm 的比色皿分别读取 750、663、645 和 630 波长处的吸光率,并以 90% 丙酮做对照校正吸光度。

叶绿素 a 含量的计算公式如下:

$$\text{叶绿素 } a_{mg/L} = \frac{[11.64(OD_{663} - OD_{750}) - 2.16(OD_{645} - OD_{750}) + 0.10(OD_{630} - OD_{750})] \times V_1}{V \times L}$$

式中:$V$ 为藻类培养液体积/mL;$V_1$ 为丙酮定容体积/mL;$OD$ 为吸光度;$L$ 为比色杯厚度/cm。

## 六、实验结果与报告

将实验结果记录到自行设计表格中,按下列方法计算 $EC_{50}$ 值,评价受试毒物毒性。

设各组平行样品生物量的平均值分别为 $V_{空白}$,$V_1$,$V_2$,$V_3$,$V_4$,…,$V_n$,在半对数坐标纸上以受试毒物浓度为纵坐标 $y$,以 $\dfrac{V_{空白} - V_n}{V_{空白}}$ 为横坐标 $x$,用内插法计算生物量下降 50% 的毒物浓度,即相应时间段的 $EC_{50}$。

## 七、注意事项

整个实验中所使用的玻璃器皿应全部用洗涤剂清洗干净,但不要用重铬酸钾等洗液洗涤,以防金属离子影响试验结果。

### 参考文献

[1] Ma J Y, Xu L G, Wang S F, et al. Toxicity of 40 Herbicides to the Green Alga Chlorella vulgaris[J]. Ecotoxicology and Environmental Safety,2002,51(2):128 - 132.
[2] 蔡道基. 农药环境毒理学研究[M]. 北京:中国环境科学出版社,1998.
[3] 黄国良,戴树桂. 有机污染物对藻类毒性的测定[J]. 环境化学,1997,13(3):259 - 262.

# 实验六　枝角类的急性毒性试验

# 实验七　梨形四膜虫的毒性试验

## 一、目的与要求

(1) 了解梨形四膜虫(*Tetrahymena pyriformis*)在自然界的分布、生物学特性及其在生态毒理学研究中的应用。

(2) 掌握梨形四膜虫同步分裂培养、繁殖抑制试验的基本条件和方法。

## 二、实验原理

梨形四膜虫(*Tetrahymena pyriformis*)属于原生动物门,纤毛虫纲,膜口目,四膜虫科,分布于世界各地淡水中,在食物链中处于重要的位置,是能量流和物质流的重要环节。其生活周期短(代时仅为 2～4 h),生长快速,易于无菌条件下纯种培养形成无性克隆(clone)。四膜虫是一种真核单细胞动物,具有典型的真核细胞器,它的代谢功能非常类似哺乳动物的肾和肝脏的功能,具有整体动物生命的一些代谢机能。因此十分适合用作生理生化、遗传、细胞生物学及毒理学研究的材料。已有研究表明,将梨形四膜虫与淡水鱼类、藻类等试验材料进行比较时,表现出很好的相关性,已成为国内外检测和评价有毒物质的毒性、比较毒性、联合毒性和生物积累较常用的试验方法。在水环境的污染监测、制订标准和环境质量评价工作中也是一种较理想的试验生物,又是环境毒理研究中的一个很好的生物模型。

本试验为在含有毒物质的培养液中,投放纯培养的梨形四膜虫无性生殖克隆,培养一定时间后,观察其种群的生长率、最大种群密度和死亡情况,以评价有毒物质的毒性。

### 三、设备与材料

#### 1. 器材

生物显微镜,隔水式培养箱,恒温振荡器,恒温水浴锅,手提式高压灭菌锅,浮游生物计数框,微量取液器(50 μL、100 μL),移液管(0.5 mL、1 mL、10 mL),25 mL 比色管,三角烧瓶(100 mL、250 mL),滴管。

#### 2. 试剂

(1) 培养液:胰蛋白胨(Tryptone)10～20 g,葡萄糖(AR)5 g,去离子水加至1 000 mL,调节 pH 至 7.2,分别分装于 25 mL 比色管和 100 mL、250 mL 三角瓶中经 5 磅 15 min 高压灭菌后,置冰箱备用。

(2) 鲁哥氏液(Lugol's fluid):碘化钾(KI)60 g,碘($I_2$,结晶)40 g,蒸馏水加至1 000 mL。

(3) 氢氧化钠溶液:1 mol/L。

(4) 待测物:根据实验目的而定。高压灭菌后置冰箱备用。

#### 3. 生物材料

无菌梨形四膜虫细胞单株 HS1(*T. pyriformis*)。由上海师范大学生物系提供。

### 四、步骤与方法

#### 1. 四膜虫的增殖培养

(1) 生长曲线制备

以无菌操作术取 0.01 mL 四膜虫液(约 20 个虫体)放入盛有 100 mL 无菌培养液的三角瓶中,在 27℃,100～150 r/min 条件下振荡培养,每隔 12 h 取培养虫液,滴加鲁哥氏液固定细胞,在显微镜下测定虫口密度。以虫口密度和培养天数作生长曲线图。斜率最大的天数为繁殖最旺盛时期,即对数生长期。其世代时间约为 2.5～3 h。以此期细胞进行同步分裂培养或繁殖抑制试验。

(2) 同步分裂培养

将处于对数生长期的四膜虫细胞接种于装有 50 mL 培养液的 250 mL 三角瓶中,接种的虫口密度为 $1 \times 10^5$ 个/mL,将三角瓶浸入适当温度水浴中,进行温度处理。分别以 0.5 h 高温(32℃)和 0.5 h 适温(27℃)作为一个处理周期,连续经过 5 个周期,通过这一个时期的连续热休克,可达到相当大程度的同步化。处理结束后,保持在最适温度(27℃)中,60 min 后细胞同步化开始时,进行生长繁殖抑制试验。

#### 2. 预备试验

预备试验的目的在于确定正式试验的浓度范围。预备试验的浓度,根据试验需要而定,不论是急性还是慢性试验,其浓度范围可大一些,每一个浓度设置三个平行组。急性毒性试验观察 5 min 左右,慢性毒性试验观察 12～24 h 或 48 h,求出最大致死和最小不致死浓度。

#### 3. 试验浓度选择

根据预备试验获得的最大致死浓度和最小不致死浓度的范围,按对数间距确定 5～7 个试验浓度,另设一空白对照组。必要时,加设特殊对照组(例如溶剂对照)。

4. 生长刺激、抑制试验

(1) 急性试验

① 吸取不同浓度待测物应用液 9 mL,分别注入 25 mL 无菌比色管中。对照组为等量蒸馏水或去离子水,调整 pH 至 7.2。每一浓度设置三个平行组。

② 分别吸取生长对数期或同步分裂培养四膜虫培养液 1 mL(约为 $10^4 \sim 10^5$ 个/mL)注入含待测液管、对照组管内,摇匀,让虫体充分暴露于待测物应用液中,然后每隔数分钟吸取该液 0.1 mL 置 0.1 mL 浮游生物计数框内,于低倍显微镜下活体观察(每一次取样时应再次摇匀)。观察终点为:(i)四膜虫运动减缓;(ii)以四膜虫运动停止和虫体团缩运动停止为标记的死亡数。

(2) 慢性试验

① 吸取不同浓度的待测物试验液 0.1 mL,分别加入盛有 9.8 mL 无菌培养液的比色管中。空白对照管加入 0.1 mL 去离子水或蒸馏水,混匀。若 pH 改变,应调整 pH 至 $7.0 \sim 7.2$。每一个浓度设置三个平行试验组。

② 接种 0.1 mL 处于对数生长期或同步分裂开始前的四膜虫培养液于试验管和对照管中,虫口密度 $10^4 \sim 10^5$ 个/mL。置于 27℃恒温培养箱中无菌培养 24 h 或 48 h。起始时刻细胞数计为 $N_0$。

③ 每隔一定时间,以无菌操作移取 0.1 mL 四膜虫培养液注入 0.1 mL 浮游生物计数框内,显微镜下直接计数,或加鲁哥氏液固定后观察,记录不同时间的细胞数 $N$ 值,此值为三次所观察到的虫体数的均值。

**五、结果报告**

1. 梨形四膜虫急性毒性试验

(1) 列表记录梨形四膜虫运动减缓、虫体团缩运动停止的时间和虫体数(列于表 7-1)。

**实验表 7-1　梨形四膜虫运动减缓、虫体团缩运动停止的时间和虫体数**

| 浓度 | | 对照 | | | $c_1$ | | | $c_2$ | | | $c_3$ | | | $c_4$ | | | $c_5$ | | |
|------|------|---|---|------------|---|---|------------|---|---|------------|---|---|------------|---|---|------------|---|---|------------|
| 观察终点 | 时间(分) | | | $\overline{c_k}$ | | | $\overline{c_1}$ | | | $\overline{c_2}$ | | | $\overline{c_3}$ | | | $\overline{c_4}$ | | | $\overline{c_5}$ |
| 运动减缓 | | | | | | | | | | | | | | | | | | | |
| 团缩运动停止 | | | | | | | | | | | | | | | | | | | |

(2) 运用直线回归法处理试验记录结果数据,以横坐标表示致死时间,纵坐标表示待测物质浓度的对数,绘制待测物浓度与四膜虫致死时间关系图。

2. 梨形四膜虫慢性毒性试验

(1) 列表记录梨形四膜虫经暴露后不同时间的虫口数(列于表 7-2)。

**实验表 7-2 梨形四膜虫经暴露后不同时间的虫口数**

| 时间 \ 浓度 | $c_k$ | | | | $c_1$ | | | | $c_2$ | | | | $c_3$ | | | | $c_4$ | | | | $c_5$ | | | |
|---|---|---|---|---|---|---|---|---|---|---|---|---|---|---|---|---|---|---|---|---|---|---|---|---|
| | 1 | 2 | 3 | $\bar{c}_k$ | 1 | 2 | 3 | $\bar{c}_1$ | 1 | 2 | 3 | $\bar{c}_2$ | 1 | 2 | 3 | $\bar{c}_3$ | 1 | 2 | 3 | $\bar{c}_4$ | 1 | 2 | 3 | $\bar{c}_5$ |
| 0 | | | | | | | | | | | | | | | | | | | | | | | | |
| 12 | | | | | | | | | | | | | | | | | | | | | | | | |
| 24 | | | | | | | | | | | | | | | | | | | | | | | | |
| 36 | | | | | | | | | | | | | | | | | | | | | | | | |
| 48 | | | | | | | | | | | | | | | | | | | | | | | | |
| 60 | | | | | | | | | | | | | | | | | | | | | | | | |

(2) 计算:以时间为横坐标,以细胞数的对数($\lg N/N_0$)为纵坐标,绘制虫群细胞的生长曲线。以待测物浓度的对数为横坐标,以生长抑制率为纵坐标,绘制待测物浓度与四膜虫生长抑制率关系图,求出 50% 生长抑制率的浓度。按公式:

$$生长抑制率 = (N_{ck} - N_i)/N_{ck} \times 100\%$$

式中:$N_{ck}$ 为空白对照组的虫口数;$N_i$ 为某时间某浓度时的虫口数。

### 六、注意事项

(1) 严格无菌操作。
(2) 试验中应严格控制温度和 pH 等生长条件。
(3) 在四膜虫的增殖培养和生长抑制试验中,吸取虫体培养液时需先摇匀虫液,以达到均匀取样,减少试验中的误差。

**思考题**

1. 综述试验中观察到的在环境化学毒物胁迫下四膜虫群体生长、形态结构、行为以及生理生化特征的变化。
2. 该方法与传统的生物检测(鱼类、溞类、发光菌等毒性试验)相比较,具有哪些优越性?

**参考文献**

[1] Sauvant M P, Pepin D, Piccinni E. *Tetrohymena pyriformis*. A tool for toxicological studies. A review [J]. Chemosphere, 1999, 38(7):1669-1673.

[2] 景体淞,徐景波,张永祥,等. 镉、铅、铜对梨形四膜虫的毒性作用[J]. 松辽学刊(自然科学版),2000 (2):18-20.

[3] 孔志明,王永兴,章敏,等. 稀土金属离子对梨形四膜虫(*tetrahymena pyriformis*)的生长毒性[J]. 南京大学学报(自然科学版),1998,34(6):752-755.

[4] 陈学勇,邓秀琼,朱家亮. 氟化酚对梨形四膜虫毒性的定量构效关系解析[J]. 环境化学,2010(4):592-597.

# 实验八　鱼类的急性毒性试验

## 一、目的与要求

通过本实验,熟悉和掌握鱼类急性毒性试验的设计、条件、操作步骤,以及试验结果的计算、分析和报告等全过程。

## 二、实验原理

鱼类对水环境的变化反应十分灵敏,当水体中的污染物达到一定程度时,就会引起一系列中毒反应,例如行为异常、生理功能紊乱、组织细胞病变直至死亡。在规定的条件下,使鱼接触含不同浓度受试物的水溶液,实验至少进行 24 h,最好以 96 h 为一个实验周期,在 24 h、48 h、72 h、96 h 时记录实验鱼的死亡率,确定鱼类死亡 50% 时的受试物浓度。鱼类毒性试验在研究水污染及水环境质量中占重要地位。通过鱼类急性毒性试验可以评价受试物对水生生物可能产生的影响,以短期暴露效应表明受试物的毒害性。鱼类急性毒性试验不仅用于测定化学物质毒性强度、测定水体污染程度、检查废水处理的有效程度,也为制定水质标准、评价环境质量和管理废水排放提供环境依据。

## 三、实验材料

1. 实验鱼的选择与驯养

试验用的鱼必须对毒物敏感,具有一定的代表性,便于实验条件下饲养,来源丰富,个体健康。我国可采用的试验鱼有四大养殖淡水鱼(青鱼、草鱼、鲢鱼和鳙鱼)、金鱼、鲫鱼、野生的食蚊鱼等。本实验选用鲫鱼作为实验鱼。

在同一实验中要求试验鱼必须同属、同种、同龄,最好是当年生。鱼的平均体长以 7 cm 以下为宜。金鱼体短、身宽,一般以 3 cm 以下较为合适。同组鱼中最大的体长不应超过最小的体长的 1.5 倍。

选用的试验鱼在试验前必须在实验室内经过驯养,使之适应实验室条件的生活环境和进行健康选择。驯养鱼应该在与试验相同水质水温的水体中至少驯养 7 d,使其适应试验环境,不应长期养殖(<2 个月)。驯养期间,应每天换水,可每天喂食 1~2 次,但在试验前一天应停止喂食,以免试验时,剩余饵料及粪便影响水质。驯养期间试验鱼死亡率不得超过 5%,否则,可以认为这批鱼不符合试验鱼的要求,应该继续驯养或者重新更换试验鱼进行驯养。

试验前必须挑选健康的鱼,即选择体色光泽、鱼鳍完整舒展、行动活泼、逆水性强、大小无太大悬殊、无任何疾病的鱼作为试验鱼。任何畸形鱼、外观上反常态的鱼都不得做试验鱼。

2. 实验仪器设备

(1) 实验容器

实验容器一般用玻璃或其他化学惰性材质制成的水族箱或水槽。容器体积可根据试验鱼的体重确定,通常以每升水中鱼的负荷不得超过 2 g(最好为 1 g)。一些小型鱼类幼鱼可选择 500 mL 或 1 000 mL 烧杯为实验容器。容器的深度必须超过 16 cm,水体表面积越大越好。同一实验应采用相同规格和质量的容器。为防止鱼类跳出容器,可在容器上加上网罩。实验容器使用后,必须彻底洗净,以除去所有毒性残留物。

(2) 其他

溶解氧测定仪、水硬度计、温度控制仪、pH 计、分析天平。

3. 实验用水(稀释水)及水质条件

用来驯养和配置实验液的水,必须是未受污染的清洁水。一般可采用天然河水、湖水或地下水,但需过滤以除去大的悬浮物质。也可用自来水代替,但必须进行人工曝气或放置 3 d 以上脱氯。如果试验目的是评价工业废水或化学物质对接纳水体的影响时,则最好采用接纳水体的污染源上游水作为试验用稀释水。蒸馏水不适合做稀释水,因为蒸馏水中已除去了自然界水中的盐类,与实际差距太大,另外由于蒸馏器的影响,有时使蒸馏水中带有对鱼类不利的金属离子,影响试验结果。

实验用水的水质条件一般是指水的温度、pH、溶解氧、硬度、水中的有机物和水量等。

(1) 水温

实验中应保持鱼类原来的适应温度,一般冷水鱼在 12℃～18℃,温水鱼在 20℃～28℃。为使得实验结果可靠,在同一实验中,温度的波动范围不要超过 4℃(即±2℃)。冬天可以通过加热室内的空气温度而达到调节水温的目的,也可以采用电热棒直接控制调节水温。

(2) pH

水的 pH 与水生生物的代谢作用有密切关系。对毒物的毒性作用也有一定的影响。因此,在实验中应维持 pH 在鱼类适宜范围内。一般实验液的 pH 在 6.7～8.5 为宜。如需调节 pH,可用 1 mol/L 或 0.1 mol/L 的 HCl 和 NaOH 来调节受试物贮备液的 pH。调节贮备液的 pH 时不能使受试物浓度明显改变,或发生化学反应或沉淀。

(3) 溶解氧

溶解氧是鱼类生存的必要条件,它能影响鱼类对毒物的敏感性。一般温水鱼要求溶解氧在 4 mg/L 以上,冷水鱼要求溶解氧在 5 mg/L 以上。

(4) 硬度

水的总硬度为 10～250 mg/L(以 $CaCO_3$ 计)。

**四、操作步骤**

1. 预实验

为确定正式实验所需浓度范围,可选择较大范围的浓度系列,如1 000 mg/L、100 mg/L、10 mg/L、1 mg/L、0.1 mg/L。每个浓度放入五条鱼,可用静态方式进行,不设平行组,试验持续 48～96 h。每日至少两次记录各容器内的死鱼数,并及时取出死鱼。求出 24 h 100% 死亡浓度和 96 h 无死亡浓度。

如果一次预试验结果无法确定正式试验所需的浓度范围,应另选一浓度范围再次进行预试验。

2. 正式实验

根据预试验得出的结果,在包括使鱼全部死亡的最低浓度和 96 h 鱼类全部存活的最高浓度之间至少设置 5 个浓度组，并以几何级数排布。浓度间隔系数应≤2.2。

每个试验浓度组应至少设 2～3 个平行，每一系列设一个空白对照。如使用了助溶剂，应增设溶剂对照组，其浓度与试剂中的最高溶剂浓度相同。试验鱼的数目以每组实验浓度 10～20 尾合适，不得少于 10 尾。

试验溶液调节至相应温度后，从驯养鱼群中随即取出鱼并随机迅速放入各试验容器中。转移期间处理不当的鱼均应弃除。同一试验，所有试验用鱼应 30 min 内分组完毕。

在 24 h、48 h、72 h、96 h 后检查受试鱼的状况。如果没有任何肉眼可见的运动，如鳃的扇动、碰触尾柄后无反应等，即可判断该鱼已死亡。观察并记录死鱼数目后，将死鱼从容器中取出。应在试验开始后 3 h 或 6 h 观察各处理组鱼的状况，并记录试验鱼的异常行为（如鱼体侧翻、失去平衡，游泳能力和呼吸能力减弱，色素沉积等）。

试验开始和结束时要测定 pH、溶解氧和温度。试验期间，每天至少测定一次。

至少在试验开始和结束时，测定实验容器中试验液的受试物浓度。

试验结束时，对照组的死亡率不得超过 10%。

### 五、实验报告

1. 数据处理

以暴露浓度为横坐标，死亡率为纵坐标，在计算机或对数概率纸上，绘制暴露浓度对死亡率的曲线。用直线内插法或常用统计程序计算出 24 h、48 h、72 h、96 h 的半致死浓度（$LC_{50}$）值，并计算 95% 的置信限。

如果试验数据不适于计算 $LC_{50}$，可用不引起死亡的最高浓度和引起 100% 死亡的最低死亡浓度估算 $LC_{50}$ 的近似值，即这两个浓度的几何平均值。

2. 化学物质急性毒性分级

依据 $LC_{50}$ 值的大小，可以将化学物质的急性毒性分为剧毒、高毒、中等毒、低毒和微毒五级，如实验表 8-1 所示。

**实验表 8-1　鱼类急性毒性实验毒性分级标准**

| 鱼起始 $LC_{50}$/(mg/L) | <1 | 1～100 | 100～1 000 | 1 000～10 000 | >10 000 |
|---|---|---|---|---|---|
| 毒性分级 | 剧毒 | 高毒 | 中等毒 | 低毒 | 微毒（无毒） |

3. 编写报告

在实验报告中应包括：试验名称、目的、试验原理、试验的准确起止日期，还有如下几项：

(1) 试验鱼的种名、来源、体重、体长、健康和驯化状况。

(2) 受试物质名称、来源物化性质和保存方法。

(3) 实验用水的来源、物化性质和实验前的处理等。

(4) 实验溶液的浓度与配置方法、实验温度。

(5) 实验条件，如容器形式、实验液的体积与深度、受试生物数目及负荷率。

(6) 实验开始后 24 h、48 h、72 h、96 h 时的 $LC_{50}$ 值，及其毒性分级。

### 六、注意事项

(1) 试验期间，对照组鱼死亡率不得超过 10%。

（2）试验期间,受试物实测浓度不能低于设置浓度的 80%。如果试验期间受试物实测浓度与设置浓度相差超过 20%,则应该以实测受试物浓度来表达试验结果。

（3）试验期间,尽可能维持恒定条件。

参考文献

[1]　王明学,周志刚.鱼类急性毒性实验基本要求的探讨[J].内陆水产,1998(9):26 - 27.

[2]　卢玲,宋福.鱼类急性毒性实验[J].生物学通报,2002,37(7):52 - 53.

[3]　国家环境保护总局《水和废水监测分析方法》编委会.水和废水监测分析方法(第四版)[M].北京:中国环境出版社,2002.

# 实验九　发光菌的生物毒性测试方法

## 一、目的与要求

通过实验要求了解发光菌的生物毒性测试方法的基本原理。搞清 DXY - 2 型生物毒性测试仪的基本结构、原理,并能进行正确的操作和使用。

## 二、实验原理

发光菌的生物毒性测试是 20 世纪 70 年代后建立起来的生物测试方法。发光菌是一种海洋发光细菌,属一类非致病的革兰氏阴性兼厌氧性细菌,它们在适当的条件下经培养后,能发出肉眼可见的蓝绿色的光。其发光原理是由于活体细胞内具有 ATP、荧光素(FMN)和荧光酶等发光要素。这种发光过程是细菌体内的一种新陈代谢过程,即氧化呼吸链上的光呼吸过程。当细菌合成荧光酶、荧光素、长链脂肪醛时,在氧的参与下,能发生生化反应,便产生光。光的峰值在 490 nm 左右。生化反应如下:

$$基质 \longrightarrow ADH_2 \xrightarrow{ATP} 黄素（H_2） \xrightarrow{ATP} 细胞色素C \xrightarrow{ATP} O_2$$

$$\downarrow$$

$$FMNH_2$$

$$萤光酶（E）\searrow \quad O_2$$

$$E\text{-}FMNH_2 \longrightarrow E\text{-}FMNH \xrightarrow{RCHO \quad RCOOH} 光 + FMN + E + H_2O$$

$$\downarrow OOH$$

$$暗反应$$

$$E + FMN + H_2O_2$$

当发光菌接触到环境中有毒污染物质时,可影响或干扰细菌的新陈代谢,从而使细菌的发光强度下降或熄灭。有毒物质的种类越多、浓度越高,抑制发光的能力越强。这种发光强度的变化可用测光仪定量地测定出来。由于毒物浓度与菌体发光度呈线性负相关,因而可根据发光度确定毒物急性生物毒性。由于发光菌的生物毒性测试方法快速、简便、灵敏,所以在有毒物质的筛选,环境污染生物学评价等方面有很大的实用价值。

### 三、实验条件

1. 器材

DXY－2型生物毒性测试仪(中国科学院南京土壤研究所制):配制 2 mL、5 mL 样品测试管(具标准磨口塞)、微量注射器(10 $\mu$L)、注射器(1 mL)、定量加液瓶(5 mL)、吸管(2 mL、10 mL、25 mL)、试剂瓶(100 mL)、量筒(100 mL、500 mL)、棕色容量瓶(50 mL、250 mL、1 000 mL)、10 mL 半微量滴定管(配磨口试剂瓶,全套仪器均为棕色)。恒温振荡器,隔水式培养箱,高压灭菌锅,比色管架。

2. 试剂和材料

(1) 3‰ NaCl 溶液

称取 3 g NaCl 于玻璃容器内,用量筒加 100 mL 蒸馏水。

(2) 2‰ NaCl 溶液

称取 2 g NaCl 于玻璃容器内,用量筒加 100 mL 蒸馏水,2℃~5℃冰箱内保存。

(3) 参比毒物 $HgCl_2$ 标准溶液

0.02,0.04,0.06,0.08,0.10,0.12,0.14,0.16,0.18,0.20,0.22,0.24 (mg/L)。

(4) $HgCl_2$ 母液,$\rho$＝2 000 mg/L

用电子天平称密封保存良好的无结晶水 $HgCl_2$ 0.100 g 于 50 mL 容量瓶,用 3‰ NaCl 溶液稀释至刻度,置 2℃~5℃冰箱备用,保存期 6 个月。

(5) $HgCl_2$ 工作液,$\rho$＝2 mg/L

用移液管吸 $HgCl_2$ 母液 10 mL 于1 000 mL 容量瓶,用 3‰ NaCl 溶液定容。再用移液管吸 20 mg/L $HgCl_2$ 溶液 25 mL 入 250 mL 容量瓶,用 3‰ NaCl 溶液定容,将此液倒入配有半微量滴定管的试剂瓶,然后,用 3‰ NaCl 溶液将 $HgCl_2$ 2 mg/L 溶液按实验表 9－1 稀释成系列浓度(一律采用 50 mL 容量瓶)。这些 $HgCl_2$ 稀释液保存期不超过 24 h,超过者务必重配。

**实验表 9－1　$HgCl_2$ 工作液稀释配制系列(在 50 mL 容量瓶中)**

| 加 2 mg/L＝ $HgCl_2$/mL | 0.5 | 1.0 | 1.5 | 2.0 | 2.5 | 3.0 | 3.5 | 4.0 | 4.5 | 5.0 | 5.5 | 6.0 |
|---|---|---|---|---|---|---|---|---|---|---|---|---|
| 稀释定容后 $HgCl_2$/(mg/L) | 0.02 | 0.04 | 0.06 | 0.08 | 0.10 | 0.12 | 0.14 | 0.16 | 0.18 | 0.20 | 0.22 | 0.24 |

(6) 明亮发光杆菌 $T_3$ 小种(*Photobacterium phosphoreum* $T_3$ spp.)冻干粉

安瓿瓶包装,每瓶 0.5 g(中国科学院南京土壤研究所提供),在 2℃~5℃冰箱内有效保存期为 6 个月。

#### 四、实验步骤与方法

1. 仪器的预热和调零

打开生物发光光度计电源，预热 15 min，调零，备用。

2. 试管的排列

在塑料或铁制试管架上按以下两种情况排列测试管：

(1) 当样品母液相对发光度为 1% 以上者，欲以与相对发光度相当的氯化汞浓度表达结果者，如下排列：

左侧放参比毒物 $HgCl_2$ 系列浓度溶液管，右侧放样品管。前排放 $HgCl_2$ 溶液和样品管，后一排放对照(CK)管，后二排放 CK 预试验管。每管 $HgCl_2$ 样品液均配一管 CK(3% NaCl 溶液)，设 3 次重复。每测一批样品，常需同时配置测定系列浓度 $HgCl_2$ 标准溶液。

实验表 9-2　测试管在试管架上的排列

| 后二排 | CK预试1 | | | | | | | CK预试2 | | | | | | |
|---|---|---|---|---|---|---|---|---|---|---|---|---|---|---|
| 后一排 | CK | CK | CK | CK | CK | CK⋯ | CK | CK | CK | CK | CK | CK | CK⋯ | CK |
| 前排 | 0.02 | 0.02 | 0.02 | 0.04 | 0.04 | 0.04⋯ | 0.24 | 样品1 | 样品1 | 样品1 | 样品2 | 样品2 | 样品2⋯ | 样品 $n$ |
| 管群 | $HgCl_2$/(mg/L) | | | | | | | 样品 | | | | | | |

(2) 当样品母液相对发光度为 50% 以下乃至零，欲以 $EC_{50}$ 表达结果者，如下排列：

左侧仅放 0.10 mg/L $HgCl_2$ 溶液管(作为检验发光菌活性是否正常的参考毒物浓度，反应 15 min 的相对发光度应在 50% 左右)，右侧放样品稀释液管(从低浓度到高浓度依次排列)。其他同(1)。每测一批样品，均必须同时配测 0.10 mg/L $HgCl_2$ 溶液。

3. 3% NaCl 溶液

用 5mL 的定量加液瓶给每支 CK 管加 2 mL 或 5 mL 3% NaCl 溶液。

4. 加样品液

用 2 mL 或 5 mL 吸管给每支样品管加 2 mL 或 5 mL 样品液。每个样品号换一支试管。

5. 细菌冻干菌剂复苏

从冰箱 2℃～5℃室取出含有 0.5 g 发光细菌冻干粉的安瓿瓶和 NaCl 溶液，投入置有冰块的小号(1～1.5 L)保温瓶，用 1 mL 注射器吸取 0.5 mL 冷的 2% NaCl 溶液(适用于 5 mL 测试管)或 1 mL 冷的 2.5% NaCl 溶液(适用于 2 mL 测试管注入已开口的冻干粉安瓿瓶，务必充分混匀。2 min 后菌即复苏发光(可在暗室内检测，肉眼应见微光)。备用。

6. 仪器检验复苏发光细菌冻干粉质量

另取一空 2 mL 或 5 mL 测试管，加 2 mL 或 5 mL 3% NaCl 溶液，10 μL 复苏发光菌液，盖上瓶塞，用手颠倒 5 次以达均匀。拔去瓶塞，将该管放入各自型号仪器测试舱内，若发光量立即显示(或经过 5～10 min 上升到)600 mV 以上(低于 600 mV 时，允许将倍率调至

"X2"挡,发光量达不到 600 mV 时,更换冻干粉),此瓶冻干粉可用于测试。

7. 给各测试管加复苏菌液

在发光菌液复苏稳定(约 15 min)后,按(2)所述,从左到右,按 $HgCl_2$ 或样品管(前)—CK 管(后)—$HgCl_2$ 或样品管(前)—CK 管(后)……顺序,用 10 μL 微量注射器(勿用定量加液器,以减少误差)准确吸取 10 μL 复苏菌液,逐一加入各管,盖上瓶塞,用手颠倒 5 次,拔去瓶塞,放回原位。每管在加菌液的当时务必精确计时,记录到秒,记作各管反应终止(即应该读发光量)的时间。

8. 读数

当发光细菌与样品反应达到终止时间(精确到秒),则可进行样品测量:

(1) 向上拔出样品室的盖子(注意! 拔出前,面板上应是红指示灯亮),然后将盛有待测样品液的比色管放入样品室,盖好盖子。

(2) 抓住盖子,依顺时针方向旋转(这时面板上红灯灭,绿灯亮),约 1～2 s,则可读取样品溶液的测定数据(读出其发光量—经光电变换—电压 mV 数)。

(3) 抓住盖子按顺时针方向旋转,回到原处(面板上绿灯熄灭,红灯亮),这时即可向上拔出盖子,取出已测过的样品,此后,可做如下处理:

① 还有待测样品,再取一比色管放入,盖好盖子,然后按上述步骤进行测量。

② 同样品需进一步处理,不能马上测量,可以盖上盖子等待。

③ 整批样品测试完毕,盖好盖子,将仪器电源切断。

**五、结果与报告**

1. 计算样品相对发光度,并算出平均值

$$相对发光度(\%)=\frac{HgCl_2\ 管或样品管发光量(mV)}{CK\ 管发光量(mV)}\times100\%$$

$$相对发光度平均值(\%)=\frac{(重复1)\%+(重复2)\%+(重复3)\%}{3}$$

2. 建立并检验 $HgCl_2$ 浓度($c$)与其相对发光度(%)均值的相关方程

(1) 在具有一元一次线性回归功能的计算器(例如:SHARPEL-5100S、CASIO fx-4000P 型计算器)上输入各对 $c$、$T$ 值,先输入 $c$(视为 $X$)、后输入 $T$(视为 $Y$),求出一元一次线性回归方程的 $a$(截距)、$b$(斜率、回归系数)和 $r$(相关系数),列出方程:

$$T=a+bc_{氯化汞}$$

查相关系数显著水平($P$ 值)表,检验所求 $r$ 值的显著水平。若 $P\leqslant0.01$,则 $EC_{50}$氯化汞 $=(0.10\pm0.02)$mg/L,则所求相关方程成立;反之,不能成立,须重测系列 $HgCl_2$ 浓度的发光量。$HgCl_2$ 溶液配制过夜者,须重配后再测定。

(2) 也可以据建立的上述方程绘制关系曲线,即指定发光度为 10% 和 90%,代入上式,求出相应的两个 $HgCl_2$ 浓度,在常数坐标纸上定出两点,画一直线,即为符合该方程的 $HgCl_2$ 浓度与相对发光度的关系曲线。

(3) 建立并检验样品稀释浓度($c$)与其相对发光度(%)均值的相关方程。

按照上述方法建立相关方程 $T=a+bc_{样品}$,并检验相关系数 $r$ 显著水平($P$ 值)。若 $P\leqslant$

0.05,则所求相关方程成立;反之,不能成立,须重测样品稀释系列浓度的发光量。

**实验表 9-3　样品急性毒性发光细菌测定法实验记录**

测定日期　　　　　　测定人　　　　　　　　　　　　　　　　　提取方法

| 分析号 | 加菌液时间<br>(反应开始,<br>读到 s) | 测定时间<br>(反应 min,<br>读到 s) | 发光量<br>/mV | 相对发光度 L/%<br>(样品/CK×100%) | 均值<br>($L_x$) | 抑制发光率/%<br>(1 L=100−L) | 备注 |
|---|---|---|---|---|---|---|---|
| | | | | | | | |
| | | | | | | | |
| | | | | | | | |
| | | | | | | | |
| | | | | | | | |
| | | | | | | | |
| | | | | | | | |
| | | | | | | | |
| | | | | | | | |

### 六、注意事项和相关研究进展

1. 注意事项

(1) 测试时,室温必须控制在 20~25℃范围。同一批样品在测定过程中要求温度波动不超过±1℃。故冬夏测定宜在室内采用空调器控温。且所有测试器皿及试剂、溶液,测前 1 h 均置于控温的测试室内。

(2) 对有色样品测定,若用常规方法测定会有干扰,因此需用方法进行校正。

(3) 水环境污染后的毒性测定,应在采样后 6 h 内进行。否则应在 2~5℃下保存样品,但不得超过 24 h。报告中应标明采样时间和测定时间。

2. 相关研究进展

随着工农业生产的发展,进入环境的污染物质数量和品种也在不断增长,成分亦越来越复杂,因而给环境监测工作带来很多困难。常用的物理和化学测试方法,往往只能测定成分单一的污染物的浓度,而反映不出污染物对生物体危害的效应和程度。

20 世纪 60 年代中期,人们开始考虑如何用发光细菌荧光酶进行各项生物测定,然而,利用细菌荧光酶进行生物测定有一定的局限性:酶的提纯操作繁杂,酶的发光反应必需的黄素单核苷酸(FMN)价格高昂,导致测定费增高不易普及推广。因此,人们很早就在考虑如何直接利用发光细菌活体进行生物测定。但应用发光细菌活体进行生物测定仍有诸多不便:对于非微生物专业工作者来说,培菌有困难,测定尚须恒温条件,因而难以在环保、卫生、制药等行业中推广。1978 年美国 Backman 仪器公司在这方面取得了突破性进展。研制成了一种生物发光光度计(或称生物毒性测定仪),所用菌剂是明亮发光杆菌冻干粉而不是活菌体。仪器与冻干粉均轻便可携,检测费用低廉,方法简便快速,这就为在有关行业中普及创造了良好条件。在此之后的多年里,各国学者纷纷采用该方法测试环境生物毒性。

发光菌的生物毒性测试方法与传统的生物学检测方法(如鱼类急性毒性试验)相比,具有简便、快速、适用性强、费用低、用途广等优点。该方法于 1995 年 3 月 25 日经国家环保局批准,并于 1995 年 8 月 1 日实施,作为规范化方法(GB/T 15441—1995)用于工业废水、纳污水体及实验室条件下可溶性化学物质的水质急性毒性监测。

近年来,发光菌的生物毒性测试方法除了用于水质监测外,还广泛用于土壤、大气、底泥等环境中污染物质的监测和评价。受试发光细菌除采用明亮发光杆菌外,还可用费氏弧菌、青海弧菌进行生物毒性测试。

### 思考题

1. 叙述发光菌的生物毒性测试方法的基本原理和测试条件。

2. 与传统的生物学检测方法(如鱼类急性毒性试验)相比,发光菌的生物毒性测试方法具有哪些优点?

3. 对于有色样品怎样用发光菌生物毒性测试方法进行测定?

### 参考文献

[1]　中华人民共和国国家环境保护局.水质急性毒性的测定发光细菌法 GB/T 15441—1995[M].北京:中国标准出版社,1996.

[2]　于晓丽,李秀珍,谢萍,等.用发光菌评价油田采油污水综合毒性[J].石油与天然气化工,2002,31(2):101-103.

## 实验十　环境内分泌干扰物的筛选
## ——人体乳腺癌细胞(MCF7)增殖试验

### 一、目的与要求

(1) 了解内分泌干扰物的筛选方法。

(2) 掌握细胞的培养、传代、保存及体外毒性试验方法。

### 二、实验原理

广义上讲,环境内分泌干扰物质具有激素样活性,可通过类激素作用或其他方式干扰内分泌系统的正常功能。美国国家环保局将环境内分泌干扰物定义为影响内源性激素的产生、释放、运输、代谢、受体结合和降解,从而干扰生物体内的激素代谢平衡的外源性化合物。

类雌激素物质和抗雌激素物质是最常见环境内分泌干扰物,它们一般通过雌激素受体的介导调控响应基因的表达从而产生效应。雌激素受体和雄性激素受体、甲状腺激素受体一样,同属于核受体,这是一类氨基酸序列相对保守的蛋白系列,不同的脊椎动物体内同源性较高。这些受体一般作为配体依赖性的转录激活因子,调控了许多组织中的蛋白合成。研究表明,雌激素首先进入细胞并进入细胞核,和雌激素受体结合之后,使得雌激素受体的构象发生改变形成二聚体。雌激素受体二聚体可与目标基因序列上的激素响应元件结合,在相关转录激活因子的共同作用下,诱导特定基因的表达。环境中的类雌激素的作用模式与内源性激素相似。但是对抗雌激素物质来说,它们虽然能够与内源性激素竞争结合雌激素受体,这种结合作用并不能引发激素受体的转录激活作用。

因为环境内分泌干扰物危害巨大,针对这类化合物的筛选研究具有重大的意义。利用人体乳腺癌细胞(MCF7)增殖实验(E-screen)对环境中的类雌激素物质进行筛选在国际上是一门成熟的技术,是 EPA 环境内分泌干扰物研究计划推荐的体外筛选技术之一。该方法的理论依据是 MCF7 细胞具有雌激素依赖性增殖这一特性。因此,将 MCF7 细胞培养于去激素的培养基中,加入受试化合物进行暴露,如果细胞呈增殖态势,表明加入的受试化合物可能具有雌激素活性。若加入 ICI182780(一种纯抗雌激素作用物质)与受试系统中能显著减缓 MCF7 的增值,则表明受试化合物的细胞增殖作用通过雌激素受体介导。

### 三、设备与材料

1. 设备

纯水仪,冷冻离心机(Beckman Coulter 22R centrifuge),酶标仪(Bio-Tek Instruments,INC),超净工作台,$CO_2$ 培养箱,倒置显微镜,针式滤器,pH 计,水浴锅,12 孔板,1.5 mL 离心管,生物冰袋,移液枪(20 $\mu$L、100 $\mu$L、1 000 $\mu$L)及对应枪头。

2. 细胞培养

MCF7 细胞用含有 10% 胎牛血清的 DMEM 培养在 25 cm² 培养瓶中,$CO_2$ 培养箱温度设定 37℃,$CO_2$ 浓度 5%。细胞覆盖率 70% 左右传代培养,定期检查支原体污染。

3. 试剂

双酚 A,壬基酚,17β-雌二醇,DMEM 培养剂干粉,胰蛋白酶粉末,胎牛血清,活性炭粉末,葡聚糖 T70,磺酰罗丹明(SRB),氯化钠,氯化钾,一水合磷酸氢二钠,磷酸二氢钾,三氯乙酸,乙酸,二甲基亚砜(DMSO)。

4. 培养液以及溶液的配制

(1) DEME 培养基

先将一定量的培养基粉剂加入所需培养液体积的 2/3 的双蒸水中,并用双蒸水冲洗包装袋(或称量纸)2～3 次,充分搅拌至粉剂全部溶解,加入定量的碳酸氢钠(见包装袋)。然后加入配制好的青链霉素以及链霉素液(最终浓度各为 100 单位/mL)。用针式滤器或蔡式滤器过滤除菌。分装小瓶 4℃保存。

(2) 谷氨酰胺储存液

谷氨酰胺在培养基溶液中极不稳定,4℃下放置 1 周可分解 50%,故应单独配制,置于

—20℃冰箱中保存,用前加入培养液中。加有谷氨酰胺的培养液在 4℃冰箱中储存 2 周以上时,应重新加入原来的谷氨酰胺。所以可以配制 200 mmol/L 谷氨酰胺液贮存,用时加入培养液。准确称取谷氨酰胺 2.922 g 溶于三蒸水加至体积 100 mL 即配成 200 mmol/L 的溶液,充分搅拌溶解后,过滤除菌,分装小瓶,—20℃保存,使用时可向 100 mL 培养液中加入 1 mL 谷氨酰胺溶液。

（3）PBS 磷酸缓冲液

准确称取 8.0 g NaCl,0.2 g KCl, 1.56 g $Na_2HPO_4 \cdot H_2O$,0.2 g $KH_2PO_4$,溶解于 1 000 mL 的双蒸水中,高压灭菌消毒,分装小瓶 4℃保存。

（4）胰蛋白酶溶液的配制与消毒

按胰蛋白酶液浓度为 0.25% 准确称取定量的胰蛋白酶干粉,溶于适量的 PBS 或双蒸水中,调节 pH 至 7.2,过滤除菌,置于 4℃保存。

（5）血清的去激素处理

① 木炭在使用前先用冷的无菌水冲洗干净（2 次）;

② 配置 5% 木炭 - 0.5% 葡聚糖悬液(T70),体积与所需处理的血清浓度相同;

③ 将此悬液在 1 000 r/min 下离心 10 min,弃掉上清;

④ 将血清与上一步骤中所得到的木炭颗粒物混合;

⑤ 保持混合液悬浮状态,37℃下振荡 60 min;

⑥ 将此血清 50 000 r/min 转离心 20 min;

⑦ 取上清液,用 0.2 μm 的滤膜过滤除菌,并于 —20℃下保存制得的血清悬液。

**四、步骤与方法**

1. 细胞的传代培养

（1）预热培养用液,把已经配制好的装有培养液、PBS 液和胰蛋白酶的瓶子放入 37℃ 水浴锅内预热。

（2）用 75% 酒精擦拭经过紫外线照射的超净工作台和双手。

（3）从培养箱内取出细胞。注意取出细胞时要旋紧瓶盖,用酒精棉球擦拭显微镜的台面,再在镜下观察细胞。

（4）打开瓶口,去掉旧培养液,用 PBS 清洗（冲洗）,加入适量消化液（胰蛋白酶液）,注意消化液的量以盖住细胞最好,最佳消化温度是 37℃。

（5）显微镜下观察细胞,倒置显微镜下观察消化细胞,若胞质回缩,细胞之间不再连接成片,表明此时细胞消化适度。

（6）吸取消化液加入培养液,将细胞悬液吸出分装至 2～3 个培养瓶中,加入适量培养基旋紧瓶盖。

（7）显微镜下观察细胞,倒置显微镜下观察细胞量,必要时计数。注意密度过小会影响传代细胞的生长,传代细胞的密度应该不低于 $5 \times 10^5$ 个/mL。最后要做好标记。

2. 细胞的增殖试验

（1）取一个 25 cm² 的细胞培养瓶,MCF7 生长大概 70%～80%。用 5 mL PBS 磷酸缓冲液洗涤,然后加入少量的 0.25% 的胰蛋白酶消化细胞。

(2) 按照消化传代之操作在 37℃ 左右静置 3~5 min 后,轻轻拍动使菌体悬浮。

(3) 用 20 mL (DMEM+5% FCS)重新悬浮细胞,按照血球计数板操作方法,计算细胞浓度,并调节细胞浓度至 $1 \times 10^4$ 个/mL。

(4) 12 孔板每个孔内加入 1 mL 上述细胞悬液,使得每一个孔内细胞的最终浓度为 $1 \times 10^4$ 个/毫升·孔。

(5) 培养 24h 之后,去除培养液,用 1 mL PBS 缓冲液洗涤细胞。并将培养液换成 1 mL 不含雌激素的合成培养基(不含酚红的 DMEM+5% 活性炭-葡萄糖处理过的血清)。

(6) 向每个孔内就加入各个浓度梯度的待测物质。$10^{-14} \sim 10^{-8}$ mol/L 17β -雌二醇(溶解于 DMSO 中),$10^{-11} \sim 10^{-4}$ mol /L 的双酚 A 和壬基酚,DMSO 的浓度不能超过 0.1%,即在 1 mL 的培养液中,不能超过 1 μL 的 DMSO。

(7) 培养 7 d 后,先将培养液除去,然后用 500 μL 的 PBS 淋洗细胞,接着用冷的 200 μL 10%($w/v$)的三氯乙酸固定细胞 30 min。

(8) 用双蒸水洗涤细胞 5 次。风干剩余的水分。

(9) 在 1% 的乙酸溶液中用 250 μL 0.4%($w/v$)的 SRB 染色细胞 15 min。

(10) 少量多次地用 1% 的乙酸溶液洗涤细胞(100 μL/次),目的在于除去未被固定的 SRB,直到洗出液无色后,用 300 μL 10 mmol/L 的 Tris 缓冲液(pH=10.4)溶解剩余 SRB。

(11) 从每个孔中取出 100 μL 的 SRB 溶解液,加入 96 孔板在酶标仪下 510 nm(有的文献中也涉及 590 nm 的波长)波长下读数。

每个化合物作三个平行,将实验结果记录在 SPSS 或者 Sigmaplot 软件中,代入如下 S 型剂量效应关系模型中,即

$$Y = \text{Bottom} + \frac{\text{Top-Bottom}}{1 + 10^{(\lg EC_{50} - X) \times \text{Hillslope}}}$$

式中:$Y$ 为增殖效应(吸光度);$X$ 为暴露剂量的对数值;Top 为 S 曲线高浓度高效应平台期对应的效应(吸光度);Botttom 为 S 曲线低浓度效应平台期对应的效应(吸光度);Hillsope 为表示 S 形曲线中点处斜率(无单位数值)。

运用非线性回归模拟,求出三种化合物的 $EC_{50}$ 后,因为细胞的繁殖是因为雌激素作用引起的,因此用相对繁殖力 RPP 来表示化合物雌激素效应的强弱。

$$\text{RPP} = \frac{EC_{50}[E_2]}{EC_{50}[\text{双酚 A 或壬基酚}]}$$

式中:$E_2$ 为天然雌激素 17β-雌二醇。

### 五、注意事项

(1) 上述操作应为无菌操作,严格注意试验体系确保无菌。

(2) 制备细胞悬液的时机要掌握合适,消化适当,否则影响细胞悬液均匀程度。

(3) 将细胞悬液中的细胞分装到 12 孔板时,加入量必须均匀。

### 参考文献

[1] Soto A M, Sonnenschein C, Chung K L, et al. The ESCREEN assay as a tool to identify estrogens:

an update on estrogenic environmental pollutants[J]. Environ. Health Perspect, 1995, 103(7): 113 - 122.

[2]  Zava D T, Blen M, Duwe G. Estrogenic activity of natural and synthetic estrogens in human breast cancer cells in culture[J]. Environ. Health Perspect, 1997, 105(3):637 - 645.

[3]  Payne J, Jones C, Lakhani S, et al. Improving the reproducibility of the MCF - 7 cell proliferation assay for the detection of xenoestrogens[J]. Sci. Total Environ, 2000, 248:51 - 62.

# 实验十一  荧光原位杂交技术

## 一、目的与要求

荧光原位杂交(fluorescence in situ hybridization，FISH)是在 20 世纪 80 年代末在放射性原位杂交技术的基础上发展起来的一种非放射性分子细胞遗传技术，以荧光标记取代同位素标记而形成的一种新的原位杂交方法，探针首先与某种介导分子(reporter molecule)结合，杂交后再通过免疫细胞化学过程连接上荧光染料。FISH 技术的应用已经证实或发现了用经典遗传学方法无法证实或发现的染色体改变。目前 FISH 技术已广泛用于检测遗传病、肿瘤以及其他疾病染色体数目和结构的异常。

## 二、实验原理

FISH 的基本原理是将直接与荧光素结合的寡聚核苷酸探针(或采用间接法用生物素、地高辛等标记的寡聚核苷酸探针)与变性后的染色体、细胞、组织中的核酸按照碱基配对原则进行杂交，经洗涤后直接检测或通过免疫荧光系统检测，最后在荧光显微镜下观察。FISH 具有安全、快速、灵敏度高、探针能长期保存、能同时显示多种颜色等优点，不但能显示中期分裂相，还能显示间期核。同时在荧光原位杂交基础上又发展了多彩色荧光原位杂交技术和染色质纤维荧光原位杂交技术。

## 三、实验条件

1. 实验材料

常用的荧光原位杂交标本包括中期染色体片、单细胞和悬液滴片、组织切片、细胞培养标本以及脱落细胞片。

荧光原位杂交探针的分类和标记方法：

(1) 探针分类

① 按核酸性质可分为：DNA 探针、cDNA 探针和寡核苷酸探针；

② 按染色体上位置可分为：重复序列探针、涂染探针和基因探针；

③ 按标记方式可分为：直接标记探针和间接标记探针。

(2) 探针标记方法

不同的模板需要不同的标记方法，见表 11 - 1。

**实验表 11-1　不同的标记方法**

| 标记 DNA 探针 | 标记 RNA 探针 | 标记寡核苷酸探针 |
| --- | --- | --- |
| 切口平移法 | 体外转录法 | 寡核苷酸 3'端标记 |
| 随机引物法 | | 寡核苷酸 3'端加尾标记 |
| PCR 法 | | 寡核苷酸 5'端标记 |

① 切口平移法(nick translation)(Watters AD et. al. 2002)；

② 随机引物法(random primer)(von Eggeling F. et. al. 1994)；

③ 末端标记法(end labeling)(Nilsson M, et. al. 2002)；

④ PCR 标记法(PCR labeling)(Wiegant J, et. al. 2001)。

2. 设备与器材

恒温水浴锅,培养箱,染色缸,载玻片,荧光显微镜,盖玻片,封口膜,移液器,暗盒。

3. 实验试剂

(1) 变性液:20×SSC 4 mL,ddH$_2$O 8 mL,甲酰胺 28 mL。

(2) 杂交液:根据不同的探针类型配制。主要成分有:标记的探针、鲑鱼精 DNA、Cot-1 DNA、硫酸葡聚糖、去离子甲酰胺和 2×SSC。

**四、实验步骤**

1. 标本的固定

标本的制备既要求保存组织的形态结构,又要避免组织中核酸的降解。原则上取材应尽可能新鲜。固定的时间也很重要,固定时间过长,可能会减低靶对探针的可及性,使杂交信号减弱。时间太短,组织固定不良,无论是形态结构还是核酸的保存都不理想。新鲜标本常用固定剂有甲醇:冰醋酸(3:1)、70%乙醇、甲醇-丙酮以及 4%多聚甲醛等。

临床上最常用的为福尔马林固定的石蜡包埋切片。植被求片时应注意将求片展平,切片厚度视具体情况而定。多分为 3～6 μm 的薄切片和 15～20 μm 的厚切片。

2. 探针变性

配好的杂交液于 75℃水浴变性 5～10 min,着丝粒 DNA 探针立即入冰 5 min。如果是涂染探针,则在变性之后,置于 37℃水浴中 30 min,然后加到标本片进行杂交。

3. 标本的杂交前处理

(1) PBS 洗 5 min。

(2) 70%、85%、100%乙醇脱水各 3 min,空气干燥。

(3) RNaseA(100 μg/mL),37℃,1 h。

(4) 2×SSC,室温洗 5 min×3 次。

(5) 70%、85%、100%乙醇脱水各 3 min,空气干燥。

(6) 胃蛋白酶(溶于 0.01 mol/L HCl),37℃消化;石蜡切片 4 mg/mL,30～60 min;其他制片 50 μg/mL,10 min。

(7) PBS,室温洗 5 min×3 次。

（8）1％多聚甲醛室温固定 10 min。

（9）70％、85％、100％乙醇脱水各 5 min,空气干燥。

### 4. 靶 DNA 变性

（1）70％甲酰胺,2×SSC,37℃,变性 3 min。

（2）立即放入预冷的 2×SSC,5 min×2 次。

（3）70％、85％、100％乙醇脱水各 3 min,空气干燥。

### 5. 原位杂交

（1）将变性的探针液滴加到已变性过的玻片标本上,盖上盖玻片。所用盖玻片大小与杂交液的用量一致。

（2）橡皮胶封片,置湿盒中于 37℃杂交。

杂交时间:着丝粒探针杂交,16～24 h;涂染探针杂交,48～72 h;单拷贝基因探针杂交,48～72 h。

### 6. 杂交后洗涤

（1）杂交完毕后去盖片,置杂交片于杂交后洗涤液缸中,43℃,洗涤 15 min。

洗涤液配方随所用探针而异:

单纯重复序列探针杂交,60％甲酰胺/2×SSC;含单拷贝探针或涂染探针杂交,50％甲酰胺/2×SSC。

（2）2×SSC 中洗涤 5 min×3 次。

### 7. 杂交信号的检测

根据标记探针的方法不同,采用不同的荧光原位杂交信号显示。这里以地高辛标记探针为例。

（1）15％脱脂奶粉,37℃封闭 10 min。

（2）4×SSC,43℃洗涤 5 min×3 次。

（3）20 $\mu$g/mL 抗地高辛罗丹明,37℃孵育 30 min。

（4）4×SSC,43℃洗涤 5 min×3 次。

### 8. 玻片复染

（1）70％、85％、100％乙醇脱水各 5 min,空气干燥。

（2）滴适量复染液于玻片上,加盖玻片。

（3）放置于 4℃阴暗处,或立即镜检。

### 9. 镜检与结果分析

染色体荧光原位杂交一般分析 10～20 个中期分裂相,镜检时严格记录每个被检分裂相在所用荧光显微镜上的坐标定位,以便必要时复查。

对于间期核荧光原位杂交,精简分析遵循以下规则:

（1）每例每号探针计数 100～200 个细胞核,细胞重叠、破损、未去除细胞质的细胞核不计数。

（2）各号探针在同一病例细胞核中信号强度较为一致,微弱杂交信号不计数。

（3）无荧光信号的细胞核比例超过 10％时应弃去重做。

（4）细胞内杂交信号互相靠近者计为一个信号。

（5）判定但替代标准一般为：含有单个信号的核比例大于 20%。

（6）判定三体、四体、多体代标准一般为：含有 3 个、4 个、多个信号的核比例各大于 5%。

**五、注意事项**

（1）玻片准备时要注意玻片的干净和透明度。

（2）杂交过程中要保持湿润。

（3）杂交必须对玻片变性温度进行摸索。

（4）注意洗脱液 pH，并注意其洗脱温度。

（5）抗体最好是要离心后取上清液，以避免大的荧光杂信号影响结果。

（6）镜检时，由于每一种荧光染料均具有其独特的吸收和发射光谱，观察不同荧光抗体现实的杂交信号须注意滤光片的正确选择。应特别注意区分特异性杂交信号和非特异的背景荧光斑点。后者不仅出现在染色体上和间期细胞核内，也出现在玻片的无染色体或无细胞核处。有些非特异性染色是因为非靶同源序列的封闭不全所致，例如任何一个端粒染色体的着丝粒探针若重复序列封闭不全，则会杂交到所有端粒染色体的着丝粒位置。在这种情况下，与特异信号比较，非特异性荧光斑点可能较小些，或荧光较弱。

**参考文献**

［1］　Kearney L. Multiplex-FISH（M-FISH）：technique，developments and applications［J］. Cytogenet Genome Res，2006，114（3~4）：189－198.

［2］　Watters A D，Stacey M W，Bartlett J. A modified nick translation method used with FISH that produces reliable results with archival tissue sections［J］. Mol Biotechnol，2002，20（3）：257－260.

［3］　吴旻. 肿瘤遗传学［M］. 北京：科学出版社，2004.

# 实验十二　生物标志物试验
## ——水生动物谷胱甘肽转移酶活性测定

**一、目的与要求**

（1）了解有机污染物对代谢关键酶谷胱甘肽转移酶活性影响。

（2）掌握谷胱甘肽转移酶活性的体外测定方法。

**二、实验原理**

谷胱甘肽转移酶（GSTs，也叫谷胱甘肽转硫酶）是细胞质内催化 II 相反应起解毒作用的重要酶，具有许多同工酶。污染物进入体内经过相 I 反应后，在谷胱甘肽转移酶的催化下,细胞内还原性谷胱甘肽能结合相Ⅰ反应产生的亲电性中间体,从而生成亲水性的化合物。细胞膜上有多种的跨膜运输机制(如通过 ATP 推动 GS‑X 泵)能把这类亲水性的化合物排出细胞,使之进入血液循环并最终以尿液等形式排出体外,从而起到解毒作用。在很多物种中,谷胱甘肽结合作用是Ⅱ相反应的主要形式。

GSTs 催化的一般反应为:

$$GSH + R—X \longrightarrow GSR + HX$$

在该反应中,GSTs 的主要功能是通过其活性中心增加 GSH 和亲电性底物的接触机会,然后激活 GSH 上巯基,诱导其对底物发动亲核性攻击从而形成结合产物。

迄今的研究表明 GSTs 存在于所有的动物体内,肝脏是脊椎动物种 GSTs 分布的主要场所。鼠肝中的 GSTs 占可溶性肝蛋白的 10%,而鱼肝中的 GSTs 也是可溶性肝蛋白的主要成分。GSTs 能被多种的污染物所诱导,如有机氯农药、多环芳烃和多氯联苯等。在哺乳动物中,经多环芳烃处理后,其肝脏中 GSTs 活性比对照组高 1.5~2.0 倍。在不同的水生动物体内 GSTs 可被多环芳烃诱导,其活性高于对照组 2 倍。野外研究发现,在同一条河流中,污染段面鱼体内肝脏组织和消化管组织中 GSTs 含量和活性比清洁断面高出 3~4 倍。然而,研究也发现 GSTs 活性诱导受环境条件、生物种类和化合物性质的影响,存在较大的差异。

基于上述原因,用 GSTs 作为生物标志物来指示特定的污染暴露,近年来在生态毒理学的研究中获得了广泛的运用。在本实验中,将采用体内试验的方法,测定水生动物暴露于有机氯农药林丹(Lindane)之后,其体内 GSTs 酶活性的变化。

### 三、设备与材料

1. 器材

冷冻离心机(Beckman Coulter 22R centrifuge),酶标仪(Bio‑Tek Instruments, INC),pH 计,溶解氧测定仪,电导率测定仪,96 孔板,1.5 mL 离心管,水浴锅,生物冰袋,移液枪(20 $\mu$L、100 $\mu$L、1000 $\mu$L)及对应枪头。

2. 受试生物

成年雄性的钩虾(Gammarus pulex)。从野外采集投放在 10L 的有机玻璃缸中,人工曝气,在 15℃(±1℃),12 h 光照的条件下至少驯养一周,才能进行染毒暴露。驯养期间,用接种了真菌(Cladosporium sp.)发酵 1 周的桤木叶(Alnus glutinosa L.)喂食。

3. 试剂

1‑氯‑2,4‑二硝基苯(CDNP),还原性谷胱甘肽(GSH),谷胱甘肽转移酶标准品(GSTs),苯甲基磺酰氟(PMSF),Triton X‑100(聚乙二醇辛基苯基醚),EDTA。

4. 溶液的配制

(1)林丹储存液

取 50 mg 林丹固体颗粒,溶于 500 mL 的丙酮中配制成 100 mg/L 的林丹储存液,于 4℃下阴暗处密封保存备用。

(2)酶和缓冲液

① 配置 pH=6.5,0.02 mol/L 磷酸缓冲液(PB)  利用此磷酸缓冲液配制下面三种实

验缓冲液：

(i) 组织破碎缓冲液(HB)：含有 1.0% Tritron X‑100($V/V$)和 1.0% PMSF($V/V$)的磷酸缓冲液；

(ii) 冲洗缓冲液(DB)：含有 1.0% PMSF($V/V$)的磷酸缓冲液；

(iii) 空白缓冲液(BB)：含有 0.1% Tritron X‑100($V/V$)和 1.0% PMSF ($V/V$)的磷酸缓冲液。

② 100 mmol/L PMSF 溶液　用95%乙醇溶解适量的 PMSF，于阴暗处保存，−20℃可保存一个月，−4℃可保存 5 d。

③ 40 mmol/L CDNB 溶液　用95%乙醇溶解适量的 CDNB，保存方法与 PMSF 相同。

④ 20 mmol/L GSH 标准液的配制　配制 100 mmol/LEDTA 母液，用0.1 mol/L KH$_2$PO$_4$ 稀释母液至 EDTA 的浓度为 1 mmol/L。在 1 mmol/L 的 EDTA 溶液中加入适量 GSH 使其终浓度为 20 mmol/L。用 1 mol/L HCl 或 1 mol/L KOH 校正 pH。于阴暗处保存，−20℃可保存一个月，−4℃可保存 5 d。

⑤ 酶活测定液　实验之前配制，将 CDNB 和 GSH 溶液从冰箱中取出，置于室温。取 5 份的 20 mmol/L GSH 标准液、9 份的磷酸缓冲液(pH＝6.5，0.02 mol/L)和 1 份的 40 mmol/L CDNB 溶液，充分混合，配制成酶活测定液。

### 四、步骤与方法

1. 暴露试验

按照急性毒性试验方法，将雄性的成年钩虾分别暴露于梯度林丹浓度中。暴露温度设定在 15℃±1℃，光暗比为 12 h∶12 h。实验开始时测定各浓度梯度林丹曝气水的溶解氧，pH 和电导率。

暴露 48 h 后，将存活的个体从容器中打捞出来，先用吸水纸将表面的水分吸干之后，然后放入 1.5 mL 的聚乙烯离心管中（每管一只）。将这些离心管放入液氮罐 20 s 使钩虾猝死。取出的离心管在−70℃保存。

2. 酶活力的测定

将 1.5 mL 离心管从超低温冰箱中取出，加入 100 μL 冷的组织破碎缓冲液 HB (pH＝6.5)。捣碎研磨管内的钩虾 20～30 min，加入 90 μL 冷的冲洗缓冲液 DB(pH＝6.5)。4℃下 14 000 g 离心 3 min，取 100 μL 的上清液。将此上清液移入另一置于生物冰袋上的离心管中。往新的离心管内加入 900 μL 空白缓冲液 BB(pH＝6.5)后充分混匀，待用。

在一个干净的 1.5 mL 的离心管内加入 500 μL 酶活为 1.4 单位/mL 的谷胱甘肽转移酶标准样品，加入 500 μL 的冷的空白缓冲液 BB(pH＝6.5)后充分混匀。

在 96 孔板中加入 50 μL 的 GST 标准样品，钩虾组织液上清液或者空白缓冲液(BB)，每组设四个平行。然后加入 150 μL 酶活测定液，使每个孔内含有 200 μL 的反应液。将 96 孔板放入酶标仪 30℃轻微震荡反应 30 min，然后充分震荡 96 孔板以混合各反应液。340 nm下每隔 1 min 记录一个吸光值，计算吸光值随时间变化的斜率。

$$GST\ 酶活=\frac{OD\times R\times 1000}{\varepsilon\times S\times W\times P}$$

式中：OD 为吸光值随时间变化的斜率（$OD_{340}/min$）；$\varepsilon$ 为摩尔吸光系数（$9\ 600\ mol^{-1}\cdot cm^{-1}$）；$R$ 为反应系统体积（$\mu L$）；$S$ 为样品上清的体积（$\mu L$）；$W$ 为样品蛋白浓度（g/L）；$P$ 为样品厚度（0.6 cm）。

3. 总蛋白的测定

以牛血清蛋白为校正标准，用 Bio-Rad 公司的试剂盒检测定钩虾组织破碎液中的蛋白质浓度。将牛血清蛋白溶于磷酸缓冲液（pH＝6.5）中，配制成 200 mg/L 的蛋白标准液。取 0 mL、0.25 mL、0.75 mL、1.00 mL 和 1.35 mL 该蛋白标准液，先加入 8 mL 磷酸缓冲液（pH＝6.5），加入空白缓冲液 BB（pH＝6.5），配制成浓度依次为 0 mg/L、5.0 mg/L、10.0 mg/L、15.0 mg/L、20.0 mg/L 和 25.0 mg/L 的蛋白标准液系列。从每个浓度的蛋白标准液中取出 800 $\mu L$ 至干净的 EP 管中，加入 200 $\mu L$ Bio-Rad 产品。稀释缓冲液取 80 $\mu L$ 的虾组织液上清至一个干净的 EP 管中，加入 80 $\mu L$ 0.1％的 Tritron X－100，用 640 $\mu L$ 磷酸缓冲液（pH＝6.5）稀释混合液至800 $\mu L$，加入 200 $\mu L$ Bio-Rad 产品。

从上述的反应体系中取出 200 $\mu L$ 和 Bio-Rad 反应过的蛋白液（钩虾组织破碎液上清液，牛血清蛋白），每组设三个平行，加入 96 孔板内。25℃下，摇动 96 孔板 20 s 后，用酶标仪测定 620 nm 下的吸光度。根据牛血清蛋白标准液的读数汇出标准曲线，计算出曲线的斜率 $K$，即

$$蛋白浓度=\frac{OD_{620}}{K}$$

式中：$OD_{620}$ 位待测样品 620 nm 下的吸光度；$K$ 为牛血清蛋白标准样曲线的斜率。

**五、结果与报告**

1. 急性毒性试验结果记录

| | | 曝气水空白 | 溶剂组对照 | 林丹 1 $\mu g/L$ | 林丹 3 $\mu g/L$ | 林丹 6 $\mu g/L$ | 林丹 12 $\mu g/L$ | 林丹 24 $\mu g/L$ |
|---|---|---|---|---|---|---|---|---|
| 各实验组参数 | 溶解氧/(mg/L) | | | | | | | |
| | pH | | | | | | | |
| | 电导率/$\mu s$ | | | | | | | |
| 钩虾死亡个体数（只） | 0/h | | | | | | | |
| | 24/h | | | | | | | |
| | 48/h | | | | | | | |

## 2. 酶活力和蛋白活力的测定试验结果记录

| | 曝气水<br>空白 | 溶剂组<br>对照 | 林丹<br>1 μg/L | 林丹<br>3 μg/L | 林丹<br>6 μg/L | 林丹<br>12 μg/L | 林丹<br>24 μg/L |
|---|---|---|---|---|---|---|---|
| 酶活测定 $OD_{340}$<br>/min | | | | | | | |
| 蛋白测定 $OD_{620}$ | | | | | | | |
| 酶活<br>/$(mol \cdot L \cdot g^{-1} \cdot min^{-1})$ | | | | | | | |

### 参考文献

[1] Salinas A E, Wong M G. Glutathione S-transferases-A review[J]. Current Medicinal Chemistry, 1999, 6:279 - 309.

[2] Sheehan D, Meade G, Foley V M, et al. Structure, function and evolution of glutathione transferases: implications for classification of non-mammalian members of an ancient enzyme superfamily[J]. Biochemical Journal, 2001, 360:1 - 16.

[4] 尹大强, 金洪钧, 于红霞, 等. 钩虾胆碱酯酶(ChE)和谷胱甘肽转硫酶(GST)的敏感性和特异性比较研究[J]. 应用生态学报, 2001, 12(4): 615 - 618.

# 实验十三　有机磷农药对乙酰胆碱酯酶活性的体外抑制试验

# 实验十四 海胆胚胎 ABC 膜转运蛋白功能抑制试验

## 一、目的与要求

(1) 掌握海胆胚胎的培育方式。

(2) 理解 ABC 膜转运蛋白的转运机制。

(3) 探索污染物对 ABC 转运蛋白功能的抑制作用。

## 二、实验原理

细胞的跨膜运输中,逆浓度梯度的运输和富集需要消耗能量,称为主动运输。腺苷三磷酸结合盒转运蛋白(ATP-binding cassette transporter,ABC 转运蛋白)是一类广泛分布在原核和真核生物的细胞质膜上的主动运输蛋白,可将胞内代谢产物、毒素、药物和异源物质等多种有毒化合物通过主动运输排出细胞外,在细胞多重耐药性的形成机制和外源性防御系统中扮演重要角色。抑制 ABC 转运蛋白的活性可能会增加细胞内外源污染物的积累,产生毒性增敏效应。钙黄绿素-AM(Calcein-AM,CAM)是一种细胞染料,能够穿透活细胞膜。当 Calcein-AM 进入细胞质后,酯酶会将其水解为 Calcein,发出强绿色荧光。Calcein-AM 是膜 ABC 转运蛋白的底物,但其水解产物 Calcein 不是膜 ABC 转运蛋白的底物,因此,通过检测 Calcein 的荧光数值可以间接反映膜 ABC 转运蛋白的活性。

## 三、设备与材料

### 1. 器材

烧杯、结晶皿、胚胎手术皿、塑料离心管、注射器和针头、凹玻片和盖玻片、铝箔、一次性滴管/吸管、96 孔板、倒置荧光显微镜、酶标仪、超声仪、冰箱、0.3 $\mu$m 滤膜。

### 2. 试剂

氯化钾(0.5 mol/L)、二甲基亚砜(DMSO,用于溶解荧光染料)、十六烷基二甲基乙基溴化铵、过氧化氢、氢氧化钠、盐酸、CAM、多聚甲醛。暴露污染物为纳米氧化锌或氯化锌溶液,ddH$_2$O 配置的母液浓度为 1 000 mg/L。纳米材料配置的母液使用前超声 30 min。

### 3. 受试生物

海胆(*Echinoidea*)隶属棘皮动物门(Echinodermata)海胆纲(Echinoidea)。海胆属于后口动物,具有个体相对小、生命力强、适应性广、在实验室控制条件下容易饲养、繁殖周期相对短、能分批产卵或连续产卵、产卵量大等特点,已成为海洋生态毒理学研究的模式生物。采用人工授精的海胆胚胎为受试生物。

### 四、步骤和方法

1. 海胆胚胎培养

成年海胆在流动的海水(pH 为 8.0~8.2)箱中,海水事先经过 0.3 $\mu$m 滤膜过滤;收集配子并使其受精。

(1) 配子获得

用注射器向海胆围口膜处注入 1~2 mL 的 0.5 mol/L KCl 溶液。注射后使海胆口向上静置数分钟后,可观察到配子自反口面中央的生殖孔排出,卵子呈橙黄色,精液呈白色。将雌海胆翻转过来置于烧杯口处,杯内海水以生殖孔能没入海水中为宜,卵子由生殖孔排出并沉入烧杯底部,每个烧杯收集量以烧杯底部有一薄层分散卵子为宜。海胆精子在海水中激活后只能存活较短时间,因此精子收集是以干精形式为宜,即等精子开始排放后,吸去反口面骨针间的海水,将雄海胆翻转来置于干烧杯上,待大滴精子滴入烧杯后,移去海胆,盖上铝箔,于低温下保存,或者装于一次性离心管于 4 ℃干燥储存直至使用。

(2) 人工授精

人工授精前,卵子在经 0.3 $\mu$m 滤膜过滤的海水(包含终浓度为 0.2 mg/L 海藻酸盐)中洗三次。将洗过的卵子平铺盛有约 100 mL 已过滤海水的结晶皿底部,滴加一滴精子悬液,然后用吸管轻轻吹打以混合精卵。立即吸取少量受精卵混合液置于凹玻片,在显微镜下检查受精成功率,仅使用具有大于 90% 成功受精的批次胚胎进行后续实验。所有实验均在下进行。受精卵使用前清洗 3~5 次。

(3) 胚胎发育

清洗后的受精卵于过滤海水中培养,胚胎发育主要过程包括卵裂期、囊胚期、原肠期、棱柱幼体、二腕幼体、四腕幼体、六腕幼体、八腕幼体、稚胆等(如实验图 14-1 所示)。

① 卵裂期:海胆卵裂属于辐射型全卵裂,细胞中部凹陷,分裂成两个相同细胞,接着会进行几次卵裂。经历 4 细胞期、8 细胞期、16 细胞期等。

② 囊胚期:卵裂继续进行,使胚胎形成一个单层的空球体,细胞包围着一个腔,称为囊胚腔,这时期的胚胎即为囊胚,2~3 h 后,静止囊胚脱去卵膜,开始旋转,在水中自由移动。

③ 原肠期:囊胚的植物极内陷,最终导致了胚胎原肠的形成。

④ 棱柱幼体:是原肠胚和长腕幼虫的中间过渡阶段,此期锥形状的晚期原肠胚一侧会出现一个平面,形似棱柱体,体表生有纤毛,幼体靠纤毛运动在水中旋转,此时的幼虫开始摄食。

⑤ 长腕幼体:随着胚胎发育,幼虫的腕逐渐增多(二腕幼体、四腕幼体、六腕幼体、八腕幼体),消化道也逐渐发育成形,幼虫腕为幼虫时期的运动器官。

⑥ 稚胆:八腕幼体末期,幼虫前庭复合体的初生触手和初生棘都伸出体壁外,使得复合体内的口与外界相通,幼体结束浮游状态,变态为稚胆,开始附着生活。最初稚胆生出 5 只管足,并且管足在附着基上爬行,随后管足增多,可灵活伸缩,并能附着在基质上运动模式,棘刺开始布满外壳。

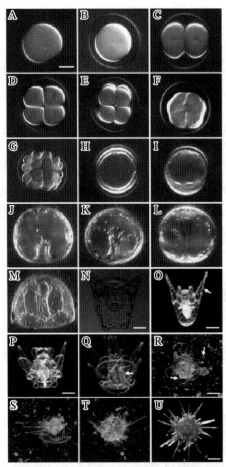

实验图 14-1　海胆胚胎不同时期的发育形态（摘录自文献：Nesbit，et al，Methods in Cell Biology，2019,150：105-123）

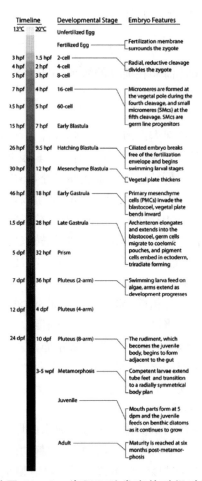

实验图 14-2　海胆胚胎发育的时间对照表（"hpf"hours post－fertilization；"wpf"weeks post-fertilization；"dpf"days post-metamorphosis）

2. 暴露

使用卵裂期的海胆胚胎进行暴露：使用一次性吸管将受精后 30 min 的胚胎加入有染毒液的 96 孔板中，每孔 100 个胚胎，暴露液体积为 200 $\mu$L。染毒组设置不少于 5 个浓度梯度，受试物如果浓度范围不确定，可以进行预实验找到合适的毒性浓度范围。参考浓度梯度为 0.5 mg/L、1 mg/L、2 mg/L、5 mg/L、10 mg/L，用过滤海水稀释母液，空白对照组为仅用过滤的海水进行暴露。每个染毒液浓度做 3 个平行，对照组做 6 个平行。

3. 细胞外排泵抑制测定

细胞外排泵抑制的测定是通过测定 CAM 探针荧光累积完成的。在暴露于目标污染物 3 h 后，每孔加入 0.5 $\mu$mol/L CAM（终浓度，用 DMSO 溶解），轻轻吹打混匀，然后孔板置于 14 ℃孵育 1.5 h，暴露结束的胚胎立即用 1% 多聚甲醛（过滤的海水配制）处理，使得胚胎以单层位置平铺孔底部，然后进行荧光倒置显微镜定性观察和酶标仪检测。CAM 探针的激发波长和发射波长分别是 485 nm 和 535 nm。

4. 数据处理

（1）根据酶标仪读取数据，并记录于实验表 14 - 1。计算染毒组每孔相对于空白对照组的 CAM 相对荧光强度，并计算每个浓度的相对荧光强度平均值：

$$相对荧光强度（\%）=\frac{染毒组荧光强度}{空白对照组荧光强度}×100\%$$

$$相对荧光强度平均值（\%）=\frac{重复 1（\%）+重复 2（\%）+\cdots+重复\ n（\%）}{n}$$

（2）多检测数据进行单因素方差（one-way ANOVA）分析，采用 Turkey post hoc test 检验，分析组间的相对荧光强度是否存在显著性差异（$p<0.05$），并做柱状图。

实验表 14 - 1　海胆胚胎的 ABC 转运蛋白功能抑制实验数据

测定日期：　　　　测定人：　　　　污染物：　　　　暴露时间：

| 样品编号 | 空白对照组 | 浓度 1 荧光强度 | 浓度 2 荧光强度 | 浓度 3 荧光强度 | 浓度 4 荧光强度 | 浓度 5 荧光强度 |
| --- | --- | --- | --- | --- | --- | --- |
| 1 | | | | | | |
| 2 | | | | | | |
| 3 | | | | | | |
| 4 | | | | | | |
| 5 | | | | | | |
| 6 | | | | | | |

**五、注意事项**

（1）胚胎受精率大于 90％才可以继续使用接下来的细胞外排泵抑制测定。

（2）实验使用的注射器、离心管、滴管等需使用一次性的。

（3）将囊胚期的海胆受精卵分配至 96 孔板中应快速，加 CAM 荧光探针时也应快速，以降低加样时间差带来的不同浓度组间的结果差异。

（4）酶标仪测定后，立即进行倒置荧光显微镜定性观察。

**参考文献**

［1］ Wu B, Torres-Duarte C, Cole B J, et al. Copper oxide and zinc oxide nanomaterials act as inhibitors of multidrug resistance transport in sea urchin embryos: their role as chemosensitizers［J］. Environmental Science & Technology, 2015, 49: 5760 - 5770.

［2］ Fairbairn E A, Keller A A, Madler L, et al. Metal oxide nanomaterials in sea water: Linking physicochemical characteristics with biological response in sea urchin development［J］. Journal of Hazardous Materials, 2011, 192: 1565 - 1571.

［3］ Nesbit K T, Fleming T, Batzel G, et al. The painted sea urchin, Lytechinus pictus, as a genetically-enabled developmental model［J］. Methods in Cell Biology, 2019, 150: 105 - 123.

# 实验十五　哺乳动物致畸试验

# 实验十六　斑马鱼胚胎发育试验

## 一、目的与要求

（1）学习和掌握斑马鱼胚胎发育实验的基本原理和方法。

（2）初步了解化合物对斑马鱼胚胎不同发育阶段的毒性作用。

## 二、实验原理

斑马鱼便于饲养且常年产卵，鱼卵易收集，OECD 在 1996 年将斑马鱼胚胎发育方法列入测定单一化学品毒性的标准方法之一，并制定了详细的操作指南。斑马鱼胚胎发育实验与传统的急性实验相比，具有成本低、影响因素少、可重复性好等优点，而且生命早期发育阶段通常对毒性作用最敏感。更加重要的是，不同作用机理的化合物在不同胚胎发育阶段内（如卵裂、囊胚、原肠胚、成体节阶段）不仅毒性作用表征不同，且敏感度也会有所改变。所以研究不同发育阶段的毒性效应可以为化合物毒理评价研究提供特殊的信息。

## 三、设备与材料

1. 主要器材

多孔培养皿（Nunclon Surface，Denmark），阔口胶头滴管，倒置光学显微镜，光照恒温培养箱，有机玻璃水族缸[800（L）×480（W）×590（H）mm]（包括水泵、曝气装置等）。

2. 生物材料

斑马鱼受精卵（B. rerio，Ham. Buchanan，Cyprinnidae）：将 100 多条成年雌雄鱼共同饲养在上述水族缸内。自来水经 24 h 曝气活性炭过滤后，在水泵的作用下水缸内形成内循环。氧饱和度＞80%，温度 $T=(26\pm1)℃$。昼夜光照划分为 14 h 和 10 h。每日喂食 2 次，饲料是日本红虫。

3. 试剂

受试物，实验用水（曝气 24 h 以上的自来水或人工培养液）。

### 四、步骤和方法

1. 预试验与浓度梯度

在正式实验前,应进行预试验以确定浓度梯度范围。正式实验浓度应包括100%致死或致畸和全不致死或致畸的浓度,可按等对数间距至少确定5个实验浓度,并以曝气水为空白对照。

2. 质量控制

空白对照组的个体致死或致畸率不得超过10%。

3. 鱼卵的收集与染毒

斑马鱼在见光后马上进行交配,30 min后完成交配产卵。为了防止成鱼掠食鱼卵,用不锈钢丝网覆盖收集器。将用作产卵环境的塑料仿植物体固定在丝网上。给光30 min后将鱼卵收集器取出。用胶头滴管收集鱼卵并用曝气过的自来水冲洗2次,除去杂质。将鱼卵迅速暴露于受试溶液中并转移至多孔培养皿中,每个孔放置1个卵,每个浓度20个卵。

同时以曝气水为空白对照。

4. 鱼卵甄别

产卵30 min后,可用倒置显微镜识别受精与否(受精35 min后,胚盘发生第一次卵裂)。剔除未受精卵(不分裂)、分裂时呈明显的不规则(不均衡,水肿),或是卵壳损伤的应拣出,并补充新卵,直至每个孔内都有一枚斑马鱼受精卵。

5. 培养

将多孔培养皿放置在恒温光照培养箱中进行斑马鱼胚胎培养,将培养条件设为(26±1)℃,光照比为12/12(昼/夜)。

6. 观察与记录

在斑马鱼受精卵发育4 h、8 h、12 h、24 h、36 h、48 h、72 h、96 h时,在倒置显微镜下观察斑马鱼胚胎并记录各种异常发育状况。

斑马鱼胚胎正常发育的过程如实验表16-1。

在各观察时间点的发育异常见实验表16-2。

**实验表16-1　斑马鱼胚胎正常发育过程**

   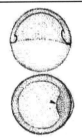 

| 受精卵 | 二分期 | 囊胚早期 | 囊胚阶段 | 原肠胚完成 |
|---|---|---|---|---|
| (0.2 h) | (0.5 h) | (4 h) | (8 h) | (12 h) |

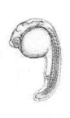 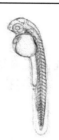 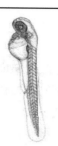 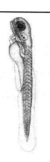 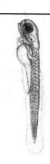

| 具有体节和眼点的胚胎；在 20 s 内有主动活动<br>（24 h） | 尾部已从卵黄上分离的胚胎；有血液循环；有心跳<br>（36 h） | 具有明显色素的正常发育胚胎，眼睛变黑<br>（48 h） | 胚胎的黑色素加深，尾部延长<br>（60 h） | 孵化的幼鱼<br>（72 h） |

**实验表 16 - 2　各观察时间点的发育异常情况**

| 发育时间（h） | 毒理学终点 |
| --- | --- |
| 4 | 卵凝结，囊胚发育停止 |
| 8 | 外包活动阶段异常 |
| 12 | 原肠胚终止、胚孔关闭 |
| 24 | 尾部延展、20 s 内主动活动、眼点发育异常 |
| 36 | 血液循环异常 |
| 48 | 黑素细胞发育异常 |
| 72 | 未孵化、畸形、死亡 |

### 五、结果与报告

1. 曝气水常规分析

主要分析项目有：pH、硬度、电导率、溶解氧等。

2. 实验结果

根据实验结果，采用 TSK（TRIMMED SPEARMAN-KARBER，EPA 推荐）软件计算 $EC_{50}$ 及置信限。TSK 输出结果示例见《蚯蚓急性毒性实验》中实验表 4 - 2。

实验报告应包括受试物、受试生物基本信息及试验条件等。并对观察到的特殊异常现象进行文字性说明。

（1）受试物

名　　称：＿＿＿＿＿　　　来　　源：＿＿＿＿＿

溶 解 度：＿＿＿＿＿　　　挥 发 性：＿＿＿＿＿

（2）实验条件

温　　度：＿＿＿＿＿　　　实验时间：＿＿＿＿＿

光照强度：＿＿＿＿＿

（3）实验用水

pH：_____     硬　　度：_____

电导率：_____     溶解氧：_____

曝气方式：_____     曝气时间：_____

（4）试验结果

置信限：_____

| 发育时间 | 暴露剂量 | $EC_{50}$ | 温度 | 胚胎异常数 | 异常率 | 备注 |
|---|---|---|---|---|---|---|
| 4 h | | | | | | |
| 8 h | | | | | | |
| 24 h | | | | | | |
| 36 h | | | | | | |
| 48 h | | | | | | |
| 60 h | | | | | | |
| 72 h | | | | | | |

## 六、注意事项

（1）由于个体差异或实验条件的差异，斑马鱼胚胎发育速度存在个体差异，实验终止时间可选择 72 h 或 96 h。

（2）不健康的胚胎应在第一时间剔除，以避免影响实验结果。

（3）不同的温度及光照条件对斑马鱼胚胎发育速度的影响明显，因此实验条件（温度、光照等）应严格控制，保证恒定。

参考文献

［1］ TG212 O. Fish，Short Term Toxicity Test on Embryo and Sac-fry Stages［J］. Paris，France：Organisation for Economic Co-operation and Development，1998：9.

［2］ Chemicals D. OECD Guideline for testing of chemicals［J］. The Organisation for Economic Co-operation and Development：Paris，France，2005：1 - 13.

［3］ 徐韵，李兆利，陈海刚，等.兽药添加剂喹乙醇对水生生物的毒理学研究［J］.南京大学学报（自然科学版），2004，40(6)：728 - 733.

# 实验十七　鼠伤寒沙门氏菌/哺乳动物肝微粒体致突变性试验（Ames 试验）

## 一、目的与要求

（1）了解实验的基本原理并能进行实验设计。

（2）学习并掌握实验操作步骤及实验结果的计算、分析，据此评定受试物的致突变性。

### 二、实验原理

鼠伤寒沙门氏菌/哺乳动物肝微粒体致突变性实验（*Salmonella typhimurium*/mammalian microsome test），简称 Ames 试验。是美国加利福尼亚大学 Ames 教授经过 12 年的辛勤研究，建立的一种致突变测试方法。1975 年 Ames 等人用紫外线照射诱导鼠伤寒沙门氏菌 LT$_2$ 菌株，筛选出若干不同的组氨酸营养缺陷型菌株为测试标准菌株。这些菌株缺少合成组氨酸的基因，只能在含有组氨酸的培养基上才能生长。但是，致突变污染物质能够改变该类菌株的基因，导致其发生回复突变，使其重新成为具有自我合成组氨酸能力的菌株，在没有组氨酸的培养基中也能够生长，形成肉眼可见的菌落。

野生型与组氨酸营养缺陷型关系如下式：

$$野生型\ his^+ \underset{回复突变}{\overset{正向突变}{\rightleftharpoons}} 营养缺陷型\ his^-$$

通过统计计算发生回变的菌落数，就可以判断受试物质的致突变性的高低。一般认为，回变菌落数超过自发回变菌落数的 2 倍，且具有线性的剂量-反应关系，就被认为致突变实验呈阳性，受试物质具有致突变特性。

目前常用的组氨酸缺陷型沙门氏菌有 TA97、TA98、TA100 及 TA102。在环境检测领域经常采用的菌株是 TA97 及 TA100。其中 TA98 能够检测导致 DNA 移码的致突变物质，而 TA100 能够检测导致 DNA 为碱基对置换的致突变物质。

为了增加菌株对化学物质的敏感性，Ames 还给这些菌株附加了几种突变特性及抗氨苄青霉素（ampicillin）R 因子。

（1）紫外线切割修复系统（excision repair）缺失突变（ΔuvrB），是使细菌失去 DNA 切除修复能力，因而提高其检测的敏感性。紫外线切割修复系统（excision repair）缺失突变，一直延伸到邻近的生物素基因，使细菌失去合成生物素的能力，所以在培养基中要加入微量生物素。

（2）深粗糙突变（rough face），简称 rfa 突变，可导致细菌细胞壁上脂多糖（LPS）屏障缺失，从而使一些大分子有机物得以透入菌体。

（3）菌体内组入含 R 因子质粒（如质粒 pKM101、质粒 pAQl 等），这些质粒能增强细胞 DNA 损伤的易误修复，促使有可能被修复的前突变转变为真正的突变，以提高菌株的敏感性。

此外，在试验中加入 S-9 混合液的体外激活系统（哺乳动物肝微粒体酶系统）是使一些需要代谢激活的物质得以活化，表现出致突变性，以提高检出率。

### 三、实验条件

1. 器材

恒温水浴箱，隔水式培养箱，恒温振荡器，高压灭菌锅，低温冰箱（−80℃），高速离心机，显微镜，15W 紫外灯，G-6 型漏斗（0.2 μm），注射器（1 mL），解剖刀，解剖剪，解剖盘，组织匀浆器，微量加液器（100 μL、200 μL、500 μL），培养皿（直径9 cm），试管（1.5 cm×10 cm），三角瓶（100 mL、500 mL），烧杯（150 mL、500 mL），滤纸片（直径 4 mm），黑色玻璃或黑纸（12 cm×12 cm），滤纸条（90 mm×2 mm）。

2. 试剂与培养基

(1) 营养肉汤

牛肉膏 0.5 g,蛋白胨 1.0 g,NaCl 0.5 g,蒸馏水加至 100 mL。调节 pH 为 7.2～7.5,分装试管或 100 mL 三角瓶各 5～10 mL。680 kPa 20 min 高压湿热灭菌,冰箱保存供增菌用。

(2) 营养琼脂(B.R.)

营养琼脂 3.9 g,蒸馏水加至 100 mL,分装于三角瓶,680 kPa 20 min 灭菌备用。

(3) 底层(基本)培养基(即最低营养培养基)

① Vogel-Bonner(V-B)培养基 E(50 倍的最低营养培养基)　硫酸镁(MgSO$_4$·7H$_2$O)1 g,枸橼酸单水化合物(C$_6$H$_8$O$_7$·H$_2$O)10 g,磷酸氢二钾(K$_2$HPO$_4$)50 g,磷酸氢铵钠(NaNH$_4$HPO$_4$·4H$_2$O)17.5 g,蒸馏水加至 100 mL,加热使其全部溶解。可不必校 pH,不必灭菌,置 4℃冰箱保存备用。

② 葡萄糖贮备液　葡萄糖 4 g、蒸馏水加至 100 mL,408 kPa 10 min 高压灭菌,待冷却后,4℃冰箱保存备用。

(4) 琼脂培养基

琼脂粉 1.5 g 50×VB、2.0 mL,蒸馏水加至 93 mL,680 kPa 20 min 高压灭菌,待稍凉后,加入葡萄糖贮备液 5 mL,使充分混匀。待温度降至 55℃左右倒入无菌培养皿中,每皿为 20 mL。琼脂平板可置室温保存。

(5) 上层培养基

琼脂粉 0.6 g,氯化钠 0.5 g,0.5 mmol/L L-组氨酸/D-生物素 10 mL,蒸馏水加至 100 mL,加热融化混合均匀后趁热分装于试管(1.5 cm×10 cm),每管 2.5 mL,680 kPa 灭菌 20 min,备用。

(6) 琼脂上层培养基

琼脂粉 0.6 g,氯化钠 0.5 g,蒸馏水加至 100 mL,加热融化混合均匀后趁热分装于试管(1.5 cm×10 cm),每管 2.5 mL,680 kPa 灭菌 20 min,冰箱保存备用。

(7) 0.5 mmol/L L-组氨酸/D-生物素

L-组氨酸盐酸盐(相对分子量 155.16)7.758 mg,D-生物素(相对分子量 224.1)11.2 mg,蒸馏水加至 100 mL。

(8) 细胞生长素(25 mmol/L L-组氨酸/0.5 mmol/L D-生物素)

L-组氨酸盐酸盐(相对分子量 155.16)38.79 mg,D-生物素(相对分子量 224.1)11.2 mg,蒸馏水加至 100 mL。

(9) 0.15 mol/L 氯化钾

680 kPa 15 min 高压灭菌后,置冰箱冷却后备用。

(10) 大鼠肝脏微粒体酶提取液(即 S-9)的制备

① 酶的诱导　成年雄性大白鼠(体重 100～150 g)3 只,按每千克体重腹腔注射诱导物五氯联苯油溶液 2.5 mL(用玉米油配制,浓度为 200 mg/mL),诱导酶活力。五天后杀鼠(杀鼠前禁食 24 h)。

② 肝匀浆和上清液的制备　将大鼠用重棒击昏,浸泡在消毒水中数分钟,断头放血,暴露胸腔,从肝门静脉处注入冰冷的 0.15 mol/L KCl 溶液洗涤肝脏 2～3 次。取肝脏称重后,剪碎,每克肝(湿重)加冰冷的 0.15 mol/L KCl 溶液 3 mL,并用组织捣碎机将肝脏制成匀浆。匀浆液经 9 000 r/min 离心 10 min,取上清液分装小管(每管 1～2 mL),抽样菌检,低温

（−20℃）保存备用。

以上操作需要求无菌条件，并在4℃下进行。

（11）微粒体酶混合液（S-9混合液）制备方法

① 0.2 mol/L pH＝7.4 磷酸缓冲液　称取 $Na_2HPO_4 \cdot 12H_2O$ 7.16 g，$KH_2PO_4$ 2.72 g，加蒸馏水至 100 mL，灭菌后备用。

② 盐溶液　取 $MgCl_2$ 8.1 g，KCl 12.3 g，加蒸馏水至 100 mL，灭菌后备用。

③ NADP（辅酶Ⅱ）和葡萄糖-6-磷酸（G-6-P）使用液　每 100 mL 使用液含 NADP 297 mg，G-6-P 152 mg，0.2 mol/L pH＝7.4 磷酸缓冲液 50 mL，盐溶液 2 mL，加蒸馏水至 100 mL。细菌过滤器过滤除菌，分装成 10 mL 小瓶后置于−20℃贮存备用。

④ S-9 混合液　取 2 mL S-9 加入 10 mL NADP 和 G-6-P 使用液即成。混合液置冰浴中，须现配现用。

（12）0.1 mol/L L-组氨酸-0.5 mmol/L D-生物素溶液

L-组氨酸（相对分子量 155.16）15.5 mg、D-生物素溶液（相对分子量 224.1）1.12 mg、无菌蒸馏水加至 100 mL，置 4℃冰箱保存备用。

（13）0.85％ 灭菌生理盐水

（14）1 mg/mL 结晶紫（用无菌水配制）

（15）8 mg/mL 氨苄青霉素（用无菌的 0.02 mol/L NaOH 水溶液配制）

（16）8 mg/mL 四环素溶液（用无菌的 0.02 mol/L HCl 水溶液配制）

（17）10 mg/mL 环磷酰胺溶液（用无菌水配制）

（18）0.1 mg/mL 正定霉素溶液（用无菌水配制）

3. 试验菌株

选用鼠伤寒沙门氏菌（*Salmonella typhimurium*）组氨酸营养缺陷型菌株 TA98、TA100。或选用 TA97、TA98、TA100 及 TA102 等一组菌株。试验菌株须经生物学性状鉴定，符合要求后方能使用。

## 四、实验步骤与方法

1. 试验用菌液制备

（1）生长培养

将贮存于−80℃冰箱中的菌液常温融化后，取 0.2 mL 接种在装有9.8 mL 营养肉汤的 50 mL 三角瓶中，置 37℃、振荡培养 10 h。

（2）活菌计数

取一支内含 1.8 mL 素琼脂上层培养基，使之融化后保温 45℃，加入0.2 mL 活菌生长液。吸取 0.1 mL 经生长培养并稀释成 $1×10^6$：$1.6×10^6$ 的菌液，加入软琼脂中混匀后，倒入硬琼脂平板面上铺匀，于 37℃下培养 24 h。做两个平板，计数菌落，活菌数在 $1×10^9$～$2×10^9$个/mL，可供试验之用。

2. 菌株性状鉴定

（1）组氨酸营养缺陷型鉴定

吸取 0.1 mL 菌液加入装有 2.5 mL 已融化并保温在 45℃的素琼脂上层培养基试管中，混匀后注入底层培养基上平铺均匀，取浸有 0.1 mol/L L-组氨酸和 0.5 mmol/L D-生物素

(TA 102菌株不需加D-生物素)的无菌圆滤纸片(直径4 mm),平放于素琼脂平板上,37℃培养24～48 h,观察圆滤纸片的周围有无菌落生长。每一菌株至少作二个平皿平行试验。

　　(2)深粗糙(rfa)突变鉴定

　　取二个营养肉汤琼脂平板,用无菌接种耳分别取试验菌液和对照(野生型)菌液,于平板上划平行线,随后用浸有0.1%结晶紫的无菌滤纸条(90 mm×2 mm)置于平板上,且与接种平行划线中央垂直相交。37℃培养12 h后观察。若菌株存在rfa突变,滤纸条两侧出现清晰抑菌带;反之,在滤纸条交叉处的两侧生长有菌落。

　　(3)R因子的鉴定

　　取二个营养肉汤琼脂平板,用接种耳分别取试验菌液和对照(野生型)菌液,在平板上划接种平行线。再取浸有氨苄青霉素液(若鉴定TA 102还需用四环素溶液)的无菌滤纸条上,置于平板上,且与接种平行线中央垂直相交,37℃培养12～24 h后观察。无R因子的菌株在滤纸条相交的两侧出现抑菌带,宽度约5 mm。反之,则无抑菌带。

　　(4)切除修复缺失(ΔuvrB)鉴定

　　取二个营养肉汤琼脂平板,用接种耳分别取试验菌液和对照(野生型)菌液,在平板上划接种平行线,平板的一半用黑色玻璃或黑纸遮住,置15 W紫外灯下,距离30 cm,照射8 s(无R因子菌株照射8 s)。37℃培养12～24 h后观察。切除修复缺失的菌株,照射后不生长,野生型菌株则生长。

　　(5)自发回变量测定

　　微生物在保存或培养过程中,能产生自发回变。如自发回变数过高,说明菌株可能有污染或变异,则不宜采用。如含R因子菌株的自发回变率降低,且伴有对氨苄青霉素敏感,表明R因子部分或完全丢失。在同一实验室内,回变菌落数相对稳定,波动不应大。即使这样,在几次试验之间,甚至同次试验不同平皿间,还会出现一定菌落数的差异,所以Ames实验强调每一项处理至少应有3个平皿以上平行试验。同时,该实验根据其具体情况规定了允许的自发回变菌落数范围(不加S-9的情况下每皿菌落数)。其中TA 97为90～180;TA 98为30～50;TA 100为120～200;TA 102为240～320。如加S-9,回变菌落数稍有增加。自发回变过高或过低,均须重新分离菌种,选取自发回变合格的菌株进行实验。

　　将待鉴定的新鲜菌液0.1 mL加入保温45℃的上层培养基中,混合均匀后倾注于底层培养基(低营养培养基)平板上,37℃培养48 h,观察三个平行的平皿的自发回变数。

　　(6)回变特性鉴定

　　用已知阳性致突变物的回复突变作用来确定试验菌株的回变作用性质及S-9混合物酶活性。

　　取0.1 mL试验菌溶液,0.1 mL一定浓度的已知阳性致突变物,0.2～0.5 mL S-9混合液,依次加入保温45℃的上层培养基中,混匀后,倾注于底层培养基平板上,37℃培养48 h,观察突变菌落数。设二个皿平行。

　　3.待测物浓度的选择

　　取上层培养管,每管各加0.1 mL菌株性状鉴定合格的活菌液,然后加入0.1 mL不同浓度待测物,混匀后,倾注于底层培养基平板上,铺平,待凝固后,37℃培养48 h。在显微镜下观察各平板的背景,了解待测物有无杀菌、抑菌现象及其过程。若某浓度待测物使测试菌株的背景消失,则该浓度为待测物的最高浓度,然后根据该浓度范围逐级稀释,确定包含有产生明显突变和不产生突变的 4～5 个不同试验浓度。

4. 诱变试验

(1) 平板点试验(定性)

试验设三皿平行,首先在培养皿盖上做好标记(试验组别、菌名、待测物名称及其浓度,有无 S-9 等)。吸取 0.1 mL 试验菌液(含菌 $1\times10^8\sim2\times10^8$),0.2～0.5 mL S-9 混合液,依次加入 2.5 mL 融化并保温于 45℃ 的上层培养基中,并在两掌中搓转(或采用混合器)。充分混合后,迅速倾注并铺于底层培养基上(全部操作不超过 20 s)。将浸有待测液(约 10 $\mu$L)的无菌圆滤纸片(直径 4 mm)直接加在上层培养基上。每皿可放 1～5 片滤纸片。待培养基凝固后将平板倒置,置 37℃ 培养 48 h。对于弱的或有抑菌作用的诱变剂延长培养时间,至 72 h,观察结果。

(2) 平板掺入法(定量)

先在培养皿盖上做好标记(同点试验)。吸取 0.1 mL 试验菌液(含菌 $2\times10^8$),0.1 mL 待测液,0.2～0.5 mL S-9 混合液(浓度为 0.04～0.1 mL S-9/ mL),依次加入 2.5 mL 融化并保温于 45℃ 的上层培养基中,并在两掌中搓转(或采用混合器)。充分混合后,在 20 s 以内倾入底层培养基上,平铺均匀。待培养基凝固后倒置平板,置 37℃ 培养 48 h,观察结果,记录回变菌落数。每个浓度设三个平皿。

(3) 对照试验(与待测物诱变试验平行进行)

① 环境无菌试验  在实验开始和结束时各取一底层培养基平皿,打开平皿盖,置空气中暴露 1 min,随后盖上盖,置 37℃ 培养 48 h,观察平板上有无杂菌生长。

② S-9 混合液菌检试验  吸取 0.2 mL S-9 混合液加入 2.5 mL 融化并保温于 45℃ 的上层培养基中,混合后倾入底层培养基上,37℃ 培养 48 h,观察平板上有无杂菌生长。设二个平行平皿。

③ 自发回变对照  与菌株生物学性状鉴定中自发回复突变鉴定方法相同。

④ 阳性对照  与菌株生物学性状鉴定中自发回复突变鉴定方法相同。

**五、结果与报告**

1. 实验结果判断与评价

(1) 点试法

凡在点样纸片周围长出一圈密集的 his$^+$ 回变菌落者,该物质具有致突变性,即为阳性;如只出现少数散在菌落,则为阴性。

(2) 掺入法

计数各平皿的回变菌落数,按下式计算突变率:

$$突变率(Rt/Rc)=\frac{诱发回变 his^+ 菌落数}{自发回变 his^+ 菌落数}$$

确认待测物具有致突变作用,必须具有以下几点:

① 诱发回变 his$^+$ 菌落数为自发回变 his$^+$ 菌落数的 2 倍或 2 倍以上。

② 回变菌落数随剂量增加而增加,并在一定剂量范围内剂量-效应曲线呈直线。

③ 有可重复性。

④ 经统计学处理有显著性差异。

2. 按实验表 17－1 记录待测物诱变试验结果,并绘制待测物诱变效应曲线图

**实验表 17－1　Ames 试验实验结果记录(回变菌落数)**

| 组别 | 剂量<br>($\mu g/$皿) | TA98 | | TA100 | |
| --- | --- | --- | --- | --- | --- |
| | | －S-9 | ＋S-9 | －S-9 | ＋S-9 |
| 待测物 | | | | | |
| 阳性对照 | | | | | |
| 自发回变 | | | | | |

### 六、注意事项和相关研究进展

1. 注意事项

(1) 匀浆的提取应重视无菌操作,并应作无菌测定;如无低温条件时,提取过程尽可能用冰浴保持低温。S-9 混合液要在使用时随时配制。

(2) 培养基要放在 45℃水浴中保温,这样琼脂不会凝固,如温度过高,会烫死细菌和使 S-9 中的酶失活。

(3) 在掺入法试验时,要注意有无背景生长的菌苔,一般可用低倍显微镜观察。如无菌苔而出现很多菌落,应判定为假阳性。这是由于待测物杀死了大部分细菌,使残存的细菌得以利用培养基中微量的组氨酸和生物素生长成肉眼可见的菌落,但这并非是回变菌落。

(4) 该法只局限于试验某些能够在琼脂上扩散的化学物质,大多数多环芳烃与难溶于水的化学物质均不能用此法,其敏感性也不如标准的掺入法。此法主要是一种定性试验,适用于快速筛选大量化学物。

(5) 沙门氏菌是条件致病菌,用过的器皿应放在石炭酸中或进行煮沸消毒灭菌,培养基也应经煮沸后倒弃。并严防鼠伤寒沙门氏菌传染鼠类。

(6) 致癌物与致突变物的废弃物处理,原则上按放射性同位素废弃物处理方法进行处置。

2. 相关研究进展

Ames 试验的一个显著的优点是试验时间短、快速、成本低,能够对大量的污染物质进行系统的实验;另一个优点是不需要对混合污染物质进行分离,可以检测多种污染物质混合后的致突变性。所以现已成为国际上公认的化学诱变检测常规方法而在国际上广泛应用,并已逐步使操作标准化。

目前,Ames 试验已经取得了大量的数据,形成了比较完整的数据库。研究证明,污染物的 Ames 致突变实验结果与其动物的致癌性具有比较好的相关性(83%)。Ames 试验在

环境毒理学检测中发挥了重要的作用。由于具有比较完整的数据,相关的 QSAR 模型研究也比较多,而且在此基础上还发展了综合性的专家系统。在模型研究中,最常用的参数是辛醇-水分配系数。

Debnath 等人 1992 年关联了 188 种芳香烃化合物与 TA98 菌株的致突变性,得出了如下方程式:

$$lg\ TA98=0.58lgP-2.35lg(\beta10^{lgP}+1)-1.32E_{LUMO}+1.91I_1-3.91$$

$$n=188 \quad r=0.872 \quad s=0.995 \quad lgP_0=4.78 \quad lg\beta=5.26$$

其中,$I_1$ 是苯环数目指示参数。对于三个以上共轭的苯环,$I_1=1$;而对一个或两个苯环,$I_1=0$。

由此可见,污染物质的致突变性与分子的憎水性和电子特性相关。致突变性与污染物质的疏水性($lgP$)具有密切的关系。

另外,对于喹啉类化合物,研究认为 TA100 菌株的致突变性与分子的电子亲和性或者最低空轨道能量(LUMO)具有良好的相关性:

$$ln(TA100)=-14.23\ E_{LUMO}-13.39$$

$$n=19 \quad r=0.958 \quad s=1.309$$

## 思考题

1. Ames 试验所用菌株为何要附加几种突变特性及抗氨苄青霉素(ampicillin)R 因子? 对这些菌株性状如何进行鉴定?

2. 为什么突变型菌株不能作斜面传代进行保存?

3. 与一般动物试验相比,Ames 试验具有哪些优点?

### 参考文献

[1] 黄幸纾,陈星若. 环境化学物致突变、致畸、致癌试验方法[M]. 杭州:浙江科学技术出版社,1985.

[2] 邱文芳,罗志腾,徐亚同,等. 环境微生物技术手册[M]. 北京:学苑出版社,1990.

[3] 张锡辉. 高等环境化学与微生物学原理及应用[M]. 北京:化学工业出版社,2001.

# 实验十八 蚕豆(*vicia faba*)根尖微核测试技术

## 一、目的与要求

目前蚕豆根尖细胞微核监测技术已成为国内外较为普遍用于研究和监测环境致突变物(致癌物)的高等植物间期体细胞遗传检测系统。1986 年国家环保局已将蚕豆根尖细胞微核监测技术列入《环境监测技术规范》用于水环境监测。通过实验要求掌握蚕豆根尖细胞微核试验方法,并借此对受试物的诱变性进行评定。

## 二、实验原理

蚕豆根尖细胞在分裂时,染色体要进行复制,在复制过程中常发生断裂,断裂下来的断片在正常情况下能自行复位愈合,这样细胞可以维持正常生活。如果在细胞分裂时受到外界诱变因子的作用,不仅会阻碍染色体片段的愈合,而且有随因子作用使断裂程度加重的趋势,于是在细胞分裂中会出现一些染色体片段,这些片段由于不具着丝点而不受纺锤丝牵动,游离在细胞质中。当新的细胞核形成时,这些片段就独自形成大小不等的小核,这种小核就是微核。由于产生的微核数量与外界诱变因子的强弱成正比,所以可以用微核出现的百分率来评价环境诱变因子对生物遗传物质影响的程度。

## 三、实验条件

1. 实验材料

松滋青皮豆。松滋青皮豆是从蚕豆不同品种中筛选出较为敏感的品种。本品种引入后栽培繁殖时要注意不和其他蚕豆品种种在一起,不喷农药,以保持该品种较低的本底微核率。如果只需对水环境监测起警报系统作用,也可用其他当地蚕豆品种,但要注意设好对照组。种子成熟晒干后,为保证其发芽率,要贮于干燥器内,或用牛皮纸袋装好放入 4℃冰箱内保存备用。

2. 设备与器材

显微镜,温箱,恒温水浴锅,冰箱,手揿计数器,解剖盘,镊子,解剖针,载玻片,盖玻片,试剂瓶,烧杯,三角烧瓶,培养皿等。

3. 实验试剂

(1) 5 mol/L 的 HCl 溶液

(2) 卡诺氏液

无水乙醇(或 95% 乙醇)3 份加冰醋酸 1 份配成。固定根尖时随用随配。

(3) 席夫氏(Schiff)试剂

称 0.5 g 碱性品红(Fuchsin Basic)加蒸馏水 100 mL 置三角烧瓶中煮沸 5 min,并不断搅拌使之溶解。冷却到 58℃时,过滤于深棕色试剂瓶中,待滤液冷至 25℃时再加入 10 mL 1 mol/L HCl 和 1 g 偏重亚硫酸钠或偏重亚硫酸钾($NaS_2O_5$ 或 $K_2S_2O_5$)充分振荡使其溶解。塞紧瓶口,用黑纸包好,置于暗处至少 24 h,检查染色液如透明无色即可使用。此染色液在 4℃的冰箱中可储存 6 个月左右,如出现沉淀就不能再用。

注:席夫氏试剂也可直接使用市售的成品试剂。

(4) $SO_2$ 洗涤液

① 贮存液 10%$Na_2S_2O_5$(或 10%$K_2S_2O_5$)溶液;1 mol/L HCl。

② 使用液 现用现配,取上述 10%$Na_2S_2O_5$(或 10% $K_2S_2O_5$)溶液 5 mL,加 1 mol/L HCl 5 mL,再加蒸馏水 100 mL 配成。

### 四、试验步骤

**1. 蚕豆浸种催芽**

**(1) 浸种**

将当年或前一年的松滋青皮豆种子按需要量放入盛有自来水(或蒸馏水)的烧杯中,置25℃的温箱中,浸泡 26～30 h,此期间至少换水 2 次,换用的水最好事先置于 25℃温箱中预温(如室温超过 25℃,即可在室温下进行浸种催芽)。

**(2) 催芽**

待种子吸胀后,用纱布松松包裹置解剖盘内,保持湿度,在 25℃的温箱中催芽12～24 h。待种子初生根露出 2～3 mm,再选取发芽良好的种子,放入带框的尼龙纱网中,并将其放入盛有自来水的解剖盘中,使根尖与水接触,仍置入 25℃的温箱中继续催芽,每天更换解剖盘中的自来水,经 36～48 h 种子大部分初生根长至 2～3 cm,这时就可选择粗细、长短一致且根尖发育良好的种子,用来作为监测水源样品或药物溶液诱发效应之用。

**2. 蚕豆根尖染毒**

每一处理组选取上述种子 6～8 粒,放入盛有被测液的培养皿中,使被测液浸泡住根尖即可,一般染毒 4～6 h(此时间亦可视实验要求和被测液的浓度等情况而定)。另设自来水(或蒸馏水)对照组。

**3. 根尖细胞恢复培养**

将处理后的种子用自来水(或蒸馏水)浸洗 3 次,每次 2～3 min。洗净后的种子再放入新铺好湿脱脂棉的培养皿中,放入 25℃的温箱中,使根尖细胞恢复 22～24 h。

**4. 固定根尖细胞**

将恢复后的种子,从根尖顶端切下 1 cm 的幼根放入青霉素空瓶中,加卡诺氏固定液固定 24 h(固定后的幼根如不及时制片,可换入 70% 的乙醇中,置 4℃的冰箱内保存备用)。

**5. 孚尔根(Feulgen)染色**

(1) 固定好的幼根,在青霉素瓶中用蒸馏水浸洗 2 次,每次 5 min。吸净蒸馏水后,再加入 5 mol/L HCl 将幼根浸泡住,连瓶放入 28℃水浴锅中水解幼根 10 min 左右(视根软化的程度可适当增减时间),至幼根被软化即可。

(2) 用蒸馏水浸洗幼根 2 次,每次 5 min。吸净蒸馏水后,在暗室或遮光的条件下加席夫氏(Schiff)试剂,用量以淹住幼根液面高出 2 mm 为宜。在遮光条件下染色 4～6 h 或过夜(染色时间长一些不影响效果)。

(3) 除去染液,并用 $SO_2$ 洗涤液浸洗幼根 2 次,每次 5 min,然后再用蒸馏水浸洗 5 min。

(4) 将幼根放入新换的蒸馏水中,置 4℃的冰箱内保存,可供随时制片之用。

**6. 制片**

将幼根放在擦净的载玻片上,用解剖针截下 1 mm 左右的根尖,滴上少许 45% 的醋酸溶液,用解剖针将根尖捣碎,然后加一清洁的盖玻片,并在盖玻片上加一小块滤纸,轻轻敲打压片。

### 7. 镜检及微核识别标准

将制片先置低倍显微镜下,找到分生组织区细胞分散均匀、膨大、分裂相较多的部位,再转到高倍镜(物镜 40×)下进行观察。

微核的识别标准:

(1) 凡是主核大小的 1/3 以下,并与主核分离的小核。

(2) 小核着色与主核相当或稍浅。

(3) 小核形态可以是圆形、椭圆形、不规则形。

每一处理观察 5 个根尖,每个根尖观察 1 000 个细胞,并计数其中有微核的细胞数(微核千分率)。

## 五、实验结果与报告

将微核观察记载表上所得数据,按如下步骤进行统计学处理:

(1) 各测试样品(包括对照组)微核千分率(MCN‰)的计算:

$$MCN‰ = \frac{\text{某测试样品(包括对照组)观察到的 MCN 数}}{\text{某测试样品(或对照)观察的细胞数}} \times 100‰$$

(2) 如果被监测样品不多,可直接用各样品 MCN 率平均值与对照组比较($t$ 检验),从差异的显著性判断水质污染与否。

(3) 如被监测的样品较多,可先用方差分析($F$ 检验)看各采样点(或各样品)所测的 MCN 率平均值和对照的差异显著性。如差异显著,还可进行各采样点微核差异显著性的多重比较,看被检样品 MCN 率平均值差异显著性的分组情况,以归纳划分这些不同采样点不同级别的污染程度。

(4) "污染指数"判别:此方法可避免因实验条件等因素带来的 MCN‰本底的波动,故较宜适用。

$$污染指数(PI) = \frac{\text{样品实测 MCN‰平均值}}{\text{标准水(对照组)MCN‰平均值}}$$

式中:污染指数在 0~1.5 区间为基本没有污染;1.5~2 区间为轻污染;2~3.5 区间为中污染;3.5 以上为重污染。

凡数值在上、下限值时,定为上一级污染。

**蚕豆根尖微核监测记录表**

样品编号＿＿＿＿＿＿＿＿＿     浓　　度＿＿＿＿＿＿＿＿＿

观察日期＿＿＿＿＿＿＿＿＿     观 察 者＿＿＿＿＿＿＿＿＿

| 片　号 | 观察细胞数 | 微核数 | 微核数/细胞数 | |
|---|---|---|---|---|
| 1 | | | | 平均微核千分率(MCN‰) |
| 2 | | | | |
| 3 | | | | |
| 4 | | | | |
| 5 | | | | |

### 六、注意事项

（1）对严重污染的水环境，监测处理时造成根尖死亡，应稀释后再作测试。

（2）在没有空调恒温设备的条件下，如室温超过 35℃，MCN 本底可能有升高现象，但可经污染指数法数据处理，不会影响监测结果。

### 参考文献

[1]  Gustaviun F B, Rizzoai M. A mutagenicity analysis of water and sludge of the Tiber river, using the micronucleustest in Vicia faba root tips[J]. Mut. Res,1991,252(2):215.

[2]  陈光荣,李明,金波,等.利用蚕豆(vicia faba)根尖的微核技术监测青山湖污染的研究[J].中国环境科学,1985,5(4):2-7.

[3]  王永兴,吴庆龙,孔志明.应用蚕豆根尖细胞微核技术监测太湖水质的研究[J].中国环境科学,1997,17(3):252-255.

# 实验十九　紫露草微核试验

### 一、目的与要求

通过实验要求了解紫露草微核试验测试受试物致突变性的基本原理，掌握实验的操作步骤并借此对受试物的诱变性进行评定。

### 二、实验原理

紫露草（*Tradescantia paludosa*）是一种对环境诱变因子具有高度敏感性的植物。在其花粉母细胞进行减数分裂的早期，如受外界诱变因素的影响，细胞染色体易发生断裂，断裂部分将在四分体时期变成微核。从大量的四分体中所得到的微核频率，可用作染色体损伤程度的指标，它可直接显示出真核生物的生殖细胞染色体损伤的程度。此测试方法已证实是监测环境污染物的一项新技术，既可以监测水环境的污染及现场测试空气中气体污染物或放射线，又可测定食品或药物中致突变性的液体或水溶性固体物质等。

### 三、实验材料

1. 紫露草

美国引进的沼泽紫露草（*Tradescantia paludosa*）3 号敏感品种（山东海洋大学从美国引进）。该实验材料系温带长日照植物，宜在温暖、湿润、肥沃、有机质丰富的土壤中生长。最适宜温度 21～26℃，夜间 16℃左右，湿度 60%～80%，光照强度在 1 800～2 000 lx，每日光照 14 h，施加粪肥或饼肥，忌用化肥，以保证紫露草持续开花，自然突变本底低。

2. 实验器材与药品

（1）器材

显微镜，人工光源（自制日光灯灯架，架高约 50 cm，光源为两支并列的 40 W 日光灯），塑料薄膜或直径为 10 cm 带孔塑料板，血球分类计数器，载玻片，盖玻片等。

（2）药品

① 卡诺氏液：由 3 份无水酒精和 1 份冰醋酸混合而成（现用现配）。

② 70% 酒精，二甲基亚砜（DMSO），1 mol/L HCl，1 mol/L NaOH 溶液。

③ 1% 醋酸洋红：将 50 mL 45% 冰醋酸水溶液放入 150 mL 锥形瓶中文火煮沸，然后徐徐投入 0.5 g 洋红粉末，再煮 1～2 h。在此溶液中悬一小铁钉，1 min 后取出，使染色剂中略具铁离子或在溶液冷却后加入 1～2 滴醋酸铁溶液，以便增加染色效果。将溶液过滤后，分装于具玻塞的棕色玻璃瓶中备用。

### 四、试验步骤

主要介绍对水环境监测的步骤。

1. 选择花序

按每个处理组至少以 15 个花序计算，随机采摘一定数量的紫露草花枝（每个花枝应有 10 个以上的花蕾，顶端开第一朵花，花枝带有 2 片叶子，花枝长 6～8 cm），暂时插入盛有自来水的大容器中备用。

2. 调整酸碱度（pH）

用 1 mol/L HCl 或 1 mol/L NaOH 溶液调节水样的酸碱度至 pH 为 5.5～5.8。

3. 处理

将过滤后的各采样点水样（或受检物的不同浓度溶液）盛入 500 mL 烧杯中并编号。烧杯上蒙以带孔的塑料薄膜或盖上带孔的薄塑料板，每个处理组和对照组各插入 15 个花枝，对照组用自来水，在人工光照下连续处理 6 h。每种水样至少应设两个平行处理组。由于紫露草只能检测水溶性的各种诱变剂，因此，欲测非水溶性物质，可先用二甲基亚砜溶解，经自来水稀释后再进行处理，同时做二甲基亚砜的对照试验。如果水样污染物浓度较高时，可用自来水作适当稀释。如果水样是海水，可用自来水稀释 50% 后，再进行处理。生活饮用水或污染物浓度较低的水样，可适当延长处理时间。

4. 恢复培养

将水样倒掉，换上自来水，在人工光照下做连续 24～30 h 的恢复培养。

5. 固定及保存

将恢复培养结束的花枝，除掉叶子和花梗，把花序放入新配制的卡诺氏液中固定 24 h，再将花序移入 70% 酒精中，即可制片观察。也可将固定后的花序置于 3～5℃ 长期保存，但每月需更换 70% 酒精一次。

6. 压片及微核观察

取出一个固定好的花序，置干净的玻璃板上（15 cm×15 cm），用解剖刀把花蕾从中间劈成两部分。一个花序愈是上部的花蕾年龄愈老。将花蕾按成熟期的早晚顺序排列在载玻片上,选择一个适龄的花蕾(一般在中下部),用解剖针或尖镊子打开花蕾,剥出花药,滴一滴醋酸洋红,并稍加压挤,置 100 倍显微镜下观察。若绝大部分是早期四分体,则充分捣碎花药,让更多的四分体释放出来,并加一滴醋酸洋红,弃去载玻片上无关的杂质,小心盖上盖玻片,置酒精灯火上来回 3～4 次微热(不要使染液煮沸冒泡),然后趁热把玻片放在几层吸水纸下,用大拇指压挤盖玻片,取出后置显微镜下观察计数。如果染色过深,可在盖玻片的一侧滴 1～2 滴 45% 的冰醋酸,然后用一条吸水纸在另一端将醋酸吸引过去,稍加褪色;如果染色过浅,可在盖玻片的一端再滴一滴醋酸洋红。

　　将制好的片子置 250 倍左右的显微镜下观察。从玻片的一端逐渐移到另一端,随机统计四分体和微核数,将观察结果填入表 19-1 中,每个处理组和对照组至少观察 5 张片子,统计 1 500 个四分体。

　　若观察时间超过 8 h,可用石蜡-蜂蜡混合剂(石蜡 2 份和蜂蜡 1 份融成)将盖玻片四周封住,置低温下暂时保存。欲长期保存,可做成永久制片。

　　7. 制片关键及微核统计标准

　　严格选择早期四分体时期的花蕾压片是试验成功的关键。早期四分体的直径为 18～22 $\mu$m,外面具有一层包膜,细胞核大而明显。一个花序只采用一个含早期四分体的适龄花蕾供制片用即可。

　　一个四分体的微核数从零到几个不等,微核的直径为 0.5～3 $\mu$m,呈圆形或椭圆形,分布在主核周围,着色与主核一致。以下情况的微核不应统计:① 四分体以外的微核;② 由于分裂期延缓所造成的特别大的四分体中的微核;③ 已死亡的四分体中的微核;④ 雄蕊毛、花药壁以及花丝细胞中的微核。

**五、结果评价**

　　通常每张片子要统计 300 个四分体,作为一个标准的样品群体。在每个试验组中,把 1 500 个四分体中的微核数全部加起来,求出微核率。

实验表 19-1　紫露草微核试验记录表

试验组:　　　　　　　　　固定日期:　　　　　　　　　镜检日期:

| 片号 \ 微核数 类别 | 微核分布 | | | | | | | | | | 合计 | 微核率(%) |
|---|---|---|---|---|---|---|---|---|---|---|---|---|
| | 0 | I | II | III | IV | V | VI | VII | VIII | IX | | |
| 1　四分体数 微核数 | | | | | | | | | | | | |
| 2　四分体数 微核数 | | | | | | | | | | | | |
| 3　四分体数 微核数 | | | | | | | | | | | | |

续表

| 片号 | 微核数<br>类别 | 0 | Ⅰ | Ⅱ | Ⅲ | Ⅳ | Ⅴ | Ⅵ | Ⅶ | Ⅷ | Ⅸ | 合计 | 微核率(%) |
|---|---|---|---|---|---|---|---|---|---|---|---|---|---|
| | | | | | | 微核分布 | | | | | | | |
| 4 | 四分体数<br>微核数 | | | | | | | | | | | | |
| 5 | 四分体数<br>微核数 | | | | | | | | | | | | |
| 6 | 四分体数<br>微核数 | | | | | | | | | | | | |
| 平均微核率： | | | | | | | 标准差： | | | | | | |
| 备注 | | | | | | | | | | | | | |

镜检者：

$$微核率 = \frac{微核总数}{四分体总数} \times 100\%$$

由于对照组有本底微核,利用"平均值差的标准误差"公式,可以判断处理组和对照组间微核率差异的显著程度。

$$S_d = \sqrt{(SE_t)^2 + (SE_c)^2}$$

式中:$S_d$ 为平均值差的标准误差值;$SE_t$ 为处理组的标准误差值;$SE_c$ 为对照组的标准误差值。

当平均值差等于或大于平均值差的标准误差值 2 倍时,表示处理组的平均值与对照组平均值差异显著(5% 以下的概率)。据此,可对水质是否受到诱变剂污染及污染水平进行科学的评价。

## 六、注意事项

(1) 必须严格选择早期四分体时期的花蕾进行压片,这是试验成功的关键。

(2) 实验所用紫露草的本底微核率不得超过 10%。另外,如同一处理组的重复试验微核率相差 2% 以上,应该重做。

## 参考文献

[1] 金波,陈光荣.遗传毒理与环境检测[M].上海:华东师范大学出版社,1998.
[2] 费建安,龚竹如,黎云根.紫露草微核法监测水污染试验[J].癌变·畸变·突变,1991,3(2):64.

# 实验二十　紫露草雄蕊毛突变生物测试

# 实验二十一　原生生物刺泡突变试验

# 实验二十二　哺乳动物骨髓细胞微核试验

## 一、目的与要求

通过实验要求掌握哺乳动物骨髓细胞微核制片技术以及识别和计数微核的方法，并借此对受试物进行评价。

## 二、实验原理

微核试验是 20 世纪 70 年代初期，Heddel 和 Schmid 首先建立起来的一种用哺乳动物骨髓细胞微核出现率来测定致突变作用的新方法。正常细胞在有丝分裂中期时，染色体均排列在赤道板附近，分裂后期便分成两份，分别向两极移动，并在终期分别形成两个子细胞的核。如果由于污染环境中的各种理化因子的作用，使分裂间期细胞染色体受到某种损伤，在中期就会观察到染色体断裂。在进入分裂后期，这种断片落后于向两极移动的染色体而滞留在赤道板附近。当其他染色体分别形成子细胞核时，这些落后的残留的断片就形成了微核（micronucleus），其表现是在间期细胞的细胞质中，出现一个或几个圆形或杏形结构，其直径相当于细胞直径的 $1/5 \sim 1/20$，微核的出现与染色体畸变间有相关性。

　　骨髓细胞微核分析,主要是计算骨髓细胞中嗜多染红细胞(PCE)的微核出现率,从而判断受试物的致突变性,是一种简便、快速、评价客观的致突变试验方法。

### 三、实验条件

　　1. 器材

　　普通光学显微镜,荧光显微镜,定时钟,手揿计数器,手术剪,无齿镊,注射器(2 mL),针头($5_{1/2}$号),刻度尖底离心管(10 mL),载玻片,盖玻片,晾片架(板),玻璃染色缸,电吹风,带橡皮头毛细吸滴管。

　　2. 试剂

　　(1) 丝裂霉素 C 或环磷酰胺,甲醇(AR)。

　　(2) 小牛血清

　　滤菌后血清放入 56℃水浴中保温 30 min,进行灭活,冰箱保存。

　　(3) Giemsa 染色液

　　按常规配制原液,用时以 pH=6.8 磷酸缓冲液稀释成 2.5%Giemsa 溶液。

　　(4) Sörensen 缓冲液(pH=6.8)

　　取 1/15 mol/L 磷酸二氢钾液 50.8 mL 及 1/15 mol/L 磷酸氢二钠液 49.2 mL 混合而成。

　　(5) 0.1%吖啶橙贮备液

　　称取 0.1 g 吖啶橙溶于 100 mL 蒸馏水,放置在棕色瓶中,4℃冰箱可保存数周。

　　(6) McIlvaine 缓冲液(pH=7.0)

　　取 0.1 mol/L 柠檬酸液 3.53 mL 及 0.2 mol 磷酸氢二钠 16.47 mL 混合而成。

　　3. 试验动物

　　(1) 种系

　　小鼠是微核试验的理想动物,也可选用大鼠。一般常用体重为 18～22 g 的小鼠或体重为 150～200 g 的大鼠。

　　(2) 数量与性别

　　每个试验组和对照组至少要用雌雄动物各 5 只。如果在试验程序中,处理后有几个采样时间,则每组、每次应处死 10 只动物。当仅使用一种性别的动物或雌雄数不同时应对其合理性加以说明。

　　(3) 饲养条件

　　每组动物按性别分笼或每只单独饲养。每笼动物的数量应不影响对每只动物的观察,应提供适宜的饲料和饮水,并根据动物饲养规程控制温度、湿度和光照期。

　　4. 受试物

　　固体和液体受试物应溶于等渗盐溶液,如不溶解,应选择合适的溶剂使其成混悬液。该溶剂应既不影响受试物的微核效应又无细胞毒性,且不妨碍动物的吸收。试验应使用新配的受试物溶液。

**四、实验步骤与方法**

1. 染毒

(1) 剂量的选择

剂量选择很重要,剂量太低会漏掉阳性物,剂量太大,可致动物死亡或是对骨髓毒性太强,PCE 太少,而无法获得正确的结果。剂量可根据预试结果来决定,也可在受试物的 $1/5 \sim 1/20$ $LD_{50}$ 内选择 $3 \sim 4$ 个剂量。并设阴性对照(溶剂)和阳性对照(丝裂霉素 C 或环磷酰胺)。

(2) 给药方法

受试物通常一次投与,依据药代动力学资料,亦可采用多次重复给药方式。当所用剂量在骨髓中并不显示细胞毒效应时,才可采用多次重复的处理方式。多采用经腹腔与经口染毒,但其他合适的给药方式亦可使用。

2. 取样

取样可按两种方式进行:

(1) 用最高剂量的受试物一次处理实验动物时采样时间应与该试验反应高峰时间一致,但这一最佳时间随受试物不同而异,因此当用最高剂量时,至少要安排 3 次骨髓采样。第一次采样不早于处理后 12 h,此后间隔一定的时间采样,但最后一次不迟于处理后 72 h,当应用其他剂量时,应在最敏感期采样,如对这点不清楚,可在处理后 24 h 左右采样。

(2) 若根据药代动力学资料需要重复处理,可采用多次染毒方式,此时至少应采样 3 次。第一次不应早于最后一次染毒后 12 h,随后间隔适宜的时间采样,但最后一次不应晚于处理后 72 h。

3. 制片

(1) 小鼠以颈椎脱臼处死,大鼠断头放血处死,前者剪取两根股骨,后者剪取一根股骨,剔净肌肉用纱布擦掉附在股骨上的血污和肌肉。

(2) 剪掉股骨头,露出骨髓腔,用装有 $5_{1/2}$ 号针头的 1 mL 注射器吸取小牛血清(约 0.6 mL)并插入骨髓腔将骨髓细胞洗入离心管中,离心(1 000 r/min,5 min)。

(3) 弃去上清液,留少量血清悬浮后进行涂片。

(4) 涂片后的标本用甲醇固定 5 min(即使当日不染色,也应固定后保存)。

(5) 染色　微核可用两种方法,即 Giemsa 染色法和吖啶橙荧光染色法,分别用普通光学显微镜和荧光显微镜进行观察。

① Giemsa 染色法

(i) 2.5%Giemsa 染色 $20 \sim 30$ min(Giemsa 原液用 pH=6.8 的 Sörensen 缓冲液稀释)

(ii) 染色好的标本在缓冲液中洗涤,在 0.004%柠檬酸中浸数秒钟,并用去离子水冲洗。

(iii) 封片　将染色干燥后的标本,放在二甲苯中透明 5 min,取出趁湿滴上适量中性树脂胶,盖上盖玻片,赶尽气泡,待干固后即可存于片盒,用普通光学显微镜待检查。如短时间内进行观察,可不封片。

② 吖啶橙荧光染色法

(i) 将 0.1%吖啶橙原液用 pH=7.0 McIlvaine 缓冲液稀释成 20 倍后,染色 15 min。

（ii）用缓冲液洗涤 3 次，每次数秒钟。

（iii）用同一缓冲液封片后，在荧光显微镜下观察。

4. 观察和计数

先以低倍镜观察选择细胞分布均匀染色较好的区域，再在油镜下进行观察。微核多数呈圆形、边缘光滑整齐，嗜色性与核质一致。Giemsa 染色时，PCE 呈灰蓝色，正染红细胞（NCE）呈橘黄色，微核与核质一样，呈深蓝色或紫红色；而吖啶橙荧光染色时，PCE 发橘红色荧光，NCE 无荧光，微核发亮绿色荧光。由于吖啶橙能与不同细胞成分结合后，发出不同颜色的荧光，即着色特异性强，从而避免了 Giemsa 染色法所造成的假阳性，因而实验结果准确，可靠。

一个 PCE 中出现两个或更多个微核时，仍按一个微核细胞计算，对每只动物至少计数 1 000 个 PCE，求出有微核的 PCE 出现的频率（MNPCE‰）。作为对骨髓增殖抑制的指标，再求出 PCE 在红细胞中的百分比（PCE%）。

## 五、结果与报告

试验结果均以表格形式表示。

受 试 动 物＿＿＿＿＿＿＿＿　　动 物 性 别＿＿＿＿＿＿＿＿

受试物名称＿＿＿＿＿＿＿＿　　受试物剂量＿＿＿＿＿＿＿＿

标 本 编 号＿＿＿＿＿＿＿＿　　观 察 日 期＿＿＿＿＿＿＿＿

观　　察　　者＿＿＿＿＿＿＿＿

| 片　号 | 观察 PCE 数 | 有微核的 PCE 数 | MNPCE % | PCE % |
|---|---|---|---|---|
| | | | | |

平均微核率 MNPCE ‰＿＿＿＿＿＿＿＿＿＿＿

平均 PCE %＿＿＿＿＿＿＿＿＿＿＿＿＿＿＿

鉴于微核发生率不服从正态分布，数据可采用卡方检验、u 检验或其他合适的统计学方法进行组间差异的显著性检验。可能时进行有 MNPCE % 与染毒剂量的相关分析。如果 MNPCE‰ 随剂量增加而增加，且具统计学意义；或至少在一个试验浓度能测出可重复的、在统计学上有显著性的 MNPOE‰ 增加，则试验结果为阳性。如上述两种情况都不存在，则该受试物在本试验系统的试验结果可考虑为阴性。

## 六、注意事项

（1）实验所用注射器、离心管、滴管等必须洗涤干净。

（2）离心后上清液留的多少关系到涂片上细胞分布的疏密程度，要求涂片薄而均匀，细胞之间互不重叠。

（3）在 0.004% 柠檬酸浸的时间不能太长，且并非所有涂片都要经 0.004% 柠檬酸处理。

如果 PCE 和 NCE 已经很容易区分,则不必浸。

(4) 在吖啶橙荧光染色时,制好的涂片经甲醇固定后,直接染色效果较佳。但也可将涂片固定后保存,以后再染色观察。但必须考虑染色的时间和洗涤的时间,保存的时间越长,染色时间越短,洗涤的情况视荧光的染色状态而异。染色状态用低倍镜进行观察,标准的荧光染色象核应发出亮绿色荧光,细胞质为红色强荧光。如核的荧光有一些带红,说明洗涤不充分,还须继续洗涤,直至发出绿色荧光为止。另一方面,如果核呈绿色荧光,而细胞质的荧光非常弱,说明洗涤时间太长,必须再进行染色。

(5) 大鼠、小鼠的年龄对微核试验的敏感性无实际差异,只是成年和老年动物骨髓内含脂肪多,影响制片质量和观察。青春期动物骨髓中 PCE 数量多,故用出生后 7~12 周龄的小鼠较为适宜。

**参考文献**

[1] Cliet I, Melcion C, Cordier A. Lack of predictivity of bone marrow micronucleus test versus testis micronucleus test: comparison with four carcinogens [J]. Mutation Research/Environmental Mutagenesis and Related Subjects, 1993, 292(2): 105 - 111.

[2] 孔志明. 吖啶橙荧光染色法和 Giemsa 染色法对微核的比较观察[J]. 细胞生物学杂志, 1987, 9(3): 137 - 138.

[3] 阎雷生. 国家环境保护局化学品测试准则[M]. 北京: 化学工业出版社, 1990.

## 实验二十三　哺乳动物骨髓细胞染色体畸变分析

## 实验二十四　小鼠睾丸染色体畸变试验

# 实验二十五　人体外周血淋巴细胞姐妹染色单体互换试验

## 一、目的与要求

姐妹染色单体互换(sister chromatid exchage,SCE)是染色体同源座位上 DNA 复制产物的相互交换,与 DNA 的断裂和复合有关。SCE 分析已作为一个灵敏的指标用于检出 DNA 损伤。已成为毒理、临床、环境监测等领域不可缺少的灵敏的遗传学指标。通过实验要求掌握 SCE 的吖啶橙荧光染色法和 Giemsa 染色法。据此评价环境污染物质的致突变性。

## 二、实验原理

5 - 溴脱氧尿嘧啶核苷(Brdu)是胸腺嘧啶核苷(T)的类似物,在 DNA 复制过程中,Brdu 能替代胸腺嘧啶核苷的位置,掺入新复制的核苷酸链中,当细胞在含有 Brdu 的培养液中经过两个细胞周期之后,两条姐妹染色单体的 DNA 双链在化学组成上就有差别:即一条姐妹染色单体的 DNA,其双链全为 Brdu 取代,另一条的 DNA 中仅有一条链中有 Brdu 取代,两者经分化染色后,呈现出差别着色,即一条单体为浅着色,另一条为深着色(参见第五章图5-4),若姐妹染色单体发生了互换,结果使深染的单体上出现浅色片段,而浅染的单体上出现深色片段,发生的互换频率可以在显微镜下进行直接观察、计数和分析。

## 三、实验条件

### 1. 实验器材

荧光显微镜(附照相设备),普通显微镜(附照相设备),恒温水浴锅,恒湿培养箱,电热干燥箱,离心机,30 W 紫外光灯,黑光灯(或黄色日光灯),消毒设备,6 号砂芯漏斗,青霉素瓶,注射器(10 mL),滴管,吸管(5 mL、1 mL、0.1 mL),盖玻片,载玻片,染色缸。

### 2. 试剂

(1) RPMI 1640 培养液

称取 10.5 g 1640 粉剂溶于 1 000 mL 重蒸水中,加 1‰酚红液 1 mL(如产品中已有酚红则可不再加),通入 $CO_2$,然后用碱调节至橘红色,使完全溶解,用 6 号砂蕊,漏斗过滤。

(2) 小牛血清

最好经过透析处理。

(3) 植物血凝素(PHA)

取 PHA 20 mg,用灭菌的 0.85%NaCl 溶液 2 mL 溶解,即制成10 mg/mL PHA。上海生物制品所产品,每安瓿可配制成 1 mL 生理盐水的溶液。

(4) Brdu 溶液(1 mg/mL)

用无菌青霉素瓶在普通条件下,用分析天平称取 Brdu 2 mg,然后在无菌室加入无菌 0.85% NaCl 溶液 2 mL 使之溶解,用黑纸避光放冰箱中保存,最好现配现用。

(5) 秋水仙素(30 $\mu$g/mL)

称取秋水仙素 3 mg 溶于 100 mL 灭菌 0.85% NaCl 溶液中,4℃保存,用时稀释 5 倍。

(6) 肝素溶液

用无菌的 0.85% NaCl 配制成 500 $\mu$g/mL 溶液,于 4℃冰箱保存。

(7) 3.5% NaHCO$_3$ 溶液

称 3.5 NaHCO$_3$,用 100 mL 重蒸馏水溶解,454 kPa 高压灭菌 15 min。

(8) 0.075 mol KCl 溶液

称取 0.559 g 氯化钾溶于 100 mL 重蒸水中。

(9) 甲醇:冰醋酸(3:1)固定液

临用时配制。

(10) 2×SSC 溶液

称取 17.53 NaCl,8.82 g 含两分子结晶水柠檬酸三钠(Na$_3$C$_6$H$_7$O$_7$ · H$_2$O),溶于 1 000 mL 重蒸水中。

(11) Giemsa 原液

按常规法制成原液。

(12) 0.1%吖啶橙贮存液

称取 0.1 g 吖啶橙溶于 100 mL 蒸馏水中,放置在棕色瓶中,4℃冰箱保存。

(13) pH=6.8 磷酸缓冲液

取 1/15 mol/L 磷酸二氢钾液 50.4 mL 及 1/15 mol/L 磷酸氢二钠溶液 49.6 mL 混合。

(14) 卡那霉素(500 IU/mL)

3. 受试物

受试物溶液应在加入培养系统前临时配制,它可以用培养液或其他合适的溶剂配制,在培养系统内溶剂的最终浓度应对细胞的存活、生长速率以及对 SCE 频率无明显影响。

至少应设置 3 个浓度间隔适当的受试物剂量水平,最高浓度应使细胞仍能产生复制而毒性效应又较明显。受试物相对不溶于水时,应用其在溶剂中的极限浓度作为最大试验浓度,对易溶于水而无毒性的受试物,其最大浓度应根据具体情况而定。必要时阳性反应应用浓度范围较窄的试验来证实。

每个试验点至少有双份培养。并设阳性对照、空白和溶剂对照。以下物质可以作阳性对照物:丝裂霉素 C(直接作用物)、环磷酰胺(间接作用物)。

**四、实验步骤与方法**

(1) 在无菌条件下,吸取培养液(其中 RPMI 1640 80%、小牛血清 20%)体积为 4.7 mL 于 10 mL 青霉素瓶内,加 PHA 0.1 mL,卡那霉素 0.2 mL、肝素 1 滴,用 3.5%NaHCO$_3$ 调节 pH 为 7.2~7.4。

(2) 用少量肝素润湿针筒,每瓶培养基中加入 0.3 mL 静脉血,轻轻摇匀,置 37℃温箱培养。

（3）培养 24 h 后,在每个培养瓶中加入受试物溶液(对照瓶不加受试物),并加入 Brdu 使最终浓度为 10 μg/mL,用黑纸或锡箔遮光,置 37℃ 温箱继续培养 48 h。

（4）终止培养前 4 h,加入秋水仙素 1～3 滴,继续培养 4 h。

（5）收集细胞,用吸管将细胞悬液转入离心管中,并用少量 0.075 mol/L KCl 洗培养瓶后一并加入离心管,离心(1 000 r/min,10 min)。

（6）去上清液,吸取 5 mL 0.075 mol/L KCl 于离心管内,用吸管吹打成悬液,然后置 37℃恒温水浴中保温 10 min,使细胞膨胀。

（7）用同上离心速度离心 10 min,去上清液,沿离心管壁轻轻地滴入 4 mL 新鲜配制的甲醇:冰醋酸(3∶1)固定液固定两次,每次 15 min。

（8）最后于有沉淀的离心管中加入数滴新鲜固定液,并用吸管充分混匀细胞使成细胞悬液。

（9）滴 2～3 滴细胞悬液于冷湿玻片(用冰水浸泡过的载玻片)上,立即用嘴轻轻吹散,然后用电热吹风,使标本迅速干燥。

（10）制成的标本可用荧光染色法和 Giemsa 染色法两种方法观察。

① Giemsa 染色法

（i）立即将上述标本放入 78℃干燥箱中烘烤 2～3 h。

（ii）待自然冷却后,将染色体标本置于培养皿中,上盖擦镜纸,滴加 2×SSC 液使标本湿润。将培养皿置 45℃水箱上,用 30 W 紫外灯于 60 cm 处垂直照射 10～15 min,用蒸馏水冲洗,并使之自然干燥。

（iii）将 Giemsa 原液用磷酸缓冲液(pH=6.8)稀释成 4%,染色 5 min,在普通光学显微镜下观察。

② 吖啶橙荧光染色法

（i）将标本自然老化 1～2 d 后,放在 pH=6.8 磷酸缓冲液中浸泡 5 min。

（ii）吖啶橙染色　临用时将 0.1% 吖啶橙原液用 pH=6.3 磷酸缓冲液 1∶8 稀释后,染色 6 min。

（iii）在盛有 50 mL 磷酸缓冲液的染色缸中滴入数滴 0.1% 吖啶橙原液,再将玻片浸泡 15 min。

（iv）用 pH=6.8 磷酸缓冲液洗涤。

（v）取出玻片,放在滤纸上,立即用镊子加上盖玻片(注意! 慢慢地不要使气泡产生),并用蜡封片,在荧光显微镜下进行观察。

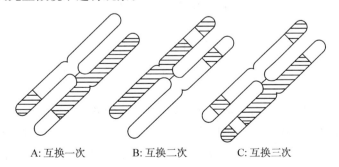

A: 互换一次　　　　B: 互换二次　　　　C: 互换三次

**实验图 25-1　SCE 计数法**

（11）观察计数 SCE 频率,选择第二个细胞周期的中期分裂相,要求细胞轮廓完整,染色体展开良好,染色单体区分清晰。人体外周血淋巴细胞仅分析含有 46 个有着丝粒的中期分裂细胞。每个培养物至少分析 25 个中期分裂细胞,凡在着丝粒部位发生的互换,由于无法判明是否着丝粒部位的扭转,故一般不计数;凡是染色体端部发生互换,记为一次互换;凡在染色体中间出现互换,记为二次互换。然后计数出每个细胞的平均值,此即为姐妹染色单体互换频率。

### 五、结果与报告

实验结果以表格形式表示,所有试验组和对照组的每个中期分裂细胞的 SCE 都应单独列出,最后计算每份培养物的平均每个细胞的 SCE 频率以及每个染色体的平均 SCE 频率。

以实验组的数据与对照组数据用单侧界限 t 检验进行统计学分析。如果至少在一个测试浓度得到可重复的、SCE 频率有统计学意义的增高或者细胞的平均 SCE 频率随受试物浓度的增加而增加,且具统计学意义,则试验结果为阳性。如上述两种情况皆不存在,则可认为该受试物在该测试系统的试验结果为阴性。

**姐妹染色单体互换试验记录表**

样品编号＿＿＿＿＿＿＿＿＿＿＿　　　　受试物名称＿＿＿＿＿＿＿＿＿＿＿

镜检日期＿＿＿＿＿＿＿＿＿＿＿　　　　镜　检　者＿＿＿＿＿＿＿＿＿＿＿

| | | | |
|---|---|---|---|
| | | | |
| | | | |

观察分析的细胞总数＿＿＿＿＿＿＿＿＿＿＿＿＿＿＿＿＿＿＿

姐妹染色单体互换总数＿＿＿＿＿＿＿＿＿＿＿＿＿＿＿＿＿＿＿

平均每个细胞的 SCE 频率＿＿＿＿＿＿＿＿＿＿＿＿＿＿＿＿＿＿＿

每个染色体的平均 SCE 频率＿＿＿＿＿＿＿＿＿＿＿＿＿＿＿＿＿＿＿

### 六、注意事项

（1）不论在采血或接种培养时,都应注意不要加入太多的肝素。肝素含量过多时往往抑制淋巴细胞的转化。但肝素量也不宜太少,以免采血时血液发生凝血现象或培养时培养物出现纤维蛋白形成的膜状结构。

（2）Brdu 溶液最好现配现用,一次使用不完必须用黑布或锡箔包好避光,4℃冰箱中保存。Brdu 是一种强突变剂,使用浓度不宜太高。否则会产生细胞毒性,浓度达 30 $\mu$g/mL 时 SCE 数目明显升高。

（3）实验所用器材必须充分洗涤干净,培养时必须严格执行无菌操作,以免发生污染。

（4）培养液太酸或太碱均不利细胞生长,培养瓶口必须塞紧,以免培养液 pH 发生较大变化。培养过程中培养液如向酸性变化,培养液逐渐呈黄色,此时可加入适量灭菌的 1.4% $NaHCO_3$ 溶液调整,或再加入 2～3 mL 培养液来校正。

**参考文献**

［1］　Lazutka J R, Dedonyt V, Krapavickait D. Sister-chromatid exchanges and their distribution in human lymphocytes in relation to age, sex and smoking［J］. Mutation Research/Fundamental and Molecular Mechanisms of Mutagenesis, 1994, 306(2)：173－180.

［2］　Elizondo G, Montero R, Herrera J E, et al. Lymphocyte proliferation kinetics and sister-chromatid exchanges in individuals treated with metronidazole［J］. Mutation Research/Fundamental and Molecular Mechanisms of Mutagenesis, 1994, 305(2)：133－137.

［3］　阎雷生. 化学品测试准则(1990)［M］. 化学工业出版社, 1990.

［4］　孔志明, 朱志义, 陈森清, 等. 丝裂霉素 C 诱发人淋巴细胞 SCE 及小鼠骨髓细胞微核形成的研究［J］. 南京大学学报：自然科学版, 1994, 30(4)：4.

# 实验二十六　单细胞凝胶电泳技术

## 一、目的与要求

单细胞凝胶电泳技术(single cell gel electrophoresis assay, SCGE), 又名彗星试验(comet assay), 是一种在单细胞水平上检测 DNA 损伤与修复的方法。SCGE 一般只需几千个细胞, 适用于任何可制成单细胞悬液的真核细胞, 所需设备简单, 无须放射性示踪剂, 试剂花费少且易得, 而且快速、灵敏, 从采样到结果分析只需数小时, 整个过程可在一个工作日内完成, 每 $10^9$ 个道尔顿 DNA 分子中可检测出 0.1 个 DNA 断裂。由于以上优点, SCGE 逐渐被广泛应用于生物学、临床和毒理学等科研领域。

本实验要求掌握单细胞凝胶电泳技术中的基本操作步骤, 如单细胞悬液的制备、染毒、制片、电泳、镜检等, 并能对细胞损伤程度进行评价。

## 二、实验原理

在通常情况下, DNA 双链以组蛋白为核心盘旋形成核小体, 在核小体中 DNA 为负超螺旋结构, 如果有去污剂进入细胞, 核蛋白被浓盐提取, 使 DNA 形成残留的类核, 如果类核中 DNA 断裂, 就会在核外形成一个 DNA 晕轮, DNA 断裂将引起超螺旋松散, 电泳时 DNA 断片向阳极伸展, 形成特征性彗星尾, 这时彗星尾可能还与头部有秩序的结构以单链相连。因此, 决定断裂 DNA 电泳行为的关键因素是 DNA 超螺旋的松散。DNA 受损越严重, 含断裂片段越多, 在彗星尾中出现的 DNA 就越多, 尾中 DNA 的百分含量和尾长就成了 DNA 断裂的重要定量参数。

试验流程：

受试物处理细胞——→铺细胞于微胶——→裂解细胞——→电泳——→EB 染色——→镜检。

## 三、实验条件

1. 器材

全磨砂 Dakin 载玻片, 1 号盖玻片(24 mm×50 mm), 玻片托盘, 冰盒, 微量离心管, 微量吸管和吸头,正常熔点琼脂糖(NMA),低熔点琼脂糖(LMA),液体闪烁管,荧光显微镜。

2. 试剂

二甲亚砜(DMSO),$Na_2$-EDTA,溴化乙啶(EB),无 $Ca^{2+}$、$Mg^{2+}$ Hanks 平衡盐溶液(HBSS),无 $Ca^{2+}$、$Mg^{2+}$ Hanks 磷酸盐溶液(PBS),NaCl,NaOH,TritonX-100,Tris,肌氨酸钠。

(1) HBSS 溶液(含 20 mmol/L EDTA、无 $Ca^{2+}$、$Mg^{2+}$)

HBSS 溶液 400 mL、EDTA 3.72g,调 pH 为 7.0~7.5,贮-4℃,定容至 1 000 mL。

(2) 细胞消化液(每 1 000 mL)

2.5 mol/L NaCl 146.1 g、100 mmol/L EDTA 37.2 g、10 mmol/L Tris 1.2 g(用约12 g NaOH 调 pH=10)、1% 肌氨酸钠 10 g,用去离子水定容至 890 mL。过滤除菌,为贮备液。室温保存。应用液:加新配 1% TritonX-100 和 10% DMSO。在应用前冷藏 30~60 min。加 DMSO 是清除血液和动物组织中血红蛋白释放产生的自由基。

(3) 电泳缓冲液贮备液

10 mol/L NaOH(200 g/500 mL 去离子水)(2 周内用);200 mmol/L EDTA(14.89 g/200 mL 去离子水,pH=10)室温保存。

(4) 电泳缓冲液应用液(300 mmol/L NaOH 和 1 mmol/L EDTA)

10 mol/L NaOH 30.0 mL、200 mmol/L EDTA 5.0 mL,定容至 1 000 mL,混匀。电泳前新鲜配制。

(5) 中和缓冲液(0.4 mol/Tris)

Tris 48.5 g、去离子水定容至 1 000 mL,用>10 mol/L HCl 调至 pH=7.5。室温保存。

(6) 溴化乙啶(EB)染色液(10×贮备液,即 20 μg/mL)

溴化乙啶 1 g、去离子水 50 mL,室温保存。临用时将贮备液稀释 10 倍。EB 为诱变剂,小心操作!

### 四、实验步骤与方法

1. 单细胞悬液的制备

常用的细胞分离和培养方法如下:

(1) 全血

将 5 μL 全血与 75 μL LMA 相混合。按后述步骤进行试验。

可将 5 μL 全血加入 1 mL 介质,冷藏待分析。分析时,将细胞离心,尽可能弃去所有上清液,再加 75 μL LMA。

(2) 分离的淋巴细胞

在微量离心管中,将 20 μL 全血与 1 mL RPMI 1640 混合。在血/培养基混合液下加 100 μL Ficoll,在 2 000 r/min 离心 3 min。弃去 100 μL 介质底层和 Ficoll 顶层。加 1 mL 培养基混合,离心 3 min 以使淋巴细胞沉淀。弃去上清液,重新加入 75 μL LMA 混悬沉积的淋巴细胞,按后述步骤进行试验。

(3) 骨髓

用 1 mL 含 20 mmol/L EDTA 的冷 HBSS 冲洗小鼠股骨骨髓于微量离心管中,取冲洗液 5 μL 与 75 μL LMA 混合,按后述步骤进行试验。

（4）固体组织

取一小块组织,放入 1～2 mL 含 20 mmol/L EDTA 的冷 HBSS 中。切碎,静置数分钟。取 5～10 μL 细胞悬液与 75 μL LMA 混合,按后述步骤进行试验。

与 75 μL LMA 混合的细胞悬液的量应小于 10 μL,而每玻片最适细胞数约为 10 000 个。要确定最适细胞数的密度,可取 5 μL 细胞悬液在相差显微镜下进行细胞计数或取 5 μL 细胞悬液与 75 μL PBS 混合,滴于普通玻片上,盖上相同大小的盖玻片计数细胞。对于含血丰富的组织,如肝脏,先切碎成稍大的组织块,静置,吸取 HBSS,加入新的 HBSS,再切成细小的组织块,取 5 μL 细胞悬液与 75 μL LMA 混合,按后述步骤进行试验。

（5）体外组织培养

① 单层培养　用特孚隆(teflon)刮片刮(scrape)少许细胞到细胞培养皿的培养基中,使之含有大约 $1 \times 10^6$ 细胞/mL。取 5 μL 细胞悬液加入 75 μL LMA 中。按后述步骤进行试验。

② 悬浮培养　取约 10 000 个细胞(应少于 10 μL)到 75 μL LMA 中混合。按后述步骤进行试验。

2. 试验分组

体内试验,至少应设 3 个剂量组、1 个阳性对照组和 1 个阴性对照组,每组至少 4 只动物,人体取样应设 2 个平行样。

体外试验,至少应设 3 个剂量组、1 个阳性对照组和 1 个阴性对照组,每组至少 2 个平行皿。

3. 染毒

在体外试验中,可直接将受试物加入生长培养基中,也可对包埋于琼脂糖中的细胞进行染毒。染毒后可直接检测 DNA 损伤,也可置 37℃ 培养一段时间,以检测 DNA 修复情况,但在 37℃ 的标准琼脂糖中培养正常淋巴细胞 1 h 可能会导致彗星形成。

在体内试验中,可经适当途径给予动物受试物(1～72 h),再取出所需的组织细胞,检测其活力,立即进行 SCGE 检测。这种方法已经用于毒物动力学研究,如吸入染毒后采集呼吸道细胞,经口染毒后采集消化道细胞。

4. 制片

（1）分别取 125 mg LMA 和 NMA 溶于 25 mL PBS,可稍加热使其充分溶解,制备成 0.5% LMA 和 0.5% NMA。

（2）取 110 μL 保存在 45℃ 的 0.5% NMA 浇注到全磨砂的 Dakin 载玻片上,迅速盖上 1 号盖玻片,当心勿使产生小气泡,置室温 1～2 min 使琼脂糖凝固。

此层主要作用是保证第二层和第三层平整及附着紧密。NMA 的量不必太精确,但要铺平整和均一。

（3）将约 10 000 个悬于 5～10 μL PBS 中的处理组或对照组细胞与 75 μL 0.5% LMA (37℃)相结合。

（4）轻轻地将盖玻片移开,迅速将细胞悬液加到第一层琼脂糖上,盖上新盖玻片让其均匀铺开,将玻片置冰盒上的玻片托盘中 3~5 min 使琼脂糖固化。

在 24 mm×50 mm 的面积上加 10 000 个细胞,相当于在放大 250× 的显微镜下每视野 1 个细胞。

(5) 轻轻移开盖玻片,将 75 μL 0.5% LMA(37℃)作为第三层加上,放回玻片托盘中待琼脂糖凝固。

(6) 移开盖玻片,将载玻片缓慢浸入新配制的冰凉的细胞消化液中,置 4℃ 冷藏至少 1 h。

可在细胞消化液中至少保存 4 周,但时间太长可能会引起缓冲液沉淀。

以上用量系依据 24 mm×50 mm 玻片,实际用量可随玻片大小改变。如果凝胶与玻片附着不紧,可将第一层的 NMA 浓度调至 0.65% 左右。以上(3)~(6)步应在黄、红色灯光下或暗处进行,以免 DNA 受到额外损伤。

5. 电泳

(1) 将冷藏 1 h 后的载玻片从细胞消化液中轻轻取出,并列置于水平凝胶电泳槽中阳极端附近,玻片间不留空隙。

(2) 向电泳槽中加入新配制的电泳缓冲液应用液,使液面完全覆盖载玻片。应防止在琼脂糖上产生气泡。

(3) 将玻片在碱性缓冲液中放置 20~60 min,让 DNA 在电泳前解螺旋(unwinding)和产生碱性易损性(alkali-labile)损伤。时间越长,损伤表现得越充分。

(4) 在室温下,置电压 25 V,调整电泳槽中缓冲液面高度使电流为 300 mA,根据研究目的和对照样品的迁移情况,电泳 10~40 min。不同类型的细胞电泳时间不同。

(5) 切断电源,将玻片置染缸,用中和缓冲液浸洗,每次 5 min。晾干,重复两次。目的是防止碱液和去污剂干扰 EB 染色。

(6) 呈中性后,晾干玻片,将玻片用 50 μL EB 应用液染色,盖上新盖玻片。

以上 1~4 步应在黄、红色灯光下或暗处进行,以免 DNA 受到额外损伤。玻片可在潮湿环境中保存 72 h,但最好在 24 h 内读片。

6. 镜检

EB 染色后的 DNA 样品应尽快在荧光显微镜下观察。在荧光显微镜下细胞 DNA 呈橘黄色,正常的呈圆团形,损伤的细胞 DNA 产生单链断裂,断片向阳极迁移,形成彗星样的拖尾现象,呈梭形或放射状。根据细胞彗星荧光尾部与其可见头部的比例,将损伤程度分为 0 级(无损伤)、1 级(轻度损伤)、2 级(中度损伤)、3 级(重度损伤)及 4 级(极其严重损伤)。每张玻片观察 100 个细胞。

**五、实验结果与报告**

统计每组细胞的拖尾率,进行 $\chi^2$ 检验,并计算细胞损伤率及专用单位(Arbitrary units)。专用单位是一种衡量 DNA 链断裂损伤程度的特有单位,是把不同的分级加以换算统计,得到 DNA 损伤的总体水平,计算方法:专用单位 = 0×0 级细胞数 + 1×1 级细胞数 + 2×2 级细胞数 + 3×3 级细胞数 + 4×4 级细胞数。

DNA 专用单位 $AU = \sum_{i=0}^{4} \times n_i$,$n_i$ 为第 $i$ 级损伤细胞数。

**单细胞凝胶电泳实验记录表**

| 受试物 | 剂量/<br>($\mu$g/ mL) | 细胞损伤分级 | | | | | 拖尾率<br>/% | DNA损伤<br>/专用单位 |
|---|---|---|---|---|---|---|---|---|
| | | 0 | 1 | 2 | 3 | 4 | | |
| | | | | | | | | |
| | | | | | | | | |
| | | | | | | | | |
| | | | | | | | | |

用彗星试验检测 DNA 损伤时,除采用上述人工目测观察外,还可应用专用软件进行图像分析,结果基本一致。而目测观察比较简便、省时、易掌握;而图像分析比较繁琐、费时。但图像分析比目测敏感,且客观性强,可提供的参数多,分析全面,可用于深入研究。

Comet Assay Software Project(CASP)图像分析软件是由 www. casp. of. pl 网站提供的彗星图传专业分析软件,可同时提供超过 10 种参数的分析结果,其中,以彗尾长(Tail Length),彗尾 DNA(Tail DNA%),尾矩(Tail Moment,TM,即彗尾 DNA 含量×彗尾长),Olive 尾矩(Olive Tail Moment,OTM;[彗星尾部 DNA 含量]×[彗星头尾重心间的距离])等参数较为常用。

### 六、注意事项

(1) 采用琼脂作底层凝胶时,有些实验条件需加以考虑:

① 浓度过大易使凝胶破裂,但琼脂浓度过小时,又不易形成均匀的薄层。本研究表明,0.25%~1%的琼脂浓度均能获满意结果;

② 低熔点琼脂糖体积减少为 50 $\mu$L 时(标准方法为 75 $\mu$L),更易形成均匀的薄层,且不易脱落。至于过小体积时(25 $\mu$L)出现的 DNA 迁移形态异常,可能是因凝胶层过薄而使电泳条件明显改变所致;

③ 由于含细胞的凝胶层直接与电泳缓冲液接触,如果电泳电压过高,可因产热多导致低熔点琼脂糖的熔化。采用 18 V 电压时,阴性对照也有短距离的 DNA 迁移,而 15 V 电压时则无此现象。因而采用低电压长时间电泳为宜。

(2) 电泳时间对 DNA 迁移有明显影响。

研究表明,在 18 V 电泳 20 min 时,各受试物组平均尾长都较短,电泳 40 min 时,对照组有部分细胞出现迁移,延长至 60 min 时,几乎全部对照组细胞均出现迁移,若将电泳时间减少到 30 min,对照组细胞基本不发生 DNA 迁移。

(3) 采用悬浮染毒检测化合物引起的哺乳动物细胞 DNA 损伤,暴露时间以 1 h 为佳,对特别弱的 DNA 损伤剂可通过延长暴露时间而达到检出目的。

(4) 有些操作步骤按实验要求必须在黄、红色灯光下或暗处进行。另外,由于 EB 为诱变剂,操作时要小心!

### 参考文献

[1]　Zang Y, Zhong Y, Luo Y, et al. Genotoxicity of two novel pesticides for the earthworm, Eisenia

fetida[J]. Environmental Pollution，2000，108(2)：271-278.

[2] Zhong Y, Feng S L, Luo Y, et al. Evaluating the genotoxicity of surface water of Yangzhong city using the Vicia faba micronucleus test and the comet assay［J］. Bulletin of environmental contamination and toxicology，2001，67(2)：217-224.

[3] Sun L W, Qu M M, Li Y Q, et al. Toxic effects of aminophenols on aquatic life using the zebrafish embryo test and the comet assay[J]. Bulletin of Environmental Contamination & Toxicology，2004，73(4)：628-634.

[4] 秦椿华.化学物致突变致癌检测技术[M].乌鲁木齐：新疆卫生科技出版社,1996.

[5] 王民生.碱性单细胞微量凝胶电泳测试技术简介[J].癌变·畸变·突变,1996,8(6):112-115.

[6] 孙立伟,吴笛,曲蔓蔓,等.彗星试验检测酚类化合物对小鼠脾脏细胞DNA损伤的研究[J].环境科学研究,2003,16(1):34-36.

[7] 孙立伟,曲蔓蔓,孔志明,等.人外周血淋巴细胞彗星试验检测水体遗传毒性的研究[J].环境科学学报,2005,25(3):324-328.

# 实验二十七　显性致死突变试验

# 实验二十八　果蝇伴性隐性致死试验

## 一、目的与要求

通过实验要求了解果蝇伴性隐性致死试验测试受试物致突变性的基本原理。掌握实验的操作步骤及实验结果的分析、评价方法。

## 二、实验原理

X 染色体连锁遗传的基本机理是隐性基因在伴性遗传中具有交叉遗传特征，即雄蝇的 X 染色体传给 $F_1$ 代雌蝇，又通过 $F_1$ 代雌蝇传给 $F_2$ 代雄蝇。位于 X 染色体上的隐性基因能在半合型雄蝇表现出来。处理野生型雄蝇(红色圆眼、正常蝇)与 3 只 Basc(棒眼、杏眼和鳞片状特征的缩写)雌蝇交配,藉眼色性状为标记来判断试验结果,即根据孟德尔定律应产生四种不同表型的 $F_2$ 代来判断。雄蝇的 X 染色体(红色圆眼标记),在 $F_2$ 中容易识别,X 染色体平衡者,Basc 携带有显性 B(棒眼)基因,在纯合和半合时形成狭眼,而杂合时形成肾形眼。基因 Wa(白杏黄色)为隐性,纯合时为杏眼型。隐性基因 SC(鳞片)的表现为致死或胸毛不同程度的减少(参见第五章图 5-3)。

在检测隐性性连锁致死突变试验中,因雌性果蝇 X 染色体上携带有隐性致死基因,如果处理过的雄性果蝇有诱发致死突变,那么 F₂ 代雄蝇将不出现红色圆眼。使用此基因标志可容易地确定化学物质的诱发突变性。

### 三、实验条件

1. 设备与材料

电热恒温干燥箱,电热恒温孵育箱,电冰箱,立体解剖显微镜,放大镜,空调机,麻醉瓶,牛奶瓶,大、小指管(3 cm×8 cm、2 cm×9 cm),指管盘及架,白瓷板,海绵垫,毛笔,海绵塞。

2. 果蝇

实验用黑腹果蝇为野生型品系有 Oregon-R 等,果蝇的发育是全变态。在气温 25℃,相对湿度 60%时其生活周期为胚胎发育 1 d,第一幼虫龄 1 d,第二幼虫龄 1 d,第三幼虫龄 2 d,预蛹 4 h,蛹 4.5 d,共 9~10 d。

实验用果蝇的日龄差别不能太大,一般推荐 3~4 d 龄的雄蝇,雌蝇用 Basc(Mwller-5)品系的处女蝇,每只指管中处女蝇数不超过 25 只。雄性果蝇的特征是腹部有 5 节环纹,腹部末端钝而圆,色深,前肢跗节上有一排特别粗大的刚毛为性梳,无外生殖器。雌性果蝇腹部有 7 节环纹,腹部尖,色浅,无性梳,可见外生殖器。推荐用 3~5 d 龄的雌蝇,可观察 2~3 d 时有无卵或早龄幼虫孵出,以检查是否有非处女蝇混入。

3. 试剂

乙醚,76%酒精,丙酸。

4. 培养基

蔗糖 26 g,琼脂 3 g,加水 200 mL,煮沸使之成溶液,倒入含玉米粉 34 g,酵母粉 2.8 g 的 150 mL 水中,混匀煮沸,然后加入丙酸 2 mL 搅匀分装于指管内备用(每管 10 mL),放入冰箱备用。

### 四、实验准备

1. 溶解度试验

受试物应首先进行溶解度试验,首选水做溶剂,如果不溶于水则可溶于 DMSO、乙醇,乙酸或丙酮,其浓度不超过 2%。

2. 可口性

可口性试验(palatability testing)是用来判断果蝇对受试物的摄入情况。因有些化学物有气味,果蝇往往拒食或回避,为了解果蝇对受试物的摄入量,可将受试物溶液中加入食用色素,很快可在果蝇的肠道和粪便中显色。

方法是在培养瓶内放入雄蝇 50 只,受试物溶解后用 1%~5%蔗糖水稀释成不同溶液,取其 1.5 mL 浸润滤纸片放入瓶内。并观察毒性试验吃食情况和肠道、粪便染色情况。

3. 毒性试验

以不同浓度的受试物喂饲 24 h 或吸入染毒一定时间,然后移至新鲜培养基的瓶内。再观察 24 h 后,计存活蛹数,求出 $LC_{50}$。

4. 繁殖力试验

繁殖力试验又称生育力试验(fertility testing),常以 $LC_{50}$ 的浓度染毒雄蝇,然后与雌蝇交配,观察后代数目,并与对照组比较。如有不育情况,则实验浓度应降低。

**五、实验步骤**

1. 雄蝇处理

以喂饲法染毒时,用受试物染毒雄蝇,应在染毒前将雄蝇分装于空试管中,每管 5 只,饥饿 4 h,然后将其倒入置有浸有受试物的滤纸片的培养瓶中,连续数天,每 24 h 更换一次新培养瓶。以吸入染毒的雄蝇可不饥饿。每一试验组需用 60 只处理雄蝇。阳性对照组可只用 10 只。

2. 交配

由于化学物质对生殖细胞的各期有明显的阶段特异性,即在细胞发育的不同时期产生不同的致突变作用。因此,将染毒的雄蝇按一定的时间(2～3 d)与处女雌蝇交配,就可检测出各期生殖细胞的损伤。常用的交配程序有三种:

(1) 3-2-2:即雄蝇分别相隔 3 d、2 d、2 d 与新处女蝇交配,共 3 窝,分别代表对精子、精细胞和精母细胞的效应。

(2) 2-2-2-2-2-2:即雄蝇分别相隔两天与新处女蝇交配,共 5 窝,分别代表对成熟精子、后期精细胞、早期精细胞、精母细胞和精原细胞的效应。

(3) 2-3-3:即雄蝇分别相隔 2 d、3 d、3 d 与新处女蝇交配,共 3 窝,分别代表对精子、精细胞和精母细胞的效应。

以上任一程序每一批交配的雄雌都以 1:3 的比例进行。

待 $F_1$ 孵出后,仔细检查 $F_1$ 雌蝇,每窝选取 10 只肾形红眼雌蝇和"Basc" $F_1$ 雄蝇按雌与雄 1:1 进行 $F_1$-$P_2$ 交配。

3. 结果观察

观察 $F_2$ 代各培养瓶中没有圆眼、红眼雄蝇的数目。按照每一试验组和阴性对照组各 60 只染毒雄蝇,阳性对照组 10 只,如按 2-3-3 方案进行交配,则最后察观 $F_2$ 代的培养瓶总数为 7 500 个(见表 28-1)。

**实验表 28-1 实验需用培养瓶数**

| 实验分组 | Ⅰ窝 | Ⅱ窝 | Ⅲ窝 | 总计 |
|---|---|---|---|---|
| | 1 d、2 d | 3 d、4 d、5 d | 6 d、7 d、8 d | |
| 低浓度 | 600 | 600 | 600 | 1 800 |
| 中浓度 | 600 | 600 | 600 | 1 800 |

| 实验分组 | Ⅰ窝 | Ⅱ窝 | Ⅲ窝 | 总计 |
|---|---|---|---|---|
| 高浓度 | 600 | 600 | 600 | 1 800 |
| 阴性对照 | 600 | 600 | 600 | 1 800 |
| 阳性对照 | 100 | 100 | 100 | 300 |

### 六、结果分析和评价

1. 结果的判断标准

对 $F_2$ 代结果的判断标准是根据 Wurgler 等人(1977)提出的：

（1）每一培养瓶在多于 20 个 $F_2$（雌和雄）中，没有圆眼、红眼野生型雄蝇为阳性。如有 2 只以上的圆眼、红眼野生型雄蝇为阴性。

（2）每一培养瓶中少于 20 个 $F_2$ 或只有 1 只野生型雄蝇为可疑，需进行 $F_3$ 代观察。

（3）仅有雌、雄亲本，而无仔蝇者为不育。

（4）如果在 $F_2$ 代有一些阳性管来源于同一只处理雄蝇，属于假阳性，它只表示 $P_1$ 雄蝇分化的精原细胞所发生的自发突变，在最后计数时应剔除。

2. 统计处理及评价

（1）计算致死率

根据受试染色体数（即 $F_1$ 交配的雌蝇数减去不育数）与致死阳性管数，求出致死率。

$$致死率(\%) = \frac{致死管数}{受试染色体数} \times 100\%$$

将染毒组与对照组的致死率进行比较，只要对照组和染毒组的突变总数小于 100，直接查 Kastenbaun-Bowman test(1970)的表进行检验；如总数大于 100，则按卡方检验计算有无显著性。

（2）染毒组突变率明显增到自发突变率的两倍，又有剂量反应关系，可考虑为阳性。

（3）近几十年来许多实验室报道 SLRL 自发突变率均未超过 0.4%，故认为受检物引起致死率若超过 0.4%，可认为是诱变剂。

### 七、注意事项

（1）培养基的供应，$F_1$ 代的交配，特别是处女蝇的供应，均有一定时间要求，必须按计划完成，不得延缓和遗漏。

（2）识别雌雄蝇尤其对处女蝇的选择要仔细观察，如 $F_1$ 出现淡杏黄色棒眼雌蝇，不能用作 $F_1$ - $P_2$ 的交配。

（3）实验室气温控制在 25℃，否则影响正常试验进行。

（4）做好预试中毒性及不育试验，以正确选择剂量。如发现不育率很高则需重新设计剂量组。

### 参考文献

[1]　Lee W R, Abrahamson S, Valencia R, et al. The sex-linked recessive lethed test for mutagenesis in

　　Drosophila melanogaster[J]. Mutation Research in Genetic Toxicology，1983，123(2)：183 - 279.

[2]　秦椿华.化学物致突变致癌检测技术[M].乌鲁木齐：新疆卫生科技出版社，1996.

[3]　黄幸纾，陈星若.环境化学物致突变、致畸、致癌试验方法[M].杭州：浙江科学技术出版社，1985.

# 实验二十九　程序外 DNA 合成(UDS)试验

# 实验三十　基于核磁共振的小鼠血清代谢组毒性检测

## 一、目的与要求

　　通过本实验，熟悉和掌握小鼠血清代谢组毒性检测的实验设计、实验条件、样品处理，以及实验数据的处理、分析和报告等全部过程。

## 二、原理

　　代谢组学(mteabonomics)是研究机体内源代谢轮廓的科学，揭示机体在正常和病理状态下代谢的全貌。代谢组学的技术是一种检测整个机体的代谢动力学变化的方法。

　　代谢组学的研究目标是相对分子量在 1 000 以内的小分子内源性代谢产物，通过对生物体系中的小分子化合物进行定性定量分析，揭示生物体对疾病、外毒物、基因修饰或环境因子的反应，进而可以进行疾病诊断、药物筛选及毒性分析。

　　代谢组学是距离生物体最终表现型最近的一个组学，能够最直接真实地反映生物体的生命状态。通过代谢组学检测可以实现两个方面的目的：一是受试物毒性作用方式的判别；二是筛选毒性作用的分子生物标志物。

　　由于血清样品中的有机小分子代谢产物都含有氢原子，因此采用核磁共振氢谱检测，可以对血清中所有的代谢产物都有响应，实现代谢组检测的高通量。

## 三、实验条件

### 1. 器材

电子天平，眼科镊子，1.5 mL 离心管，离心机，移液器，5 mm 核磁管，核磁共振仪。

2. 试剂

(1) 缓冲液：0.2 mol/L $Na_2HPO_4$/0.2 mol/L $NaH_2PO_4$，pH=7.0。

(2) 氘代水 $D_2O$。

3. 试验动物

通常使用性成熟的雄性昆明种小鼠，8～15 周龄，体重 18～22 g。每个实验组和对照组至少需要有 5 只小鼠。

4. 受试物

水溶性受试物应溶于等渗盐溶液，不溶性物质应选择合适的溶剂制备成悬浮溶液。应使用新配制的受试溶液。

### 四、实验步骤与方法

1. 染毒

(1) 实验动物分组

根据受试小鼠的体重，按照随机数表进行分组，受试动物分为实验组和对照组。

(2) 染毒剂量

按照实验设计的剂量要求将受试物给予各组动物。

(3) 染毒方式

给药次数、时间及途径根据实验目的和受试物而定。通常采用腹腔注射，根据情况也可以经口或经其他途径染毒。

2. 采集制备血清样品

动物处死前，禁食 12 h。采用摘眼球的方式取血。血液样品采集后，先在室温（20℃）下静置 1 h，然后在 4℃条件下，以 3 000 r/min 离心 10 min，取上清液即得到血清样品。血清样品－20℃保存待测。

3. 核磁共振检测

(1) 样品前处理

上述血清样品室温解冻，取 350 μL 血清样品，加入 75 μL 的缓冲溶液和 75 μL 的氘代水，混合均匀后，经 10 000 r/min 离心 10 min，最后取 500 μL 上清液转移到直径 5 mm 的核磁共振管中，进行核磁共振检测。

(2) 核磁共振检测

采用 Bruker AV600(600.13 M，Bruker，Germay)核磁共振仪进行小鼠血清代谢谱核磁共振一维氢谱检测，仪器参数设置如下：

测试温度为 298 K；

采用 2.0 s 预饱和方法；

序列脉冲：100 ms 的 CPMG 脉冲序列（RD - 90o -(τ - 180o - τ)- ACQ）；

弛豫延迟时间：6 s；

采样点数：64 K；

累加次数：32 次；

自由感应衰减(free induction decays,FID)信号经过傅里叶变换转换为 NMR 谱图,所用窗函数为 0.3 Hz 线增宽因子。

### 五、实验结果与报告

1. 结果处理

采用 MestRe-C 4.9 软件对核磁共振谱图进行处理。

(1) 相位校正

选用"Process"菜单下的"Phase correction"命令进行谱图相位校正,使得谱峰左右对称。

(2) 基线校正

选用"Process"菜单下的"Baseline"命令进行谱图基线校正,使得谱图的基线在一条水平线上。

(3) 谱峰化学位移校正

选用菜单工具栏的"TMS"工具,进行谱峰化学参考峰的校正,所有谱峰的化学位移均以肌酸酐 $\delta 3.06$ 的甲基(—$CH_3$)氢峰作为化学位移参考峰的位置。

(4) 谱图分段积分

选用"Tool"菜单下的"Integration"命令,采用"Bucketing integration"对 0~10 ppm 的谱图进行分段积分。以 0.04 ppm 的间隔为单位将 $^1$H-NMR 谱图划分成 240 个等宽的区域,同时排除以溶剂峰为中心的部分(4.6~5.0 ppm)。

(5) 多元统计分析

采用 Unscramb 9.8 软件对核磁共振谱图积分数据进行多元统计分析。首先对上述的积分数据进行归一化处理,即谱图每个区段的积分值与整个谱图的积分和相比。

将上述的多元数据矩阵输入 Unscramb 9.8 软件,以谱峰区段对应的化学位移作为主要变量,以样品编号作为次变量,对分段积分数据进行主成分分析。结果得到主成分分析的得分图和载荷图。

2. 实验报告

实验报告应包括以下内容:受试物的基本性质;受试动物的饲养条件;实验分组情况;受试动物的表观参数包括体长、体重、毛发等;实验结果报告。

(1) 实验动物

名　　称:＿＿＿＿＿＿＿＿＿＿＿＿

体　　重:＿＿＿＿＿＿＿＿＿＿＿＿　　　　皮毛亮度:＿＿＿＿＿＿＿＿＿＿＿＿

饲养条件:＿＿＿＿＿＿＿＿＿＿＿＿＿＿＿＿＿＿＿＿＿＿＿＿＿＿＿＿＿＿＿＿

(2) 受试物

名　　称:＿＿＿＿＿＿＿＿＿＿＿＿　　　　来　　源:＿＿＿＿＿＿＿＿＿＿＿＿

溶 解 度:＿＿＿＿＿＿＿＿＿＿＿＿　　　　挥 发 性:＿＿＿＿＿＿＿＿＿＿＿＿

（3）实验数据处理

**实验表 30‑1　主变量与次变量数据处理**

| | | 主变量 | | | |
|---|---|---|---|---|---|
| | | 0.02 ppm | 0.06 ppm | 0.10 ppm | …… |
| 次变量 | 样品 1 | | | | |
| | 样品 2 | | | | |
| | 样品 3 | | | | |
| | …… | | | | |

### 六、实验结果与讨论

（1）通过主成分分析的得分图,判断实验组和对照组样品是否能够实验组内聚类和组间分离,进而识别受试物的毒性作用。

（2）通过主成分分析的负载图,判断对模型分类结果贡献大的变量,其对应的血清代谢产物就可能是针对受试物毒性作用的生物标志物。

### 七、注意事项

（1）小鼠饲喂条件:温度:20℃～24℃,湿度为 40％～60％,照明 12 h,黑暗 12 h。

（2）为确保实验结果的可靠性,实验动物分组要按照受试动物的体重进行随机分组。

（3）小鼠摘眼球取血时尽可能避免出现溶血。

（4）核磁共振上样溶液要混合均匀,必要时可进行超声处理。

### 参考文献

［1］ Zhang Y, Zhang X X, Wu B, et al. Evaluating the transcriptomic and metabolic profile of mice exposed to source drinking water[J]. Environ. Sci. Technol, 2012, 46 (1):78‑83.

［2］ Mao H L, Wang H M, Wang B, et al. Systemic Metabolic Changes of Traumatic Critically Ⅲ Patients Revealed by an NMR — Based Metabonomic Approach[J]. J. Proteome Res, 2009, 8 (12):5423‑5430.

［3］ 雷荣辉,吴纯启,杨保华,等. 纳米铜经口染毒大鼠血清的代谢组学研究[J].癌变・畸变・突变, 2008,20(1): 22‑26.

［4］ 李伶,颜贤忠.代谢组学在毒理学中的应用进展[J].军事医学科学院院刊,2007,31(2):183‑186.

# 实验三十一　小鼠蛋白组毒性的双向电泳-质谱检测试验

# 实验三十二　小鼠基因组毒性的基因芯片检测试验

## 一、目的与要求

研究环境毒物作用下机体基因组的表达变化,不仅能有效阐明化学毒物对机体基因水平的损害机制,而且对于寻找毒作用的生物标志物也有很重要的意义。通过本实验要求掌握基因芯片检测的基本原理和流程,初步掌握基因芯片检测结果的生物信息学处理方法。

## 二、实验原理

基因芯片(Gene Chip),又称DNA微阵列(DNA Micorarray),是指按照预定位置固定在固相载体上的千万个核酸分子所组成的微点阵阵列。基因芯片的基本原理是分子杂交,即DNA碱基配对原则。杂交分子的形成并不要求两条单链的碱基顺序完全互补,不同来源的核酸单链彼此之间只要有一定程度的互补序列就可以形成杂交双链。分子杂交可在DNA与DNA、RNA与RNA、DNA与RNA的两条单链之间进行。在基因芯片中,已将多个探针分子点在芯片上,样本的核酸靶标进行标记后,在一定条件下,可与芯片上的探针分子进行杂交,在专用的芯片阅读仪上就可以检测到杂交信号,进而检测对应片段及其基因是否存在、存在量的多少。基因芯片可同时研究成千上万的靶标甚至全基因组,具有高通量性。

本实验采用检测小鼠全基因组表达的基因表达谱芯片(cDNA Micorarray)。当环境中有毒污染物暴露于机体时,会引起小鼠机体基因表达的变化,基因表达谱芯片能从全基因组表达变化的水平全面分析毒物的毒性效应。

## 三、实验条件

### 1. 实验器材

高分辨率扫描仪(GeneArrayTM scanner 3000),全自动芯片洗涤工作站(Genechip fluidics station 450),芯片杂交箱(Genechip hybridization oven 640),计算机工作站(携带GeneChip Operating Software(GCOS)软件),PCR仪,分光光度计,冷冻离心机。

2. 试剂

芯片采用 Affymetrix 公司 430A 2.0 小鼠基因表达谱芯片。所用试剂全部采用商品化试剂,包括:Trizol、RNeasy Mini Kit 试剂盒、Affymetrix one-cycle cDNA Synthesis Kit 试剂盒、GeneChip IVT Labeling Kit 试剂盒等。

3. 实验动物

任何小鼠的品系均可应用。每一实验组和对照组至少需要 5 只小鼠。

4. 受试物

受试物需溶解在等渗的盐溶液中。不溶于水的化学物质应溶于或悬浮于适当的溶液中,试验时,采用新鲜配制的受试溶液。

**四、实验步骤与方法**

1. 染毒

通过腹腔注射,或根据情况进行经口或其他途径染毒。染毒周期为 7 d,最后一次染毒 12 h 后,眼球取血处死小鼠,取肝脏直接进行 RNA 提取,或速冻至液氮中保存。

2. 肝脏总 RNA 的提取和纯化

(1) 总 RNA 提取

取绿豆粒大小肝脏组织,在液氮中将肝脏组织研磨成粉末,待液氮挥发干,立即加入 TRIzol,使样品充分裂解,移入 1.5 mL 离心管中,室温静置 3~5 min。加入氯仿,振荡混匀,4℃下 12 000 r/min 离心 15 min。取上层水相,加入异丙醇,−20℃沉淀 30 min,4℃下 12 000 r/min 离心 15 min。沉淀用 75% 乙醇洗涤沉淀两次,加入 RNase-free 水,充分溶解。

(2) 定量和检测总 RNA

用紫外分光光度计定量 RNA,根据在 260 nm 和 280 nm 处的吸光值,检测 RNA 的纯度,纯 RNA 的 $OD_{260}/OD_{280}$ 比值应接近 2.0(比值最好在 1.9~2.1 之间)。

将 RNA 在 65℃变性 5 min,立即置于冰上冷却。离心后,采用 1.2% 的琼脂糖电泳胶,70 V 恒压电泳 1 h。在凝胶成像仪上观察 RNA 是否降解。

(3) RNA 的纯化

采用 RNeasy Mini Kit 试剂盒,按照试剂盒使用说明纯化所提取的 RNA。RNA 纯化后,采用上述的紫外分光光度计法检测 RNA 含量及纯度;采用变性胶电泳对 RNA 进行质检。

3. cDNA 的合成和纯化

(1) cDNA 的合成

以纯化的 RNA 为模板,通过 1st cDNA 的合成和 2nd cDNA 的合成两步合成 cDNA,合成过程采用 Affymetrix one-cycle cDNA Synthesis Kit 试剂盒,过程参照试剂盒说明书进行。

(2) cDNA 的纯化

cDNA 纯化采用 Affymetrix GeneChip Sample Cleanup Module 进行。将 600 μL cDNA 固定缓冲液加入 cDNA 合成产物中,振荡混匀。将 500 μL 液体移入 cDNA 净化管中,10 000 r/min,室温离心两次,每次 1 min。加入 750 μL cDNA 清洗缓冲液,10 000 r/min,室温离心 1 min。将柱子转移至 1.5 mL 的收集管中,加入 14 μL 的 cDNA 溶解缓冲

液。室温静置 1 min,10 000 r/min,离心 1 min,收集合成的 cDNA。

4. cRNA 的合成和纯化

(1) cRNA 的合成

cRNA 以 cDNA 为模板合成,采用 GeneChip IVT Labeling Kit 进行,过程参照试剂盒说明书进行。

(2) cRNA 的纯化

cRNA 纯化采用 Affymetrix GeneChip Sample Cleanup Module 进行。向 cRNA 中先后加入 60 μL RNase-free 水、350 μL IVT cRNA 固定缓冲液和 250 μL 无水乙醇,混匀后加入 cRNA 净化管中,10 000 r/min,离心 15 min,弃滤液。IVT cRNA 清洗缓冲液和 80%乙醇清洗 cRNA 后,采用 RNase-free 水溶解 cRNA。采用紫外分光光度计法检测 cRNA 含量及纯度;采用变性胶电泳对 cRNA 进行质检。

5. cRNA 片段化、芯片杂交和洗脱

(1) cRNA 片段化

取 15 μg 纯化后的 cRNA、6 μL Affymertix 5×Fragmentation Buffer 和 30 μL RNase-free 水混匀,94℃温浴 35 min,之后置于冰上。片段后的 cRNA 利用变性胶电泳质检,片段化 cRNA 约为 35～200 bp。

(2) 芯片杂交和洗脱

根据 Affymetrix mouse genome 430 A 2.0 芯片要求配置杂交液。先进行测试芯片的杂交、洗染和分析,根据测试芯片的结果再杂交表达谱芯片。表达谱芯片杂交条件为:45℃,60 r/min,杂交 16 h。杂交结束后,吸出芯片中的杂交液,加入洗液,在洗脱工作站上按照芯片的操作要求运行洗脱程序。

6. 芯片扫描和数据分析

在高分辨率扫描仪上扫描芯片杂交结果。应用 GCOS 软件进行芯片杂交数据的分析。其中,归一化方法为:将芯片所有探针组的信号值从小到大排序,去掉最大的 2% 和最小的 2% 后,将剩下探针组的平均信号值调整到 500。

**五、结果分析与评价**

1. 统计处理及评价

对芯片所有探针的信号值进行 $\log_2$ 转化,计算实验组信号值与对照组信号值的比值确定探针所代表的基因的表达差异性倍数(fold change);通过单因素方差分析(one-way ANOVA)确定对照组和实验组探针信号值的统计学差异性。将组间大于 2 倍且组间 $p$ 值小于等于 0.05 作为差异表达基因的筛选标准,确定受试物染毒所引起的肝脏差异表达基因。

2. 差异表达基因的生物信息学分析

基于 gene ontology(GO)数据库(http://www.geneontology.org/)对差异表达基因的生物学意义进行分析。GO 数据库是一个综合数据库,它将全世界所有与基因有关的研究结果,分类汇总。每个基因都从生物过程(biological process)、分子功能(molecular function)及细胞组分(cellular component)三个方面的内容进行注释。

3. 实验报告

实验报告以表格形式表示。

(1) 实验动物

名　　　称:＿＿＿＿＿＿＿＿＿　　　　性　　　别:＿＿＿＿＿＿＿＿＿

体　　　重:＿＿＿＿＿＿＿＿＿　　　　饲养条件:＿＿＿＿＿＿＿＿＿

染毒方式:＿＿＿＿＿＿＿＿＿

(2) 受试物

名　　　称:＿＿＿＿＿＿＿＿＿　　　　来　　　源:＿＿＿＿＿＿＿＿＿

溶　解　度:＿＿＿＿＿＿＿＿＿　　　　挥　发　性:＿＿＿＿＿＿＿＿＿

(3) 实验数据处理

| Probe ID | Gene name | Gene Symbol | Fold change | p-value | GO Annotation | | |
| --- | --- | --- | --- | --- | --- | --- | --- |
| | | | | | Molecular function | Biological process | Cellular component |
| | | | | | | | |
| | | | | | | | |
| | | | | | | | |
| ...... | | | | | | | |

## 六、注意事项

(1) 基因表达谱芯片测定的是 RNA,因 RNA 容易降解,所以,取出肝脏后应马上进行 RNA 的提取。如不能马上进行,应将新鲜肝脏在液氮中速冻,并在五天内完成 RNA 的提取工作。

(2) 对 RNA 的操作过程极易受到外界环境的污染,因此,所使用的东西全部需要灭菌,并做到 RNase-free。

## 参考文献

[1]　Kozul C D, Nomikos A P, Hampton T H, et al. Laboratory diet profoundly alters gene expression and confounds genomic analysis in mouse liver and lung[J]. Chem-Biol. Interact,2008,173(2):129 - 140.

[2]　Wu B, Zhang Y, Zhao D Y, et al. Gene expression profiles in liver of mouse after chronic exposure to drinking water[J]. J. Appl. Toxicol,2010,29(7):569 - 577.

[3]　Hinrich Göhlmann, Willem Talloen. 基于 Affymetrix 芯片的基因表达研究[M]. 北京:科学出版社,2012.

[4]　Affymetrix 实验操作手册. http://www.affymetrix.com/estore/.

[5]　史蒂夫·拉塞尔,莉萨·梅多斯,罗斯林·拉塞尔. 生物芯片技术与实践[M]. 肖华胜,张春秀,武雪梅,等,译. 北京:科学出版社,2010.